Digitale Arbeit gestalten

Eva Bamberg · Antje Ducki
Monique Janneck
Hrsg.

Digitale Arbeit gestalten

Herausforderungen der Digitalisierung für die Gestaltung gesunder Arbeit

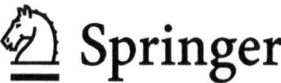

Hrsg.
Eva Bamberg
Universität Hamburg, Arbeits- und
Organisationspsychologie
Hamburg, Deutschland

Antje Ducki
Berliner Hochschule für Technik;
Fachbereich I – Arbeits- und
Organisationspsychologie
Berlin, Deutschland

Monique Janneck
Technische Hochschule Lübeck
Lübeck, Deutschland

ISBN 978-3-658-34646-1   ISBN 978-3-658-34647-8 (eBook)
https://doi.org/10.1007/978-3-658-34647-8

© Der/die Herausgeber bzw. der/die Autor(en), exklusiv lizenziert durch Springer Fachmedien Wiesbaden GmbH, ein Teil von Springer Nature 2022
Das Werk einschließlich aller seiner Teile ist urheberrechtlich geschützt. Jede Verwertung, die nicht ausdrücklich vom Urheberrechtsgesetz zugelassen ist, bedarf der vorherigen Zustimmung des Verlags. Das gilt insbesondere für Vervielfältigungen, Bearbeitungen, Übersetzungen, Mikroverfilmungen und die Einspeicherung und Verarbeitung in elektronischen Systemen.
Die Wiedergabe von allgemein beschreibenden Bezeichnungen, Marken, Unternehmensnamen etc. in diesem Werk bedeutet nicht, dass diese frei durch jedermann benutzt werden dürfen. Die Berechtigung zur Benutzung unterliegt, auch ohne gesonderten Hinweis hierzu, den Regeln des Markenrechts. Die Rechte des jeweiligen Zeicheninhabers sind zu beachten.
Der Verlag, die Autoren und die Herausgeber gehen davon aus, dass die Angaben und Informationen in diesem Werk zum Zeitpunkt der Veröffentlichung vollständig und korrekt sind. Weder der Verlag noch die Autoren oder die Herausgeber übernehmen, ausdrücklich oder implizit, Gewähr für den Inhalt des Werkes, etwaige Fehler oder Äußerungen. Der Verlag bleibt im Hinblick auf geografische Zuordnungen und Gebietsbezeichnungen in veröffentlichten Karten und Institutionsadressen neutral.

Lektorat: Eva Brechtel-Wahl
Springer ist ein Imprint der eingetragenen Gesellschaft Springer Fachmedien Wiesbaden GmbH und ist ein Teil von Springer Nature.
Die Anschrift der Gesellschaft ist: Abraham-Lincoln-Str. 46, 65189 Wiesbaden, Germany

Geleitwort

Gestaltung digitaler Arbeit

Die Digitalisierung der Arbeitswelt wird derzeit intensiv diskutiert. Einen besonderen Schub erfährt die Debatte aktuell durch die SARS-CoV-2 Pandemie, da die Umsetzung der Kontaktbeschränkungen durch die Arbeit von zu Hause und die Zunahme digitaler Kommunikation häufig mit einem Digitalisierungsschub gleichgesetzt und als vordringliche Maßnahme der Pandemie angesehen werden. Auch wenn hier vermutlich tatsächlich nachhaltige Lernprozesse stattfinden, so ist dies doch verkürzt, denn die HomeOffice-Bedingungen in der Pandemie – beispielsweise in der Kombination mit HomeSchooling – entsprechen in der Regel nicht den Arbeitsformen, die wir für die Arbeitswelt der Zukunft gestalten möchten. Zudem werden abhängig von der jeweiligen Tätigkeit aktuell vielfältige und häufig auch weitergehende betriebliche Maßnahmen des Infektions- und Arbeitsschutzes umgesetzt. Nicht zuletzt: die Digitalisierung der Arbeitswelt vollzieht sich weit umfassender, als dieses in der aktuellen öffentlichen Debatte rund um HomeOffice erscheint. Für ein hinreichendes Verständnis des Wandels der Arbeitswelt im Kontext der Digitalisierung ist es notwendig, eine breitere und eine langfristigere Perspektive einzunehmen.

Im vorliegenden Band nehmen die Autorinnen und Autoren – und das ist sehr begrüßenswert – ein großes Spektrum unterschiedlicher Formate der Digitalisierung der Arbeitswelt in den Blick. So werden unterschiedliche Technologien und deren Anwendungen behandelt, wie beispielsweise die Künstliche Intelligenz oder Mensch-Maschine-Systeme, und verschiedene Branchen und Tätigkeiten vertiefend diskutiert, wie das Handwerk oder die Interaktionsarbeit. Es werden mögliche Auswirkungen der Digitalisierung nicht nur auf den Einzelarbeitsplatz sondern auch auf Führungssysteme und Geschäftsmodelle beleuchtet. Nicht zuletzt wird die Frage gestellt, wie denn digitale Technologien dem Betrieblichen Gesundheitsmanagement zu Gute kommen können, indem sie aktiv genutzt werden, und welche Grundsätze bei Gestaltungsprozessen rund um digitale Technologien befolgt werden sollen. In dieser Weise nehmen die Herausgeberinnen und die Autorinnen und Autoren eine Sicht auf die Digitalisierung ein, wie sie wünschenswert ist: als Treiber des Wandels für eine Vielfalt unterschiedlicher Geschäftsprozesse und Tätigkeiten; unter dem Blickwinkel der Risiken aber auch der Chancen und Optionen für die prospektive Gestaltung der Arbeit und ihrer Rahmenbedingungen.

Der vorliegende Band leistet somit einen wichtigen Beitrag zur Entwicklung adäquaten Gestaltungswissens rund um die Digitalisierung der Arbeit. Die Anforderungen hierfür sind vielfältig: digitale Technologien können gute Arbeit unterstützen, etwa durch an den Menschen individuell angepasste ergonomische oder kognitive Assistenzsysteme. Moderne Steuerungssystem können aber auch zu einer zusätzlichen Verdichtung der Arbeit oder engmaschigen Kontrollprozessen führen und mit neuen Sicherheitsrisiken einhergehen. Möglichkeiten flexibler Arbeit hinsichtlich Zeit und Ort können für Beschäftigte zusätzliche Freiheitsgrade bedeuten; genauso die Entgrenzung der Arbeit fördern und Erholung dauerhaft beeinträchtigen. Schwindet der Betrieb als sozialer Ort, als Ort der Begegnung und Kommunikation, kann auch der Zugang zu sozialer Unterstützung, eine wesentliche Ressource zur Bewältigung der Arbeit, rückläufig sein. Vielfältige Möglichkeiten der Kommunikation bieten wiederum auch neue Optionen der Kooperation und Zusammenarbeit in unterschiedlichen betrieblichen Formaten.

Fundiertes und aktuelles Gestaltungswissen für menschengerechte Arbeit zu entwickeln, bei einer dynamischen Technologieentwicklung und vielfältigen Anwendungsformen bei einem breiten Spektrum von Tätigkeiten, ist eine wichtige und anspruchsvolle Aufgabe, der sich aktuell viele Akteure aus Wissenschaft und Praxis stellen. Vielleicht ist es dabei besonders herausfordernd, dass Gestaltungskompetenzen für die digitale Arbeitswelt auf vielen verschiedenen Ebenen benötigt werden: bei den professionellen Akteuren der Gestaltung neuer Arbeitssysteme und den Fachleuten für Sicherheit und Gesundheit in der Arbeit, bei den Führungskräften, Beschäftigten und Interessensvertretungen. Denn der Wandel durch die Digitalisierung der Arbeit ist kein einmaliger und befristeter Prozess, sondern vollzieht sich dynamisch, im operativen Arbeitsprozess und auf allen Ebenen der Organisationen. Wie in diesem Kontext die Arbeit aktiv gestaltet werden kann, und welche Rahmenbedingungen es dafür braucht, ist eine der Schlüsselfragen für gute Arbeit in der digitalen Arbeitswelt. Auch hierzu gibt der vorliegende Band viele interessante Einblicke.

Isabel Rothe
April 2022

Vorwort

Die Gestaltung gesunder Arbeit war über lange Zeit auf Unfallschutz und Sicherheit beschränkt. Erst seit ca. drei Jahrzehnten werden, aufbauend auf Erfahrungen, auf wissenschaftlichen Ergebnissen und auf programmatischen Überlegungen, die Themen Gesundheitsförderung und Gesundheitsmanagement vertieft behandelt. Mittlerweile werden auf Grundlage eines erweiterten Gesundheitsverständnisses körperliche, psychische und soziale Aspekte gleichwertig berücksichtigt. Die Technikentwicklung hat bei der Gestaltung gesunder Arbeit immer eine Rolle gespielt und viele Kontroversen ausgelöst.

Die Autorinnen des vorliegenden Buches waren an diesen Entwicklungen beteiligt. Eva Bamberg und Antje Ducki gaben gemeinsam mit Anna-Marie Metz 1998 den ersten grundlegenden Sammelband im deutschsprachigen Raum zu Betrieblicher Gesundheitsförderung heraus, 2011 folgte eine erweiterte Ausgabe zu Gesundheitsförderung und Gesundheitsmanagement. Monique Janneck ist Autorin und Herausgeberin zu Büchern über Technikentwicklung und -gestaltung.

Vor einiger Zeit stand für uns eine Überarbeitung des Buches zu Gesundheitsförderung und Gesundheitsmanagement an. Bereits bei den Vorarbeiten hat sich aber gezeigt, dass eine Aktualisierung den grundlegenden Veränderungen in der Arbeitswelt nicht gerecht wird. Wir haben uns entschlossen, einen neuen Band über die Gestaltung gesunder Arbeit in Zeiten der Digitalisierung herauszugeben.

Die Ziele, die wir mit diesem Buch verfolgen, lassen sich aus seinem Gegenstand ableiten: Digitalisierung bestimmt unser gesamtes Leben. Von daher ist es wichtiger denn je, Digitalisierung so zu gestalten, dass die damit verbundenen Chancen für die Arbeitenden und für die Verbraucher*innen realisiert und dass mögliche Gefährdungen minimiert werden. Dies wird nur gelingen, wenn das Wissen über Technikentwicklung – über die Wirkungen von Digitalisierung sowie über Handlungsmöglichkeiten – breit diskutiert wird. Erforderlich ist die Beteiligung aller gesellschaftlicher Gruppen, um passende gesundheitsgerechte Lösungen für Digitalisierung in allen Lebensbereichen entwickeln zu können. Nur ein breit geführter Diskurs über die aktuellen wissenschaftlichen Befunde zum Thema und über die vielfältigen häufig auch widersprüchlichen Erfahrungen unterschiedlichster Gruppen von Beschäftigten mit der Digitalisierung verschaffen uns ein umfassendes Bild davon, wo die Reise hingehen kann und wie gesunde Arbeit unter den Bedingungen der Digitalisierung realisiert werden kann.

Bei der Auseinandersetzung zu gesundheitsgerechter Gestaltung von Digitalisierung werden alte und neue Themen aufgegriffen. Es geht um Gesundheit und gute Arbeit als Zielzustand, es geht um Technikentwicklung und es geht um die Gestaltung von Veränderungsprozessen. Im Fokus steht die humanzentrierte Gestaltung von Arbeit und Technik, die die Gesundheits- und Persönlichkeitsförderlichkeit als Ziel- und Endpunkt gestalterischer Bemühungen ansieht. Wir haben bei der Gestaltung dieses Buches festgestellt, dass die Gestaltung gesunder Arbeit nicht nur altes und neues Wissen darüber benötigt, was gesundheitsförderlich ist und warum, sondern vor allem auch eine klare Haltung aller Akteur*innen bezüglich des Wertes menschlicher Arbeit. Wir hoffen, dass der vorliegende Band nützliche Informationen, Inspirationen und Handlungsvorschläge zu diesen Themen liefert, und spannende Debatten initiiert.

Wie bei allen Werken von Herausgeber*innen haben unsere Beitragsautor*innen den wesentlichen Anteil am Gelingen und Nutzen dieses Bandes. Wir freuen uns, dass wir so viele Expert*innen aus verschiedenen Bereichen für den Band gewinnen konnten und danken ihnen für ihre engagierte Arbeit. Weiterhin danken wir Anna-Marie Metz, mit der gemeinsam die Idee zu diesem Band und zu den Inhalten erarbeitet wurde. Ein herzliches Dankeschön geht außerdem an Caroline Enge für ihre sorgfältige Prüfung und Korrektur der Beiträge! Dem Springer Verlag und unserer Ansprechpartnerin Frau Horlacher danken wir für die Unterstützung und die Realisierung des Werkes.

Eva Bamberg
Antje Ducki
Monique Janneck
April 2022
Hamburg, Berlin und Lübeck

Inhaltsverzeichnis

I   Einführung

1   **Wandel der Arbeit, Digitalisierung und Gesundheit** 3
Eva Bamberg, Antje Ducki und Monique Janneck

II   Wandel der Arbeit durch Digitalisierung

2   **Digitalisierung: Produkte und Systeme** 25
Eva Bamberg, Antje Ducki und Monique Janneck

3   **Künstliche Intelligenz in der Arbeitswelt** 33
Lars Adolph und Alina Tausch

4   **Agilität und Arbeitsmethoden** 49
Stefanie Bock und Farina Steinert

5   **Mensch-Maschine-Systeme** 59
Wolfgang Kötter

6   **Virtuelle und mobile Arbeitsformen** 71
Margarete Boos, Thomas Hardwig und Stefan Klötzer

7   **Virtuelle und automatisierte Führung** 83
Jenny S. Wesche, Jana B. Wilbert, Andreas Sonderegger und Martin Gersch

8   **Neue Beschäftigungsformen in der Plattformökonomie** 97
Andreja Schneider-Dörr

III   Entwicklung und Gestaltung von Digitaler Arbeit in verschiedenen Handlungsfeldern

9   **Einleitung: Digitale Arbeitswelt – Potentiale und Probleme** 111
Monique Janneck

10   **Entwicklung und Gestaltung von Digitaler Arbeit im Handlungsfeld Produktion** 119
Wolfgang Kötter und Sebastian Roth

11   **Digitalisierung im Handwerk** 133
Michael Heil und Delia Schröder

| 12 | **Digitale Transformation personenbezogener Arbeit – am Beispiel der professionellen Pflege**... | 147 |

Marlen Melzer, Ulrike Rösler und Larissa Schlicht

| 13 | **Entwicklung und Gestaltung von Digitaler Arbeit in Forst- und Agrarwirtschaft**... | 167 |

Fabian Müller und Janna Luisa Pieper

IV Digitale Unterstützung von BGM: Potentiale und Probleme

| 14 | **Digital unterstütztes betriebliches Gesundheitsmanagement (dBGM)**................................... | 187 |

Antje Ducki

| 15 | **Digitale Arbeit braucht Schutz – Arbeitsschutz wird digital?**............ | 199 |

Swantje Robelski und Sabine Sommer

| 16 | **Digitale Gefährdungsbeurteilung psychischer Belastungen**............ | 213 |

Mathias Diebig

| 17 | **Digitale Interventionen zur individuellen Prävention und Gesundheitsförderung**.. | 225 |

Dirk Lehr und Leif Boß

| 18 | **Technologien und Methoden und ihr Einsatz**........................... | 251 |

Helge Nissen und Sophie Jent

| 19 | **Online-Coaching**.. | 267 |

Christine Busch und Romana Dreyer

| 20 | **Verhältnisprävention digital umsetzen: Integrative Plattformen als Weg für eine umfassende Gesundheitsförderung**....................... | 281 |

Grit Tanner, Antje Ducki und Theresia Steinke

| 21 | **Gemeinsame Verantwortung realisieren – Betriebliches Gesundheitsmanagement in Netzwerken und in der Wertschöpfungskette**......... | 297 |

Eva Bamberg und Grit Tanner

V Menschengerechte Gestaltung digitaler Arbeit

22 Betriebliche Kernaufgaben bei der Digitalisierung – Was ich tun und auf gar keinen Fall lassen sollte 311
Andrea Beddies

23 Instrumente und Methoden 325
Simone Kauffeld und Eva-Maria Schulte

24 Aufgaben und Kompetenzen bei der Gestaltung digitaler Arbeit 351
Antje Ducki, Eva Bamberg und Monique Janneck

Serviceteil
Stichwortverzeichnis 385

Verzeichnis der Autorinnen und Autoren

Lars Adolph Prof. Dr. phil. Wissenschaftlicher Leiter/Scientific Director Fachbereich 2 Produkte und Arbeitssysteme/Products and Worksystems Bundesanstalt für Arbeitsschutz und Arbeitsmedizin/Federal Institute for Occupational Safety and Health, Dortmund, Deutschland
adolph.lars@baua.bund.de

Eva Bamberg Prof. Dr. Universität Hamburg, Arbeits- und Organisationspsychologie, Hamburg, Deutschland
bamberg@uni-hamburg.de

Andrea Beddies Holzminden, Deutschland
info@andrea-beddies.com

Stefanie Bock Institut für Interaktive Systeme, Technische Hochschule Lübeck, Lübeck, Deutschland
stefanie.bock@th-luebeck.de

Margarete Boos Prof. Dr. Institut für Psychologie; Sozial- und Kommunikationspsychologie, Universität Göttingen, Göttingen, Deutschland
mboos@uni-goettingen.de

Leif Boß Dr. Professur für Gesundheitspsychologie und Angewandte Biologische Psychologie; Institut für Psychologie, Leuphana-Universität Lüneburg, Lüneburg, Deutschland
boss@leuphana.de

Christine Busch Dr. Dipl.-Psych. Arbeits und Organisationspsychologie; Institut für Psychologie/Fakultät für Psychologie und Bewegungswissenschaft, Universität Hamburg, Hamburg, Deutschland
christine.busch@uni-hamburg.de

Mathias Diebig Dr. Institut für Arbeits-, Sozial- und Umweltmedizin, Düsseldorf, Deutschland
mathias.diebig@hhu.de

Antje Ducki Prof. Dr. Berliner Hochschule für Technik; Fachbereich I – Arbeits- und Organisationspsychologie, Berlin, Deutschland
ducki@bht-berlin.de

Martin Gersch Prof. Dr. Department Wirtschaftsinformatik; Professur für Betriebswirtschaftslehre, Information und Organisation, Freie Universität Berlin, Berlin, Deutschland
martin.gersch@fu-berlin.de

Thomas Hardwig Dr. Institut für Wachstumsmanagement und Projektlernen, Universität Göttingen, Göttingen, Deutschland
thardwi@gwdg.de

Verzeichnis der Autorinnen und Autoren

Michael Heil eBusiness KompetenzZentrum gUG, Kaiserslautern, Deutschland
m.heil@ebz-kl.de

Monique Janneck Prof. Dr. Technische Hochschule Lübeck, Lübeck, Deutschland
monique.janneck@th-luebeck.de

Sophie Jent M.Sc. Fachbereich Elektrotechnik und Informatik, Technische Hochschule Lübeck, Lübeck, Deutschland
sophie.jent@th-luebeck.de

Simone Kauffeld Prof. Dr. Institut für Psychologie, Arbeits-, Organisations- und Sozialpsychologie, Technische Universität Braunschweig, Braunschweig, Deutschland
s.kauffeld@tu-braunschweig.de

Stefan Klötzer M.Sc. Georg-Elisa-Müller-Institut für Psychologie, Universität Göttingen, Göttingen, Deutschland
stefan.kloetzer@uni-goettingen.de

Wolfgang Kötter GITTA mbH, Berlin, Deutschland
koetter@gittambh.de

Dirk Lehr Prof. Dr. Professur für Gesundheitspsychologie und Angewandte Biologische Psychologie; Institut für Psychologie, Leuphana-Universität Lüneburg, Lüneburg, Deutschland
lehr@leuhphana.de

Marlen Melzer Dr. Fachbereich Arbeit und Gesundheit, Fachgruppe Arbeitsgestaltung bei personenbezogenen Dienstleistungen, Bundesanstalt für Arbeitsschutz und Arbeitsmedizin, Dresden, Deutschland
Melzer.Marlen@baua.bund.de

Fabian Müller Department für Agrarökonomie und Rurale Entwicklung, Georg-August-Universität Göttingen, Göttingen, Deutschland
fabian.mueller@uni-goettingen.de

Helge Nissen Dr. Institut für Interaktive Systeme, Technische Hochschule Lübeck, Lübeck, Deutschland
helge.nissen@th-luebeck.de

Janna Luisa Pieper Department für Agrarökonomie und Rurale Entwicklung, Georg-August-Universität Göttingen, Göttingen, Deutschland
jannaluisa.pieper@uni-goettingen.de

Swantje Robelski Bundesanstalt für Arbeitsschutz und Arbeitsmedizin Wissenschaftliche Mitarbeiterin Fachgruppe „Strukturen und Strategien im Arbeitsschutz, NAK-Geschäftsstelle", Berlin, Deutschland
Robelski.Swantje@baua.bund.de

Ulrike Rösler Dr. Fachbereich Arbeit und Gesundheit, Fachgruppe Arbeitsgestaltung bei personenbezogenen Dienstleistungen, Bundesanstalt für Arbeitsschutz und Arbeitsmedizin, Dresden, Deutschland
Roesler.ulrike@baua.bund.de

Sebastian Roth GITTA mbH, Berlin, Deutschland
roth@gittambh.de

Isabel Rothe Bundesanstalt für Arbeitsschutz und Arbeitsmedizin, Dortmund, Deutschland
leitung@baua.bund.de

Larissa Schlicht M.Sc. Fachbereich Arbeit und Gesundheit, Fachgruppe Arbeitsgestaltung bei personenbezogenen Dienstleistungen, Bundesanstalt für Arbeitsschutz und Arbeitsmedizin, Dresden, Deutschland
Schlicht.Larissa@baua.bund.de

Andreja Schneider-Dörr Pfullingen, Deutschland
BERGER Rechtsanwälte, Reutlingen, Deutschland
andreja@uni-bremen.de

Delia Schröder Institut für Technologie und Arbeit (ITA) e.V., Kaiserslautern, Deutschland
delia.schroeder@ita-kl.de

Eva-Maria Schulte Institut für Psychologie, Arbeits-, Organisations- und Sozialpsychologie, Technische Universität Braunschweig, Braunschweig, Deutschland
e.schulte@tu-braunschweig.de

Sabine Sommer Dr. Bundesanstalt für Arbeitsschutz und Arbeitsmedizin, Berlin, Deutschland
sommer.sabine@baua.bund.de

Andreas Sonderegger Prof. Dr. Wirtschaft; Institut New Work, Berner Fachhochschule, Bern, Schweiz
andreas.sonderegger@bfh.ch

Farina Steinert Dataport, Altenholz, Deutschland
farina.steinert@dataport.de

Theresia Steinke Fachbereich I – Arbeits- und Organisationspsychologie, Berliner Hochschule für Technik, Berlin, Deutschland
theresia.steinke@bht-berlin.de

Grit Tanner Dr. Fachbereich I – Arbeits- und Organisationspsychologie, Berliner Hochschule für Technik, Berlin, Deutschland
grit.tanner@bht-berlin.de

Alina Tausch M.Sc. Wissenschaftliche Leitung/Scientific Management Fachbereich 2 Produkte und Arbeitssysteme/Products and Worksystems Bundesanstalt für Arbeitsschutz und Arbeitsmedizin/Federal Institute for Occupational Safety and Health, Dortmund, Deutschland
alina.tausch@ruhr-uni-bochum.de

Jenny S. Wesche Dr. Arbeitsbereich Sozial-, Organisations- und Wirtschaftspsychologie, Freie Universität Berlin, Berlin, Deutschland
jenny.wesche@fu-berlin.de

Jana Berit Wilbert Arbeitsbereich Sozial-, Organisations- und Wirtschaftspsychologie, Freie Universität Berlin, Berlin, Deutschland
Jana.Wilbert@fu-berlin.de

Einführung

Inhaltsverzeichnis

Wandel der Arbeit, Digitalisierung und Gesundheit – 3

Wandel der Arbeit, Digitalisierung und Gesundheit

Eva Bamberg, Antje Ducki, und Monique Janneck

Inhaltsverzeichnis

Einleitung – 4

Gesundheitsförderliche Arbeit und Digitalisierung – 4

Anfänge der Digitalisierung – 7

Aktuelle Entwicklungen – 10
Arbeitsorganisationen – 10
Arbeitsverhältnisse – 12
Arbeitsbedingungen – 13
Erwerbsarbeit und andere Lebensbereiche – 15

Digitalisierung und Gesundheitsförderung – ein Fazit – 16

Literatur – 18

© Der/die Autor(en), exklusiv lizenziert durch Springer Fachmedien Wiesbaden GmbH, ein Teil von Springer Nature 2022
E. Bamberg et al. (Hrsg.), *Digitale Arbeit gestalten*, https://doi.org/10.1007/978-3-658-34647-8_1

Einleitung

Als während der Pandemie Covid-19 im Frühsommer 2020 soziale Kontakte beschränkt wurden, Kindergärten, Schulen, Hochschulen und Weiterbildungseinrichtungen geschlossen wurden, Teamsitzungen, Konferenzen und Treffen ebenso wenig möglich waren wie Kultur- und Sportveranstaltungen, als im Spätsommer einige Restriktionen aufgehoben wurden, um dann im Zuge eines erneuerten Lock-Down im Herbst zum Teil wieder eingeführt zu werden, erlebte unsere Gesellschaft Digitalisierungsprozesse, die ohne die Pandemie in diesem Umfang und in dieser Zeit nicht stattgefunden hätten. Zunächst hatten in den Schulen weder Schüler*innen noch Lehrer*innen hinreichend Zugang zu Informations- und Kommunikations-(I&K-)Techniken, war Online-Lehre an den Universitäten mit Systemzusammenbrüchen verbunden, fehlten die technischen, organisatorischen und ergonomischen Erfordernisse für Homeoffice in Wirtschaft, Verbänden, öffentlichem Dienst und privaten Haushalten. Selbst wenn die technischen Voraussetzungen gegeben waren, mangelte es den Beteiligten vor allem in den Anfangszeiten an einschlägigen Kompetenzen. Um den Anforderungen der Pandemie gerecht zu werden, wurden im Laufe des Jahres 2020 beachtliche Digitalisierungsschübe realisiert. Digitale Methoden, wie z. B. Plattformen, und veränderte Organisationsformen, die virtuelle Arbeit, Lernprozesse oder Diskussionen unterstützen, wurden vermehrt in Schulen, Betrieben, Verwaltungen und Verbänden genutzt, neue Verfahrenstechniken und neue Produkte entstanden.

Wie Digitalisierung im Arbeitsleben – d. h. die Verbreitung von Informations- und Kommunikationstechniken in der Arbeitswelt und in unserer Gesellschaft (siehe ▶ Kap. 2 in diesem Band) – und die damit einhergehenden organisatorischen Veränderungen einzuschätzen sind, wird auch aufgrund der Erfahrungen in der Pandemie kontrovers diskutiert. Vorteile, z. B. von Homeoffice, wie effizientes und ungestörtes Arbeiten, Reduktion von Umweltbelastungen durch geringeres Verkehrsaufkommen und eine verbesserte Vereinbarkeit zwischen Beruf und Familie, werden Nachteilen, wie Standardisierung von Arbeitsabläufen, sozialer Vereinsamung und Verfestigung der geschlechtstypischen Arbeitsteilung, gegenübergestellt. *Die* Folgen von Digitalisierung scheint es nicht zu geben; die Auswirkungen sind vielmehr davon abhängig, wie sich gesundheitsrelevante Merkmale und Prozesse der Arbeit durch Digitalisierung verändern.

Gesundheitsförderliche Arbeit und Digitalisierung

Arbeit als Quelle von Freude und Glück, von Mühsal und Plage, als Möglichkeit, sich zu entfalten, oder als kaum zu ertragende Last – kaum ein Lebensbereich wird so verschieden bewertet wie die Arbeit. Neben der persönlichen Haltung der Arbeitenden sind die Bewertungen der Arbeit besonders von den Bedingungen abhängig, unter denen gearbeitet wird. Dabei sind drei Gruppen von Faktoren maßgeblich (Zapf und Semmer 2004).

> **Faktoren, die gesundheitsförderliche Arbeitsbedingungen bestimmen**
> *Anforderungen* (z. B. Qualifikationsanforderungen) sind entscheidend dafür, ob in der Arbeit Kompetenzen eingesetzt und entwickelt werden können,

(Fehl-)Belastungen (z. B. Zeitdruck) bestimmen, ob Menschen bei der Arbeit durch unterschiedliche Faktoren überfordert sind,
Ressourcen (z. B. Handlungsspielraum, soziale Unterstützung) beeinflussen die Möglichkeiten des Umgangs mit Anforderungen und (Fehl-)Belastungen.

Gesundheitsförderliche Arbeitsbedingungen sind dann gegeben, wenn Anforderungen durch die Arbeitenden herausfordernd und erfüllbar sind, wenn (Fehl-)Belastungen kompensierbar sind und wenn Ressourcen verfügbar sind, die eine Auseinandersetzung mit Anforderungen und (Fehl-)Belastungen erlauben. Dabei sind unterschiedliche Aspekte der Arbeit einzubeziehen. Dazu gehört z. B. die Frage, inwieweit die ergonomische Gestaltung von Computerarbeitsplätzen (etwa im Homeoffice) mit Belastungen verbunden ist, ob bei Dienstleistungs- und Emotionsarbeit emotionsbezogene Belastungen (etwa durch Patienten) bestehen und inwieweit emotionsbezogene Ressourcen verfügbar sind. Anforderungen, Belastungen und Ressourcen bestimmen, inwieweit die Humankriterien der Arbeit – Ausführbarkeit, Schädigungslosigkeit, Beeinträchtigungsfreiheit, Persönlichkeitsförderlichkeit (Hacker und Richter 1980) – erfüllbar sind.

Die Gesundheit der Erwerbsbevölkerung wird durch Arbeitsplatzunsicherheit und durch Erwerbslosigkeit beeinflusst. Beim Thema Arbeit und Gesundheit sind deshalb neben den Arbeits*bedingungen* auch die Beschäftigungs- oder Arbeits*verhältnisse* maßgeblich. Zu den beschäftigungsbezogenen Stressoren gehören etwa Unsicherheit, zu den beschäftigungsbezogenen Ressourcen Kontrolle über aktuelle und zukünftige Beschäftigungsverhältnisse (Vahle-Hinz 2017).

Wenn von Arbeit die Rede ist, dann geht es meistens um Erwerbsarbeit, d. h. um Arbeit, die dazu dient, das Einkommen der arbeitenden Person und ihrer Familie zu sichern. Mit diesem Verständnis ist ein spezifisches Menschenbild verbunden: Die Vorstellung von Menschen, die regelmäßig und kontinuierlich einer Erwerbsarbeitstätigkeit nachgehen. Vielfach wurde kritisiert, dass sich die Konzepte somit an der Norm des männlichen „Normal-Arbeitnehmers" orientieren und dass die Lebenswelt von Menschen, die sich während ihrer Biografie in verschiedenen Lebensbereichen bewegen, die in verschiedenen Arbeitsfeldern tätig sind, wie es vor allem bei Frauen der Fall ist, wenig berücksichtigt wird (Resch et al. 1994). Um dieser reduzierten Perspektive zu begegnen, ist beim Thema Arbeit und Gesundheit *Arbeit in verschiedenen Lebensbereichen* einzuziehen, wie Erwerbsarbeit, ehrenamtliche Arbeit und Hausarbeit.

Um die Folgen von Digitalisierung auf die Gesundheit beschreiben zu können, ist zunächst mit Hilfe geeigneter Analyseinstrumente (Dunckel 1999; Resch 1999; Vahle-Hinz 2017) zu analysieren, welche Anforderungen, (Fehl-)Belastungen und Ressourcen durch Digitalisierungsprozesse bei der Arbeit in verschiedenen Lebensbereichen gefördert bzw. reduziert werden. Einige dabei zu beantwortenden Fragen sind im Folgenden wiedergegeben.

▶ **Fragen zur Klärung gesundheitsbezogener Implikationen von Digitalisierung**
- Wie entwickeln sich Anforderungen, nehmen sie zu oder ab, bleiben sie gleich?
- Gibt es (Fehl-)Belastungen, die sich verringern oder verstärken, kommen neue Belastungen hinzu?
- Wie verändern sich Ressourcen? Ist etwa soziale Unterstützung verfügbar?
- Welche Ressourcen stehen zur Verfügung, um Belastungen zu bewältigen und zu kompensieren? Werden etwa bei erhöhten Anforderungen den Arbeitenden Ressourcen zur Verfügung gestellt, um Anforderungen zu bewältigen? ◄

Die Analyseergebnisse liefern Erkenntnisse über gesundheitsrelevante Arbeitsbedingungen und Arbeitsverhältnisse bei Digitalisierung. Mit den Ergebnissen können in einem weiteren Schritt gemeinsam mit den Beteiligten Strategien zur Sicherung der Qualität der Arbeit sowie zu Gesundheitsförderung und Gesundheitsmanagement[1] entwickelt und umgesetzt werden. Gesundheitsmanagement kann praktiziert werden. Einen besonderen Stellenwert dabei hat prospektive Arbeitsgestaltung, d. h. die Gestaltung bereits bei der Planung von Arbeitsprozessen. Sie zielt darauf ab, schon bei der Entwicklung technischer Lösungen entwicklungs- und gesundheitsförderliche Arbeitsgestaltung zu realisieren (Ulich 2011). Bei prospektiver Arbeitsanalyse können die oben genannten Faktoren als Prüfsteine für die Bewertung der Arbeit verwendet werden.

Digitalisierung setzt eine lange Geschichte der Technikentwicklung im Arbeitsleben fort. Viele der derzeitigen Debatten wurden, wenn auch mit Abweichungen, schon vor Jahrzehnten geführt. Bevor wir uns mit aktuellen Entwicklungen befassen, werfen wir deshalb einen kurzen Blick in die Geschichte der Technikentwicklung (kann von eiligen Leser*innen übersprungen werden).

> **Exkurs: Entwicklung von Technik und sozialen Systemen**
> Arbeit ohne Hilfsmittel gibt es nicht. Pflüge in der Landwirtschaft, Holzschlitten, Rampen und Gerüste bei großen Bau- und Gestaltungsvorhaben und Flaschenzüge, um Lasten zu heben wurden bereits in vorindustriellen Zeiten eingesetzt. Später wurde menschliche Arbeitskraft mit Mechanik ergänzt, erste Produktionsanlagen wurden entwickelt. Die Einführung von Elektrizität ermöglichte die verstärkte Ausnutzung der Arbeitskraft. Weitere Intensivierung der Arbeitsleistung erfolgte durch Automatisierungen sowie durch die Einführung von taktgebundener Arbeit und Fließband (Mohr und Janneck 2012).
>
> Früher wie heute gehen technische Entwicklungen einher mit Veränderungen der Arbeitstätigkeit, der Arbeitsteilung und des Alltags. In vorindustrieller Zeit fand die Arbeit weitgehend in der Landwirtschaft und im Haushalt statt. Spezialisierte Berufe gab es vor allem im Handwerk. Handwerksberufe waren in Zünften organisiert, die in vielen Regionen Europas seit dem Mittelalter Produktion, Arbeitsmöglichkeiten, Nachwuchs, Löhne und Preise regelten. Arbeit erfolgte oft im Familienverbund, Wissen wurde in der Familie weitergegeben, Erwerbsarbeit war in andere Lebensbereiche integriert. Arbeit in größeren Organisationen, wie z. B. im Bergbau, war weniger häufig.
>
> Massenproduktion im Zuge der Industrialisierung war verbunden mit der Gründung zunehmend größerer Fabriken. Erwerbsarbeit und andere Lebensbereiche wurden räumlich und zeitlich voneinander getrennt. In Konzepten der Arbeitsorganisation, prominente und vielzitierte Vertreter waren etwa Winston Taylor, Lillian & Frank Gilbreth sowie Henry Ford, stand die Kernfrage im Vordergrund, wie Menschen so beeinflusst werden können, dass sie sich voll Engagement und ohne Widerstand den Arbeitsanforderungen stellen, und wie die Arbeit möglichst effizient organisiert bzw. geteilt werden kann. Bei den Prinzipien der Arbeitsorganisation – viele davon sind auch heute noch

---

1 Die Begriffe Gesundheitsförderung und Gesundheitsmanagement werden im vorliegenden Band meist synonym verwendet.

von Bedeutung – ging es somit um die Frage, wie Menschen so an die Arbeit angepasst werden können, dass eine möglichst hohe Produktivität der Arbeit erzielt werden kann (Volpert 1975). Strukturen, standardisierte Prozesse und Regeln wurden entwickelt und umgesetzt. Deren Bedeutung für die gesellschaftliche Entwicklung wird von einigen Autoren als wichtiger angesehen als technische Neuerungen (Aeon und Aguinis 2017). Arbeitssicherheit spielte dabei eine untergeordnete Rolle, die Intensivierung der Arbeit stand im Vordergrund. Mit der Industrialisierung änderte sich das Leben der Bevölkerung radikal. Eindringlich wird dies in dem Werk von Friedrich Engels (1845) *Die Lage der arbeitenden Klasse in England* beschrieben. Erwerbsarbeit fand nicht länger im häuslichen Verbund statt, mehr und mehr Menschen arbeiteten in Industriebetrieben. Arbeitsbelastungen und gesundheitliche Beeinträchtigungen waren hoch.

Die Prinzipien der Organisation der Erwerbsarbeit wurden zum Teil auf den außerbetrieblichen Bereich übertragen. Das Buch *Cheaper by the Dozen* (Gilbreth und Gilbreth Carey 1948) zeigt etwa, wie das Ehepaar Gilbreth seine Organisationsprinzipien auch in der Familie anwendete – z. B. indem die Familienmitglieder erkundeten und einübten, wie sie sich möglichst zeitsparend Kleidung anziehen konnten. Zeit- und Bewegungsstudien führen zu Vorschlägen, wie Küchen so eingerichtet werden können, dass in ihnen mit besonders wenig Aufwand gearbeitet werden kann. Auch die in Massenproduktion hergestellten Güter hatten Folgen für die Lebensweise der Bevölkerung: So wurde durch die Textilindustrie Bekleidung aufwandsarm hergestellt, die Lebensmittelindustrie versorgte die Bevölkerung mit Nahrung. Waschmaschine, Kühlschrank, später Gefriertruhe und Spülmaschine erleichterten die Hausarbeit, häusliche Arbeitsgemeinschaften verloren an Bedeutung. Die neuen Produkte setzten jedoch auch neue Standards, die Folgewirkungen für die Hausarbeit hatten.

Die Welt der Erwerbsarbeit im 20. Jahrhundert war geprägt durch fortschreitende Automatisierung, aber auch durch Kriegsproduktion und Ausbeutung von Zwangsarbeiterinnen und Zwangsarbeitern. Beim Wiederaufbau nach dem 2. Weltkrieg hatte die Schaffung von Wohlstand der Bevölkerung zunächst Vorrang. Wirtschaftliche Leistung sollte mit sozialem Fortschritt einhergehen – wie in dem Begriff soziale Marktwirtschaft zum Ausdruck kommt.

Bereits in den früheren Phasen der Technikentwicklung wurden aufgrund gesundheitsbeeinträchtigender Wirkungen der Arbeit Regelungen zum Arbeitsschutz entwickelt. Eine Wende erfolgte in den späten sechziger und in den siebziger Jahren. Vollbeschäftigung, Fluktuation und hohe Krankenstände wurden zum Problem für die Entwicklung der Wirtschaft. Qualifizierte Beschäftigte wurden benötigt. Der Erwerb von Kompetenzen und Qualifikationen in der traditionellen Berufsausbildung reichte nicht länger aus, Lernen im Prozess der Arbeit wurde erforderlich. Vor allem in Skandinavien, im deutschsprachigen Raum und in den USA wurde Qualität des Arbeitslebens ein wichtiges Ziel. Auf der Grundlage der Humankriterien (s. o.) wurden Analyseinstrumente und Methoden der Arbeitsgestaltung entwickelt und umgesetzt.

Anfänge der Digitalisierung

Die ersten Computer, die in den vierziger Jahren des vorigen Jahrhunderts zum Einsatz kamen, waren zentralisierte Großrechner, die in der weiteren Entwicklung mit dezentralen Bildschirmarbeitsplätzen für die Dateneingabe und -ausgabe verbunden waren. In der Folgezeit ermöglichten Mikroprozessoren die Einführung von dezentralen Computerarbeitsplätzen. Bessere Möglichkeiten der Übertragung von Daten mit und ohne Kabel wurden geschaffen, Datenaustausch wurde möglich, es entstanden miteinander vernetzte Computerarbeitsplätze. Der zunehmende Einsatz von Informations- und Kommunikationstechniken betraf Produktion (z. B. Industrieroboter, Flexible Fertigungssysteme, Computer Integrated Manufacturing/CIM), Dienstleistung (z. B. computergestützte Warenwirtschaftssysteme) und Verwaltung (computergestützte Sachbearbeitung) (vgl. z. B. Friedrich et al. 1982). Viele der Systeme, die in den achtziger Jahren geplant wurden oder bereits eingeführt waren und die uns heute zur Selbstverständlichkeit geworden sind, sind Voraussetzungen für aktuelle Digitalisierungsprozesse.

Ein seinerzeit vielzitiertes Beispiel für CIM ist eine 1982 eingeführte Produktionshalle der Volkswagen AG, Halle 54. Das mit der Produktionshalle verbundene Schlagwort *menschenleere Fabrik* verweist auf die Vision einer maximalen Automatisierung. Dadurch sollten Lohnkosten verringert, Qualitätsmängel bei der Arbeitsausführung verhindert sowie psychische und körperliche Belastungen, z. B. bei taktgebundener Arbeit, reduziert werden. Die Haltungen zu Halle 54 waren gespalten. Der Einschätzung als wegweisender Meilenstein der Automatisierung stand massive Kritik gegenüber: Die gewünschte Qualität wurde nicht erreicht, Kommunikationsprobleme (vor allem in der Einführungsphase) und eingeschränkte Motivation bei den Beschäftigten führten zu Störungen im Produktionsablauf, das System wurde als starr erlebt. Es zeigte sich die zentrale Bedeutung von Kompetenzen und Erfahrungen der Beschäftigten.

Der zunehmende Einsatz von Computern beschränkte sich nicht auf die Erwerbsarbeit. Bankgeschäfte über Terminals als Vorformen des heutigen Onlinebankings wurden möglich, Computer gehörten immer mehr zu den wesentlichen Gebrauchsgütern auch im Privatleben, Computerspiele erfreuten oder verärgerten Kinder und Eltern.

Die Kritik an den sog. Neuen Techniken, also an den gegen Ende des letzten Jahrhunderts stattfindenden Automatisierungsprozessen und an dem zunehmenden Einsatz von Computern, am Einsatz von Künstlicher Intelligenz (KI) und von Expertensystemen war fundamental (vgl. z. B. Dreyfus 1985; Volpert 1985). Besonders pointiert war die Kritik von Joseph Weizenbaum, der in den 60er-Jahren ein Computerprogramm veröffentlicht hatte, mit dem Gespräche entsprechend der Gesprächspsychotherapie nach Carl Rogers geführt werden konnten (ELIZA/DOCTOR). Weizenbaum wollte mit dem Programm die Möglichkeiten der Informationsverarbeitung durch Computer zeigen. Mit den Effekten der (potentiellen) Nutzer*innen hatte er nicht gerechnet. Zahlreiche praktizierende Therapeut*innen glaubten an eine automatisierte Form der Psychotherapie; Personen, die sich mit DOCTOR unterhielten, entwickelten emotionale Beziehungen zum Computer; es verbreitete sich der Glaube, eine allgemeine Lösung des Sprachverständnisses von Computern sei gegeben (Weizenbaum 1978, S. 17 ff.). Weizenbaum kritisierte den Glauben an KI und an das damit verbundene reduktionistische Menschenbild.

> **▶ Joseph Weizenbaum zu Künstlicher Intelligenz**
>
> „Mich entrüstet und ekelt das Credo der KI-Forschung, jeder Aspekt des menschlichen Lebens sei berechenbar und ließe sich entschlüsseln. Natürlich verarbeitet der Mensch Informationen. Und natürlich haben diese Metaphern als reduktionistische Modelle für die wissenschaftliche Arbeit und Erkenntnis ihren enormen Wert. Sie sind schlicht notwendig, sie sind brauchbar, um bestimmte Aspekte des menschlichen Lebens zu verstehen – aber sie sind eben, und dies gerät zunehmend aus dem Blick, Abstraktionen und erfassen nie das Ganze und Gesamte ….Ich protestiere aber gegen die Behauptung, das Gehirn sei nichts weiter als eine Fleischmaschine, der Mensch sei nichts weiter als informationsverarbeitendes System" (Gespräch mit Weizenbaum; Pörksen 2000, S. 11). Dieses Menschenbild „basiert auf der Vorstellung, der Mensch sei eine Maschine, die man im Prinzip und in naher Zukunft verstehen und entschlüsseln könne, um sie dann entsprechend zu korrigieren und zu verbessern. Das zentrale Dogma dieses Menschenbildes ist die Idee, dass jeder Aspekt des Lebens computable sei, dass er sich in berechenbare und formalisierbare Vorgänge auflösen ließe" (a.a.O., S. 8). Die zentrale Frage ist nicht, „ob man etwas *kann*, sondern ob es zweckmäßig ist, diese bislang menschliche Aufgabe einer Maschine zu übertragen" (Weizenbaum 1978, S. 274). ◀

Weitere Kritikpunkte bezogen sich auf Normierung und Standardisierung, durch die menschliche Handlungen und Kontakte verarmen, ihre Vielfalt und Weisheit verlieren (Volpert 1983). In künstlichen Umgebungen werden menschliche Fähigkeiten, Probleme zu lösen, auf solche Probleme reduziert, die Rechner besser lösen können; im Zuge der Anpassung an Mensch-Rechner-Dialoge verkümmert menschliche Kommunikation; Arbeitsabläufe werden vereinheitlicht. Die damit verbundene verstärkte Bürokratisierung entzieht den Arbeitenden die Kontrolle und Einflussnahme auf ihr Arbeitshandeln (Troy 1983). Durch Homogenisierung der Arbeitsabläufe und Intensivierung kommt es zu einseitiger Beanspruchung.

Kern der Kritik war, dass die Arbeitenden der Technik angepasst werden, nicht die Technik an die Menschen, dass eine präventive und prospektive, beteiligungsorientierte Gestaltung der Technikentwicklung kaum stattfindet. Eine Nutzung des Humanisierungspotentials von Automatisierung setzt aber eine kriterienorientierte Gestaltung von Arbeitssystemen voraus (Ulich 1983). Unter diesen Voraussetzungen sind die Chancen des Einsatzes fortgeschrittener Technologie zu nutzen. Diese gehen weit über Arbeitsgestaltung hinaus. Sie liegen in einer Umverteilung der Arbeit, verbunden mit Kürzungen der Wochen- und der Lebensarbeitszeit, in einer Ablösung linearer – vor allem männlicher Lebensplanung – Ausbildung, Berufsausbildung, Ruhestand – durch flexible Phasen des Lernens, in einer Reduktion der Bedeutung der Lohnarbeit zugunsten gesellschaftlich notwendiger Arbeit und in einer Dezentralisierung der Arbeit, verbunden mit neuen Formen der Heimarbeit (Ulich 1983). Diese Vorstellungen sind nicht nur in Auseinandersetzung mit technischen Entwicklungen von Bedeutung; sie implizieren auch, dass die Lebens- und Arbeitsplanung nicht länger ausschließlich an männlichen, sondern zunehmend an den Lebenswelten aller Geschlechtsgruppen orientiert ist. Im Zuge früherer Automatisierungsprozesse wurden somit Visionen entwickelt, die auch heute diskutiert werden.

In den Betrieben wurden technische Entwicklungen als Voraussetzung für Lean Management genutzt, für veränderte Management- und Produktionskonzepte, die ab den achtziger Jahren des letzten Jahrhunderts eingeleitet wurden. Wesentliches Merkmal von Lean Management ist eine Ausrichtung der Arbeitswelt, also von Produktion und Dienstleistung, auf die Wünsche von Kundinnen und Kunden. Damit sind weniger Bestrebungen nach Gemeinwirtschaft und Nachhaltigkeit gemeint, sondern Bedürfnisse nach individuellen und umgehenden Lösungen bei Dienstleistungen und Produkten. Um dies zu gewährleisten, wurden im Rahmen von Lean Management Prinzipien propagiert, die eine Abkehr von tayloristischer und fordistischer Arbeitsorganisation bedeuten könnten (Womack et al. 1992). Dazu gehören schlanke in-time Produktion durch den Abbau von Hierarchien, Arbeit in Teams und Möglichkeiten der Selbstorganisation. Anstelle von taktgebundener Fließbandarbeit treten flexible Fertigungsinseln. Lean-Konzepte bezogen sich nicht nur auf einzelne Organisationen, stattdessen sollte die gesamte Wertschöpfungskette in den Blick genommen werden. Allerdings kamen die Lean-Konzepte weit weniger zur Anwendung als ursprünglich propagiert wurde.

In der Diskussion zu neuen Techniken in den achtziger und neunziger Jahren wurden einige Themen aufgegriffen, wie z. B. Telearbeit oder Software-Ergonomie, die auch heute von Interesse sind. Noch eine weitere Parallele zwischen der Debatte um neue Techniken und um Digitalisierung besteht: Auch wenn hier Veränderungen zwar vor allem mit Blick auf die Erwerbsarbeit diskutiert werden, so betrafen und betreffen sie doch alle Lebensbereiche.

Aktuelle Entwicklungen

Digitalisierung wird häufig mit Schlagwörtern wie Selbstfahrende Kraftfahrzeuge, Roboter oder Big Data in Verbindung gebracht, die technischen und sozialen Entwicklungen gehen jedoch bedeutend weiter. Zentrale Veränderungen betreffen neben der Technik die Arbeitsorganisation, die Arbeitsverhältnisse sowie die Bedingungen der Arbeit. Sie werden in Teil II und III in diesem Band ausführlicher diskutiert (vgl. auch Rau und Hoppe 2020).

Arbeitsorganisationen

Digitalisierung besteht aus heterogenen Veränderungsprozessen, die ebenso heterogene Folgen auf verschiedenen Ebenen haben. Am Beispiel Personalentwicklung lässt sich die Spanne möglicher Implikationen aufzeigen (siehe Tabelle). Digitalisierung kann sich auf Methoden und Arbeitsprozesse (z. B. die Nutzung von Plattformen), und damit auf die Arbeitsteilung zwischen Mensch und Technik beziehen, auf die Arbeitsorganisation/-teilung innerhalb von Abteilungen und zwischen Abteilungen (z. B. agile Teams, siehe Beitrag von Steinert und Bock in diesem Band) sowie auf die Arbeitsteilung zwischen Organisationen – lokal, national und weltweit. Schließlich können aufgrund von Digitalisierung neue oder veränderte Angebote (z. B. der digitalen Weiterbildung) entstehen.

▶ Digitalisierung in der Personalentwicklung – Beispiele

Digitalisierung	Beispiele
Digitale Methoden werden genutzt, um interne Kommunikationsprozesse zu effektivieren	Intranet, interne Plattformen
(Teil-)Leistungen werden durch digitale Methoden ergänzt oder ersetzt; intern und extern entstehen neue digitale Angebote	Digitale Plattform für Bewerber*innen; Digitale Angebote der Weiterbildung oder von Coaching, Weiterbildung zu digitaler Moderation von Gruppen
Daten von Organisationsmitgliedern werden erhoben, gespeichert und verarbeitet	Leistungsdaten und persönliche Daten mit Nutzung für Gratifikationen, Personaleinsatz, Entlassungen
Die Arbeitsorganisation in der Personalentwicklung wird verändert	Einführung von agilen Teams zur Gestaltung und Durchführung der Weiterbildung
Die Personalentwicklungs-Abteilung wird aufgelöst	Dienstleistungen werden flexibel von verschiedenen, auch internationalen Anbietern erbracht

◀

Das Bundesministerium für Arbeit und Soziales nennt in einem Werkheft zu Digitalisierung der Arbeitswelt eine Vielzahl neuer Formen der innerbetrieblichen Arbeitsorganisation (Bundesministerium für Arbeit und Soziales 2016). Unter anderem werden Arbeit in Teams, Outsourcing und Agilität benannt. Besonders neu sind diese Arbeitsformen zwar nicht, auch werden frühere Organisationsprinzipien weiterhin umgesetzt. So kommt Jaehrling (2019) in einer Studie zu digitalisierter Handelslogistik zu dem Schluss, dass die in der digitalen Transformation erfolgte Intensivierung tayloristischer Prinzipien auf eine Radikalisierung früherer, durch das Lean Paradigma geprägter Rationalisierungskonzepte zurückzuführen ist (vgl. auch Johansson et al. 2017).

Boes et al. (2016) konstatieren dagegen, dass sich Unternehmen neu erfinden. Als Leitbild kristallisiert sich die agile Organisation heraus, der Gegenentwurf zum hierarchischen bürokratischen Unternehmen. Durch Digitalisierung wird die Vielfalt der Organisationsformen erhöht. Bestehende Organisationsstrukturen und -prozesse werden durch digitale Methoden unterstützt und ausgebaut, neue Varianten von Organisationen werden geschaffen. Dazu gehören virtuelle Unternehmen (van den Anker et al. 2006), e-business und digital business (Martín-Peña et al. 2018). Erweiterte Möglichkeiten der Einbeziehung von Kund*innen werden genutzt. Organisationen werden flexibler, ihre Grenzen weniger deutlich, Netzwerke entstehen. Interaktionen werden unterstützt – sie erscheinen unkomplizierter und schneller, flexibler. Es wird leichter, mit wechselnden Interaktionspartnern Kontakt aufzunehmen. Es wird möglich, Strukturen und Prozesse den Bedarfen anzupassen.

Seit Jahren und bereits vor der aktuellen Digitalisierungswelle hat sich die Praxis verbreitet, dass Arbeitsorganisationen Geschäftsbereiche oder Aufgabenfelder auslagern. Outsourcing wurde zum gängigen Begriff. So wurden z. B. die Reinigung der Kindergärten, die Rechnungen der Arztpraxen, die Getriebefertigung in Automobilbetrieben durch externe Anbieter übernommen. In manchen Bereichen, z. B. in Betrieben der Textilbranche, sind Outsourcing-Prozesse so weitgehend, dass es zwar noch den Namen, das Branding des Betriebs gibt, produziert wird aber ausschließlich durch andere. Durch Digitalisierung wird die Auslagerung von Geschäftsbereichen und die Zusammenarbeit zwischen Organisationen weiter gefördert. Es wird möglich, ein internationales Netz an Zulieferern aufzubauen und einen 24-Stunden-Arbeits-Tag, sowie das unterschiedliche Niveau von Lohn und Sozialleistungen auf dem Globus zum Vorteil der Organisation zu nutzen. Durch die damit angestrebte Organisationsform versprechen sich die Akteure eine Konzentration auf Kerngeschäfte und -kompetenzen, sowie Möglichkeiten des flexiblen Umgangs mit Wünschen von Kund*innen. Vor allem aber werden diese Lösungen als kostengünstig betrachtet.

Den positiven Wirkungen von Outsourcing stehen Gefahren gegenüber: Wenn den Zuschlag die Reinigungsfirma bekommt, die für Reinigung auch unter außergewöhnlichen Bedingungen das preisgünstigste Angebot macht oder der Textilbetrieb, der kurzfristig viele T-Shirts zu gutem Preis produziert, dann ist die Wahrscheinlichkeit groß, dass auch bei den Arbeitenden kostengünstige Lösungen verfolgt werden. Dies bedeutet Einsparungen beim Arbeits- und Gesundheitsschutz und bei den Entgelten und geht damit zu Lasten der Arbeitenden.

Mit den erweiterten Möglichkeiten von Digitalisierung sind weitreichende Anforderungen und Gefahren verbunden. Kaum eine Organisation kann es sich leisten, auf Methoden der Digitalisierung zu verzichten – selbst der kleinste Kiosk kann durch eine Homepage, die über neue Angebote und aktuelle Öffnungszeiten informiert, Vorteile haben. Aber das Digitalisierungskonzept insgesamt und die verschiedenen Methoden müssen gestaltet werden, dabei sind aktuelle und Prognosen über zukünftige Entwicklungen einzubeziehen (siehe Beitrag von Beddies in diesem Band). Die Selbstdarstellung von Organisationen, Interaktionsmethoden, -inhalte und -wege, sind regelmäßig zu gestalten, zu überprüfen und anzupassen. Zahlreichen spezifischen Erfordernissen, die sich aus Digitalisierung ergeben, ist Rechnung zu tragen. Dazu gehören System- und IT-Sicherheit (z. B. Bundesamt für Sicherheit in der Informationstechnik 2020), Mitbestimmung und Beteiligung, veränderte Formen der Führung (siehe Wesche et al. in diesem Band) sowie der Arbeits- und Gesundheitsschutz (siehe die Beiträge in Teil IV in diesem Band). Digitalisierung erleichtert also einerseits einige Arbeitsprozesse, ist aber andererseits mit hohem Zusatzaufwand verbunden, für den häufig Zeit und Kompetenzen fehlen. Die organisationalen Veränderungen haben des Weiteren Konsequenzen für die Arbeitsverhältnisse.

Arbeitsverhältnisse

Eines der zentralen Themen, die im Kontext von Digitalisierung diskutiert werden, betrifft Arbeitsplatzunsicherheit, d. h. die Gefahr der Erwerbslosigkeit. Nach Prognosen sind 59 % der Arbeitsplätze in Deutschland in ihrer jetzigen Form von Technologisierung bedroht. Die Zahlen variieren je nach Berufsgruppe. Besonders ausgeprägt betrifft Technologisierung demnach Bürokräfte (86 %), vergleichsweise weniger akademische Berufe (12 %) und Führungskräfte (11 %) (Brzeski und Burk 2015). Nach Dengler (2019) sind Substituierungspotentiale bei Fertigungsberufen besonders hoch (83 %), im Vergleich zu geringen Werten bei sozialen und Dienstleistungsberufen (13 %). Die Organisation for Economic Cooperation and Development (OECD) (2019) schätzt, dass in den nächsten 15–20 Jahren weltweit durch Automatisierung 14 % der Arbeitsplätze überflüssig werden und 32 % sich radikal verändern. Insgesamt werden keine Reduktion der Quantität von Arbeitsplätzen, wohl aber Veränderungen erwartet. Ein Management der digitalen Transformation ist erforderlich, um die Gefahr zunehmender sozialer Ungleichheit zu reduzieren (OECD 2019).

Veränderungen bei den Arbeitsverhältnissen ergeben sich auch, da aufgrund von vermehrter Flexibilisierung und durchlässiger Grenzen von Organisationen die Vergabe von Aufträgen nach außen und die Auslagerung von Geschäftszweigen begünstigt werden. Für die Arbeitenden besteht damit ein höheres Risiko von Underemployment. Dies wird verstärkt durch jüngere Entwicklungen, etwa der Plattformökonomie (siehe Beitrag von Schneider-Dörr in diesem Band) oder durch Zero-Hours Contracts (OECD 2019; vgl. auch Eichhorst et al. 2017). Weitere Tendenzen betreffen die Zunahme der Anzahl der Scheinselbstständigen, die die gleiche Arbeitstätigkeit ausführen wie ihre Kolleg*innen in gesicherten Arbeitsverhältnissen. Weniger stabile und mehr ungeschützte Beschäftigungsverhältnisse sowie mehr (kurze und ungewollte) Teilzeit entstehen. Die möglichen Folgen für die Arbeitenden und ihre Familien (z. B. Keller und Seifert 2018) machen es erforderlich, dass Mitbestimmungs- und Beteiligungsmöglichkeiten in Unternehmen, soziale Absicherung der Beschäftigten sowie Arbeits- und Gesundheitsschutz diesen veränderten Arbeitsverhältnissen Rechnung tragen (OECD 2019).

Arbeitsbedingungen

Mit dem Wandel von Arbeitsorganisation und Arbeitsverhältnissen sind Veränderungen bei den Arbeitsbedingungen verbunden. Permanente Veränderungsprozesse, Überwachung, Informationsüberflutung und Intensivierung der Arbeit, Dequalifizierung, Unterbrechungen, Reduktion direkter sozialer Kontakte, Auflösung der Grenzen zwischen Arbeit und Freizeit, Verfügbarkeit – die häufig diskutierten Folgen von Digitalisierung erscheinen zunächst bedrohlich. *Wie* die Veränderungen zu beschreiben und zu bewerten sind, ist jedoch von einer Vielzahl von Faktoren abhängig, z. B. der Art der Tätigkeit und der Gestaltung der Digitalisierungsprozesse. So sind die Veränderungen bei der Einführung der eingangs genannten Textergänzungsprogramme andere als bei der Einführung von Robotern (z. B. Weber und Stowasser 2018; siehe auch Adolph und Tausch in diesem Band). Selbst wenn die Folgen von Digitalisierung für eine spezifische Beschäftigtengruppe untersucht werden, zeigen sich heterogene Effekte.

Ruiner und Klumpp (2020) beschreiben, dass Beschäftigte in der Lebensmittellogistik einerseits hohe *Kontrolle*, andererseits aber auch hohe *Autonomie* wahrnehmen. Am Beispiel *Qualifikation und Handlungsspielraum* benennt Hacker (2016) unterschiedliche Folgen: Komplexe intellektuelle Aufgaben, die beim Menschen verbleiben, können Kriterien gut gestalteter Arbeit erfüllen; die Segmentierung hoch qualifizierter, derzeit nicht algorithmisierbarer komplexer Wissens- und Innovationsarbeit kann zu neuen Qualifikationen führen; digitalisierte Information bei der Arbeitstätigkeit kann Entlastungen ermöglichen; Digitalisierung kann Interaktionen bei Dienstleistungsarbeit begünstigen, da für sie dann mehr Zeit ist. Es besteht jedoch auch die Gefahr der Entwertung von qualifizierter Facharbeit: Bei komplexer Instandhaltungstätigkeit werden automatisierte Diagnosetechniken eingesetzt; Handwerker werden zu Teileaustauschern, weil software-geführter Austausch preisgünstiger ist; Segmentierung führt zu Entwertung bisher qualifizierter Wissensarbeit – Verkäuferinnen werden zu Kassiererinnen (Hacker 2016).

Informationsüberflutung kann verbunden sein mit Termin- und Leistungsdruck, Störungen, Unterbrechungen und der Notwendigkeit, verschiedene Arbeitsprozesse gleichzeitig bzw. zeitnah zu berücksichtigen (Junghanns und Kersten 2020). Auch hier spielen Ressourcen eine wichtige Rolle. Sie können bewirken, dass Informationsüberflutung weniger intensiv wahrgenommen wird. Wichtige Ressourcen sind soziale Unterstützung von Kolleg*innen und Vorgesetzten sowie eine als gerecht empfundene Verteilung der Arbeit (Junghanns und Kersten 2020).

Im Zuge der Digitalisierung wird es leichter, unabhängig von Zeit und Ort zu arbeiten (zu mobilen Arbeitsformen siehe Boos et al. in diesem Band). Die Voraussetzungen für Erreichbarkeit oder gar *Verfügbarkeit* sind damit günstig. So hat die Anforderung, für Aufgaben der Erwerbsarbeit verfügbar zu sein, in den letzten Jahren stark zugenommen. Untersuchungen zeigen, dass Verfügbarkeit negative Wirkungen auf Gesundheit und Wohlbefinden haben. Diese beeinträchtigenden Wirkungen von Verfügbarkeit sind von Belastungen und Ressourcen (wie z. B. die Möglichkeit abzuschalten) abhängig (Bamberg et al. 2012; Dettmers 2017).

Ganz generell haben im Kontext von Digitalisierung die technischen Möglichkeiten der *Überwachung* erheblich zugenommen. Nach dem Review von Backhaus (2019) sind Überwachungssysteme mit Einschränkungen des Wohlbefindens verbunden; dabei spielt die Pervasivität, d. h. das Maß, wie die Überwachung Arbeitsaufgabe und Beschäftigte durchdringt, eine Rolle. Die Überwachung einzelner Beschäftigter scheint markantere Folgen zu haben, als Überwachung auf der Abteilungs- oder Arbeitsgruppenebene. Darüber hinaus sind auch beim Thema Überwachung aus anderen Themenfeldern bekannte Rahmenbedingungen von Bedeutung; dazu gehört etwa die Ankündigung und Begründung der Überwachung, die Partizipation bei der Ausgestaltung des Systems und die Gestaltung des Feedbacks (Backhaus 2019). Datenschutz wird damit zunehmend wichtiger.

Digitalisierung besteht aus einer Vielzahl von *Veränderungsprozessen*. Diese werden von den Beteiligten häufig als belastend wahrgenommen. Kadir und Broberg (2020) zeigen im Review zu Transition zu Industrie 4.0 befindensbeeinträchtigende Wirkung während der Implementierung, befindensförderliche Wirkung nach der Einführung. Die Autoren verweisen auf die Relevanz von *Beteiligung* und Mitbestimmung.

Flexible Arbeitsformen können – zumindest für einen Teil der Erwerbstätigen – den Gestaltungsspielraum von Beschäftigten erhöhen, wenn sie klug gestaltet und kombiniert werden, wie Nick Kratzer (2021) ausführt: „Der Arbeitsplatz der Zukunft ist ein Arrangement verschiedener Arbeitsplätze an unterschiedlichen Orten, das sich an die individuellen Bedürfnisse anpassen lässt. Vier Bausteine lassen sich kombinieren. Das betriebliche Büro, […] als ein Ort des Austauschs, der persönlichen Interaktion und der sozialen Einbettung; als der Ort, an dem eine Firma eine Farbe, einen Geruch, eine Gestalt erhält. Das Homeoffice, um Wegezeit zu sparen und um mit mehr Ruhe und weniger Unterbrechungen zu arbeiten. Ein flexibler Arbeitsplatz in einem Coworking-Space: Anders als zu Hause, wo oft keine wirklich günstigen

Arbeitsbedingungen vorhanden sind und Isolation droht, bieten Coworking-Spaces nicht nur eine vernünftige Büroinfrastruktur, sondern auch Gemeinschaft. Die mobile Arbeit an Orten, die gar nicht primär Arbeitsorte sind – Besprechung im Zug, Vorbereitung des nächsten Termins im Café oder, warum nicht, Teambesprechung beim Spaziergang".

Abschließend bleibt festzuhalten: Die Implikationen, die Digitalisierung für die Arbeitsbedingungen haben kann, sind, wie auch die Beiträge in Teil II und III in diesem Band zeigen, für verschiedenen Handlungsfelder sehr unterschiedlich. Letztlich sind die Folgen von Digitalisierung von den gleichen Faktoren abhängig, wie gesundheitsförderliche Arbeitsbedingungen generell (s. o.): Davon, inwieweit Anforderungen erfüllbar, (Fehl-)Belastungen kompensierbar und Ressourcen verfügbar sind. In Teil IV in diesem Band, in dem es um Möglichkeiten der Förderung von Gesundheit geht, wird dies weiter vertieft.

Die Implikationen von Digitalisierung beziehen sich, wie wir in den vorausgegangenen Abschnitten gezeigt haben, auf Arbeitsorganisationen, auf (Rahmen-)Bedingungen der Arbeit und auf Arbeitsverhältnisse. Die Folgen der Digitalisierung betreffen aus mehreren Gründen nicht nur die Erwerbsarbeit, sondern alle Lebensbereiche.

Erwerbsarbeit und andere Lebensbereiche

Vor dem Abendessen schnell ein paar berufliche E-Mails beantworten oder mit einem Kollegen chatten, während der Erwerbsarbeitszeit kurz ein Spiel für die Kinder bestellen – durch die Möglichkeiten und Anforderungen von Internet, von mobiler Arbeit und von Homeoffice sind Erwerbsarbeit und andere Lebensbereiche räumlich und zeitlich weniger voneinander getrennt als dies in der Vergangenheit der Fall war. Die Grenzen zwischen (Erwerbs-)Arbeit und anderen Lebensbereichen werden zunehmend diffuser. Dies kann Vorteile haben: Erwerbsarbeit und Familie sind leichter aufeinander abzustimmen. Es kann aber auch Nachteile haben: Freizeit und Familie sind keine geschützten Bereiche, Überlastung droht.

Jenseits der Erwerbsarbeit wartet Arbeit in zahlreichen Handlungsfeldern: In der Familie für Kinder und Enkelkinder, im Ehrenamt, als Kund*in, wenn Bankgeschäfte erledigt werden oder wenn Lobeshymnen auf den letzten Restaurantbesuch und die neue Bohrmaschine gesungen werden. Digitalisierung kann das Handeln in diesen Tätigkeitsfeldern unterstützen, aber auch erschweren. Zum Beispiel verpflichtet das Online-Zugangsgesetz Bund und Länder, bis spätestens 2022 ihre Verwaltungsleistungen auch elektronisch über Verwaltungsportale anzubieten. Damit verbunden ist die Erwartung, dass die elektronischen Portale auch tatsächlich genutzt werden. Den Autorinnen dieses Kapitels ist keine Untersuchung bekannt, welche zusätzlichen Anforderungen, Belastungen und Ressourcen durch diese Veränderungen der Dienstleistung für die Verbraucherinnen und Verbraucher zu erwarten sind.

Digitalisierung kann dazu führen, dass Menschen permanent mit digitalen Prozessen befasst sind. Durch Digitalisierung ist die Trennung zwischen Erwerbsarbeit, Arbeit in anderen Lebensbereichen und Tätigkeiten jenseits von Arbeit zunehmend schwieriger. Eine Schlafstätte über Couch-Surfing, ein Zimmer über Airbnb oder Mitfahrgelegenheiten über BlaBlaCar anzubieten oder zu suchen, sich an einem Blog zu beteiligen, Dienstleistungen aller Art zu bewerten, das kann Hobby oder Arbeit sein. Auch hier stehen mögliche Vorteile, wie z. B. die bessere Nutzung von Ressourcen, möglichen Nachteilen, wie z. B. Überlastung, gegenüber.

Die Nutzung digitaler Produkte jenseits der Erwerbsarbeit ist heute zur Selbstverständlichkeit geworden. Die Nutzung von Smartphones ist dabei nur ein kleiner Teilbereich (z. B. Ducki 2019). Die Nutzung von Sprachassistent*innen zur Steuerung etwa von Musik, Spülmaschine oder Sichtschutz hat sich in vielen Haushalten eingespielt, ebenso wie die Vernetzung verschiedenster technischer Geräte. Vergleichsweise neu ist der Einsatz von Robotern, die in Restaurants bedienen und damit soziale Distanzierung ermöglichen (Lupsha 2020) oder die dazu dienen sollen, häusliche Einsamkeit zu verringern (Henkel et al. 2020).

Die Beispiele zeigen, dass Anforderungen, Belastungen und Ressourcen nicht nur in der Erwerbsarbeit, sondern generell im Leben wichtige Faktoren sind, um die Folgen von Digitalisierung abzuschätzen. Das alte Thema Work-Life-Balance bekommt damit eine erweiterte Bedeutung. Es geht um die Balance zwischen Erwerbsarbeit und anderen Lebensbereichen, zwischen Arbeit und Nicht-Arbeit, sowie zwischen einem Leben mit und ohne Digitalisierung.

Digitalisierung und Gesundheitsförderung – ein Fazit

Die OECD (2019) prognostiziert für die Zukunft eine Polarisierung des Arbeitsmarktes. Dies betrifft viele der oben genannten Bereiche. Die Ungleichheit zwischen Einkommen wächst, Unterschiede zwischen gesundheitsförderlicher und gesundheitsschädigender Tätigkeit bestehen weiterhin oder werden verstärkt, manche Gruppen von Erwerbspersonen sind hohen Arbeitsanforderungen rund um die Uhr ausgesetzt, anderen droht Erwerbslosigkeit. Dass Digitalisierung zur Gesundheitsförderung genutzt werden kann (siehe Teil IV in diesem Band), ist somit nicht selbstverständlich, sondern an eine Reihe von Voraussetzungen gebunden. Von besonderer Relevanz sind dabei Qualifizierung, prospektive Gestaltung und Beteiligung (siehe Kasten).

> **Voraussetzungen für gesundheitsförderliche Digitalisierung**
> Eine angemessene *Qualifizierung*, die durch Ausbildung und in der Erwerbstätigkeit Möglichkeiten der Aneignung von Wissen und Kompetenzen eröffnet, ist eine Voraussetzung dafür, dass die arbeitenden Menschen nicht zum Hilfsmittel von IT-Systemen und Robotertechnik werden.
> Die Flexibilisierung von Arbeitszeit und Arbeitsort, die traditionelle Arbeitsverhältnisse ergänzt oder ersetzt, führt für viele Arbeitenden zu neuen Anforderungen an *Selbstorganisation* und an *job crafting*, d. h. an die Gestaltung der eigenen Arbeitstätigkeit. Die personenbezogenen und bedingungsbezogenen Voraussetzungen für diese spezifischen Kompetenzen sind zu schaffen.
> Digitalisierungsprozesse, ihre Ergebnisse und ihre Folgen sind davon abhängig, ob sich die Gestaltung von Arbeitssystemen *prospektiv und orientiert an Humankriterien* auf *Technik, Mensch und Organisation in ihrer Transaktion* bezieht.
> *Mitbestimmungs- und Mitgestaltungsmöglichkeiten* im Prozess der digitalen Transformation und bei digitaler Arbeit ermöglichen den Beteiligten, ihre Kenntnisse und Erfahrungen einzubringen. Dadurch können Voraussetzungen für gesundheitsförderliche Arbeit geschaffen werden.

Die aktuelle Diskussion über Digitalisierung schließt an die Debatte an, die gegen Ende des letzten Jahrhunderts über Automatisierung und neue Techniken geführt wurde. Wie damals sind auch heute die Bewertungen der Folgen unterschiedlich. Das ist kein Wunder: *Die* Wirkung von Digitalisierung auf Gesundheit gibt es nicht. Vielmehr sind die Wirkungen abhängig von den Anforderungen, (Fehl-)Belastungen und Ressourcen im Digitalisierungsprozess und nach der Implementierung digitaler Methoden und Strukturen. Die Erwerbsarbeit ist dabei ein wichtiges, aber kein ausschließliches Handlungsfeld. Balance, Gleichgewicht und Ausgleich zwischen Handlungsfeldern und Lebensbereichen sowie zwischen Prozessen und Produkten unterschiedlicher Digitalisierungsintensitäten gewährleisten, dass Menschen die Anforderungen in verschiedenen Lebensbereichen erfüllen können, dass sie sich unterschiedliche Erfahrungswelten erschließen und dass ein Ausgleich gewährleistet ist zwischen Anstrengung und Erholung, zwischen Zeiten mit digitalen Geräten und Zeiten ohne. Gelingt die Balance nicht, ist mit negativen Wirkungen auf die Gesundheit zu rechnen.

Die Ausgangsbedingungen für gesundheitsförderliche Digitalisierung sind einerseits gut: Wir verfügen über Wissen zu den Folgen von Arbeit für Gesundheit und Persönlichkeitsentwicklung; die Kriterien gesundheitsförderlicher Arbeit werden von vielen Akteur*innen geteilt; erprobte Methoden der Gesundheitsförderung und des Gesundheitsmanagements sind verfügbar (siehe Beiträge in Teil IV und VI in diesem Band). Andererseits ist das Wissen, das sich konkret auf Digitalisierung bezieht, unzureichend; gesicherte und bewährte Kenntnisse, Standards und Methoden sind lückenhaft. Fünf Fragen sind in diesem Zusammenhang vordringlich zu klären:

- Sind die Humankriterien, die sich in der Arbeitswissenschaft bewährt haben, für digitale Arbeit angemessen konkretisiert und operationalisiert? Zum Beispiel sind die Ressourcen Handlungsspielraum, Kontrolle und soziale Unterstützung maßgeblich für Persönlichkeitsentwicklung am Arbeitsplatz. Offen ist, wie sich diese Ressourcen und ihre Wirkungen speziell bei digitaler Arbeit beschreiben lassen.
- Welche Bedeutung hat die Intensität der Digitalisierung für die Arbeitenden? Digitalisierung kann bei der Arbeit unterschiedlich ausgeprägt sein. Denkbar ist etwa, dass digitale Methoden verwendet werden, um Arbeitsprozesse zu unterstützen (z. B. Robotereinsatz für spezifische Aufgaben wie das Heben von Lasten) oder dass nahezu ausschließlich mit digitalen Artefakten interagiert wird (wie, z. B. beim Programmieren oder bei der Dateneingabe). Die Bedeutung der Intensität der Digitalisierung für die Gesundheit ist bislang kaum geklärt.
- Welche digitalen Methoden der Gesundheitsförderung sind wann und unter welchen Bedingungen angemessen? In der Gesundheitsförderung werden heute zahlreiche digitale Methoden verwendet (siehe Teil IV in diesem Band). Ihre Vor- und Nachteile werden immer wieder diskutiert. Eine umfassende Diskussion des Einsatzes digitaler Methoden steht noch aus. So bleibt derzeit noch die Frage offen, inwieweit digitale Methoden für spezifische Interventionsziele besonders gut bzw. besonders schlecht geeignet sind.
- Wer trägt die Verantwortung für gute Arbeit? Seit mehr als einem Jahrhundert wird der Arbeits- und Gesundheitsschutz reguliert. Dies erfolgt in der Arbeitsgesellschaft durch Verordnungen, Regeln, Gesetze, im Betrieb durch Vereinbarungen zwischen (Verbänden der) Arbeitgeber*innen und der Arbeitnehmer*innen. Der Ruf nach angemessenem Umfang und angemessener Intensität der Regulierung in der digitalen Arbeitswelt ist mit einer Reihe von

Fragen verbunden (siehe Teil V in diesem Band). Diese Fragen betreffen vor allem das Thema Eingriffsrecht und Eingriffspflicht und damit auch die Verantwortung: Wer etwa trägt die Verantwortung, dass der Arbeitsplatz im Homeoffice gesicherten arbeitswissenschaftlichen Erkenntnissen entspricht oder dass Solo-Selbstständige einen Mindestlohn erhalten? Welche Verantwortung tragen Softwarehersteller für mögliche belastende Folgen ergonomisch schlecht gestalteter Applikationen – und generell für die sozialen Implikationen der Software?

— Sind für Digitalisierung nützliche und valide Methoden verfügbar? Die Methoden der Arbeitswissenschaft sind hilfreich für Analysen der bestehenden Bedingungen, für Interventionen und zur Unterstützung von Veränderungsprozessen. Einige der Methoden wurden für Digitalisierung adaptiert, bei anderen steht die Adaption noch aus (siehe Teil VI in diesem Band).

Gesundheitsförderung in der digitalen Arbeitswelt ist mit zahlreichen offenen Fragen verbunden. Der vorliegende Band wird keine abschließenden Antworten liefern. Wir hoffen aber, dass er viele gute Anregungen bietet.

Literatur

Aeon B, Aguinis H (2017) It's about time: New perspectives and insights on time management. Academy of Management Perspectives, 31(4):309–330.

Van den Anker F, Bamberg E, Nühse, K, Sarodnick F, Strasse C (Hrsg.) (2006) Arbeit in virtuellen Unternehmen. Göttingen: Cuvillier Verlag.

Backhaus N (2019) Kontextsensitive Assistenzsysteme und Überwachung am Arbeitsplatz: ein metaanalytisches Review zur Auswirkung elektronischer Überwachung auf Beschäftigte. Zeitschrift für Arbeitswissenschaft 73:2–22.

Bamberg E, Dettmers J, Funck H, Krähe B, Vahle-Hinz T (2012) Effects of on-call work on well-being: Results of a daily survey. Applied Psychology. Health and Well-Being 4:299–320.

Boes A, Kämpf T, Langes B, Lühr T (2016) „Lean" und „agil" im Büro: Neue Formen der Organisation von Kopfarbeit in der digitalen Transformation. Working Paper Forschungsförderung 023. Düsseldorf: Hans-Böckler-Stiftung. http://hdl.handle.net/10419/215955. Zugegriffen: 30. März 2022

Brzeski C, Burk I (2015) Die Roboter kommen. Folgen der Automatisierung für den deutschen Arbeitsmarkt. ING-DiBa Economic Research, 1–5.

Bundesamt für Sicherheit in der Informationstechnik (2020) Die Lage der IT-Sicherheit in Deutschland 2020. https://www.bsi.bund.de/SharedDocs/Downloads/DE/BSI/Publikationen/Lageberichte/Lagebericht2020.pdf;jsessionid=7BF425122FB314BAED770F3632D9695F.1_cid502?__blob=publicationFile&v=2. Zugegriffen: 30. März 2022.

Bundesministerium für Arbeit und Soziales (2016) Werkheft 01. Digitalisierung der Arbeitswelt. Berlin

Dengler K (2019) Welche Folgen hat die Digitalisierung für den Arbeitsmarkt? In Badura B, Ducki A, Schröder H, Klose J, Meyer M (Hrsg.) Fehlzeiten-Report 2019. Digitalisierung – Gesundes Arbeiten ermöglichen (S. 29–37). Berlin, Heidelberg, New York: Springer. https://doi.org/10.1007/978-3-662-59044-7_3

Dettmers J (2017) How extended work availability affects well-being: The mediating roles of psychological detachment and work-family-conflict. Work & Stress 31:24–41.

Dreyfus HL (1985) Die Grenzen künstlicher Intelligenz: Was Computer nicht können. Königstein/Ts.: Athenäum.

Ducki A (2019) Digitale Transformation – von gesundheitsschädigenden Effekten zur gesundheitsförderlichen Gestaltung. In Badura B, Ducki A, Schröder H, Klose J, Meyer M (Hrsg.) Fehlzeitenreport 2019. Digitalisierung – gesundes Arbeiten ermöglichen (S. 1–13). Berlin, Heidelberg, New York: Springer.

Dunckel H (Hrsg) (1999) Handbuch psychologischer Arbeitsanalyseverfahren. Zürich: vdf Hochschulverlag.

Eichhorst W, Hinte H, Rinne U, Tobsch V (2017) How Big is the Gig? Assessing the Preliminary Evidence on the Effects of Digitalization on the Labor Market. Management Revue 28(3):298–318.

Engels F (1845) Die Lage der arbeitenden Klasse in England. Leipzig: Verlag Otto Wigand.

Friedrich J, Wicke F, Wicke W (1982) Computereinsatz: Auswirkungen auf die Arbeit. Reinbek: Rowohlt.

Gilbreth FB, Gilbreth Carey E (1948) Cheaper by the dozen. New York: Thomas Y. Crowell Company.

Hacker W (2016) Vernetzte künstliche Intelligenz/Internet der Dinge am deregulierten Arbeitsmarkt: Psychologische Arbeitsanforderungen. Psychologie des Arbeitshandelns 9:4–21.

Hacker W, Richter P (1980) Psychologische Bewertung von Arbeitsgestaltungsmaßnahmen. Ziele und Bewertungsmaßstäbe. Berlin: VEB Deutscher Verlag der Wissenschaften.

Henkel AP, Čaić M, Blaurock M, Okan M (2020) Robotic transformative service research: deploying social robots for consumer well-being during COVID-19 and beyond. Journal of Service Management Vol. ahead-of-print No. ahead-of-print. https://www.emerald.com/insight/content/doi/10.1108/JOSM-05-2020-0145/full/html. Zugegriffen: 30. März 2022. https://doi.org/10.1108/JOSM-05-2020-0145

Jaehrling K (2019) Amazon ist kein Vorreiter. Zu den Tiefenstrukturen des ‚Digitalen Taylorismus' und verbleibenden Spielräumen kollektiver Interessenaushandlung. Industrielle Beziehungen 2:169–188.

Johansson J, Abrahamsson L, Bergvall Käreborn B, Fältholm Y, Grane C, Wykowska A (2017) Work and organization in a digital industrial context. Management Revue 28:281–297.

Junghanns G, Kersten N (2020) Informationsüberflutung am Arbeitsplatz. Gesundheitliche Konsequenzen. Zentralblatt für Arbeitsmedizin, Arbeitsschutz und Ergonomie 70:8–17.

Kadir BA, Broberg O (2020) Human well-being and system performance in the transition to industry 4.0. International Journal of Industrial Ergonomics 76: [102936]. https://doi.org/10.1016/j.ergon.2020.102936

Keller B, Seifert H (2018) Atypische Beschäftigungsverhältnisse in der digitalisierten Arbeitswelt. WSI-Mitteilungen 71:279–287.

Kratzer N (2021, 3. Januar) Vier Wissenschaftler erklären, wie die Arbeitswelt nach Corona aussehen wird. Handelsblatt. https://app.handelsblatt.com/karriere/zukunft-der-arbeit-vier-wissenschaftler-erklaeren-wie-die-arbeitswelt-nach-corona-aussehen-wird/26738340.html?utm_source=pocket-newtab-global-de-DE. Zugegriffen: 9. Januar 2021.

Lupsha J (2020, 1. November). For social distancing, customers in Seoul are served by robotic waiter. The Great Courses Daily. https://www.thegreatcoursesdaily.com/for-social-distancing-customers-in-seoul-are-served-by-robotic-waiter/. Zugegriffen: 30. März 2022.

Martín-Peña ML, Díaz-Garrido E, Sanchez-López JM (2018) The digitalization and servitization of manufacturing: A review on digital business model. Strategic Change 27:91–99. https://doi.org/10.1002/jsc.2184

Mohr G, Janneck M (2012) Entwicklung der Arbeit. In Bamberg E, Mohr G, Busch C (Hrsg.) Arbeitspsychologie (S. 35–51). Bern: Huber.

Organisation for Economic Co-operation and Development (2019) OECD Employment Outlook 2019: The future of work. Paris: OECD Publishing. https://doi.org/10.1787/9ee00155-en

Pörksen B (2000) Das Menschenbild der Künstlichen Intelligenz. Ein Gespräch mit Joseph Weizenbaum. Communicatio Socialis 33:4–17. https://www.nomos-elibrary.de/10.5771/0010-3497-2000-1-4/das-menschenbild-der-kuenstlichen-intelligenz-ein-gespraech-mit-joseph-weizenbaum-jahrgang-33-2000-heft-1 Zugegriffen: 5. Januar 2021

Rau R, Hoppe J (2020) Neue Technologien und Digitalisierung in der Arbeitswelt. Erkenntnisse für die Prävention und Betriebliche Gesundheitsförderung. iga.Report 41. Dresden: iga.

Resch M (1999) Arbeitsanalyse im Haushalt. Erhebung und Bewertung von Tätigkeiten außerhalb der Erwerbsarbeit mit dem AVAH-Verfahren. Zürich: Verlag der Fachvereine.

Resch M, Bamberg E, Mohr G (1994) Von der Erwerbsarbeitspsychologie zur Arbeitspsychologie. In Udris I (Hrsg) Arbeitspsychologie für Morgen. Herausforderungen und Perspektiven (S. 37–52). Heidelberg: Asanger.

Ruiner C, Klumpp M (2020) Arbeitskräfte zwischen Autonomie und Kontrolle – Auswirkungen der Digitalisierung auf Arbeitsbeziehungen in der Logistik. Industrielle Beziehungen 1:141–159.

Troy N (1983) Computergerechte oder menschengerechte Lösungen: Psychologische Probleme der Büroautomation. Psychosozial 18:51–69.

Ulich E (1983) Industrieroboter: Chancen oder Gefahren für die Humanisierung der Arbeit. Psychosozial 18:109–124.

Ulich E (2011) Arbeitspsychologie. Stuttgart: Schäffer-Poeschel.

Vahle-Hinz T (2017) Atypische Beschäftigung und Standards guter Arbeit. In Busch C, Ducki A, Dettmers J, Witt H (Hrsg) Der Wert der Arbeit. Festschrift zur Verabschiedung von Eva Bamberg (S. 203–216). Augsburg: Rainer Hampp Verlag.

Volpert W (1975) Die Lohnarbeitswissenschaft und die Psychologie der Arbeitstätigkeit. In Groskurth, P, Volpert, W (Hrsg.) Lohnarbeitspsychologie. Berufliche Sozialisation: Emanzipation zur Anpassung (S. 11–196). Frankfurt/M.: Fischer.

Volpert W (1983) Denkmaschinen und Maschinendenken. Computer programmieren Menschen. Psychosozial 18:10–29

Volpert W (1985) Zauberlehrlinge. Die gefährliche Liebe zum Computer. Weinheim: Beltz

Weber M, Stowasser S (2018) Ergonomische Arbeitsplatzgestaltung unter Einsatz kollaborierender Robotersysteme: Eine praxisorientierte Einführung. Zeitschrift für Arbeitswissenschaft 72:229–238. https://doi.org/10.1007/s41449-018-0129-4

Weizenbaum J (1978) Die Macht der Computer und die Ohnmacht der Vernunft. Frankfurt/M.: Suhrkamp.

Womack J, Jones D, Roos D (1992) Die zweite Revolution in der Autoindustrie. Frankfurt/M.: Campus.

Zapf D, Semmer NK (2004) Stress und Gesundheit in Organisationen. In Schuler H (Hrsg.) Organisationspsychologie – Grundlagen und Personalpsychologie (S. 1007–1112). Enzyklopädie der Psychologie, Bd. 3. Göttingen: Hogrefe.

Prof. Dr. Eva Bamberg

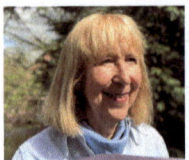

war bis zu ihrer Pensionierung 2017 Leiterin des Arbeitsbereichs Arbeits- und Organisationspsychologie an der Universität Hamburg. Sie ist wissenschaftlich und praktisch zu den Themen Arbeit und Gesundheit, Gesundheitsförderung sowie Veränderungsprozesse in Organisationen tätig.

Prof. Dr. Antje Ducki

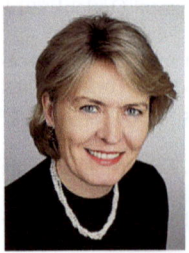

ist seit 2002 Professorin für Arbeits- und Organisationspsychologie an der Berliner Hochschule für Technik von 2010 bis 2021 Leiterin des Gender- und Technik-Zentrums. Ihre Arbeitsschwerpunkte: Arbeit und Gesundheit, Gender und Gesundheit, Mobilität und Gesundheit, Stressmanagement, Betriebliche Gesundheitsförderung, digitales betriebliches Gesundheitsmanagement.

Prof. Dr. Monique Janneck

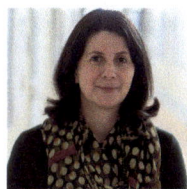

ist seit 2011 Professorin für Mensch-Computer-Interaktion am Fachbereich Elektrotechnik und Informatik der Technischen Hochschule Lübeck. Zuvor war sie Juniorprofessorin an der Universität Hamburg. Sie ist wissenschaftliche Direktorin des Instituts für Interaktive Systeme der TH Lübeck. Ihre Forschungsinteressen liegen seit vielen Jahren im Bereich computergestütztes Lernen und Arbeiten. Mit ihrem Team erforscht sie in zahlreichen Projekten Einflussfaktoren der Mensch-Technik-Interaktion, innovative digital gestützte Lehr-Lernformate sowie Gestaltungsprinzipien für interaktive Systeme und entwickelt webbasierte Applikationen und Interventionen.

Wandel der Arbeit durch Digitalisierung

Inhaltsverzeichnis

Digitalisierung: Produkte und Systeme – 25

Künstliche Intelligenz in der Arbeitswelt – 33

Agilität und Arbeitsmethoden – 49

Mensch-Maschine-Systeme – 59

Virtuelle und mobile Arbeitsformen – 71

Virtuelle und automatisierte Führung – 83

Neue Beschäftigungsformen in der Plattformökonomie – 97

Digitalisierung: Produkte und Systeme

Eva Bamberg, Antje Ducki, und Monique Janneck

Inhaltsverzeichnis

Produkte und Systeme – 27

Wandel der Arbeit durch Digitalisierung – die Beiträge in Teil I des Buches – 30

Literatur – 31

© Der/die Autor(en), exklusiv lizenziert durch Springer Fachmedien Wiesbaden GmbH, ein Teil von Springer Nature 2022
E. Bamberg et al. (Hrsg.), *Digitale Arbeit gestalten*, https://doi.org/10.1007/978-3-658-34647-8_2

Digitalisierung geht mit zahlreichen Veränderungen der Arbeitstätigkeit einher. Im ersten Kapitel des vorliegenden Bandes wurden diese auf dem Hintergrund der Technikentwicklung skizziert. Im vorliegenden Kapitel werden exemplarische Entwicklungen und Trends von Digitalisierung vorgestellt. Zur ersten Illustration möge das folgende Beispiel dienen.

> ▶ **Digitalisierung bei der Archivierung und Texterstellung - ein Beispiel**
>
> Der Maler George Grosz schilderte in seiner Biografie, wie er für zukünftige Illustrationen Material sammelte. Alles, was er für nützlich hielt, wurde ausgeschnitten und in einer sogenannte „Morgue", einem „Leichenschauhaus" aufbewahrt. Mappen und alte Pappschachteln füllten sich. Grosz sortierte die von ihm gesammelten Materialien nach Stichpunkten, war sich aber häufig bei der Zuordnung nicht sicher, kam manchmal mit dem Sortieren nicht nach und fand das Material im Bedarfsfall nicht. Um sein Ordnungssystem zu optimieren, beauftragte er einen Freund, dessen Organisationstalent er schätzte. Dieser führte ein neues System mit Unterkategorien, farbigen Kartons und Mappen ein, sortierte wochenlang, gestärkt durch gemeinsamen Weinkonsum. Das neue System sah ansprechend aus, wurde aber von Grosz nicht verwendet (Grosz 2009).
>
> Manche Autor*innen werden ähnliche Beispiele der Sammlung und Archivierung aus eigener Erfahrung kennen. Zur Unterstützung bei der Erstellung von Texten wurde jahrzehntelang mit Karteikarten gearbeitet. In den siebziger Jahren gab es, um der zunehmenden Menge und Vielfalt des gesammelten Materials Rechnung zu tragen, Karteikarten, die am Rand gelocht werden konnten, unterschiedliche Lochungen konnten je nach Inhalt vorgenommen werden. Mit Hilfe von Stricknadeln konnten dann Karten zu einem Begriff ausgesucht werden. Das waren die sogenannten Stricknadelkarteikarten.
>
> Die Nutzung von Computern und Internet kann Recherche und Archivierung vereinfachen. Bei vielen Dokumenten erübrigt sich die Archivierung, da über Suchmaschinen ein Zugang möglich ist. Eigene Dateien, Sammlungen, die über Jahrzehnte hinweg entstanden sind, können, vorausgesetzt, sie sind entsprechend digitalisiert, mit Hilfe von Stichpunkten, die auf unterschiedlichen Charakteristika beruhen, durchsucht und ausgewählt werden.
>
> Die erweiterten Möglichkeiten haben die Anforderungen verändert. Da Informationen zugänglich sind, wird erwartet, dass sie auch genutzt werden. Die Fülle an verfügbarem Material setzt systematische Recherchen und ein gutes Ordnungssystem voraus. Auch bei der Erstellung von Texten sind Anforderungen und Ansprüche heute andere als in der Vergangenheit. Texte sollen in kurzer Zeit verfügbar sein, auf dem aktuellen Stand des Wissens beruhen und möglichst druckfertig zur Verfügung gestellt werden. Arbeitsschritte, die früher von Verlagen übernommen wurden, gehören heute zu den Aufgaben der Autor*innen.
>
> Die erhöhten Anforderungen ergeben sich nicht zuletzt daraus, dass die Erstellung von Texten in der Vergangenheit bedeutend umständlicher war als heute. Viele Autorinnen und Autoren notierten zunächst auf Papier oder Karteikarten erste Inhalte in Stichpunkten. Sie entwarfen eine Gliederung, überlegten ein Konzept für die einzelnen Teile und schrieben einen oder mehrere Entwürfe. Die Reihenfolge von Textbausteinen wurde ggf. mit Hilfe von Schere, Klebstreifen und Heftklammern verändert. Die letzten Fassungen wurden mit Durchschlägen per Schreibmaschine erstellt, Fehler wurden mit Radiergummi, später Korrekturflüssigkeit oder Korrekturband behoben. Bei zu vielen Korrekturen musste die Seite neu geschrieben werden. Bei gemeinsamen Arbeiten von räumlich getrennten Autor*innen mussten Manuskripte per Fax übermittelt werden oder es musste Zeit für den Transport mit der Post eingeplant werden. Einige Autorinnen und Autoren verfügten über die Fähigkeit, Endfassungen ohne Entwürfe aus dem Stegreif zu formulie-

ren. In manchen Fällen wurde die Endfassung durch eine Sachbearbeiterin erstellt, die Rechtschreibung, Interpunktion, Formulierungen und sogar inhaltliche Ausführungen korrigierte. Die weitere Gestaltung erfolgte durch Verlage.

Wie bei der Archivierung erleichtern auch bei der Erstellung von Texten Computer und Internet den Prozess. Textbausteine entstehen direkt am Rechner. Informationen sind kurzfristig während der Erstellung von Texten zugänglich. Neue Einschübe oder Veränderungen in der Dramaturgie und damit in der Reihenfolge der Textbausteine sind möglich. Die Arbeit im Text wird durch Wortergänzung, Rechtschreibkorrektur und automatisierte Gestaltung des Layouts unterstützt. Übersetzungsprogramme sind in den letzten Jahren so gut geworden, dass sie in manchen Bereichen Dolmetscher*innen überlegen sind.

Einige Neuerungen lassen die frühere Grenzziehung zwischen Entwurf und Niederschrift verblassen. Textverarbeitungsprogramme generieren Kommentare und Vorschläge zu Formulierungen („Versuchen Sie überflüssige Ausführungen zu vermeiden"). Durch Autokorrekturfunktionen und Satzergänzungsprogramme entstehen Inhalte mit verändertem Sinn, was den Schreibprozess zu stören, aber auch Lernprozesse in Gang zu setzen vermag. So beschreibt Seabrook (2019), wie er seinem Sohn schreiben möchte: „I am pleased", das Satzergänzungsprogramm aber vorschlägt: „I am proud of you". Selbstkritisch stellt Seabrook fest, dass er diese Formulierung zu selten gebraucht, dass er sie häufiger nutzen sollte und nimmt den Vorschlag an – so können Satzergänzungsprogramme Lernprozesse initiieren. Z. T. lernen solche Programme auch selbst und passen sich schrittweise dem Schreibstil der jeweiligen Verfasser*innen an.

Noch weiter gehen Textergänzungsprogramme, mit deren Hilfe Texte vervollständigt werden können. Seabrook (2019) testete ein Programm und kam zu der Einschätzung: „It was sickening to see how the slithering machine intelligence, with its ability to take on the color of the prompt's prose, slipped into some of my favorite paragraphs, impersonating their voices but without their souls. Its soulless voice took over the most incisive bits of the writing, as it sneered in condescending monotone the way a person who has just been robbed of your clothes does".[1] Aufgrund der Qualitäten der Programme befürchten einige Entwickler Missbrauch der von ihnen entwickelten Programme und zögern, diese auf den Markt zu bringen (Kremp 2019).

Das vorliegende Beispiel betrifft einen Tätigkeitsbereich, der vielen Leser*innen bekannt sein dürfte. Das Beispiel zeigt, wie Informations- und Kommunikationstechniken nach und nach unsere Arbeit bestimmen. Sie haben Wirkungen auf Arbeitsaufgaben, auf die Ausführung der Arbeitstätigkeit und auf Kooperationen. ◄

Produkte und Systeme

Zur Kennzeichnung der aktuellen Entwicklungen des Arbeitslebens und unserer Gesellschaft werden, je nach Autor*in mit mehr oder weniger übereinstimmender Bedeutung, unterschiedliche Begriffe verwendet, wie Digitalisierung, Industrie 4.0, Factory of the Future. Wir verwenden hier den Begriff *Digitalisierung*. Ursprünglich

---

1 Um zu demonstrieren, dass die Ergänzung von Texten mit einschlägigen Programmen unauffällig ist, wurde das Zitat manipuliert: Es wurde mit einem Textergänzungsprogramm erweitert. Der zweite Satz des Zitats stammt vom Textergänzungsprogramm ► https://talktotransformer.com/ (Zugegriffen: 14. April 2020).

lediglich bezogen auf die Umwandlung von in analoger Form vorliegenden Informationen in digitale Formate, wird dieser Begriff heute umfassend verwendet: als Kennzeichnung für die Verbreitung von Informations- und Kommunikationstechniken in der Arbeitswelt und in unserer Gesellschaft (vgl. ▶ Kap. 1). Digitalisierung heute ist die Fortsetzung der in ▶ Kap. 1 skizzierten jahrhundertelangen Mechanisierung, Technisierung und Automatisierung in der Arbeitswelt. Die Geschwindigkeit technologischer Veränderungen nimmt dabei seit einiger Zeit rasant zu. Im Folgenden werden maßgebliche Entwicklungen benannt (für die folgenden Ausführungen vgl. Preuveneers und Ilie-Zudor 2017; Rossit et al. 2019).

Heute ist autonomes Arbeiten mit Computern selbstverständlich. Die Vernetzung mit anderen Systemen gewährleistet Datenaustausch sowie die Nutzung externer Dienste zu unterschiedlichen Zwecken. Im privaten Bereich sind *mobile Endgeräte* schon seit einiger Zeit auf dem Vormarsch und verdrängen mehr und mehr den klassischen Desktop-Computer. In der Arbeitswelt gewinnen neben dem klassischen Bildschirmarbeitsplatz mobile Endgeräte wie Smartphones und Tabletts zunehmend an Bedeutung. So zeigt der Digital Office Index 2020, dass mehr als die Hälfte der befragten Unternehmen ihre Mitarbeiter*innen auch mit mobilen Geräten ausstattet (Bitkom 2020, Daten zur Verbreitung finden sich auch bei Ducki 2019). Die Corona-Pandemie führt dabei zu vermehrten Investitionen sowohl in der Hardware- als auch in der Softwareausstattung. Weiterhin zeigt sich, dass Unternehmen zunehmend auf cloudbasierte Systeme und Anwendungen setzen (Bitkom 2020). *Cloud Computing* – das Verfügbarmachen von IT-Infrastruktur als netzbasiertem Dienst – wird als wesentliche Voraussetzung von Digitalisierung und Industrie 4.0 gesehen. Vorteile sind kurze Reaktionszeiten, flexible Nutzung von Daten und Programmen und damit Unabhängigkeit von spezifischen Geräten, verbunden mit Abhängigkeit vom jeweiligen Dienstanbieter und dessen Umgang mit den Daten der Verbraucher*innen. Dieser Trend spiegelt sich in der Vielzahl von Softwareapplikationen wider, die mittlerweile auch – oder ggf. ausschließlich – netzbasiert zur Verfügung gestellt werden (Software-as-a-Service, SaaS).

Das mögliche *Datenvolumen*, das übertragen und verarbeitet werden kann, ist in den letzten Jahrzehnten gigantisch gestiegen. Der Begriff *Big Data* bezieht sich auf die Möglichkeit, große und ggf. inhomogene Datensätze online zu sammeln und zu verarbeiten. So ermöglicht Big Data z. B. die Überwachung und ggf. Anpassung von Produktionsprozessen sowie das Auffinden bestimmter (Nutzungs-) Muster in den Daten. Bei der Verarbeitung großer Datenmengen gewinnen Verfahren der *Künstlichen Intelligenz (KI)* an Verbreitung, d. h. „lernende" Anwendungen, die auf der Basis bestimmter Regeldefinitionen automatisiert Verarbeitungsprozesse durchlaufen und diese selbständig erweitern (siehe auch Beitrag von Adolph & Tausch in diesem Band).

Unter dem Begriff *Internet der Dinge* wird die digitale Verbindung zwischen Internet und Objekten verstanden. Dadurch wird ein Zusammenwirken unterschiedlicher Prozesse ermöglicht. So können während einer Phase der Datensammlung bereits Veränderungsprozesse eingeleitet werden. Besonders hohe Erwartungen im Kontext von Digitalisierung und Industrie 4.0. richten sich an *cyber-physische Systeme* (Cyber Physical Systems, CPSs), d. h. Prozesstechnologien mit besonders hoher Komplexität. Bei CPSs handelt es sich um ein Netzwerk mit informatorischen, softwaretechnischen, mechanischen und elektronischen Komponenten. Diese Komponenten stehen über eine Dateninfrastruktur, etwa durch das Internet, miteinander in

Verbindung. CPSs steuern Produktionsprozesse, sie werden vielfach als das Herzstück zukünftiger industrieller Entwicklungen bezeichnet (Rossit et al. 2019). „The 4th industrial revolution will be based on Cyber-Physical Systems that will monitor, analyze and automate business processes, transforming production and logistic processes into smart factory environments where big data capabilities, cloud services and smart predictive decision support tools are used to increase productivity and efficiency" (Preuveneers und Ilie-Zudor 2017, S. 287). Die Autoren wählen den Begriff „intelligent industry" und beziehen sich dabei auf „intelligent environments".

Für Produktionsabläufe in der Industrie 4.0, jedoch zunehmend auch im Alltagsbereich, sind *Sensoren* unterschiedlicher Art von Bedeutung, die – ggf. drahtlos – in Netzwerken miteinander verbunden sein können. Dadurch wird es möglich, nicht nur einzelne Prozesse, wie z. B. Verhaltensabläufe bei Bewegungen zu erfassen, sondern Informationen über verschiedene Prozesse (z. B. Verhaltensabläufe mehrerer Menschen, Umgebungsbedingungen), ggf. an unterschiedlichen Orten, miteinander zu verknüpfen (z. B. Preuveneers und Ilie-Zudor 2017). Das kann hilfreich, aber auch mit Problemen verbunden sein. So kann mit Hilfe von Sensoren etwa geprüft werden, ob und wie sich pflegebedürftige Personen in ihrer Wohnung bewegen. Andererseits sind durch die Entwicklung von Sensoren die Möglichkeiten der Überwachung und der Zusammenfügung von Überwachungsdaten nahezu grenzenlos geworden. Schließlich besteht die Gefahr, dass sich Nutzer*innen vor allem auf Sensoren und weniger auf ihre eigene Wahrnehmung verlassen. Damit könnten beeinträchtigende Folgewirkungen für kognitive Prozesse und einschlägige Kompetenzen verbunden sein.

Roboter montieren Teile, mähen den Rasen, putzen Fenster und erledigen den Empfang in Hotels. Der Einsatz von Robotern erfolgte jahrzehntelang vor allem in der Produktion. Mittlerweile wird der Einsatz von Robotern in vielen Lebensbereichen diskutiert oder bereits praktiziert. Die Interaktion zwischen Menschen und Robotersystemen kann, wie Weber und Stowasser (2018) für die Produktion ausführen, unterschiedlich umfassend gestaltet sein. Dies reicht von der Vollautomatisierung, d. h. getrennten Arbeitsräumen von Menschen und Robotern, bis hin zu einer gemeinsamen Übernahme von Arbeitsprozessen in der Mensch-Roboter-Kollaboration.

Assistenzsysteme versorgen die Handelnden mit Informationen oder Handlungsanleitungen. Das kann technisch etwa über Datenbrillen erfolgen, die eine bestimmte Umgebung virtuell simulieren (Virtual Reality, z. B. Goldhahn und Müller-Eppendorfer 2017) oder zusätzliche Informationen in die reale Umwelt projizieren (Paruzel et al. 2020). Die Einführung von Datenbrillen kann durch Arbeitsanalysen, durch die Berücksichtigung der Erwartungen der Beschäftigten sowie durch Qualifizierungen unterstützt werden (Paruzel et al. 2020).

Soziale Medien spielen in der Debatte um den Einfluss von IT-Systemen eine prominente Rolle. Öffentlicher Meinungsaustausch, Debatten und Diskurse finden mittlerweile maßgeblich in sozialen Netzwerken wie Facebook, Instagram und Twitter statt, ebenso wie Meinungsbildung und Informationsgewinnung von Einzelnen. Auch Unternehmen nutzen vielfach soziale Netzwerke für Werbung und Unternehmenskommunikation, aber auch zur Personalgewinnung (Gabriel und Röhrs 2017). Neben den Potentialen dieser Plattformen für freie Meinungsäußerung und einen einfachen und vielfältigen Zugang zu Informationen treten jedoch die Schattenseiten, die sich v. a. in ausfernd aggressiven und beleidigenden Äußerungen und der ungehemmten Verbreitung von „Fake News" zeigen, immer deutlicher hervor (vgl. z. B. Haberer 2019). Während zunehmend versucht wird, die Plattformbetreiber in die Verantwortung zu nehmen, ist der gesellschaftliche Umgang mit sozialen Medien noch vielfach von Ratlosigkeit bestimmt und stellt eine immense Herausforderung dar.

Wie dieser kurze Überblick zeigt, wird Digitalisierung durch eine Vielfalt an Produkten, Systemen und Prozessen gestaltet. Dazu gehören Hardware und Software, d. h. die Produkte und Applikationen, mit deren Hilfe Informationsaufnahme, -speicherung, -verarbeitung und -weitergabe erfolgen. Eine Besonderheit von Digitalisierung ist das Zusammenwirken der verschiedenen Produkte und ihre Vernetzung. Informationen liegen nicht isoliert vor, sondern werden vielfältig miteinander in Beziehung gesetzt. Wie die folgenden Kapitel zeigen, sind damit Chancen und Risiken verbunden.

Wandel der Arbeit durch Digitalisierung – die Beiträge in Teil I des Buches

Im vorliegenden Teil I des Buches vertiefen die Autorinnen und Autoren spezifische Entwicklungen durch Digitalisierung.

Künstliche Intelligenz in der Arbeitswelt, das Thema von Lars Adolph und Alina Tausch, wird derzeit in der Wissenschaft, in der Öffentlichkeit und in der Arbeitswelt kontrovers diskutiert. Adolph und Tausch verweisen auf zahlreiche Methoden, durch die KI realisiert werden kann und sie benennen Voraussetzungen für den Einsatz von KI in Betrieben. Die Autor*innen heben hervor, dass es beim Einsatz von KI nicht nur darum geht, Effizienz und Innovationspotenziale zu fördern, sondern auch darum, Sicherheit und Gesundheit zu verbessern.

Agile Modelle verbreiten sich, wie Stefanie Bock und Farina Steinert in ihrem Beitrag hervorheben, mehr und mehr in unterschiedlichen Arbeitsbereichen. Durch Agilität soll eine Balance zwischen Stabilität und Flexibilität geschaffen werden. Dabei geht es nicht nur um agile Methoden, Voraussetzung ist vielmehr, dass agile Werte, Prinzipien und Techniken entwickelt werden.

Mensch-Maschine-Systeme sind Gegenstand des Beitrags von Wolfgang Kötter. Der Autor geht von der Frage aus, was an der digitalen Arbeitswelt neu ist, verweist auf Ironien der Automatisierung und erörtert gesundheitliche Risiken sowie auf Chancen für Gesundheitsförderung. Zur Realisierung dieser Chancen sind partizipatives Vorgehen und soziotechnische Systemgestaltung unerlässlich.

Virtuelle und mobile Arbeitsformen sind heute vielfach zur Selbstverständlichkeit geworden. Margarete Boos, Thomas Hardwig und Stefan Klötzer thematisieren in ihrem Beitrag Erfolgsbedingungen virtueller Zusammenarbeit. Sie zeigen auf, wie diese Arbeitsformen wirksam unterstützt werden können. Dabei werden auch Interventionen vorgestellt, die die Gefahr der Entgrenzung von Arbeits- und Privatleben reduzieren können.

Virtuelle und automatisierte Führung wird in dem Kapitel von Jenny Wesche, Jana Wilbert, Andreas Sonderegger und Martin Gersch diskutiert. Verschiedene Konzepte lassen sich unter dem Oberbegriff E-Leadership zusammenfassen. Eine leistungs- und gesundheitsförderliche Gestaltung virtueller Führung stellt Führungskräfte und Beschäftigte vor besondere Herausforderungen.

Neue Beschäftigungsformen in der Plattformökonomie, die vor allem durch Digitalisierung ermöglicht werden, sind Gegenstand der Ausführungen von Andreja Schneider-Dörr. Die Autorin benennt Konsequenzen für die Arbeitsverhältnisse, die sich aus der Plattformarbeit ergeben sowie daraus resultierende Probleme. Schutz- und Gestaltungsmöglichkeiten werden vorgestellt.

Die Beiträge im vorliegenden Teil I des Bandes beschreiben die jeweiligen Themenbereiche, deren Verbreitung und Bedeutung. Sie benennen Chancen und Risiken, vor allem für die Gesundheit der Arbeitenden und diskutieren Kontroversen. Die Kapitel dienen damit einem vertieften Verständnis von Digitalisierung, das für Wissenschaft, Praxis und Interessierte hilfreich in der Auseinandersetzung mit aktuellen Entwicklungen ist.

Literatur

Bitkom (2020) Bitkom Digital Office Index 2020. Eine Studie zur Digitalisierung von Büro- und Verwaltungsprozessen in deutschen Unternehmen. https://www.bitkom.org/sites/default/files/2020-10/201012_studienbericht_doi-2020_v11_final-1.pdf. Zugegriffen: 8. Januar 2021

Ducki A (2019) Digitale Transformation – von gesundheitsschädigenden Effekten zur gesundheitsförderlichen Gestaltung. In Badura B, Ducki A, Schröder H, Klose J, Meyer M (Hrsg.) Digitalisierung – gesundes Arbeiten ermöglichen (S. 1–12). Berlin: Springer.

Gabriel R, Röhrs HP (2017) Social-Media-Anwendungen in Unternehmen. In Gabriel R, Röhrs HP (Hrsg.) Social Media – Potenziale, Trends, Chancen und Risiken (S. 53–90). Berlin: Springer Gabler. https://doi.org/10.1007/978-3-662-53991-0_4

Goldhahn L, Müller-Eppendorfer K (2017) Integrierte Nutzung von Virtual Reality für die Materialbereitstellungsplanung. Zeitschrift für Arbeitswissenschaft 71(4):233–241.

Grosz G (2009) Ein kleines JA und ein großes NEIN. Frankfurt: Schöffling & Co. (Erstausgabe 1946)

Haberer J (2019) *Fake-News*: ‚alternative Fakten' oder strategische Desinformation. In Freiburg R (Hrsg.) Täuschungen (S. 77–94). Erlangen: FAU University Press.

Kremp M (2019, 07. November) Diese künstliche Intelligenz schreibt beängstigend gut. Spiegel Netzwelt. https://www.spiegel.de/netzwelt/web/talk-to-transformer-kuenstliche-intelligenz-schreibt-texte-fertig-a-1295116.html. Zugegriffen: 13. Januar 2021

Paruzel A, Bentler D, Schlicher K, Nettelstroth W, Maier GW (2020) Employee first, technology second: Implementation of smart glasses in a manufacturing company. *Zeitschrift für Arbeits- und Organisationspsychologie* 64:46–57.

Preuveneers D, Ilie-Zudor E (2017) The intelligent industry of the future: A survey on emerging trends, research challenges and opportunities in Industry 4.0. Journal of Ambient Intelligence and Smart Environments 9:287–298. https://doi.org/10.3233/AIS-170432

Rossit DA, Tohmé F, Frutos M (2019) Production planning and scheduling in Cyber-Physical Production Systems: a review. International Journal of Computer integrated Manufacturing 32:385–395. https://doi.org/10.1080/0951192X.2019.1605199

Seabrook, J (2019, 14. Oktober) The Next Word. Where will predictive text take us? The New Yorker. https://www.newyorker.com/magazine/2019/10/14/can-a-machine-learn-to-write-for-the-new-yorker. Zugegriffen: 13. Januar 2021

Weber M, Stowasser S (2018) Ergonomische Arbeitsplatzgestaltung unter Einsatz kollaborierender Robotersysteme: Eine praxisorientierte Einführung. Zeitschrift für Arbeitswissenschaft 72:229–238. https://doi.org/10.1007/s41449-018-0129-4

Prof. Dr. Eva Bamberg

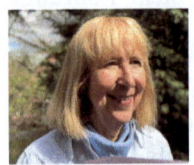

war bis zu ihrer Pensionierung 2017 Leiterin des Arbeitsbereichs Arbeits- und Organisationspsychologie an der Universität Hamburg. Sie ist wissenschaftlich und praktisch zu den Themen Arbeit und Gesundheit, Gesundheitsförderung sowie Veränderungsprozesse in Organisationen tätig.

Prof. Dr. Antje Ducki

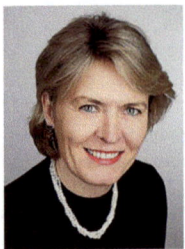

ist seit 2002 Professorin für Arbeits- und Organisationspsychologie an der Berliner Hochschule für Technik von 2010 bis 2021 Leiterin des Gender- und Technik-Zentrums. Ihre Arbeitsschwerpunkte: Arbeit und Gesundheit, Gender und Gesundheit, Mobilität und Gesundheit, Stressmanagement, Betriebliche Gesundheitsförderung, digitales betriebliches Gesundheitsmanagement.

Prof. Dr. Monique Janneck

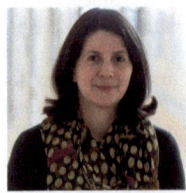

ist seit 2011 Professorin für Mensch-Computer-Interaktion am Fachbereich Elektrotechnik und Informatik der Technischen Hochschule Lübeck. Zuvor war sie Juniorprofessorin an der Universität Hamburg. Sie ist wissenschaftliche Direktorin des Instituts für Interaktive Systeme der TH Lübeck. Ihre Forschungsinteressen liegen seit vielen Jahren im Bereich computergestütztes Lernen und Arbeiten. Mit ihrem Team erforscht sie in zahlreichen Projekten Einflussfaktoren der Mensch-Technik-Interaktion, innovative digital gestützte Lehr-Lernformate sowie Gestaltungsprinzipien für interaktive Systeme und entwickelt webbasierte Applikationen und Interventionen.

Künstliche Intelligenz in der Arbeitswelt

Lars Adolph und Alina Tausch

Inhaltsverzeichnis

Einleitung – 34

Was ist KI? – 35
Symbolische und subsymbolische Verfahren – 36
Eigenschaften von KI – nachvollziehbar, zuverlässig,
sicher, menschengerecht? – 37

**Sichere und gesunde Arbeit mit KI:
Eine Systematisierung der Anforderungen – 38**

**Empfehlungen für die vorausschauende Arbeitsgestaltung
beim Einsatz von KI-Systemen – 42**
Empfehlungen zur Beachtung der
Rahmenbedingungen – 42
Empfehlungen zur Umsetzung der
Gestaltungsanforderungen – 43

Fazit – 45

Literatur – 45

© Der/die Autor(en), exklusiv lizenziert durch Springer Fachmedien Wiesbaden GmbH, ein Teil von Springer Nature 2022
E. Bamberg et al. (Hrsg.), *Digitale Arbeit gestalten*, https://doi.org/10.1007/978-3-658-34647-8_3

Einleitung

Die Prognosen zur Bedeutung der Künstlichen Intelligenz (KI) in der Arbeitswelt sind sehr vielfältig und stellen oft umfangreiche Konsequenzen für die Veränderung der Arbeit in Aussicht. Ihre Einsatzmöglichkeiten scheinen kaum Grenzen zu haben: Sie reichen von der Landwirtschaft (z. B. Optimierung von Saat, Düngung, Ernte) über die industrielle Produktion (z. B. Steuerung der Industrie 4.0) bis zu verschiedensten Formen der Dienstleistung (z. B. Finanztechnologien, medizinische Diagnostik) und betreffen damit Beschäftigte verschiedenster Branchen und Berufsbilder.

So ergeben sich einerseits Ausblicke auf die Zukunft der Arbeitswelt, bei denen sich Tätigkeiten, Berufsbilder sowie ganze Branchen und Wertschöpfungsprozesse revolutionär wandeln. Manche Szenarien entwerfen eine weitreichende Substitution der menschlichen Intelligenz durch eine maschinelle mit qualitativ besseren Ergebnissen, die schneller und effizienter sein sollen. Andererseits zeigt die Geschichte der Entwicklung von KI mehrere Beispiele von unerfüllten Erwartungen. So verursachten beispielsweise autonome Fahrzeuge bei ihren Erprobungen bereits schwere Unfälle, die automatisierte Erkennung von Verkehrsschildern (Wahlster und Winterhalter 2020) oder auch von Gesichtern lässt sich durch geringfügige Manipulationen täuschen und auch bei der Diagnose von Krankheiten wie Krebs mit Hilfe von Algorithmen gab es herbe Rückschläge (O'Kane 2019; Owen 2019; Ross und Swetlitz 2018).

Grundsätzlich sind die Bedingungen für die Weiterentwicklung von KI im Vergleich zu den vergangenen Jahrzehnten jedoch von neuer, förderlicher Qualität. Im Kern ist dies zum einen durch die wachsende Datenmenge bedingt und zum anderen durch die immer größer werdende Rechenkraft der Computer. Aus diesem Zusammenwirken lässt sich auch ein wesentliches Merkmal dessen, was KI ausmacht, beschreiben: Daten, die früher kaum analysierbar waren und heute in noch größerer Zahl und Komplexität vorliegen, können durch den Einsatz von Algorithmen strukturiert und interpretiert werden und somit neue Information und Erkenntnis erzeugen (vgl. Nassehi 2019). Oder anders gesagt: In einer Wolke von Daten zeigen sich mit Hilfe von KI Muster und Erklärungen, die für automatische Steuerungen oder – in Form von Prognosen – zur Unterstützung von menschlichen Entscheidungen genutzt werden können.

Die oben beispielhaft erwähnten visionären und revolutionären Umwälzungen durch KI, wie z. B. das autonome Fahren, bestimmen aber (noch) nicht die aktuelle Arbeitswelt. Suchmaschinen und ihre Algorithmen sowie die damit verbundenen Strategien der Werbung und des Marketings haben aber bereits informations- und wissensbasierte Tätigkeiten stark beeinflusst. Beispiele hierfür sind das Arbeitsfeld des Online-Marketings oder auch die Veränderungen von journalistischen Tätigkeiten (Nuernbergk 2018). Insgesamt zeigt sich eine evolutionäre, schrittweise – aber zügige – Verbreitung von KI in Form von neuen Instrumenten und Methoden zur besseren Bewältigung von Teil-Prozessen, Aufgaben und Tätigkeiten in Organisationen. Eine Übersicht über Anwendungsbereiche mit konkreten Funktionen findet sich in der Studie der Fraunhofer-Allianz Big Data (Hecker et al. 2017). ◘ Tab. 3.1 zeigt eine erweiterte Darstellung über verschiedene Branchen und beispielhafte Einsatzbereiche von KI. In jedem dieser Einsatzbereiche können auch Beschäftigte vom KI-Einsatz betroffen sein. Sei es, weil sich ihre Arbeitsmethoden wandeln, neue Funktionen und Aufgaben entstehen oder Aufgaben an Systeme delegiert werden (können).

Tab. 3.1 Einsatzbereiche von KI

Branchen	Beispiele für Verwendungszwecke
Automobilindustrie/Mobilität	Autonomes Fahren, Fahrerzustandserkennung, Verkehrssteuerung
Energiewirtschaft	Stromverbrauchsanalysen, Energiemanagement, Smart Grid, Ressourcen- und Nachhaltigkeitsoptimierungen
Finanzdienstleistungen/Versicherungswesen	Virtuelle Assistenten, virtuelle Beratung, Betrugserkennung
Gesundheitswesen	Robotische Assistenzsysteme, Früherkennung und Prognose, Bilddatenauswertung
Industrielle Produktion	Fahrerlose Transportsysteme, Produktionsüberwachung, Systemoptimierung, selbststeuernde Fabrik, Robotik
Konsumelektronik	Reinigungsroboter, virtuelle Assistenten, Küchenassistenten
Landwirtschaft	Farm Management, Identifikation von Pflanzen und Tieren, präventive Wartung von Maschinen
Logistik (Intralogistik)	Transportroboter, -drohnen, automatisiertes Kolonnenfahren
Marketing/Medien	Einkaufsassistenten, Marktanalysen, adaptive Werbung
Recht/Rechtsdienstleistungen	Data Text Mining, Analyse von Rechtstexten, Vertragsanalyse
Sicherheit/Verteidigung	Cybersicherheit und Schutz der Privatsphäre
Branchenübergreifend	**Beispiele für Verwendungszwecke**
Personalwesen	Personalauswahl, Personaleinsatz
Rechnungswesen	Automatisierte Erfassung und Bearbeitung
Enterprise-Resource-Planning (ERP)	Ressourcensteuerung, betriebliche Effizienzoptimierung

Was ist KI?

Es gibt bislang keine einfache Definition Künstlicher Intelligenz, die unumstritten ist. Vereinfacht lässt sich jedoch sagen, dass KI die Fähigkeit von technischen Systemen umfasst, „kognitive" Prozesse durch mathematische Operationen (Algorithmen) ausführen zu können. Grundsätzlich spricht man von *starker KI*, wenn die Künstliche Intelligenz die Leistungsfähigkeit und Flexibilität menschlicher Intelligenz erreichen soll. Von *schwacher KI* ist die Rede, wenn nur spezielle Teilfunktionen, wie zum Beispiel die Analyse einer großen unstrukturierten Datenmenge, übernommen werden. Bei der Bearbeitung spezieller Aufgaben oder Funktionen kann *schwache KI* sehr mächtig und der menschlichen Intelligenz auf Grund von Rechenleistung schnell überlegen sein. *Starke KI* spielt für praxisnahe Anwendungen auf absehbare Zeit wegen ihrer grundlegenden Entwicklungserfordernisse jedoch noch keine Rolle (vgl. Fjelland 2020). Gleichwohl werden diesbezügliche Forschungsbereiche wie *computer vision* oder *natural language processing* mit hoher Intensität vorangetrieben.

Wenn es auch keine breit konsentierte allgemeingültige Definition gibt, so besteht allerdings weitgehende Einigkeit über eine fachliche Gliederung von Systemen künstlicher Intelligenz. Beispielsweise findet sich diese auch in der KI-Strategie der Bundesregierung (Bundesregierung 2018, S. 5). Hier werden folgende relevante Felder benannt:

1. „Deduktionssysteme, maschinelles Beweisen: Ableitung (Deduktion) formaler Aussagen aus logischen Ausdrücken, Systeme zum Beweis der Korrektheit von Hardware und Software;
2. Wissensbasierte Systeme: Methoden zur Modellierung und Erhebung von Wissen; Software zur Simulation menschlichen Expertenwissens und Unterstützung von Experten (ehemals: ‚Expertensysteme'); zum Teil auch verbunden mit Psychologie und Kognitionswissenschaften;
3. Musteranalyse und Mustererkennung: induktive Analyseverfahren allgemein, insbesondere auch maschinelles Lernen;
4. Robotik: autonome Steuerung von Robotik-Systemen, d. h. autonome Systeme;
5. Intelligente multimodale Mensch-Maschine-Interaktion: Analyse und ‚Verstehen' von Sprache (in Verbindung mit Linguistik), Bildern, Gestik und anderen Formen menschlicher Interaktion."

Diese inhaltliche Konzeption ist einerseits pragmatisch begründet in realistischen Chancen der Technologien und andererseits entspricht sie auch typischen thematischen Sortierungen der Informatik (vgl. Boersch et al. 2007).

Symbolische und subsymbolische Verfahren

Zu beachten ist, dass die Deduktionssysteme sowie die wissensbasierten Systeme Aspekte von Intelligenz wie Wissen, Kontextinformationen und logisches Prüfen berühren, jedoch weniger den Prozess des Lernens. Diese wissens- und regelbasierten Ansätze der KI werden auch *symbolische Verfahren* genannt. Sie können beispielsweise in der Medizin bei der Diagnose von Krankheiten eingesetzt werden. Hier „füttern" Mediziner*innen das System zuvor mit Wissen um Krankheiten und deren Symptome, sodass das System nach Eingabe der entsprechenden Symptomlage in einem konkreten Fall die Wahrscheinlichkeit für eine bestimmte Erkrankung bestimmen kann. Mit dieser Funktionsweise sind symbolische Verfahren prinzipiell nachvollziehbar, da die Verarbeitungsregeln oder Beziehungen von Daten zuvor klar definiert sind. In der Praxis sind aber auch sie oftmals so komplex, dass sie von Nutzer*innen nicht mehr vollständig verstanden werden können.

Die lernende KI, das maschinelle Lernen, erfordert *sub-symbolische Verfahren*, typischerweise *neuronale Netze*, und diese können auf unterschiedliche Weisen lernen. Beispielhafte Formen sind überwachtes Lernen (*supervised learning*), unüberwachtes Lernen (*unsupervised learning*) und bestärkendes Lernen (*reinforcement learning*). Diese Systeme können bei ihrem Einsatz austrainiert sein oder im Betrieb weiterlernen und sich somit dynamisch verhalten. Die entsprechenden Grundlagen und Konzepte dieser Lernverfahren werden bspw. in einer Publikation des Bitkom (Bauer et al. 2018) übersichtlich erläutert.

> ▶ **Beispiele für Lernverfahren**
>
> Beim überwachten Lernen werden auf Basis von vorgegebenen, korrekten Input-Output-Kombinationen vom System Zusammenhänge gelernt, sodass nach einer Anzahl von Durchgängen diese auch selbstständig gebildet werden können. Ein typischer Fall ist das Training einer KI-Bilderkennung: So können z. B. Bilder von Produkten etikettiert werden, indem dem System zu jedem Bild einer Schraube mit sechseckigem Kopf der Begriff „Sechskantschraube" als korrekte Zuordnung vorgegeben wird. Nach der Lernphase kann das System ein Produkt auch ohne Etikett zuordnen, erkennt also eigenständig Sechskantschrauben als solche.
>
> Beim unüberwachten Lernen werden keine korrekten Kombinationen vorgegeben, anhand derer gelernt wird. Das System muss vielmehr selbstständig – ohne Überwachung – Assoziationen erarbeiten. Beispielsweise soll das visuelle System eines Roboters verschiedene, unsortierte Werkstücke ohne Etikett in einem Behälter an ihrer Form erkennen, um das benötigte Werkstück identifizieren und es dann ergreifen zu können. Hier kann ein Algorithmus auf Grund von Ähnlichkeitsmerkmalen Objekte klassifizieren und ein einzelnes auswählen.
>
> Das bestärkende Lernen funktioniert nach dem Prinzip der Rückmeldung, sodass ein System damit sein Verhalten optimieren kann. Der Greifmechanismus eines Roboters erkennt z. B., wann er ein schwierig zu fassendes Objekt in einem Behälter erfolgreich gegriffen hat. Das System kann im Laufe der Versuche durch Misserfolge und Erfolge den besten Bewegungsablauf erlernen. ◀

An dem Beispiel des überwachten Lernens wird die Bedeutung der Qualität von Trainingsdaten sehr deutlich: Fehler in der Trainingsphase pflanzen sich fort. Die Beispiele zeigen weiter, dass der Einsatz von KI nicht automatisch mit perfekter Funktion einhergeht. Die Qualität des Trainings, der Daten und somit des Grades der Lernzielerreichung bestimmen wesentlich die Fehlerwahrscheinlichkeit und Zuverlässigkeit der Systeme.

Eigenschaften von KI – nachvollziehbar, zuverlässig, sicher, menschengerecht?

Die Komplexität und das dynamische Verhalten von sub-symbolischen Verfahren, mit denen *deep learning* realisiert wird, sind in der Regel so weitreichend, dass man hier von einer *black box* spricht. Die mathematischen Operationen, die inhärenten Lern- und Veränderungsprozesse und somit das Zustandekommen von Resultaten sind nicht mehr – oder nur mit hohem Aufwand – nachvollziehbar. Auf Grund dieses Problems hat sich ein eigener Forschungszweig, *explainable artificial intelligence,* entwickelt, der zum Ziel hat, Ergebnisse von KI-Anwendungen überprüfbar und nachvollziehbar zu gestalten. Ein Lösungsansatz besteht z. B. darin, KI-Systeme mit Selbsterklärkomponenten auszustatten, die geeignete Informationen zur Verfügung stellen. Hierbei ist aber unter anderem zu berücksichtigen, dass komplexe KI-Anwendungen verschiedene Arten von Algorithmen kombinieren – sie werden dann auch intelligente Agenten oder *utility based agents* genannt. Die vielversprechenden Kombinationen von wissensbasierten und lernfähigen KI-Systemen werden auch hybride kognitive Systeme genannt.

Die schwer nachvollziehbaren Entwicklungs-, Lern- und Anpassungsprozesse der entsprechenden Algorithmen, die zudem nicht selten mit Unklarheiten über die Datenherkunft und -qualität einhergehen, sind der Grund für den intensiven Diskurs über Vertrauenswürdigkeit, Zuverlässigkeit und einige weitere Merkmale Künstlicher Intelligenz. Die *high level expert group* der europäischen Kommission führt – hier kondensiert aufgelistet – folgende Kriterien an, die für einen vertrauenswürdigen Gebrauch von KI zu klären und angemessen zu erfüllen sind (Europäische Kommission 2019): Vorrang menschlichen Handelns, technische Robustheit und Sicherheit, Schutz der Privatsphäre und Datenqualitätsmanagement, Transparenz, Nichtdiskriminierung, gesellschaftliches und ökologisches Wohlergehen, Rechenschaftspflicht.

Insgesamt ist das Erfassen von Eigenschaften, Verhalten und Qualitätsmerkmalen von KI eine neue Herausforderung, die besonders dann groß ist, wenn es um sicherheitskritische, risikobehaftete Anwendungen geht. Solche sind bspw. Steuerungen von Maschinen und Anlagen, die durch ihr Versagen Unfälle und große Schäden verursachen können. Besondere Risiken entstehen aber auch immer dort, wo sensible, personenbezogen Daten verarbeitet oder Entscheidungen über Menschen getroffen werden, wie zum Beispiel in der Personalauswahl oder der -einsatzplanung. Zur Bewältigung dieser Herausforderung werden Möglichkeiten zur Prüfung und Zertifizierung von Entwicklungsverfahren, Daten und Algorithmen intensiv diskutiert. Grundlegend dafür sind wiederum geeignete Kriterien und Methoden zur Risikobeurteilung oder Einschätzung der Kritikalität von KI-Systemen (vgl. Heesen et al. 2020).

Grundsätzlich bleibt es wichtig, die Unterschiede zwischen menschlicher und künstlicher Intelligenz nicht aus dem Blick zu verlieren. Zu den wesentlichen Prozessen menschlicher Intelligenz, deren Grundlage die Informationsverarbeitung ist, zählen Wahrnehmen, Erinnern, Lernen, Analysieren und Problemlösen sowie Prognostizieren, Planen und Ideen Generieren. Diese Prozesse sind beim menschlichen Entscheiden und Handeln stets verknüpft mit Motivation und Emotion, menschlichen Werten, sozialen Interaktionen und kulturellen Normen, aber auch individuellen Einstellungen, Ethik und Moral. Dies bedeutet, dass menschliche Intelligenz nie alleinig Denken und Handeln bestimmt. Grundsätzlich ermöglicht die Vielzahl von Beweggründen für menschliches Entscheiden und Verhalten erst das nachhaltig erfolgreiche Agieren in komplexen sozialen Systemen und hier werden dann auch Grenzen einer möglichen Substitution durch KI deutlich.

Sichere und gesunde Arbeit mit KI: Eine Systematisierung der Anforderungen

Für eine sichere, gesunde und menschengerechte Gestaltung von KI im Arbeitskontext und für die Nutzung der Chancen und die Vermeidung der Risiken ist eine systematische Betrachtung der relevanten Aspekte geboten. ◘ Abb. 3.1 soll dies im Überblick ermöglichen.

Im Feld 1 und somit an erster Stelle steht hier der Mensch im Arbeitskontext, dessen physische und psychische Gesundheit auch beim Einsatz von KI zu gewährleisten ist. Für den Schutz der Beschäftigten sind einerseits akute Unfall- und

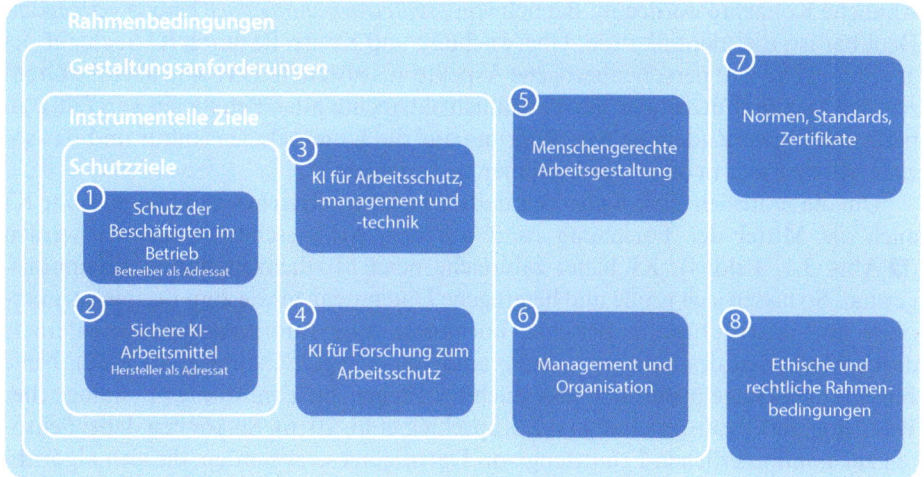

◘ Abb. 3.1 Eine Systematisierung von KI für den Arbeitsschutz

Gesundheitsrisiken zu betrachten, die beispielsweise durch das Versagen von KI bei Maschinensteuerungen entstehen können. Beim Einsatz von KI in der informations- und interaktionsbezogenen Wissens- und Dienstleistungsarbeit ist der Schutz vor finanziellen und beruflichen Risiken sowie Reputationsschäden aufgrund von immanenten Planungsfehlern oder Fehlentscheidungen der KI-Systeme relevant. Diese Risiken können bedeutsame Stressoren darstellen, insbesondere, wenn das Systemverhalten für die Beschäftigten intransparent, nicht nachvollziehbar und ggf. auch nicht zu kontrollieren ist.

Eine notwendige Voraussetzung für den Schutz der Beschäftigten ist das sichere Funktionieren der KI-Systeme als Arbeitsmittel (◘ Abb. 3.1, Feld 2). Hier gilt der Grundsatz, dass auch mit dem Einsatz von KI etablierte Sicherheitsanforderungen – bspw. im Bereich der Maschinensicherheit – nicht abgeschwächt werden dürfen. Maschinen und Systeme mit KI-Funktionen sollen nicht mehr Risiken für die Nutzer*innen mit sich bringen, als dies bei herkömmlichen Systemen der Fall ist. Nach Möglichkeit sollte eine Verbesserung der Sicherheit angestrebt werden. Um die Sicherheit von Systemen bewerten zu können, ist die Beschreibung und Erfassung von Merkmalen wie Zuverlässigkeit, Vorhersehbarkeit, Robustheit, Datenqualität und -sicherheit und, je nach Nutzung, von weiteren, spezifischen Kriterien wesentlich.

Dort, wo KI-Systeme bereits praxisreif und sicher entwickelt sind, können sie für die Verbesserung von Sicherheit und Gesundheit in Betrieben eingesetzt werden (◘ Abb. 3.1, Feld 3). Als Management- und Steuerungsinstrument kann KI dort zum Einsatz kommen, wo große und heterogene Datenmengen entstehen und diese schnell automatisiert verarbeitet werden sollen. Denkbar ist dies z. B. für die Analyse von betrieblichen Gesundheits- und (Beinahe-)Unfalldaten, ggf. gemeinsam mit betrieblichen, wirtschaftlichen und technischen Kennziffern. Möglich ist auch eine überbetriebliche Auswertung von Daten. Die Ergebnisse können theoretisch zur Risikoidentifikation, -bewertung und -prädiktion verwendet werden. Aber auch in technischen Anwendungen können KI-Funktionen dem Arbeitsschutz dienen. Naheliegend sind Identifikations-, Überwachungs- und Kontrollsysteme für technische Anlagen und Maschinen, sie können Fehlfunktionen automatisch detektieren.

Ähnliche Konzepte werden im Bereich von *predictive maintenance* bereits verwendet. Denkbar ist, die Identifikation, Überwachung und Kontrolle durch KI auch auf organisatorische und personenbezogene Aspekte auszuweiten. Hier sind aber die Grenzen des Datenschutzes und der Persönlichkeitsrechte aller Beteiligten sorgfältig zu berücksichtigen. Zudem ist eine Wirkung auf die Unternehmenskultur und das soziale Miteinander in den Organisationen zu bedenken.

Um die zentralen Ziele Sicherheit und Gesundheit erreichen zu können, sollte KI auch als Mittel der Forschung rund um den Arbeitsschutz eingesetzt werden (◘ Abb. 3.1, Feld 4). KI bietet zahlreiche neue Möglichkeiten zum Erkenntnisgewinn. So lassen sich große und heterogene Datenmengen wie zum Beispiel strukturierte und unstrukturierte Berichte, Formulare oder Informationen des Internets durch Methoden des *data text mining* analysieren (vgl. Schnura et al. 2018). Neue Forschungsansätze bieten sich aber auch bei Fragen zur Ermittlung physiologischer Belastung und Beanspruchung (vgl. Kupschick et al. 2016). So können dabei Sensoren zur kontinuierlichen Ermittlung von Daten eingesetzt werden, die sich algorithmisch verrechnen und über die Bildung von Indizes besser interpretieren lassen. Dieser Anwendungsbereich wird auch *Sensorfusion* genannt. Die Möglichkeiten des Einsatzes von KI für die Forschung sind vielfältig, sie lassen sich nicht abschließend beschreiben, bieten aber viel Potenzial für die schrittweise Verbesserung von Datengrundlagen und Methoden des Arbeitsschutzes.

Welche KI-Funktionen in den Unternehmen auch immer zum Einsatz kommen, es werden Schnittstellen mit Menschen entstehen. Dort verändern sich Tätigkeiten, Aufgaben und Prozesse und somit resultieren neue Fragen an die menschengerechte Gestaltung der Interaktion mit KI-Systemen (◘ Abb. 3.1, Feld 5). Wie lassen sich der Handlungs- und Entscheidungsspielraum erhalten oder verbessern, wie Anforderungen der Lern- und Kompetenzförderlichkeit umsetzen? Und welche konkreten tätigkeits- und aufgabenbezogenen Anforderungen entstehen hinsichtlich der Transparenz und Nachvollziehbarkeit der KI-Funktionen? Zunächst können hier auf einem höheren Abstraktionsniveau allgemeine Regeln formuliert werden, wie zum Beispiel, dass der Mensch stets die Entscheidungshoheit behalten soll. Allerdings setzen Unternehmen KI-gestützte Steuerungen für Produktionssysteme auch ein, weil sie sich von ihnen eine höhere Entscheidungsqualität versprechen als von der menschlichen Entscheidung bspw. von Anlagenführer*innen. Mit welcher Befugnis – jenseits des allgemein richtigen Postulats, dass die KI menschlich übersteuerbar bleiben muss – stattet man dann die Beschäftigten aus? Konkrete betriebliche Antworten auf Fragen wie diese erfordern arbeitsanalytische Methoden, die die Kriterien einer menschengerechten Gestaltung beinhalten.

Die Fragen zur operativen Verantwortung bei der Benutzung von KI-Systemen sind mit dem Bereich von Management und Organisation verknüpft (◘ Abb. 3.1, Feld 6). Es ist eine organisatorische Aufgabe, Verantwortlichkeiten und Befugnisse bei der Verwendung von KI zum einen auf einer operativen Ebene zur Unterstützung der Nutzer*innen und zum anderen auf einer strategischen und normativen Ebene einer Organisation zu beschreiben. Auf dieser Managementebene gilt es, unternehmens- und anwendungsspezifisch Fragen bspw. hinsichtlich der Datenqualität, der Auswirkungen der KI-Systeme auf Beschäftigte und Prozesse sowie möglicher

Risiken und Chancen systematisch zu betrachten. Zu einer guten Managementpraxis zählen hier das vorausschauende Planen und die angemessene Einbindung der Beschäftigten. Lernfähige KI-Systeme verändern ihr Verhalten in der Laufzeit und somit gewinnt die Realisierung von Feedbackschleifen besondere Bedeutung: Die betrieblichen Erfahrungen – und nicht zuletzt die hinsichtlich der Auswirkungen auf die Beschäftigten – sind auf der Management- und Organisationsebene zu berücksichtigen, um Adjustierungen und Verbesserungen vornehmen zu können. Grundlegend ist hier wiederum eine Risiko- oder Kritikalitätsbeurteilung: So gibt es einerseits KI-Systeme, die unkritische Teilfunktionen innerhalb von Maschinen erfüllen und vermutlich nicht auf der Managementebene thematisiert werden müssen, und andererseits können Systeme weitreichende Produktions- oder Personalmaßnahmen (mit-)bestimmen.

Die Eigenschaften eines KI-Systems und die Konsequenzen seiner Verwendung sind oft nur sehr schwierig einzuschätzen. Mangelndes Vertrauen in KI kann dann zum Verpassen von Chancen für eine bessere Arbeitsgestaltung führen. Normen, Standards und Zertifikate sowie weitere Regulierungen (◘ Abb. 3.1, Feld 7) müssen hilfreich sein, um angemessenes Vertrauen in KI zu erzeugen und die Einsatzmöglichkeiten und Effekte im Betrieb auf die Beschäftigten einschätzen zu können. Auf überbetrieblicher Ebene wird hier ein frühzeitiges Zusammenwirken zwischen Forschung, betrieblicher Umsetzungserfahrung, staatlicher Regelsetzung und Standardisierung erforderlich, um die Chancen von KI auf menschengerechte Weise wirtschaftlich nutzen zu können.

KI-Systeme, die Bestandteil von Maschinen sind, die der europäischen Maschinenrichtlinie unterliegen, müssen den entsprechenden harmonisierten Normen entsprechen, um im europäischen Binnenmarkt in Verkehr gebracht werden zu können. Dieses Beispiel, aber auch die Anforderungen der Datenschutzgrundverordnung, zeigen, dass die Verwendung von KI-Systemen in Unternehmen ohne ein aufmerksames Gesetzesmonitoring risikobehaftet ist (◘ Abb. 3.1, Feld 8). Dies gilt erst recht, solange sich die rechtlichen Rahmenbedingungen international, europäisch und national noch in der Entwicklung befinden. Neue juristische Fragen werden bspw. im Zusammenhang mit der Haftung für Auswirkungen eines sich in der Laufzeit verändernden KI-Systems aufgeworfen: Inwieweit kann der oder die Hersteller*in, Programmierer*in, das Systemverhalten vorhersehen und ggf. eingrenzen? Im Sinne der Produkthaftung müssen sie dies grundsätzlich können und technische Möglichkeiten dazu stehen auch zur Verfügung, ggf. aber zum Preis einer eingeschränkten Flexibilität. Der Betreiber eines Systems ist gleichzeitig für die Daten zuständig, mit dem dieses lernt und somit entsteht hinsichtlich der Haftungsfrage bei Fehlfunktionen und Schäden Klärungsbedarf hinsichtlich der Verantwortlichkeiten.

Ethische Fragen des Einsatzes von KI-Systemen haben zwar nicht zwingend direkt juristische Implikationen, sind aber im Zusammenspiel mit der Ausgestaltung von Unternehmenskultur, sozialen Normen und Verhaltensweisen sowie strategischen Fragen des Personalmanagements und der Führung von grundlegender Bedeutung. Die prominenteste Forderung ist die nach Diskriminierungsfreiheit von KI, relevante Aspekte betreffen aber auch die Kommunikation über die Verwendung von KI im Unternehmen, die strategischen Ziele, die damit verfolgt werden und wieder die realisierte Partizipation der Beschäftigten bei diesen Fragen.

> **Checkliste**
>
> Arbeitsgestaltung beim Einsatz von KI
>
> - ☐ Wurde der Einsatz auf ethisch kritische Aspekte geprüft und wurden dafür Lösungen erarbeitet?
> - ☐ Wurde im Betrieb sach- und adressatengerecht informiert und kommuniziert?
> - ☐ Wurden Beschäftigte bei der Ausgestaltung von KI-Funktionen auf angemessene Weise beteiligt?
> - ☐ Wurde dafür gesorgt, dass soziale Strukturen erhalten bleiben und unterstützt werden?
> - ☐ Welche Rechtsgebiete sind betroffen? Werden vor allem Datenschutz und Persönlichkeitsrechte sowie das Arbeitsschutzgesetz angemessen berücksichtigt?
> - ☐ Werden die Prinzipien menschengerechter Arbeitsgestaltung – Ausführbarkeit, Schädigungslosigkeit, Beeinträchtigungsfreiheit und Persönlichkeitsförderlichkeit – umgesetzt?
> - ☐ Berücksichtigt der KI-Einsatz die Leistungsvoraussetzungen der Beschäftigten? Werden ggf. Qualifizierungsmaßnahmen umgesetzt?
> - ☐ Sind Gefahren für den Menschen durch den Einsatz ausgeschlossen und Sicherheitsmechanismen verankert?
> - ☐ Ist sichergestellt, dass der Einsatz weder zu mittelfristiger Über- noch Unterforderung führt?
> - ☐ Werden die Chancen der Adaptivität und Individualisierbarkeit der KI für die gezielte Förderung von Beschäftigten genutzt?
> - ☐ Können entscheidungsunterstützende Systeme dazu beitragen, Beschäftigte stärker in Entscheidungen zu involvieren?
> - ☐ Gibt es klare Grenzen und Regeln zur Aufgabenverteilung zwischen Mensch und KI? Kann Aufgabenallokation innerhalb klarer Leitplanken flexibilisiert werden, um Spielräume für Ausgestaltung durch die Beschäftigten zu schaffen?
> - ☐ Liegen die notwendigen Befugnisse bei den Personen, die für KI-Funktionen eine (Mit-)Verantwortung tragen sollen? Wurde das Kongruenzprinzip berücksichtigt?
> - ☐ Wird das veränderliche Verhalten von KI-Funktionen in angemessener Regelmäßigkeit geprüft und werden nötigenfalls Anpassungsmaßnahmen vorgesehen?

Empfehlungen für die vorausschauende Arbeitsgestaltung beim Einsatz von KI-Systemen

Im Folgenden sollen einige konkrete Handlungshilfen aufgezeigt werden, die zu einer angemessenen und menschengerechten Nutzung von KI-Systemen als Arbeitsmittel beitragen können und die zuvor genannten Punkte verdeutlichen.

Empfehlungen zur Beachtung der Rahmenbedingungen

Bei Einsatz eines KI-Systems im Arbeitskontext muss unter ethischen und rechtlichen Gesichtspunkten geklärt werden, welche Umstände oder Einsatzszenarien ethisch kritische Aspekte enthalten könnten und wie eine Lösung dafür gefunden werden kann. Ethisch relevant ist unter anderem die Frage, wie Diskriminierungsfreiheit garantiert werden kann, auch wenn Daten zur Verfügung stehen, deren Verwertung diskriminiert, aber zu wirtschaftlicheren Ergebnissen führen kann als der Verzicht auf eine KI-Lösung. Diskriminierungsfragen entstehen vorrangig bei KI-Einsätzen zur Personalauswahl und -beurteilung, sind aber auch beim Umgang mit Kund*innen denkbar.

Auch muss betrachtet werden, wie die sozialen Rahmenbedingungen aussehen, unter denen KI eingesetzt werden soll und wie KI zur Stärkung eines sozialen Systems beitragen kann. Das Weißbuch „Kriterien für die Mensch-Maschine-Interaktion bei KI" (Europäische Kommission 2020) empfiehlt, KI doppelt für soziale Strukturen zu sensibilisieren: Einerseits soll sie selbst als Kooperationspartner*in fungieren und andererseits soll sie dazu beitragen, Kommunikation und Kooperation zwischen Menschen zu unterstützen oder zu fördern, zum Beispiel durch eine Entlastung von Standardkommunikation (Huchler et al. 2020). Entscheidend ist, dass bestehende soziale Strukturen nicht ersetzt werden durch den reinen Umgang mit einem technischen System. Das Erleben einer sozialen Zugehörigkeit soll erhalten bleiben.

Nicht zuletzt ist eine Klärung erforderlich, in welchem Rechtsrahmen sich der KI-Einsatz konkret bewegt. Eine Reflexion berührter Rechtsgebiete ist entscheidend, um den Schutz der Beschäftigten sowie die Gestaltungsfreiheiten und -grenzen festlegen zu können. Nutzen KI-Systeme beispielsweise Daten für *predictive maintenance*, muss geprüft werden, ob diese Daten anonym sind oder Rückschlüsse auf Maschinenbediener*innen zulassen, womit jede Datenerfassung und -auswertung den Regelungen der DSGVO unterliegt. Besondere Berücksichtigung erfordert in diesem Zusammenhang auch das Potenzial der Verwendung von Daten in KI-Systemen zur Leistungs- oder Produktivitätskontrolle von Beschäftigten. Neben grundlegenden Aspekten des Datenschutzes und der Persönlichkeitsrechte gilt es, für eine gute Praxis Intransparenz, Ungerechtigkeit und einen unangemessenen Leistungsdruck zu vermeiden.

Grundlegende Vorgaben des Arbeitsschutzes finden sich weiter im Produktsicherheitsrecht und hier im Besonderen in der europäischen Maschinenrichtlinie zur Risikobeurteilung der Systeme durch den Hersteller. Im Arbeitsschutzgesetz findet sich die Forderung nach der Beurteilung der Arbeitsbedingungen, also die Pflicht zur Durchführung von Gefährdungsbeurteilungen durch den Arbeitgeber und Betreiber der Systeme. Risiko- und Gefährdungsbeurteilungen sollen dabei helfen, mögliche Gefährdungen bei verschiedenen Aspekten der Arbeit zu identifizieren, transparent zu kommunizieren und Maßnahmen zu ihrer Vermeidung abzuleiten. Für eine angemessene Beurteilung muss die Funktion eines KI-Systems grundsätzlich nachvollziehbar sein.

Empfehlungen zur Umsetzung der Gestaltungsanforderungen

Zur menschengerechten Gestaltung der Arbeit mit KI sind die Prinzipien menschengerechter Arbeitsgestaltung nach Hacker (2005) wichtig. Diese Prinzipien bauen aufeinander auf und beinhalten die Ausführbarkeit von Arbeit durch den Menschen (auf Basis seiner physischen und psychischen Leistungsvoraussetzungen), die Schädigungslosigkeit, die Beeinträchtigungsfreiheit sowie die Lern- und Persönlichkeitsförderlichkeit, auf die im Folgenden noch näher eingegangen wird. Die Einhaltung dieser Prinzipien soll sicherstellen, dass eine Arbeit durch den Menschen grundsätzlich ohne Schädigung ausführbar ist und idealerweise sogar Vorteile für die Beschäftigten daraus erwachsen.

Auch beim Einsatz von KI sind diese Prinzipien relevant und bedeuten konkreter, dass bei der Zusammenarbeit mit einem KI-System die Leistungsvoraussetzungen des Menschen berücksichtigt werden müssen. Die autonomen Entscheidungen eines Systems zu prüfen und Verantwortung dafür übernehmen zu können funktioniert nur, wenn der Mensch mit seinen Kompetenzen und Qualifikationen die Entscheidungen zu einem angemessenen Grad nachvollziehen kann. Auf der Chancenseite ist zu bedenken, dass bspw. in der Möglichkeit der Auswertung großer Datenmengen eine KI dazu beitragen kann, dass neue Problemlösestrategien entstehen oder sich neue Handlungsfelder eröffnen, die vorher nicht bearbeitbar waren.

Autonome Systementscheidungen oder Lernprozesse der KI dürfen des Weiteren nicht dazu führen, den Menschen in Gefahr zu bringen. Sicherheitsmechanismen müssen präsent sein oder klare Stopp-Regeln in Algorithmen hinterlegt sein, die gefährliches Systemverhalten ausschließen. Dieser Punkt ist eng verbunden mit dem der Einhaltung von Schutzpflichten durch den Arbeitgeber auf der einen und der Zur-Verfügung-Stellung sicherer Produkte durch den Hersteller, bzw. Inverkehrbringer auf der anderen Seite.

Für eine menschengerechte Gestaltung ist ebenfalls entscheidend, dass die Arbeit mit KI-Systemen weder zu Über- noch zu Unterforderung führen darf, um nicht mittel- bis langfristig zu Beeinträchtigungen beim Menschen zu führen. Eine Überforderung kann beispielsweise auftreten, wenn komplexe Interaktionen mit dem System erforderlich sind, die dauerhaft schnelles Eingreifen erfordern. Unterforderung wird vor allem dann zur Gefahr, wenn wesentliche Analyse- und Entscheidungsfunktionen, die zuvor durch einen Menschen übernommen wurden, jetzt Teil einer KI-Lösung werden und der Mensch zunehmend das System überwachen muss statt selbst operativ tätig zu werden. Monotonie-Erleben kann die Folge sein. Hier können nach den Prinzipien von *job enlargement* oder *job enrichment* zusätzliche oder andere höherwertige Tätigkeiten in das Aufgabenprofil der Beschäftigten übernommen werden, um die Abgabe von Funktionen an die KI zu kompensieren und weiterhin menschliches Wissen und Erfahrungen nutzbringend einzusetzen, zu erhalten und zu fördern.

Gleichzeitig sollten KI-Systeme auch aktiv dazu genutzt werden, um Arbeit beanspruchungsoptimal zu gestalten, indem sich die Systeme beispielsweise hinsichtlich Menge und Komplexität der Eingabeaufforderungen oder des Umfangs von Informationsdarbietung an die Nutzer*innen anpassen. Die Adaptivität und damit Individualisierbarkeit von KI-Instrumenten kann auch eine Chance bieten, Arbeit für Beschäftigte zu verbessern oder auch Menschen mit Behinderungen oder Leistungseinschränkungen gezielt zu unterstützen.

Die Funktion einer Entscheidungsunterstützung eines KI-Systems kann dazu beitragen, dass Entscheidungen dezentralisiert werden und auch ausführende Personen stärker in Entscheidungsfindungsprozesse eingebunden werden können. Gemeinsam mit einem System Künstlicher Intelligenz können sie entscheidungsrelevante Informationen auswerten und kooperativ Entscheidungen treffen, die innerhalb zuvor festgelegter Rahmenbedingungen Spielräume bieten.

Die Aufgabenverteilung zwischen Mensch und KI soll bewusst und angemessen gestaltet werden. Das bedeutet, dass es klare Grenzen und Regelungen geben muss, die festlegen, für welche Aufgaben KI eingesetzt werden kann oder muss, welche Aufgaben kooperativ bearbeitet werden können, welche Aufgaben zwingend der Mensch ausführen muss und bei welchen Aufgaben es welche Spielräume hinsichtlich der Ausführung gibt. Gerade in sehr dynamischen Umgebungen, in der die Arbeitsausführung stark von der Situation abhängig ist, kann es sinnvoll und wichtig sein, eine KI-gestützte, flexible Aufgabenallokation zu schaffen, in der Funktionen zwischen Mensch und Maschine – siehe hierzu das Konzept der *Types und Levels of Automation* (Parasuraman et al. 2000) – je nach Situation angepasst verteilt werden können. Umso wichtiger ist es, klare Leitplanken für diese Zuteilung zu entwickeln, die Orientierung geben, Verantwortung klären und die Möglichkeiten und Grenzen freier Ausgestaltung deutlich machen.

Die Verortung von Verantwortung zwischen den Akteur*innen auf Führungs- und Ausführungsebene sowie dem KI-System selbst erfordert eine sorgfältige Analyse. Besonders zu berücksichtigen ist das Kongruenzprinzip von Verantwortung und Befugnis, welches bedeutet, dass die Zuschreibung einer Verantwortung – bspw. zu einem*einer Maschinenbediener*in – für eine ausführende Funktion einer Maschine mit KI nur dann angemessen ist, wenn der Mensch befugt und situativ in der Lage ist, über eine Alternative zu entscheiden. Zugleich erfordert dies die notwendige Kompetenz und Qualifikation, die ausführende Funktion und deren Konsequenzen zu bewerten. Das Kongruenzprinzip von Verantwortung ist nicht nur auf der ausführenden Ebene, sondern ebenso auf der Führungs- und Managementebene relevant.

Fazit

Insgesamt lässt sich der neu entstehende Raum von Möglichkeiten durch KI in der Arbeitswelt noch kaum überschauen. Einige der aktuellen Visionen werden sich nicht realisieren und im Gegenzug können noch unbekannte Technologien den Markt überraschend schnell durchdringen. Auch dies betont die Wichtigkeit, Sicherheit und Gesundheitsaspekte rund um den Einsatz von KI kritisch zu prüfen. Hierbei behalten einerseits grundlegende Prinzipien menschengerechter Arbeitsgestaltung Gültigkeit und andererseits erfordern die Systeme neue Kriterien, Bewertungs- und Prüfmethoden.

Das arbeitsanalytische Vorgehen im Betrieb und der zugehörige soziale Diskurs sind im Angesicht der Komplexität der einsetzbaren Systeme herausgefordert. Er wird wichtiger und erfordert den Aufbau grundlegender Kompetenzen auf verschiedenen betrieblichen Ebenen.

Sicher ist, dass sich die Technologien fortentwickeln und noch vielfältigere Möglichkeiten eröffnen werden. Somit sind nicht nur die Herausforderungen, sondern auch die Chancen für eine sichere, gesunde und menschengerechte Arbeitsgestaltung mit KI-Systemen groß. Sie sollten durch eine kritisch-konstruktive Analyse in den Betrieben, auf überbetrieblicher Ebene, mit dem Sozialpartner, den Akteur*innen des Arbeitsschutzes und natürlich grundlegend durch die Wissenschaft begleitet werden.

Literatur

Bauer F, Buchberger A, Dewes A, Friedrichs J, Motzek A, Sartor N, Schwabe L, (...), Weiß R (2018) Machine Learning und die Transparenzanforderungen der DS-GVO. Leitfaden Bitkom. Berlin: Bitkom. https://www.bitkom.org/sites/default/files/file/import/180926-Machine-Learning-und-DSGVO.pdf. Zugegriffen: 7. Dezember 2020

Boersch I, Heinsohn J, Socher R (2007) Wissensverarbeitung: Eine Einführung in die Künstliche Intelligenz für Informatiker und Ingenieure. Heidelberg: Spektrum Akademischer Verlag.

Bundesregierung (2018) Strategie künstliche Intelligenz der Bundesregierung. Berlin: Die Bundesregierung. https://www.bundesregierung.de/resource/blob/997532/1550276/3f7d3c41c6e05695741273e78b8039f2/2018-11-15-ki-strategie-data.pdf. Zugegriffen: 7. Dezember 2020

Europäische Kommission: Unabhängige hochrangige Expertengruppe für Künstliche Intelligenz (2019) Ethik-Leitlinien für eine vertrauenswürdige KI. Brüssel: Europäische Kommission. https://doi.org/10.2759/22710

Europäische Kommission (2020) WEISSBUCH Zur Künstlichen Intelligenz – ein europäisches Konzept für Exzellenz und Vertrauen. Brüssel: Europäische Kommission. https://ec.europa.eu/info/sites/info/files/commission-white-paper-artificial-intelligence-feb2020_de.pdf. Zugegriffen: 7. Dezember 2020

Fjelland R (2020) Why general artificial intelligence will not be realized. Humanities and Social Sciences Communications 7(10):1–9. https://doi.org/10.1057/s41599-020-0494-4

Hacker W (2005) Allgemeine Arbeitspsychologie. Psychische Regulation von Wissens-, Denk- und körperlicher Arbeit (2., vollst. überarb. u. erg. Aufl.). Bern: Huber.

Hecker D, Döbel I, Petersen U, Rauscher A, Schmitz V, Voss A (2017) Zukunftsmarkt Künstliche Intelligenz: Potenziale und Anwendungen. Fraunhofer-Allianz Big Data. https://www.bigdata.fraunhofer.de/content/dam/bigdata/de/documents/Publikationen/KI-Potenzialanalyse_2017.pdf. Zugegriffen: 7. Dezember 2020

Heesen J, Müller-Quade J, Wrobel S, Beyerer J, Brink G, Faisst W, Hoffmann M, (…), Wolfgram S (2020) Zertifizierung von KI-Systemen – Kompass für die Entwicklung und Anwendung vertrauenswürdiger KI-Systeme. Whitepaper. München: Lernende Systeme – Die Plattform für Künstliche Intelligenz. https://www.plattform-lernende-systeme.de/files/Downloads/Publikationen/AG1_3_Whitepaper_Zertifizierung_KI_Systemen.pdf. Zugegriffen: 7. Dezember 2020

Huchler N, Adolph L, André E, Bauer W, Bender N, Müller N, Neuburger R, (…), Suchy O (2020) Kriterien für die Mensch-Maschine-Interaktion bei KI: Ansätze für die menschengerechte Gestaltung in der Arbeitswelt. Whitepaper. München: Lernende Systeme – Die Plattform für Künstliche Intelligenz. https://www.acatech.de/publikation/kriterien-fuer-die-mensch-maschine-interaktion-bei-ki-ansaetze-fuer-die-menschengerechte-gestaltung-in-der-arbeitswelt/. Zugegriffen: 7. Dezember 2020

Kupschick S, Pendzich M, Gardas D, Jürgensohn T, Wischniewski S, Adolph L (2016) Predicting firefighters' exertion based on machine learning techniques. baua: Fokus. Dortmund: Bundesanstalt für Arbeitsschutz und Arbeitsmedizin. https://doi.org/10.21934/baua:focus20161107

Nassehi A (2019) Theorie der digitalen Gesellschaft. München: Beck.

Nuernbergk C (2018) Recherche im Internet. In Nuernbergk C, Neuberger C (Hrsg.) Journalismus im Internet (S. 101–138). Wiesbaden: Springer VS. https://doi.org/10.1007/978-3-531-93284-2_4

O'Kane S (2019, 11. Juli) Self-driving shuttle crashed in Las Vegas because manual controls were locked away. The Verge. https://www.theverge.com/2019/7/11/20690793/self-driving-shuttle-crash-las-vegas-manual-controls-locked-away. Zugegriffen: 7. Dezember 2020

Owen M (2019) Face ID attention detection security defeated with glasses and tape. Apple Insider. https://appleinsider.com/articles/19/08/08/face-id-security-defeated-with-glasses-and-tape. Zugegriffen: 7. Dezember 2020

Parasuraman R, Sheridan TB, Wickens CD (2000) A model for types and levels of human interaction with automation. IEEE Transactions on Systems, Man, and Cybernetics – Part A: Systems and Humans 30(3):286–297. https://doi.org/10.1109/3468.844354

Ross C, Swetlitz I (2018) IBM's Watson supercomputer recommended ‚unsafe and incorrect' cancer treatments. https://www.statnews.com/2018/07/25/ibm-watson-recommended-unsafe-incorrect-treatments/. Zugegriffen: 7. Dezember 2020

Schnura D, Pendzich M, Bleyer T (2018) Maschinelles Auffinden und Klassifizieren von risikobehafteten Produkten zur Unterstützung der Marktüberwachung. In ARBEIT(S).WISSEN.SCHAF(F)T. Grundlage für Management & Kompetenzentwicklung. 64. Kongress der Gesellschaft für Arbeitswissenschaft, Frankfurt am Main (S. A.1.4.). Dortmund: GfA-Press.

Wahlster W, Winterhalter C (Hrsg.) (2020) Deutsche Normungsroadmap Künstliche Intelligenz. DIN/DKE. https://www.din.de/de/forschung-und-innovation/themen/kuenstliche-intelligenz/fahrplan-festlegen. Zugegriffen: 7. Dezember 2020

Dir. u. Prof. Dr. phil. Lars Adolph

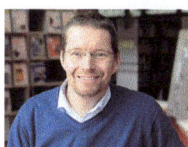

studierte Psychologie und Arbeitswissenschaft an der Ruhr Universität Bochum und promovierte dort. Im Anschluss forschte und beriet er im Bereich komplexer Arbeitssysteme in Risiko-Industrien. Zwischen 2004 und 2009 leitete Lars Adolph den Bereich Human Factors & Occupational Health einer internationalen Prüf- und Beratungsgesellschaft. Dann wechselte er in die Bundesanstalt für Arbeitsschutz und Arbeitsmedizin und leitete dort die Fachgruppe Human Factors & Ergonomie. Seit 2013 ist er wissenschaftlicher Leiter des Fachbereichs Produkte und Arbeitssysteme. Lars Adolph ist Mitglied des Vorstandes der Gesellschaft für Arbeitswissenschaft.

Dr. rer. nat. Alina Tausch

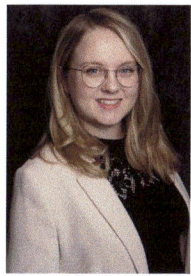

hat an der Ruhr-Universität Bochum Wirtschaftspsychologie studiert und mit einem Master of Science abgeschlossen. Nach einem einjährigen Projekt zur Erstellung einer Blended Learning-Veranstaltung für Studierende an der RUB wechselte sie zur Bundesanstalt für Arbeitsschutz und Arbeitsmedizin. Hier ist sie wissenschaftliche Mitarbeiterin in der wissenschaftlichen Leitung des Fachbereichs Produkte und Arbeitssysteme. Nach der Betreuung eines Begleitforschungsprojekts bearbeitet sie aktuell ein Projekt zu Aufgabenallokation in der Mensch-Roboter-Interaktion, zu dem sie auch promoviert.

Agilität und Arbeitsmethoden

Stefanie Bock und Farina Steinert

Inhaltsverzeichnis

Einleitung – 50

Agile Prozessmodelle – 50

Agile Arbeitsmethoden: Scrum und Kanban – 51
Scrum – 51
Kanban – 53

Selbststeuerung als besondere Herausforderung – 55

Erfolgsfaktoren und Herausforderungen agiler Arbeit – 56

Literatur – 56

Einleitung

Agile Arbeits- bzw. Projektmanagementmethoden finden in der Praxis heute immer stärkere Verbreitung. Laut Status Quo Agile 2019/2020 liegen die Gründe hierfür in der Optimierung der Produkteinführungszeiten (56 %), Optimierung der Qualität (39 %), Reduzierung von Projektrisiken (38 %) sowie in der Verbesserung der Teammoral (35 %) (n = 579). Agiles Projektmanagement bzw. agile Prozessmodelle kommen aus der Softwareentwicklung. Dort (75 %) und in IT-nahen Themenbereichen (52 %) werden sie auch zum größten Teil genutzt. 39 % der agilen Ansätze werden bei Projekten/Aktivitäten ohne IT-Bezug gewählt, 19 % der Fälle liegen im Bereich der physischen Produktentwicklung (vgl. Komus 2020; Balzert und Liggesmeyer 2011). Dieses Kapitel stellt in Kurzform die agilen Prozessmodelle vor und zeigt anhand von Praxisbeispielen die Umsetzung aber auch die Erfolgsfaktoren und Herausforderungen agiler Arbeit.

Agile Prozessmodelle

> Agilität wird als Fähigkeit bezeichnet, in chaotischen und dynamischen Situationen schnell und flexibel zu reagieren, indem zum Nutzen für die Kund*innen eine Balance zwischen Strukturierung und Flexibilität geschaffen wird (vgl. Trepper 2012).

Diese dynamischen und chaotischen Situationen waren der Grund für die Entwicklung agiler Prozessmodelle in der Softwareentwicklung als, bedingt durch steigende Komplexität der Programmieraufgaben und falsche Kostenprognosen, viele Softwareprojekte scheiterten (vgl. Dijkstra 1972). Teillieferungen, kurze Iterationszeiträume und möglichst wenig Dokumentationsaufwand sind typisch für agile Methoden. Sie sind ein Kompromiss zwischen keinem und zu viel Prozess (vgl. Balzert und Liggesmeyer 2011; vgl. Augustine 2005). Sie basieren auf agilen Werten, Prinzipien und Techniken (vgl. Preußig 2020; siehe ◘ Abb. 4.1).

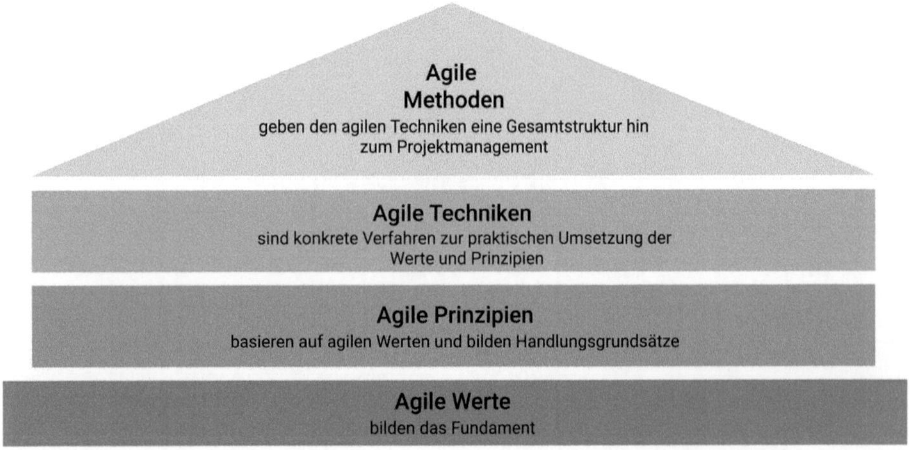

Agile Methoden
geben den agilen Techniken eine Gesamtstruktur hin zum Projektmanagement

Agile Techniken
sind konkrete Verfahren zur praktischen Umsetzung der Werte und Prinzipien

Agile Prinzipien
basieren auf agilen Werten und bilden Handlungsgrundsätze

Agile Werte
bilden das Fundament

◘ **Abb. 4.1** Bausteine des agilen Projektmanagements (in Anlehnung an Preußig 2020)

Das Wertegerüst wurde 2001 von erfahrenen Personen aus dem Umfeld verschiedener Softwareentwicklungsmethoden, u. a. von Kent Beck, Ken Schwaber und Jeff Sutherland, im *Manifesto for Agile Software Development* festgelegt (vgl. Dräther et al. 2013). Das Agile Manifest schätzt Werte, wie z. B. zwischenmenschliche Interaktion, mehr als Prozesse und Technik sowie das Reagieren auf Veränderung mehr als das Befolgen eines Plans (vgl. Beck et al. 2001a) – Ziel ist es, eine Balance zu finden. Um Innovationen zu fördern sind nicht nur agile Werte, sondern ein agiles Mindset, d. h. eine agile Haltung, notwendig (vgl. Preußig 2020).

Folgende (verkürzt zusammengefasste) zwölf Prinzipien stehen hinter dem Agilen Manifest (Beck et al. 2001b):

- Kund*innenzufriedenheit durch Teillieferungen	- Eigenverantwortliche und motivierte Mitarbeiter*innen	- Fokus auf technische Exzellenz und gutes Design fördert Agilität
- Veränderung begrüßen	- Direkte Kommunikation	- Einfache Lösungen
- Kurze Entwicklungszyklen	- Funktionierende Teilprodukte	- Selbstorganisierte Teams
- Kund*innensicht bzw. Zusammenarbeit mit den Kund*innen/Fachexpert*innen	- Nachhaltiger Projektfortschritt durch agile Prozesse	- Kontinuierliche Verbesserung

Agile Arbeitsmethoden: Scrum und Kanban

Bedingt durch den Erfolg in der Softwareentwicklung haben mittlerweile verschiedene agile Methoden auch in anderen Kontexten Einzug gehalten. Scrum und Kanban werden sehr häufig eingesetzt (vgl. Komus 2020).

Scrum

Jeff Sutherland und Jeff McKenna haben die Idee von Scrum in den 90er-Jahren entwickelt. Es wird als Rahmenwerk verstanden, innerhalb dessen verschiedene Techniken zur Entwicklung komplexer Produkte mit dem Ziel der Nachhaltigkeit angewandt werden (vgl. Schwaber und Sutherland 2020). Charakteristisch für Scrum sind die zeitlich begrenzten Iterationen (Sprints), an deren Ende ein funktionsfähiges Teilergebnis (das Produktinkrement) steht (vgl. Schwaber 2004) – siehe ◘ Abb. 4.2. Eine vertrauensvolle Zusammenarbeit soll durch Engagement, Fokus, Offenheit, Respekt und Mut geschaffen werden. Transparenz der Prozesse, Überprüfung selbstgesteckter Ziele sowie schnelle Anpassung von Abweichungen sind das Fundament von Scrum (vgl. Schwaber und Sutherland 2020).

Agile Techniken in Scrum werden durch Rollen, Ereignisse und Artefakte beschrieben. In Scrum werden drei zentrale Rollen definiert (vgl. Schwaber und Sutherland 2020):
- **Product Owner (Lead of Product)** sind für die Produktstrategie verantwortlich und dienen als Schnittstelle zu internen und externen Stakeholder*innen. Die Rolle wird in der Regel nur einer Person übertragen.

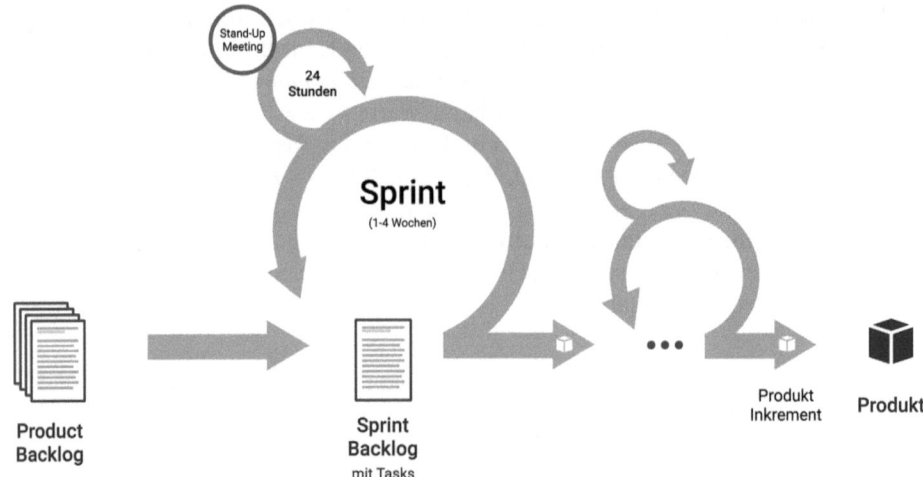

Abb. 4.2 Überblick über den Scrum-Prozess (in Anlehnung an Dräther et al. 2013)

- **Scrum Master (Lead of Process)** sind für die Projektkoordination sowie für das Entwicklungsteam zuständig. Sie sind eine vermittelnde und unterstützende Instanz, verantwortlich für die Einhaltung der Rahmenbedingungen. Auch diese Rolle wird in der Regel von nur einer Person ausgefüllt.
- Das interdisziplinäre **Umsetzungsteam** entscheidet selbstbestimmt über seine Arbeit. Im Idealfall besteht das Team aus 3 bis 9 Mitgliedern, die alle in Vollzeit an nur an einem Scrum-Projekt arbeiten und Spaß an dieser Arbeit haben (vgl. Schwaber 2004; vgl. Eckkrammer et al. 2018).

Zudem definiert Scrum **Ereignisse**, wie beispielsweise das tägliche Stand-Up Meeting oder die Sprints (Iterationen) mit zeitlicher Beschränkung **(time boxed)**, um an kritischen Stellen Transparenz und Überprüfung zu ermöglichen. **Artefakte** werden in der Softwaretechnik als physisch vorhanden definiert (vgl. Balzert und Liggesmeyer 2011). Folgende Artefakte werden hier unterschieden (vgl. Schwaber und Sutherland 2020):
- Das **Product Backlog** ist eine dynamische Anforderungsliste in Form von User Stories (Anwendungsfälle von Benutzer*innen) oder Epics (umfangreichere User Stories) (vgl. Eckkrammer et al. 2018).
- Das **Sprint Backlog** umfasst die für einen Sprint ausgewählten Product-Backlog-Einträge, ergänzt um den Plan zur Erstellung des Produktinkrements und der Erreichung des Sprint-Ziels, d. h. wann die **Arbeiten als „erledigt" gekennzeichnet** werden können.
- Das **Inkrement** steht am Ende einer Sprint-Phase (siehe ◘ Abb. 4.2). Es umfasst die Ergebnisse aller früheren Sprints (vgl. Schwaber und Sutherland 2020).

Neben diesen Hauptartefakten spielen weitere Artefakte in der Praxis eine Rolle, wie beispielsweise die Vision des Projekts (vgl. Dräther et al. 2013) oder Personae. Auf Cooper (2003) lässt sich die Beschreibung von Personae als hypothetische Archetypen der Nutzer*innen zurückführen. Spezifisch ausdefinierte Personae können das gemeinsame Verständnis der Zielgruppe samt Bedürfnissen bei allen Projektbeteiligten fördern und helfen sie ins Zentrum der Entwicklung zu stellen.

Während Scrum auf zeitliche Beschränkungen (time boxed) zur Erstellung der Teillieferung (Produktinkremente) setzt (vgl. Schwaber und Sutherland 2020), steht bei Kanban die kontinuierliche Optimierung der (vorhandenen) Prozesse im Vordergrund (vgl. Leopold und Kaltenecker 2017). Scrum wird zunehmend in anderen Bereichen eingesetzt, um komplexe Aufgaben mit dynamischen Rahmenbedingungen effektiver und effizienter zu bewältigen (vgl. Komus 2020).

> ▶ **Beispiel aus dem Bildungsbereich: Studierenden-Coaching**
>
> Es gibt Übertragungen aus dem Bildungsbereich: „eduScrum" bspw. ist ein Ansatz für das Coaching von Studierenden, in dem die Verantwortung für den Lernprozess von den Lehrenden auf die Studierenden übertragen wird. So wird der Lernprozess mit einem Team aus Studierenden in Sprints strukturiert. Der Product Owner bestimmt in diesem Setting die Lernergebnisse und ist zuständig für deren Monitoring und Ergebnisse. Der „eduScrum"-Master ist eine Person aus dem Kreis der Studierenden, die für Transparenz sorgt, im Kontakt zum Product Owner steht und die Zusammenarbeit fördert. Das Product Backlog umfasst alle Lernergebnisse und Arbeitsmethoden für den Kurs. Im Stand-Up Meeting werden in 5 Minuten die Lernaktivitäten miteinander abgestimmt und ein Plan bis zum nächsten Meeting gemacht (vgl. Delhij et al. 2015). ◀

Kanban

Kanban von David J. Anderson (2011) hat seinen Ursprung in der Automobilbranche (Toyota) und basiert auf der Theorie von Goldratt, dass jedes System (Team, Organisation, Projekt) seinen Engpass hat (vgl. Leopold und Kaltenecker 2017).

Die drei wichtigsten Bestandteile von Kanban sind (vgl. Kniberg und Skarin 2010):
- **Visualisierung des Workflows:** Durch die Visualisierung des Arbeitsprozesses bzw. der Engpässe sowie der Umsetzung des Pull-Prinzips soll ein kontinuierlicher Arbeitsfluss erreicht werden. Teilfertige Aufgaben werden vom nachgelagerten Team aktiv „geholt", sobald Kapazitäten verfügbar sind (vgl. Leopold und Kaltenecker 2017).
- **Limitierter Work in Progress (WIP):** Die Begrenzung der gleichzeitigen Arbeiten mit der Definition durch WIP-Limits soll die Effizienz erhöhen.
- **Lead bzw. Cycle Time:** Ist die durchschnittliche Zeit, die für eine Aufgabe benötigt wird, um den Kanban-Prozess zu durchlaufen. Ziel ist es, den Prozess zu optimieren und einen kontinuierlichen „flow" zu erzeugen.

Die Vereinbarung und ggf. Veränderung von Prozessregeln sowie die Implementierung von Rückkopplungsschleifen werden kontextabhängig durch das Team selbst bestimmt. Das Kanban-Board, das nach unternehmensspezifischen Anforderungen gestaltet werden kann, zeigt den Arbeitsprozess, bei dem die Arbeitseinheiten durch verschiedene Stadien (z. B. Entwicklungs-/Teststadium) eines Prozesses von links nach rechts fließen (vgl. Leopold und Kaltenecker 2017; vgl. Anderson und Carmichael 2018). Mit Hilfe von Kanban soll eine Organisation in Richtung Lean (schlank) entwickelt und eine Kaizen-Kultur, also eine Kultur der kontinuierlichen Verbesserung, eingeführt werden (vgl. Anderson 2011).

> Ziel ist es, wettbewerbs- und anpassungsfähig (überlebensfähig), leistungsfähig und kund*innenorientiert (serviceorientiert) sowie nachhaltig zu agieren.

Die Einführung von Kanban braucht Führungskräfte mit Respekt für das Kanban-System sowie dem Wunsch nach Kund*innenorientierung (vgl. Anderson und Carmichael 2018).

Die Kanban-Systematik lässt sich durch ihre Kompaktheit und gute Verständlichkeit leicht auf andere Bereiche übertragen. Dies erklärt auch ihre Beliebtheit in der Praxis (vgl. Komus 2020).

▶ **Fiktives Beispiel Kinder- und Jugendfreizeit: Kanban Board zur Planung unvorhergesehener Ereignisse**

Laut Planung einer Ferienfreizeit mit Kindern und Jugendlichen in der Lüneburger Heide ist am 3. Tag eine umfangreiche Outdoor-Aktivität geplant. Leider wird eine Wetterverschlechterung vorhergesagt, daher muss kurzfristig ein zusätzlicher Indoor-Aktivitätenplan aufgestellt werden.

In diesem Fall werden alle Beteiligten in die unvorhergesehene Neuplanung des Freizeittages einbezogen. Das hier individuell aufgestellte Kanban-Board visualisiert das Vorgehen mit den „ToDos" und den gerade durchgeführten und abgeschlossenen Aufgaben („Doing" und „Done"). Diese Aufgaben können beispielsweise auf Post-Its vermerkt werden; sie werden je nach Fortschritt im Board nach rechts verschoben. Kund*innenorientierung liegt in diesem Fall in der Zufriedenheit und Auslastung der Kinder und Jugendlichen bei der Planung und Vorbereitung der neuen Aktivitäten, da diese entsprechend eingebunden werden. Bei der Buchung der Werkstatt und bei dem Aufbau von Bühne und Beleuchtung wird zeitweise das Hausmanagement-Team dazu geholt. Damit die Planung rechtzeitig abgeschlossen werden kann, müssten gemäß dem aktuellen Stand des Kanban Boards (siehe ◘ Abb. 4.3) nun alle Beteiligten bei den Aktivitäten für die Holzarbeiten unterstützen. ◀

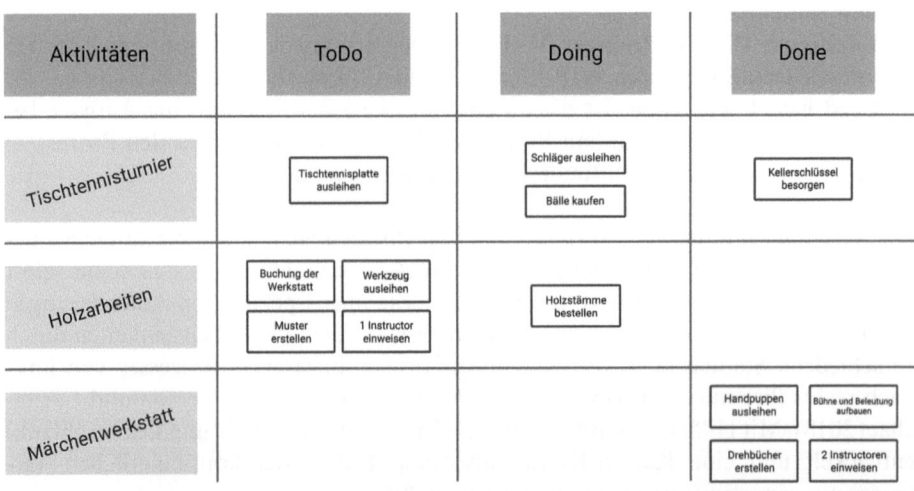

◘ **Abb. 4.3** Kanban Board (eigenes Beispiel)

Selbststeuerung als besondere Herausforderung

Agile Arbeitsmethoden sind bei komplexen Aufgabenstellungen in dynamischen Umfeldern eine ergebnisorientierte und effiziente Lösung. Sie setzen auf einen hohen Grad der Selbststeuerung der Beteiligten, empirisch und praktisch ergibt sich dabei eine deutliche Ambivalenz zwischen Erfolgen und spezifischen Schwierigkeiten. Im Arbeitskontext sind auch formale Vorgaben von Bedeutung, die durch bindende Qualitätsstandards, Vorgaben zur Dokumentation, Zertifizierungen u. ä. zunehmend verschärft werden (vgl. Neumer 2020).

> Es ist in der Praxis eine große Herausforderung, formale Anforderungen mit situativer, agiler Selbstbestimmung zusammenzubringen. Dies kann für Beschäftigte mit besonderen Belastungen verbunden sein.

Weihrich und Jungtäubl (2020) haben im Projekt PräFo („Prävention von Belastungen bei formalisierter Arbeit in Dienstleistung und technischer Entwicklung") untersucht, wie sich das Verhältnis zwischen Selbstbestimmung und formalen Vorgaben im Krankenpflegealltag auf die Belastung von Beschäftigten auswirkt und welche Maßnahmen präventiv eingesetzt werden können (vgl. Weihrich und Jungtäubl 2020). Einerseits arbeitet das Personal in der Krankenpflege mit stark formalisierten Vorgaben, andererseits spielen situatives Handeln und informelle Praktiken im Arbeitsalltag eine große Rolle. Es kommt zu einem Spannungsfeld zwischen Fremdbestimmung durch Formalisierung und Selbstbestimmung bei der Interaktionsarbeit (z. B. Emotionsarbeit, Gefühlsarbeit). Der Grad der Fremdsteuerung wird zusätzlich durch Neuerungen in Bezug auf Digitalisierung, durch einzuhaltende Hierarchien und durch die Ökonomisierung der Pflege verstärkt (vgl. ebd.).

In der Studie werden vom Personal Befürchtungen geäußert, dass situatives Handeln durch zu starke formale Vorgaben sogar verlernt wird. Eigenständiges Arbeiten wird im Pflegealltag beispielsweise durch Checklisten konterkariert. Beim Umgang mit Patient*innen gibt es immer Situationen, in denen von formalen Vorgaben situativ abgewichen werden muss (vgl. ebd.). Nicht-planbare Situationen benötigen demnach ein „subjektives Arbeitshandeln" (ebd., S. 210). Es ist eine entsprechende Flexibilität erforderlich, um auf unvorhersehbare Vorkommnisse adäquat zu reagieren. Es wird beschrieben, dass Selbstorganisation im Stationsalltag heute gar erforderlich ist, um dem originären Versorgungsauftrag – der Arbeit an den Patient*innen – überhaupt nachkommen zu können (vgl. ebd.).

Physische Arbeitsumgebungen, die einzelnen Pflegekräften Handlungsspielräume ermöglichen, sind ein wichtiger Faktor, um das beschriebene Spannungsfeld aufzulösen. In der Projektstudie arbeiten die Pflegekräfte beispielsweise im „Open Space", um die Kommunikation „zwischendurch" zu stärken, aber auch damit Raumkapazitäten möglichst effizient genutzt werden. In diesem Konzept haben Pflegekräfte keinen festen Arbeitsplatz für z. B. Dokumentationen. Es ist ein „Stützpunkt" vorgesehen, der PC-Arbeitsplätze hat, jedoch gleichzeitig als Anlaufstation für Angehörige usw. dient. Bei diesem Konzept zeigt sich, dass Rückzugsräume für diskrete Gespräche oder für das konzentrierte Arbeiten fehlen. Eine gut durchdachte Arbeitsgestaltung, die Selbststeuerung in agiler Ausprägung fördert, kann hier einen wesentlichen Beitrag leisten, um Raum für erforderliche Interaktionsarbeit zu schaffen (vgl. ebd.).

Erfolgsfaktoren und Herausforderungen agiler Arbeit

Insbesondere für Aufgaben, die sich nicht mit Routineabläufen erledigen lassen, hat sich in Unternehmen und Institutionen klassische Projektarbeit bewährt (vgl. Litke et al. 2018). Auch Kommunikation und Vertrauen als Grundlage funktionierender, sozialer Systeme (vgl. Korn 2013) sind kein neues Thema im Kontext von Arbeit bzw. Unternehmensführung. Agile Arbeitsmethoden werden heute eingesetzt, um in einer schnelllebigen Welt komplexe Fragestellungen so kund*innenorientiert wie möglich zu bearbeiten. Dieser Paradigmenwechsel stellt Beschäftigte und Leitungen vor neue Herausforderungen und Belastungen. Entscheidungen werden von Führungskräften auf das gesamte Team verlagert und die vorgesehene Selbstorganisation kann zu individuellem und organisatorischem Umstellungsdruck führen (vgl. Pfeiffer et al. 2015). Während im klassischen Projektmanagement weitreichende Planungen für hohe Orientierung sorgen, können im agilen Kontext Unsicherheit und Belastung der Teams durch das iterative, flexible Vorgehen entstehen (vgl. Greßer und Freisler 2018). In der Folge kann es zu Konflikten und Stresssituationen kommen, was die gewünschten Produktivitätsvorteile agiler Methoden möglicherweise wieder konterkariert. Agile Methoden setzen auf kurzfristige Ergebnisproduktion und -präsentation, was ggf. höheren Druck bei den Beteiligten erzeugt als bei langfristigen Erstellungs- und Vorbereitungszeiten (vgl. Becke 2020). Die Belastungseffekte variieren jedoch, da agile Methoden in der Praxis unterschiedlich umgesetzt werden (vgl. Pfeiffer et al. 2015).

Ein „schutzorientiertes Vorgehen" in Bezug auf die Team-Belastung könnte durch folgende Punkte ermöglicht werden:

- systematische, durch das Team selbstorganisierte (Projekt-)Planung,
- Schutz vor ungeplanten Zusatzaufgaben von außen über konsequentes „Timeboxing",
- Etablierung eines kollektiven Lernprozesses durch gemeinsame Aufwandsabschätzung mit abschließendem Review, der die arbeitsorientierte Planung immer realistischer werden lässt und damit durch Reflexion und Thematisierung der Gefahren freiwillige Selbstausbeutung minimiert (vgl. Pfeiffer et al. 2015).

Agilität im Unternehmen sorgt nur in ausgewogenem Verhältnis mit Stabilität für eine gesunde Kultur und dessen Erfolg (vgl. Wouter et al. 2015). Weihrich und Jungtäubl (2020) weisen darauf hin, dass die Rahmenbedingungen der übergeordneten Organisation ebenfalls in den Blick zu nehmen sind, um die Beschäftigten nachhaltig zu entlasten. Auch bleibe abzuwarten, welche agilen Methoden aus der Softwareentwicklung z. B. im Klinikalltag tatsächlich erfolgversprechend sind.

Literatur

Anderson DJ (2011) Kanban. Evolutionäres Change Management für IT-Organisationen. Unter Mitarbeit von Arne Roock und Henning Wolf. Deutsche Ausgabe der 1. amerikanischen Auflage 2011, 2. Nachdruck 2015. Heidelberg: dpunkt.verlag.

Anderson DJ, Carmichael A (2018) Die Essenz von Kanban kompakt. Heidelberg: dpunkt.verlag.

Augustine S (2005) Managing agile projects. Upper Saddle River (NJ): Prentice Hall Professional Technical Reference (Robert C. Martin series).

Balzert H, Liggesmeyer P (2011) Lehrbuch der Softwaretechnik (3. Aufl.). Heidelberg: Spektrum Akademischer Verlag.

Beck K, Beedle M, van Bennekum A, Cockburn A, Cunningham W, Fowler M, Grenning J, (…), Thomas D (2001a) Manifesto for Agile Software Development. http://agilemanifesto.org. Zugegriffen: 31. Januar 2021

Beck K, Beedle M, van Bennekum A, Cockburn A, Cunningham W, Fowler M, Grenning J, (…), Thomas D (2001b) Principles behind the Agile Manifesto. http://agilemanifesto.org/principles.html. Zugegriffen: 04. Januar 2021

Becke G (2020) Agile Arbeitskonzepte – Zwischen Rationalisierung und gesundheitssensibler Gestaltung. In Porschen-Hueck S, Jungtäubl M, Weihrich M (Hrsg.) Agilität? Herausforderungen neuer Konzepte der Selbstorganisation (S. 127–149) (1. Aufl.). Augsburg/München: Rainer Hampp Verlag.

Cooper A (2003) The inmates are running the asylum. Indianapolis (IN): SAMS.

Delhij A, van Solingen R, Wijnands W (2015) edu Scrum. https://eduscrum.com.ru/wp-content/uploads/2019/10/The_eduScrum_Guide_EN_1.2.pdf. Zugegriffen: 24. Januar 2021

Dijkstra EW (1972) The humble programmer. In Communications of the ACM 15(10):859–866. https://doi.org/10.1145/355604.361591

Dräther R, Koschek H, Sahling C (2013) Scrum – kurz & gut (1. Aufl.). Beijing/Köln [u. a.]: O'Reilly.

Eckkrammer T, Eckkrammer F, Gollner H (2018) Agiles IT-Projektmanagement im Überblick. In Tiemeyer E (Hrsg.) Handbuch IT-Projektmanagement. Vorgehensmodelle, Managementinstrumente, Good Practices (S. 79–122) (3., überarbeitete Aufl.). München: Hanser.

Greßer K, Freisler R (2018) Agil und erfolgreich führen. Neue Leadership-Kompetenzen: mit einem agilen Mindset und Methoden Ihre Führungspersönlichkeit entwickeln (3. Aufl.). Bonn: managerSeminare Verlags GmbH.

Kniberg H, Skarin M (2010) Kanban and Scrum. Making the most of both. s. l.: C4Media.

Komus A (2020) Studie Status Quo Agile 2019/2020. 4. Studie über Erfolg und Anwendungsformen von agilen Methoden. https://www.status-quo-agile.de. Zugegriffen: 22. Januar 2021

Korn HP (2013) Das „agile" Vorgehen: Neuer Wein in alte Schläuche – oder ein Dejá-vu? https://dl.gi.de/bitstream/handle/20.500.12116/20139/109.pdf?sequence=1&isAllowed=y. Zugegriffen: 22. Januar 2021

Leopold K, Kaltenecker S (2017) Kanban in der IT. Eine Kultur der kontinuierlichen Verbesserung schaffen (3., überarbeitete Aufl.). München: Hanser.

Litke HD, Kunow I, Schulz-Wimmer H (2018) Projektmanagement (4. Aufl.). Freiburg: Haufe.

Neumer J (2020) Selbstorganisation gestern und heute – ein qualitativer Umbruch im Umgang mit Unsicherheit? In Porschen-Hueck S, Jungtäubl M, Weihrich M (Hrsg.) Agilität? Herausforderungen neuer Konzepte der Selbstorganisation (S. 23–46) (1. Aufl.). Augsburg/München: Rainer Hampp Verlag.

Pfeiffer S, Sauer S, Ritter T (2015) Belastungsmanagement mit agilen Methoden? Eine arbeitssoziologische Perspektive. In ver.di-Bereich Innovation und Gute Arbeit (Hrsg.) Gute Arbeit und Digitalisierung. Prozessanalysen und Gestaltungsperspektiven für eine humane digitale Arbeitswelt (S. 81–89) (1. Aufl.). Berlin

Preußig J (2020) Agiles Projektmanagement. Agilität und Scrum im klassischen Projektumfeld (2. Aufl.). München: Beck.

Schwaber K, Sutherland J (2020) The 2020 Scrum Guide. https://www.scrumguides.org/scrum-guide.html. Zugegriffen: 22. Januar 2021

Schwaber K (2004) Agile project management with Scrum. Redmond (WA): Microsoft Press (Microsoft professional).

Trepper T (2012) Agil-systemisches Softwareprojektmanagement. Wiesbaden: Springer-Gabler.

Weihrich M, Jungtäubl M (2020) Situatives Handeln in der stationären Krankenpflege – Wie lässt sich das (selbst) „organisieren"? In Porschen-Hueck S, Jungtäubl M, Weihrich M (Hrsg.) Agilität? Herausforderungen neuer Konzepte der Selbstorganisation (1. Aufl.). Augsburg/München: Rainer Hampp Verlag.

Wouter A, de Smet A, Weerda K (2015) Agility: It rhymes with stability. In McKinsey Quarterly (Dezember). https://meincoach.at/pdfs/agility_rhymes_with_stability_201512_McK.pdf. Zugegriffen: 22. Januar 2021

Stefanie Bock

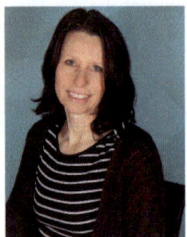

arbeitet seit 2007 an der Technischen Hochschule Lübeck und verfügt über langjährige Projekterfahrung in der Projektleitung und -koordination u. a. in BMBF-geförderten Projekten zur Plattformentwicklung für internationale Studierende. Stefanie Bock hat ihr BWL Studium zur Diplom Kauffrau an der Hochschule Harz abgeschlossen. Im Rahmen ihres berufsbegleitenden Masterstudiums der Erwachsenenbildung an der Technischen Universität Kaiserslautern erfolgte eine intensive Auseinandersetzung mit dem Thema „Agiles Projektmanagement".

Farina Steinert

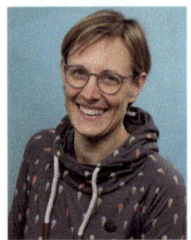

arbeitet seit 2021 als Head of EdTechSolutions bei Dataport AöR. Zuvor war sie an der Technischen Hochschule Lübeck verantwortlich für Projekte zu Bildungstechnologien und Online-Bildungsangeboten. Sie hat Digitalisierungsprojekte mit klassischen und agilen Arbeitsmethoden erfolgreich geleitet. Es entstanden Bildungsplattformen unterschiedlicher technischer Generationen für verschiedene Zielgruppen und Branchen. Aktuell entwickelt sie eine hochschulübergreifende Lernumgebung für die Hochschulen in Schleswig-Holstein, in der die Studierenden „FutureSkills" erwerben und eine Grundausbildung in Künstlicher Intelligenz erhalten. Farina Steinert hat Betriebswirtschaft an der Fachhochschule Kiel studiert und einen Master in Erwachsenenbildung an der Technischen Universität Kaiserslautern abgeschlossen.

Mensch-Maschine-Systeme

Wolfgang Kötter

Inhaltsverzeichnis

Mensch-Maschine-Systeme – Geschichte, Anwendungsfelder, bekannte Probleme und klassische Ansätze zu einer gesundheitsgerechten Gestaltung – 60

Digitale Arbeitswelt und Mensch-Maschine-Systeme – was ist wirklich neu? – 61

Gesundheitsrisiken und Gesundheitsressourcen beim Einsatz digital-vernetzter Mensch-Maschine-Systeme – 64
Bezug zu allgemein anerkannten Kriterien einer menschen- und gesundheitsgerechten Arbeitsgestaltung – 64
Neue und in den kommenden Jahren aufkommende Herausforderungen im Bereich Sicherheit und Gesundheit bei der Arbeit – 64

Was folgt aus all dem für eine gesundheitsgerechte Gestaltung von Mensch-Maschine-Systemen in einer immer stärker von digitalen Technologien geprägten Arbeitswelt? – 67

Literatur – 69

© Der/die Autor(en), exklusiv lizenziert durch Springer Fachmedien Wiesbaden GmbH, ein Teil von Springer Nature 2022
E. Bamberg et al. (Hrsg.), *Digitale Arbeit gestalten*, https://doi.org/10.1007/978-3-658-34647-8_5

Mensch-Maschine-Systeme – Geschichte, Anwendungsfelder, bekannte Probleme und klassische Ansätze zu einer gesundheitsgerechten Gestaltung

Mensch-Maschine-Systeme (MMS) sind keine Errungenschaften des digitalen Zeitalters, und auch der Begriff „Mensch-Maschine-Systeme" wurde in den 1940er-Jahren, also zu einem Zeitpunkt geprägt, als der Computer gerade erst erfunden worden war.

Unter einem Mensch-Maschine-System wurde bereits damals das systematische Zusammenwirken von Menschen und Maschinen (im weitesten Sinne) zu bestimmten Zwecken (z. B. Transport und Verkehr, Produktion, Energieerzeugung und -übertragung) verstanden (zu Geschichte und Definition vgl. Johannsen 2007; siehe auch Beitrag von Bamberg et al. in diesem Band, Teil I). Beispiele sind etwa das Führen von Fahrzeugen aller Art, das Steuern von Fördersystemen oder das Überwachen von Kraftwerksanlagen (Schaltwartentätigkeit). Bereits in dieser frühen Phase der Gestaltung von und der Forschung zu MMS war die Entwicklung von Systemdenken und angewandter Kybernetik am einen Ende des Spektrums in erster Linie mit den technischen Herausforderungen auf der Maschinenseite sowie mit der Gestaltung von Anzeigen und Bedienelementen für einen sach- und fachgerechten Umgang des Menschen mit den von ihm zu steuernden und interaktiv zu regelnden oder bei höherem Automatisierungsgrad zu überwachenden Systemen befasst. Gleichzeitig wurde am anderen Ende des Spektrums bereits in den frühen 1950er-Jahren mit dem Londoner Tavistock Institute of Human Relations als Pionier-Institution die lange Tradition der Beschäftigung mit einer guten, im weitesten Sinne ergonomischen, menschengerechten und damit letztlich auch gesundheitsgerechten Gestaltung von Mensch-Maschine-Systemen im Arbeitsprozess begründet. Eine erste wichtige Etappe waren dabei die Charakterisierung solcher Mensch-Maschine-Systeme als „soziotechnische Systeme" (Trist und Bamforth 1951) und die darauf bezogene Entwicklung einer Gestaltungslehre und -praxis der „Soziotechnischen Systemgestaltung" (Emery und Trist 1960; Herbst 1974; Pasmore 1988; Strohm und Ulich 1997).

Der Begriff des soziotechnischen Systems umfasst allerdings auch Aspekte und Betrachtungsebenen, die über den hier behandelten Aspekt der gesundheitsgerechten Gestaltung von **einzelnen MMS-Arbeitssystemen** hinausreichen. Der Hintergrund: Bereits ohne die mit fortschreitender Digitalisierung hinzutretenden zusätzlichen Vernetzungen und Systemdynamiken konnten die Abhängigkeiten und Wechselwirkungen in Mensch-Maschine-Systemen (so z. B. in Energieanlagen, Stahlwerken, Chemieanlagen, in der Fließbandmontage oder im OP) dazu führen, dass bereits der Versuch einer gesundheitsgerechten Gestaltung des gerade betrachteten Einzel-Arbeitssystems für sich genommen nicht sinnvoll erschien, weil wichtige Gestaltungsoptionen **erst bei der Betrachtung und Gestaltung des Gesamtsystems mit in Betracht kamen** (Pasmore 1988; Strohm und Ulich 1997).

Digitale Arbeitswelt und Mensch-Maschine-Systeme – was ist wirklich neu?

Ähnlich wie bei Mensch-Maschine-Systemen und ihrer langen, bis heute nachwirkenden Gestaltungshistorie ist auch im Hinblick auf Digitalisierung zu bedenken, dass sie nicht erst in den 2000er-Jahren begonnen hat. Mit der Entwicklung und Anwendung speicherprogrammierbarer Steuerungen (SPS) ab 1967 und der zunehmenden Nutzung von Computer Aided (CA)-Techniken in den 1970er- und 1980er-Jahren
- ergaben sich neue Felder und Optionen der Automatisierung sowie der Mensch-Maschine-Funktionsteilung,
- nahm die technologische und soziotechnische Komplexität der realisierbaren MMS immer weiter zu,
- erhöhte sich das Veränderungstempo derart, dass mit der Verkürzung von Produktlebenszyklen und Entwicklungszeiten für Neuprodukte über tiefgreifende technisch-organisatorische Veränderungen bis hin zu „Disruptive Innovations" die Veränderungszwänge immer größer und die Halbwertszeit von beruflichem Wissen und Können der Arbeitenden immer kleiner wurden – mit weitreichenden Folgen für die Arbeitenden, von der Notwendigkeit lebenslangen Lernens zum Erhalt der eigenen „Employability" bis hin zu permanentem Change als Verunsicherung und psychische Belastung,
- wurde zunehmend die Frage nach unerwünschten Folgen der technischen Entwicklung („Technikfolgenabschätzung") und nach einer bewussten, wertebasierten und kriteriengeleiteten Gestaltung von Arbeit und Technik aufgeworfen.

Wichtige Meilensteine der zuletzt angesprochenen technikkritischen Tendenzen waren Reaktorunfälle wie die in Harrisburg (1979) und Tschernobyl (1986) sowie die Challenger-Katastrophe (1986), aber auch die zeitweilig stark durch Bilder aus der bereits 1982 in Betrieb genommenen, mit zahlreichen Industrierobotern ausgestatteten Halle 54 bei VW in Wolfsburg geprägte Diskussion über die menschenleere Fabrik. Die hier nur grob skizzierte, damals im Hinblick auf Produktionsunternehmen als Entwicklung von „Computer Integrated Manufacturing (CIM)" und heute, im Kontext von Industrie 4.0, gelegentlich als „dritte industrielle Revolution" bezeichnete Entwicklung hatte damals in Wissenschaft und Gesellschaft zu einer Diskussion über „Sozialverträgliche Gestaltung von Automatisierungsvorhaben" (VDI 1990) und „Human Centered CIM" (Cyranek und Ulich 1993) geführt. Im Sinne des soziotechnischen Ansatzes wurden dabei ein partizipatives Vorgehen und eine iterative „joint optimization" des sozialen und des technischen Teilsystems gefordert (siehe auch den Beitrag von Bamberg et al. in diesem Band, Teil I).

Noch weiter gingen die aus der Arbeitspsychologie formulierten Postulate einer prospektiven Arbeitsgestaltung (Moldaschl und Weber 1986; Kötter et al. 1990; Kötter 1993), eines Primats der menschlichen Arbeitsaufgaben im Gestaltungsprozess (Kötter und Volpert 1993) und einer kontrastiven Arbeitsanalyse als Grundlage für die Funktionsteilung zwischen Mensch und Maschine bzw. Computer (Volpert 1993; Dunckel und Pleiss 2007).

All dies sind Ansätze zu einer menschengerechten und damit zugleich gesundheitsförderlichen Gestaltung von Mensch-Maschine-Systemen aus dem ersten und zweiten Jahrzehnt der Digitalisierung von Arbeitsmitteln und Arbeitsabläufen.

In der Zwischenzeit ist allerdings viel passiert, und zwar zunächst einmal technologisch: Die exponentielle Steigerung der Rechenleistung, die Miniaturisierung der Speichermedien und die parallele Entwicklung von Cloud Computing haben es möglich gemacht, große Datenmengen in Echtzeit aufzunehmen, zu speichern, zu verarbeiten, weiterzuleiten und so für den Betrieb des jeweiligen MMS verfügbar zu machen. Die Weiterentwicklung von Robotersystemen bis hin zur Möglichkeit der direkten Mensch-Roboter-Kollaboration sowie die Entwicklung digitaler Hilfesysteme vom Exoskelett bis hin zu Hilfen bei Beeinträchtigung der Sinneswahrnehmung, des Bewegungsapparats und des sprachlichen Ausdrucks eröffnen ganz neue Möglichkeiten der Entlastung und Unterstützung des Menschen im Arbeitsprozess im Sinne einer gesundheitsförderlichen und inklusiven Arbeitsgestaltung. Auch die Entwicklungen auf den Gebieten „Machine Learning/Artificial Intelligence", Sprach- und Bilderkennung, 3D-Bildverarbeitung und Augmented Reality bringen ganz neue Chancen zur Neu- und Weiterentwicklung von Mensch-Maschine-Systemen (incl. neuer Anwendungsbereiche) mit sich. Zugleich können damit allerdings auch eine Zuspitzung bekannter und das Hinzutreten neuer Gesundheitsrisiken bei der Arbeit in und mit Mensch-Maschine-Systemen verbunden sein. Solche neuen Risiken ergeben sich insbesondere dann, wenn die Mensch-Maschine-Funktionsteilung so gestaltet wird, dass beim Menschen eine Mischung aus anforderungsarmen Resttätigkeiten und der (in aller Regel überfordernden) Reaktion auf kritische Systemzustände verbleibt.

Das in der Forschung und Gestaltungspraxis zu MMS von Anfang an stark im Fokus stehende Unfallrisiko durch Fehlbedienung, oft als „menschliches Versagen" bezeichnet, hat allein durch die große Menge an zu verarbeitenden Informationen und die hohe Verarbeitungsgeschwindigkeit des maschinellen Teilsystems mit dem daraus resultierenden Zeitdruck eine neue Aktualität bekommen. Hinzu kommen die enorme Systemkomplexität und Systemdynamik der technischen Teilsysteme mit der Folge von zunehmender Intransparenz sowie abnehmender Nachvollziehbarkeit und Steuerbarkeit. Daraus ergeben sich ganz neue Herausforderungen für die Gestaltung gebrauchstauglicher Anzeige- und Bedienelemente als Schnittstellen in der Mensch-Maschine-Interaktion. Doch damit nicht genug: Es geht um eine verstehbare, vom Menschen in der Rolle des Operateurs und Entscheiders an sein gegebenes Level von Systemwissen, Arbeitsfähigkeit und Steuerungskompetenz anpassbare Mensch-Maschine-Interaktion („Dialoggestaltung"). Zusammenstellungen von Design-Regeln wie die „Heuristiken zur Evaluation digitalisierter Arbeit bei Industrie 4.0 und KI-basierten Systemen aus soziotechnischer Perspektive" (Herrmann und Nierhoff 2019) machen deutlich, wie viele unterschiedliche Aspekte bei der Gestaltung des MMS zu berücksichtigen sind.

Die bereits 1983 erstmals so bezeichneten „Ironies of Automation" (Bainbridge 1983) bringen es mit sich, dass die Prozessautomatisierung zu einer immer selteneren Inanspruchnahme der menschlichen Wahrnehmungs-, Analyse-, Interpretations-, Entscheidungs- und Steuerungsfunktionen führt. Immer mehr Überprüfungs- und Adaptionsfunktionen werden dabei im Rahmen der Mensch-Maschine-Funktionsteilung auf das „adaptive", „selbstlernende" maschinelle Teilsystem verlagert. Diese Entlastung des Menschen von (womöglich in der Tat fehleranfälligen) Routinehandlungen führt zu dem Paradox, dass die für Nicht-Routine-Situationen

Mensch-Maschine-Systeme

benötigten Kompetenzen verkümmern, weil sie zu selten in Anspruch genommen werden. Der Versuch, diesem paradoxen Sachverhalt durch Simulationstrainings zu begegnen, ist keine wirkliche Lösung, denn die Ungewissheit über die Ernstfall-Handlungskompetenz des Arbeitenden unter dem Druck einer realen Ausnahmesituation bleibt.

> Wegen der herausragenden Bedeutung dieser „Ironies of Automation" und ihrer Berücksichtigung für eine gesundheitsgerechte Gestaltung von Mensch-Maschine-Systemen wollen wir hier die vier damals von Bainbridge unterschiedenen Ironien einzeln in den Blick nehmen:
> - Ironie 1 liegt darin, dass die Systementwickler den Menschen als wesentliche Fehlerquelle betrachten, dabei aber das Risiko von Entwicklungsfehlern als Resultat der eigenen Fehleranfälligkeit ausklammern.
> - Ironie 2 liegt darin, dass gerade die noch nicht automatisierbaren, weil zu komplexen oder nicht ausreichend vorab spezifizierbaren Aufgaben im Mensch-Maschine-System dem Menschen als dem vermeintlich schwächsten Glied im Prozess überlassen bleiben.
> - Ironie 3, oben bereits zur Sprache gekommen, liegt darin, dass die dem Menschen vermeintlich überlegenen Automaten weiterhin von Menschen überwacht und auf störungsfreies Funktionieren hin geprüft werden sollen – mit der Anforderung an den Menschen, im Störfall einzugreifen und die Prozesssteuerung zu übernehmen.
> - Ironie 4 liegt darin, dass gerade besonders zuverlässige, hoch automatisierte Systeme dem Menschen keine Anlässe und Gelegenheiten zum Eingreifen und aktiven Hineindenken bieten. Dadurch wird ein hoher Aufwand an Simulation und anderen Formen des Ersatz-Trainings erforderlich, damit sich Operateure und Supervisoren das nötige Systemverständnis erarbeiten können. Bei weniger verlässlichen Maschinensystemen ergaben sich solche Lernmöglichkeiten durch die erforderlichen Eingriffe zur Fehlersuche und Problemlösung dagegen im laufenden Betrieb des Mensch-Maschine-Systems.

Diese nun schon seit fast vierzig Jahren bekannten „Ironien der Automatisierung" haben zunächst einmal ironischerweise zu Versuchen geführt, die Maschinensysteme in Richtung „Autonomation" weiterzuentwickeln, sie also noch unabhängiger von menschlichen Eingriffen zu machen.

Gleichzeitig wurden aus arbeitspsychologischer, arbeitswissenschaftlicher und systemergonomischer Sicht Gestaltungsfelder identifiziert, die zwar noch keinen Ausweg aus den genannten Ironien boten, die sich aber dennoch als Schlüsselstellen einer guten, sowohl funktional zielführenden als auch gesundheitsgerechten Gestaltung von Mensch-Maschine-Systemen auch im „digitalen Zeitalter" identifizieren lassen:
- die Gestaltung der Mensch-Maschine-Funktionsteilung,
- die Gestaltung der Schnittstellen zwischen Mensch und Maschinensystem,
- die Gestaltung des Prozesses der Mensch-Maschine-Interaktion,
- die Beteiligung der späteren Operateure und „Überwacher" (engl. Supervisors) an Anforderungsdefinition, Prozessmodellierung und Systemgestaltung.

Gesundheitsrisiken und Gesundheitsressourcen beim Einsatz digital-vernetzter Mensch-Maschine-Systeme

Bezug zu allgemein anerkannten Kriterien einer menschen- und gesundheitsgerechten Arbeitsgestaltung

Gemäß dem Vier-Ebenen-Modell menschengerechter Arbeit nach Hacker (2005) muss Arbeit in und mit digitalisierten Mensch-Maschine-Systemen ausführbar sein; und zwar unter Ausschluss von Gesundheitsschäden, ohne das Erleben von Beeinträchtigungen und idealerweise so, dass Lernen, Kompetenzentwicklung und persönliche Entwicklung in der Arbeit gefördert werden.

Die im Zuge von Digitalisierung/Industrie 4.0/Arbeit 4.0 entwickelten Assistenzsysteme und Automatisierungslösungen ermöglichen heute und in der Zukunft die Übernahme von und Unterstützung bei ansonsten nicht ausführbaren oder gesundheitsschädigenden Aufgaben. Durch adaptive Technologien ist es möglich, diese Unterstützung individuell auf den Beschäftigten anzupassen (DIN, DKE 2017, S. 97) und so z. B. zu erreichen, dass Menschen mit eingeschränkter Seh- oder Hörfähigkeit ihren erlernten Beruf weiter ausüben können und dass das Assistenzsystem sich an den individuellen Grad der Einschränkung der jeweiligen Arbeitsperson anpasst.

Gleichzeitig können sich aus den oben genannten Ironien der Automatisierung in Verbindung mit „Autonomation", der Dynamik cyber-physischer Systeme, der hohen datengetriebenen Informationsdichte und der Komplexität der Mensch-Maschine-Interaktion sowohl *Überforderungen* als auch gesundheitskritische **Unterforderungen** des menschlichen Leistungsvermögens ergeben. Das beginnt bei dem Risiko monotoner Arbeitsabläufe, wenn dem Menschen in der Mensch-Maschine-Funktionsteilung einförmige, unterkomplexe Resttätigkeiten verbleiben. Es setzt sich fort beim aus einer ungünstigen Gestaltung der Mensch-Maschine-Schnittstelle resultierenden Risiko der Informationsüberflutung, und es mündet schließlich in Überforderung durch das plötzliche Auftreten von Ausnahmezuständen in der Mensch-Maschine-Interaktion, die das Systemverständnis und das Handlungsrepertoire des Arbeitenden übersteigen.

Neue und in den kommenden Jahren aufkommende Herausforderungen im Bereich Sicherheit und Gesundheit bei der Arbeit

Die EU-OSHA hat vor dem Hintergrund der genannten Risiken eine szenariobasierte vorausschauende Studie über neue und aufkommende Herausforderungen im Bereich Sicherheit und Gesundheit bei der Arbeit veröffentlicht, aus der hier kurz die für MMS-Gestaltung maßgeblichen Aspekte referiert werden sollen (EU-OSHA 2018):

Die Verbindung von fortgeschrittener Robotik und „machine learning"/„künstlicher Intelligenz" führt zunehmend zu einem neuen Typ von Mensch-Maschine-Systemen: Menschen arbeiten ohne Schutzzäune in **einem** Arbeitsraum mit kollaborativen und intelligenten Robotern (Kobots), die mit hoch entwickelten Sensoren und selbstoptimierenden Algorithmen ausgestattet sind. Dadurch können einerseits gefährliche und monotone Aufgaben an Kobots übertragen werden, und Kobots können auch zur Unterstützung von Menschen mit Behinderungen und sonstigen Leistungseinschränkungen im Arbeitsprozess eingesetzt werden. Aber es könnte andererseits auch zu neuen Unfallrisiken (z. B. durch unvorhergesehene Aktionen der selbstlernenden Roboter), zu Zeit- und Leistungsdruck in der Mensch-Maschine-Interaktion und zur Abnahme der Kontakte zwischen den Arbeitenden und der damit verbundenen sozialen Unterstützung kommen.

Neue, am Körper getragene Hilfsmittel, sogenannte Exoskelette, können dazu genutzt werden, das Heben, Tragen und Handhaben von schweren Arbeitsmitteln und Arbeitsgegenständen zu unterstützen oder überhaupt erst möglich zu machen. Dabei kann die Belastung der Muskulatur und des Bewegungsapparats reduziert werden – aber es können sich auch ganz neue Risiken ergeben:

- Weil Exoskelette als persönliche technische Präventionsmaßnahmen zur Verfügung stehen, werden grundsätzlichere, kollektiv wirksame Maßnahmen zur Vermeidung des Gesundheitsrisikos (Vermeidung von Überkopfarbeit, schwerem Heben und Tragen durch Hebezeuge und andere technische oder organisatorische Maßnahmen der Arbeitssystemgestaltung) gar nicht erst in Betracht gezogen.
- Statt eine nachhaltige Reduzierung der Belastung von Muskulatur und Bewegungsapparat zu bewirken, erweitert das am Körper getragene Hilfsmittel die Grenzen der Ausführbarkeit und Schädigungslosigkeit – mit der Folge von erhöhtem Zeit- und Leistungsdruck für die Arbeitenden.
- Die Nutzung der Exoskelette kann zu neuen Fehlhaltungen führen, und zugleich sind die gesamten Langfrist-Auswirkungen nach physiologischen, biomechanischen und psychologischen Gesichtspunkten noch nicht bekannt. Klar ist hingegen, dass die Reaktion in Notfallsituationen (z. B. im Hinblick auf Reaktionszeiten, Ausweichmöglichkeiten und Fluchtwege) beeinträchtigt sein kann.

Mobile, tragbare oder in die Kleidung eingebettete Systeme zur Erfassung/Weiterleitung von Bewegungs- und Vitalparametern („Wearables") können zur Früherkennung von Gesundheitsrisiken und zum direkten Feedback an die Arbeitenden genutzt werden. Gleichzeitig eröffnen sich jedoch ganz neue Möglichkeiten zur Leistungs- und Verhaltenskontrolle, wenn personenbeziehbare Daten über Standort, Produktivität, Vitalparameter, Stressindikatoren, Gesichtsausdruck, Tonfall und Stimmung gesammelt, ausgewertet und bis zur jeweiligen Arbeitsperson zurückverfolgt werden können.

Allein schon die Möglichkeit zu derartigen Formen der KI-gestützten Überwachung und einer darauf basierenden Personalbeurteilung erscheint hoch problematisch: „Arbeitnehmerinnen könnten das Gefühl haben, dass sie die Kontrolle über ihre Arbeitsinhalte, ihr Arbeitstempo und ihre Arbeitsplanung sowie über die Art und Weise, wie sie ihre Arbeit verrichten, verlieren und dass sie außerstande sind, soziale Kontakte zu pflegen oder eine Pause einzulegen, wann sie dies wollen, und man in ihre Privatsphäre eindringt. Die Nutzung von Daten für solche Zwecke wie Belohnung, Bestrafung oder sogar den Ausschluss von Arbeitnehmer/-innen könnten zu einem Gefühl von Unsicherheit und Stress führen." (EU-OSHA 2020)

Intelligente persönliche Schutzausrüstung mit mobilen, miniaturisierten Überwachungsgeräten eröffnet die Möglichkeit der Früherkennung von schädlichen Expositionen und kritischen Gesundheitszuständen in Echtzeit – mit entsprechenden Reaktionsmöglichkeiten. Doch auch hier eröffnen sich neue Möglichkeiten der Leistungs- und Verhaltenskontrolle, der Umgang mit den Gesundheitsdaten erfordert ein hohes Maß an Sensibilität und die Wahrung ethischer Standards, und schließlich sind alle diese Systeme noch weit vom Status einer verlässlichen Nutzbarkeit und eingespielten organisatorischen Einbettung entfernt.

„Augmented Reality", die computergestützte Erweiterung der Situationswahrnehmung durch das Einspielen von Videobildern, Messdaten etc. z. B. auf eine Datenbrille, eröffnet die Chance zur Vermeidung von Arbeit in gefährlichen Umgebungen, weil Wartungsarbeiten in sicherheitskritischen Bereichen oder an Stellen mit Gesundheitsgefährdung durch Hitze, Kälte oder Schadstoffe im Remote-Modus ausgeführt werden können. Gleiches gilt auch für einen Teil der notwendigen Trainingsmaßnahmen und Einarbeitungsprozesse an solchen Anlagen. „Doch die Zuverlässigkeit von erweiterter Realität hängt davon ab, dass der Zugang zu Quellen mit einschlägigen, hochwertigen Informationen gewahrt wird, sowie davon, ob sie auf dem neuesten Stand ist oder nicht. Geräte in Verbindung mit virtueller und erweiterter Realität können auch Risikofaktoren darstellen, weil sie mit Ablenkung, Reizüberflutung, Orientierungsverlust, Kinetose und Augenbelastung einhergehen können." (EU-OSHA 2020, S. 11)

Mobile digitale Geräte („Smart Devices") eröffnen, in Verbindung mit dem Zugang zum Internet, der zunehmenden WLAN-Verfügbarkeit und der schrittweise verbesserten Netzabdeckung in der Fläche, für eine Vielzahl von Tätigkeiten die prinzipielle Möglichkeit zum mobil-flexiblen Arbeiten mit relativ freier Wahl des Arbeitsorts. Daraus kann sich die Chance zur besseren Vereinbarkeit von Beruf und anderen Lebensbereichen ergeben. Allerdings stehen dem unter dem Gesichtspunkt einer gesundheitsgerechten Arbeitsgestaltung neue Erwartungen wie die nach ständiger Verfügbarkeit, Arbeit unterwegs, Arbeit nach Bedarf und auf kurzfristigen Abruf sowie die generellen Tendenzen zum Verschwimmen der Grenze zwischen Arbeit und Privatleben sowie zu prekären, internetbasierten Beschäftigungsformen wie Crowd- und Clickworking gegenüber.

Die damit einhergehenden gesundheitlichen Risiken nach den Erkenntnissen der EU-OSHA-Studie sind folgende:
- erhöhte Wahrscheinlichkeit von Muskel- und Skeletterkrankungen durch ergonomisch ungünstig gestaltete Heim- und Unterwegs-Arbeitsplätze,
- Vereinzelung, Mangel an sozialer Eingebundenheit und Unterstützung,
- erhöhtes Auftreten gesundheitlicher Probleme wie Fettleibigkeit und Typ 2-Diabetes durch Bewegungsmangel und überwiegend sitzende Tätigkeit,
- Anpassungsdruck in Richtung überlange Arbeitszeiten, höhere Arbeitsmenge und Probleme im Hinblick auf die Vereinbarkeit von Beruf und Privatleben durch ungünstige Lage der Arbeitszeiten,
- faktische Verlagerung der Verantwortung für Sicherheit und Gesundheit bei der Arbeit vom Unternehmen (Fürsorgepflicht des Arbeitgebers, Schutzpflichten gem. ArbSchG) auf die Arbeitenden, weil es immer schwerer wird, dies bei einem zunehmenden Maß an Eigenverantwortlichkeit und Selbstorganisation und noch dazu aus der Ferne zu regeln und zu gewährleisten (siehe auch Beiträge von Bamberg et al. in diesem Band, Teile I und II).

Was folgt aus all dem für eine gesundheitsgerechte Gestaltung von Mensch-Maschine-Systemen in einer immer stärker von digitalen Technologien geprägten Arbeitswelt?

Angesichts der ungeheuren Vielfalt von Mensch-Maschine-Systemen und Arbeitssituationen, in denen sie zum Einsatz kommen können und sollen, erscheint zur Beantwortung dieser Frage eine Fallunterscheidung erforderlich.

Betrachten wir dabei zunächst einmal den *Umgang mit arbeitsbedingten gesundheitlichen Risiken, die unmittelbar aus der Nutzung des Mensch-Maschine-Systems als Arbeitsmittel entstehen*, dann folgt aus arbeitswissenschaftlicher und arbeitspsychologischer Sicht aus der langen Liste von Chancen und Risiken, dass im Prozess der technischen und soziotechnischen Entwicklung und Gestaltung künftiger Mensch-Maschine-Systeme ein Paradigmenwechsel ansteht:

Erforderlich ist ein bewusstes Umsteuern im Sinne einer soziotechnischen Systemgestaltung 2.0 (Bendel und Latniak 2020). Im Prozess des Requirement Engineering und der Lösungsentwicklung müssen neben den funktionalen Anforderungen die Gestaltungsprinzipien, Mittel und Wege der gesundheitsgerechten Gestaltung von Mensch-Maschine-Systemen gleichrangig oder sogar vorrangig Berücksichtigung finden. Dazu gehören

- ganz grundsätzlich die Etablierung einer partizipativen Gesundheits- und Präventionskultur mit bewusstem Augenmerk auf die Verbindung und gegenseitige Stärkung von Verhaltens- und Verhältnisprävention sowie mit dem Leitbild eines gesundheitsbewussten und gesundheitsförderlichen Zusammenspiels von Führung einerseits sowie Selbstorganisation und Eigenverantwortlichkeit andererseits bei der Gestaltung (und dem Betrieb) von Mensch-Maschine-Systemen,
- im operativen Alltag die frühzeitige Information und Beteiligung der Menschen im zu gestaltenden MMS und ihre ernsthafte Einladung zur Mitgestaltung,
- die Nutzung von effizienten, situationsangemessenen Beteiligungsformen, z. B. „Wandel durch Vernetzung" als Verfahren der gesundheitsförderlichen Organisationsentwicklung, Prävention und Gesundheitsförderung,
- die Abkehr von der isolierten Gestaltung des einzelnen MMS und der Übergang zur Einbettung in die Gestaltung des bei MMS-Anwendung entstehenden „Ökosystems" als „System von Arbeitssystemen",
- die rechtzeitige, systematische Berücksichtigung der in einem solchen Gestaltungsprozess erforderlichen Gestaltungskompetenz und, falls erforderlich, eine vorgängige oder begleitende Beteiligungsqualifizierung,
- die Ausrichtung des Systementwurfs auf die Qualität der dabei explizit oder implizit mit definierten Arbeitsaufgaben („Primat der Arbeitsaufgabe") und Arbeitsbedingungen im Sinne einer prospektiven, präventiven Arbeitsgestaltung,
- ein agil-iteratives Vorgehen bei der Gestaltung (und dem Betrieb) von Mensch-Maschine-Systemen,
- die systematische Berücksichtigung der erwartbaren Unterschiedlichkeit im Kreis der zur Arbeit in und mit dem MMS vorgesehenen Menschen („Differentielle Arbeitsgestaltung") unter Einbeziehung der neuen Möglichkeiten zur Personalisierung von Mensch-Maschine-Systemen.

In der zweiten Fallgruppe unserer Fallunterscheidung geht es um den *Umgang mit arbeitsbedingten gesundheitlichen Risiken*, die originärer Bestandteil der Arbeitstätigkeit sind (so etwa bei einem Löscheinsatz oder beim Umgang mit Gefahrstoffen im Zusammengang mit Reinigungs- und Desinfektionstätigkeiten). Hier eröffnen sich, wie oben bereits erwähnt, ungeahnte Möglichkeiten zur Risikominimierung bei solchen gesundheitsgefährdenden Tätigkeiten durch die Nutzung von digital-vernetzten Mensch-Maschine-Systemen wie intelligenter persönlicher Schutzausrüstung oder „Augmented Reality". Trotzdem gilt auch hier, dass neue Risiken lauern und dass daher erst mit einem kontinuierlichen Prozess der Risikoerkennung, des Risikomonitoring und der systematischen Risikominimierung (nach dem agilen Prinzip „Inspect & Adapt") die neuen Chancen voll genutzt werden können.

In die dritte Fallgruppe gehört der *Umgang mit arbeitsbedingten gesundheitlichen Risiken*, die, wie etwa die oben geschilderten Risiken *im Zusammenhang mit mobilflexiblem Arbeiten*, in dieser Form erst im Zusammenhang mit der Verfügbarkeit und Nutzung bestimmter Mensch-Maschine-Systeme (in diesem Fall der mobilen „smart devices") entstanden sind, die aber ein gänzlich anderes, eher auf Führung, Eigenverantwortlichkeit, Gesundheitskompetenz und Entwicklung einer Präventionskultur in Organisation und Gesellschaft gerichtetes Herangehen erforderlich machen.

Die vierte Fallgruppe hatten wir oben bereits in den Blick genommen, nämlich aus der *Nutzung des Mensch-Maschine-Systems als Arbeitsmittel resultierende Ironies of Automation*, die als spezifische arbeitsbedingte gesundheitliche Risiken bezeichnet werden müssen. Von der Challenger-Katastrophe über prominente und weniger prominente Reaktorunfälle und eine lange Reihe von tragischen Unfällen im Flugverkehr bis hin zu den kleineren und größeren Fällen „menschlichen Versagens" bei anderen Überwachungs- und Kontrollaufgaben in komplexen Mensch-Maschine-Systemen bleibt hier zunächst einmal das bittere Fazit, dass der aus arbeitswissenschaftlicher und arbeitspsychologischer Sicht auch und gerade hier seit langem gebotene Paradigmenwechsel hin zu einer stärkeren Inanspruchnahme der menschlichen Wahrnehmungs-, Analyse-, Interpretations-, Entscheidungs- und Steuerungsfunktionen bislang ausgeblieben ist. Diese stärkere Inanspruchnahme im operativen Alltag ist erforderlich, damit sich Operateure und „Supervisors" das nötige Systemverständnis im Regelbetrieb erarbeiten können, statt erst in Extremsituationen gefordert zu sein. Ein aussichtsreicher Lösungsansatz ergibt sich mit dem Vorschlag, Mensch und Maschine bei der MMS-Prozessmodellierung zu diesem Zweck als „Mensch-Maschine-Team" mit situationsflexibler Funktionsteilung aufzufassen (Lüdtke 2015).

Die Fallgruppen 5 und 6 sind nach all dem sozusagen das Happy End im Zusammenhang mit der Nutzung von digital-vernetzten Mensch-Maschine-Systemen, nämlich der *unmittelbare Einsatz als Mittel der Gesundheitsförderung* und der *Einsatz als Hilfsmittel zur Inklusion von Menschen mit Behinderung und zur inklusiven Arbeitsgestaltung*:

- Wie oben bereits erwähnt, können „Wearables" zur Früherkennung von Gesundheitsrisiken und zum direkten Feedback an die Person genutzt werden, und zwar diesseits und jenseits von arbeitsbedingten gesundheitlichen Risiken. Darauf, dass auch hier BigBrother-Missbrauch ausgeschlossen und passende Spielregeln vereinbart werden müssen, bevor diese MMS-Anwendungen vorbehaltlos als Bausteine von eBGM und eHealth empfohlen werden können, hatten wir oben bereits hingewiesen.

- Behinderte Menschen nutzen bereits heute viele digital-vernetzte Mensch-Maschine-Systeme als Hilfsmittel für die Inklusion im Alltagsleben, und sie stehen dem gesamten Digitalisierungsgeschehen vor diesem Hintergrund deutlich zuversichtlicher gegenüber als die Normalbevölkerung (Aktion Mensch 2016). Leider versteht sich die Nutzung von digital-vernetzten MMS zur inklusiven Arbeitsgestaltung lange nicht so von selbst, wie man das erwarten könnte, aber die technologischen Möglichkeiten dazu sind mehr denn je gegeben (Bovenschulte 2020).

Literatur

Aktion Mensch (Hrsg.) (2016) Inklusionsbarometer Arbeit. Ein Instrument zur Messung von Fortschritten bei der Inklusion von Menschen mit Behinderung auf dem deutschen Arbeitsmarkt. 4. Jahrgang. In Kooperation mit dem Handelsblatt Research Institute. Bonn: Aktion Mensch e.V.

Bainbridge L (1983) Ironies of automation. Automatica 19(6):775–779.

Bendel A, Latniak E (2020) Soziotechnisch – agil – lean: Konzepte und Vorgehensweisen für Arbeits- und Organisationsgestaltung in Digitalisierungsprozessen. In Gruppe. Interaktion. Organisation. Zeitschrift für Angewandte Organisationspsychologie (GIO) 3/2020:285–297.

Bovenschulte M (2020) Kognitive Assistenzsysteme. Themenkurzprofil Nr. 38. Berlin: Büro für Technikfolgenabschätzung beim Deutschen Bundestag.

Cyranek G, Ulich E (1993) CIM Herausforderung an Mensch, Technik, Organisation. Zürich: Verlag der Fachvereine.

Dunckel H, Pleiss C (Hrsg.) (2007) Kontrastive Aufgabenanalyse — Grundlagen, Entwicklungen und Anwendungserfahrungen. Zürich: vdf.

Emery FE, Trist EL (1960) Socio-technical Systems. In Churchman CW, Verhulst M (Hrsg.) Management Science. Models and Techniques vol. 2 (S. 83–97). Oxford: Pergamon.

EU-OSHA (Ed.) (2018) Foresight on new and emerging occupational safety and health risks associated with digitalisation by 2025. Bilbao: EU-OSHA.

EU-OSHA (Hrsg.) (2020) Digitalisierung in Zusammenhang mit Sicherheit und Gesundheit bei der Arbeit. Ein Forschungsprogramm der EU-OSHA. Bilbao: EU-OSHA.

Hacker W (2005) Allgemeine Arbeitspsychologie: Psychische Regulation von Wissens-, Denk- und körperlicher Arbeit (2. Auflage). Bern: Huber.

Herbst PG (1974) Socio-Technical Design: Strategies in Multidisciplinary Research. London: Tavistock.

Herrmann T, Nierhoff J (2019) Herausforderungen der sozio-technischen Evaluation der Arbeit mit Autonomen Systemen. In Hirsch-Kreinsen H, Karacic A (Hrsg.) Autonome Systeme und Arbeit: Perspektiven, Herausforderungen und Grenzen der Künstlichen Intelligenz in der Arbeitswelt (S. 207–243). Bielefeld: transcript Verlag.

Johannsen G (2007) Mensch-Maschine-Systeme – gestern, heute, morgen (Eingeladener Plenarvortrag). In Rötting M, Wozny G, Klostermann A, Huss J (Hrsg.) Prospektive Gestaltung von Mensch-Technik-Interaktion (7. Berliner Werkstatt Mensch-Maschine-Systeme) (S. 1–10). ZMMS Spektrum Band 21. Düsseldorf: VDI-Verlag.

Kötter W (1993) Auf dem Weg zur ÜBERMORGEN AG: Gesamtbetriebliche Aufgabenintegration als CIM-Strategie. In Cyranek G, Ulich E (1993) CIM Herausforderung an Mensch, Technik, Organisation (S. 219–230). Zürich: Verlag der Fachvereine.

Kötter W, Volpert W (1993) Arbeitsgestaltung als Arbeitsaufgabe – Ein arbeitspsychologischer Beitrag zu einer Theorie der Gestaltung von Technik und Arbeit. Zeitschrift für Arbeitswissenschaft 47:129–140.

Kötter W, Volpert W, Gohde HE, Weber WG (1990) Prospektive Arbeitsgestaltung in der flexibel automatisierten Fertigung. Arbeitswissenschaften 34:241–249.

Moldaschl M, Weber WG (1986) Prospektive Arbeitsplatzbewertung an flexiblen Fertigungssystemen. Psychologische Analyse von Arbeitsorganisation, Qualifikation, Belastung. Forschungen zum Handeln in Arbeit und Alltag Nr. 1. Berlin: Technische Universität.

DIN, DKE (Hrsg.) (2017) Deutsche Normungs-Roadmap Industrie 4.0 Version 3. Berlin: DIN-Verlag.

Lüdtke A (2015) Wege aus der Ironie in Richtung ernsthafter Automatisierung. In Botthof A, Hartmann EA (Hrsg.) Zukunft der Arbeit in Industrie 4.0 (S. 125–148). Berlin/Heidelberg: Springer.

Pasmore WA (1988) Designing Effective Organizations: The Sociotechnical Systems Perspective. Hoboken (NJ): Wiley.

Strohm O, Ulich E (1997) Unternehmen arbeitspsychologisch bewerten. Ein Mehr-Ebenen-Ansatz unter besonderer Berücksichtigung von Mensch, Technik, Organisation. Zürich: vdf.

Trist E, Bamforth K (1951) Some social and psychological consequences of the long wall method of coal getting. Human Relations 4:3–38.

VDI (Hrsg.) (1990) Handlungsempfehlung: Sozialverträgliche Gestaltung von Automatisierungsvorhaben. Düsseldorf: VDI-Verlag.

Volpert W (1993) Kontrastive Arbeitsanalyse im Rahmen der Gestaltung von CIM-Systemen. In Cyranek G, Ulich E (1993) CIM Herausforderung an Mensch, Technik, Organisation (S. 109–113). Zürich: Verlag der Fachvereine.

Wolfgang Kötter

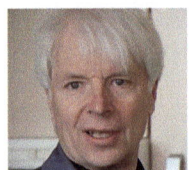

hat nach Lehre und Berufserfahrung als Feinmechaniker an der TU Berlin Maschinenbau (Produktionstechnik, Arbeitswissenschaft) und Psychologie (Arbeits- und Organisationspsychologie) studiert. Seit 1989 arbeitet er als Arbeitswissenschaftler und Organisationsberater bei der von ihm mit gegründeten GITTA mbH.

Arbeitsschwerpunkte: Arbeitswissenschaftliche Gestaltungsberatung (Soziotechnische Systemgestaltung) im betrieblichen Digitalisierungsprozess, Begleitung von partizipativen Veränderungsprozessen („Wandel durch Vernetzung")

Virtuelle und mobile Arbeitsformen

Margarete Boos, Thomas Hardwig, und Stefan Klötzer

Inhaltsverzeichnis

Verändertes Führungsverständnis – 74

Mehr Selbstorganisation des Teams – 76

Fazit – 78

Literatur – 79

© Der/die Autor(en), exklusiv lizenziert durch Springer Fachmedien Wiesbaden GmbH, ein Teil von Springer Nature 2022
E. Bamberg et al. (Hrsg.), *Digitale Arbeit gestalten*, https://doi.org/10.1007/978-3-658-34647-8_6

Noch 2019 wurde laut Institut für Arbeitsmarkt- und Berufsforschung (IAB 2019) nur in einem Viertel der Betriebe mobil gearbeitet, und nur ein Zehntel der Beschäftigten arbeitete zeitweise von zu Hause aus. Infolge der Maßnahmen gegen die COVID-19-Pandemie arbeiteten im August 2020 36 % der Beschäftigten (vgl. Bonin et al. 2020, S. 106) ganz oder teilweise von zu Hause aus.

Innerhalb kürzester Zeit die volle Arbeitszeit von zu Hause aus zu gestalten und persönliche Kontakte von Angesicht zu Angesicht zu vermeiden, bedeutete für alle Betroffenen eine große Herausforderung. Viele Beschäftigte besaßen keine Erfahrung mit mobiler Arbeit, und viele Führungskräfte wussten nicht, wie sie diese Arbeitssituation aufgabenadäquat und mitarbeiterorientiert gestalten können.

Obwohl in vielen Betrieben inzwischen wieder verstärkt zur Präsenzarbeit zurückgekehrt wurde, erscheinen virtuelle Arbeitsformen zunehmend als attraktive Arbeitsmodelle, da sie oftmals ungestörtes und konzentriertes Arbeiten, zeitliche und räumliche Flexibilität ermöglichen, Fahrtkosten sparen und eine bessere Vereinbarkeit von beruflichem und privatem Leben versprechen. „Von zu Hause aus zu arbeiten (…) zahlt sich auch für das seelische Gleichgewicht aus. Wir gewinnen in der Corona-Krise wertvolle Erkenntnisse, um gesundes Arbeiten für die digitale Zukunft neu zu definieren. Es gilt, die positiven Aspekte des Homeoffice für die Zukunft fruchtbar zu machen, ohne die negativen zu übergehen", sagt der DAK-Vorstandschef Andreas Storm (DAK-Gesundheit 2020).

In diesem Beitrag möchten wir Hinweise geben, wie Mitarbeitende und Führungskräfte mit dieser Herausforderung umgehen. Wir konzentrieren uns dabei auf drei Aspekte:
1. Erfolgsbedingungen virtueller Zusammenarbeit
2. Verändertes Verständnis von Führung und Selbstorganisation verteilter Teams
3. Entgrenzung von Arbeit und Privatleben

Virtuelle Zusammenarbeit unterliegt anderen Gesetzmäßigkeiten und Erfolgsbedingungen als Zusammenarbeit in physischer Präsenz.

> » *„Ein virtuelles Team ist – wie jedes andere Team – eine Gruppe von Menschen, die mittels voneinander abhängiger – interdependenter – Aufgaben, die durch einen gemeinsamen Zweck verbunden sind, interagieren. Im Gegensatz zum konventionellen Team arbeitet ein virtuelles über Raum-, Zeit- und Organisationsgrenzen hinweg und benutzt dazu Verbindungsnetze, die durch Kommunikationstechnologie ermöglicht werden."*
> (Lipnack und Stamps 1998, S. 31)

Diese klassische Definition eines virtuellen Teams weist darauf hin, dass sich verteilt versus in wechselseitiger Präsenz arbeitende Teams nur im Merkmal der räumlichen und zeitlichen Verteilung ihrer Mitglieder unterscheiden. Die Entscheidung, ein Projekt über verschiedene Standorte durchzuführen, zieht jedoch weiterreichende Veränderungen der Arbeitssituation mit sich. Es fallen die täglichen informellen Kontakte und der beiläufige Informationsaustausch in der Teeküche weg. Sitzungen sind mit Reisezeiten verbunden oder müssen per Audio- oder Videokonferenz organisiert werden. Mit der räumlichen Distanz der Teammitglieder, vor allem in globalen Unternehmen, werden kulturelle Unterschiede im Team wahrscheinlicher. Verteilt arbeitende Teammitglieder stellen immer wieder fest, dass sie aufgrund ihres lokalen oder kulturellen Handlungskontextes Annahmen treffen, die von den Menschen, mit denen sie kooperieren, nicht geteilt werden. So können sich Unterschiede aufgrund nationaler Kulturen (Hofstede

1984; House et al. 2004), aber auch aufgrund unterschiedlicher Rahmenbedingungen in der Organisation der verschiedenen Standorte in verschiedenen Herangehensweisen an ein Projekt, Regeln für die Zusammenarbeit, Teamnormen usw., d. h. in unterschiedlichen Arbeitsstandards, niederschlagen. Auch erfordert die räumliche Verteilung der an der Kooperation Beteiligten den Einsatz von Medien, u. U. auch eine gemeinsame Sprache, meist Englisch, um sich zu verständigen. Probleme können dabei auftreten, indem nicht nur der reduzierte Informationsgehalt medienvermittelter Kommunikation, zum Beispiel durch den Wegfall nonverbaler Ausdrucksweisen, kompensiert werden muss (Riethmüller und Boos 2011), sondern auch nicht immer die für die jeweilige Aufgabe passenden Medien verfügbar sind oder störungsfrei funktionieren.

Neben diesen Herausforderungen verteilter Teams gibt es auch eindeutige Vorteile. So können ein größerer und weiterer Personenkreis und damit mehr Information und Wissen eingebunden werden. Das Team kann an verschiedenen Orten (z. B. bei Kunden und am Hauptstandort) gleichzeitig aktiv werden. Der medienbedingte Zwang zu expliziterer und stärker sachbezogener Kommunikation kann Arbeitsprozesse produktiver machen und den Effekt von Beziehungskonflikten abschwächen (Cohen und Gibson 2003). Die Leistungsfähigkeit von Teammitgliedern kann auch durch die freie Wahl des Arbeitsortes günstig beeinflusst werden (konzentrierte Arbeit im Homeoffice, Meetings im Büro).

Wie können die Vorteile verteilter Teams genutzt und die Nachteile gemindert werden? Zunächst sind Teams oder Arbeitsgruppen, deren Mitglieder über verschiedene Standorte verteilt zusammenarbeiten und dabei medienvermittelt kommunizieren, Teams wie andere auch. Dies bedeutet, dass sie im besten Falle nach Expertise, Zuständigkeiten, Arbeitsstil etc. heterogen zusammengesetzt sind und im Hinblick auf eine Gruppenaufgabe voneinander abhängig sind, d. h. sich koordinieren (müssen). Dies bedeutet, dass sich die Teammitglieder erst zu einem Team zusammenfinden, gemeinsame Ziele vereinbaren und sich eine Arbeitsweise einspielen muss. Dabei durchlaufen auch verteilte Teams einen Lebenszyklus, dessen Phasen allerdings spezifisch unterstützt werden sollten, damit die Teammitglieder ihre Aufgaben effektiv bewältigen (Boos et al. 2017) (◘ Abb. 6.1).

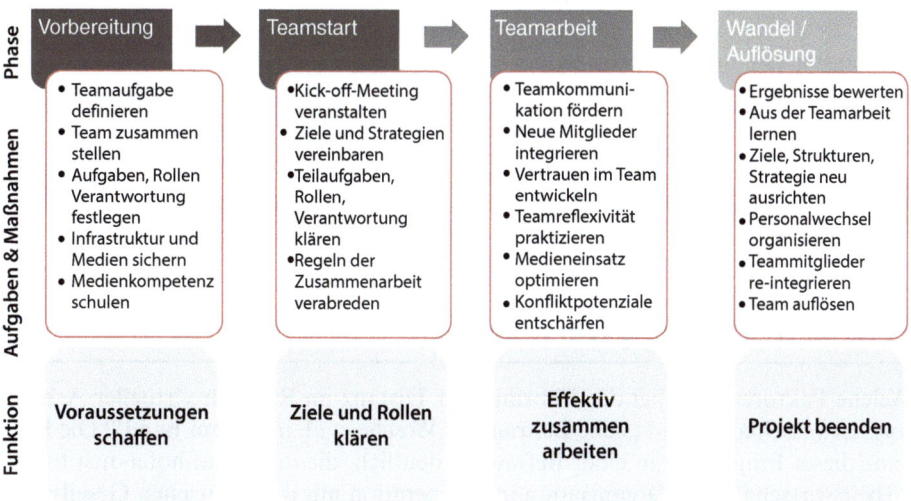

◘ Abb. 6.1 Phasenmodell der Aufgaben eines verteilten Teams (in Anlehnung an Boos et al. 2017, S. 18)

> **Tipp**
>
> In die Phase der *Vorbereitung* gehört notwendig eine für die Aufgaben adäquate technische Ausstattung. Es sollte ein Spektrum unterschiedlich reichhaltiger Kommunikationsmedien verfügbar sein, aus dem passend zur Aufgabe ausgewählt werden kann (*task-media fit*; McGrath und Hollingshead 1994). Funktionsmängel der Technik sollten vom Team kompensiert werden können, und es sollte von Anfang an eine einheitliche Plattform für den Informationsaustausch bereitstehen (Konradt und Köppel 2008). Mit Kollaborationsplattformen stehen hier gegenüber der klassischen – auf Telefon und E-mails basierenden – Technik neue Medien zur Verfügung, die ein gemeinsames, selbstorganisiertes Arbeiten an einem virtuellen Ort im Netz und eine ungekannte Transparenz über den Stand der Arbeit und der Meinungen der Teammitglieder dazu ermöglichen (Weißmann und Hardwig 2020).
>
> Die *Teamstart*-Phase sollte mit einer Kick-off-Veranstaltung beginnen, wenn irgend möglich face-to-face, damit nicht nur aufgaben- oder projektbezogen interagiert wird, sondern sich die Teammitglieder auch persönlich austauschen und kennenlernen können. Falls der Teamstart von Angesicht zu Angesicht nicht möglich ist, sollte ein an Kommunikationskanälen reichhaltiges Medium wie eine Videokonferenz gewählt werden.
>
> In der Phase der eigentlichen *Teamarbeit* ist es besonders wichtig, die Kommunikation im Team durch Feedback, Reflektion der Arbeitsprozesse, Sensibilität für Konflikte, Möglichkeiten zur informellen Kommunikation und gute Dokumentation der Teamergebnisse zu unterstützen. Durch eine intensivere Nutzung von Web- bzw. Video-Konferenzsystemen auf einer Plattform kann dabei die wechselseitige Sichtbarkeit der Teamaktivitäten sowie der Teammitglieder erhöht werden. In einem empirischen Vergleich von Arbeitsteams hat sich gezeigt, dass Teams mit mehr visuellen Kontakten eine stärker integrierte Form der Zusammenarbeit entwickeln, statt arbeitsteilig nebeneinander her zu arbeiten. Zudem erhöht sich der Grad der Beteiligung der Teammitglieder an den Teamprozessen, Entscheidungen werden stärker gemeinsam getragen, und der Gruppenzusammenhalt wird gestärkt (Hardwig und Weißmann 2021; Hofmann et al. 2013).
>
> In der Phase der *Veränderung oder Auflösung des Teams* ist es wichtig, Ergebnisse und Prozesse zu reflektieren, daraus explizit zu lernen und Team-Errungenschaften zu feiern.

▶ Die Anforderungen an Führungskräfte ändern sich, und ein Team muss sich stärker selbst organisieren.

Verändertes Führungsverständnis

Welche Faktoren sind bei der Führung auf Distanz im Rahmen virtueller Arbeitsformen ausschlaggebend (siehe Beitrag von Wesche et al. in diesem Band)? Die Relevanz dieser Frage wird in einer Befragung deutlich, die das Fraunhofer-Institut für Arbeitswirtschaft und Organisation in Kooperation mit der Deutschen Gesellschaft für Personalführung zur Arbeit angesichts der Maßnahmen gegen die Corona-

Pandemie im Mai 2020 durchgeführt hat (Hofmann et al. 2020). Personalverantwortliche von knapp 500 Unternehmen wurden u. a. zur Veränderung der Führungsarbeit in der Corona-Krise befragt. Über die Hälfte der Befragten gab an, aufgrund positiver Erfahrungen Vorbehalte gegenüber dem Home Office abgebaut zu haben. Eine Überforderung der Führungskräfte wurde nur von 12 % der Befragten mit *häufig* angegeben. Ein großer Anteil der Befragten bestätigte allerdings, dass ein Schulungsdefizit in Bezug auf die Führung auf Distanz bestünde (40 % antworteten mit *häufig*, 31 % mit *selten*) und dass diese Art der Führung als Routine eingeübt werden müsse, um künftig auf eine vergleichbare Situation effektiv reagieren zu können.

Im Zuge der Digitalisierung allgemein und weitreichender Veränderungen speziell infolge der Corona-Krise müssen Führungskräfte lernen, die richtige Mischung aus interaktiver Führung, Delegation, Selbstverantwortung ihres Teams und Fürsorge für die Teammitglieder zu realisieren. Das Verständnis von Führung verändert sich. Nach wie vor beinhaltet Führung zwar die gezielte Verhaltensbeeinflussung von Mitarbeitenden im Sinne der Unternehmensziele. Der zentrale Unterschied zwischen der „klassischen" Führung in Präsenzsituationen und der „Führung auf Distanz" ergibt sich aus den Kontextbedingungen, d. h. dem geringen direkten Kontakt zwischen Führungskraft und Mitarbeitenden. Durch den regelmäßigen Kontakt in Präsenzsituationen kann die Führungskraft Verhalten beobachten, Wertschätzung unmittelbar ausdrücken, Fehler und Konfliktsignale wahrnehmen und bei Bedarf schnell und gezielt eingreifen. In räumlich verteilter Zusammenarbeit kann sie nicht oder nur eingeschränkt über Arbeitssituationen und Arbeitsschritte informiert sein und übergreifende Kontrolle ausüben. Sie kann Führung nicht mehr in Form einer direkten, persönlichen Einflussnahme in Präsenzsituationen realisieren, wie es der klassischen Vorstellung von Führung entspricht (Breisig 2020). Vielmehr ist es für die Führung räumlich verteilter Zusammenarbeit notwendig, verstärkt auch indirekte (z. B. durch Zielvereinbarungen) und strukturelle Formen (z. B. durch Transparenz der Aufgaben, Meetings) der gezielten Verhaltensbeeinflussung einzusetzen. Führung erfolgt zudem niemals unilateral von oben nach unten, auch in einem konventionellen Team tragen Gruppenmitglieder aktiv zur Führung bei. Doch bei virtuellen Teams sollten Führungskräfte noch mehr darauf achten, diese Selbstorganisation gezielt zu fördern und zu stärken (Boos et al. 2017).

Führung auf Distanz bedeutet demnach, Macht abzugeben, den Mitarbeitenden zu vertrauen (Schwarzmüller et al. 2017) und ganz allgemein statt einer direktiven eine partizipative Grundhaltung einzunehmen (Hertel und Lauer 2012). Dies erscheint besonders herausfordernd, da Führungskräfte aufgrund ihrer formalen Rollen dennoch in der Verantwortung stehen, zum Beispiel wenn Fehler geschehen. Auch mag die Umsetzung in dezentral organisierten Unternehmen mit flachen Hierarchien leichter fallen, wohingegen in Unternehmen mit zentraler Organisationsstruktur und ausgeprägten Hierarchien weitreichende Veränderungen notwendig sind, die sich in der Regel nicht so schnell umsetzen lassen, wie es in der Corona-Krise plötzlich möglich war.

Die Grundidee der Substitutionstheorie der Führung von Kerr und Jermier (1978) – indirekte Verhaltensbeeinflussung – lässt sich allerdings auch in stärker hierarchisch organisierten Unternehmen umsetzen. Die Theorie war zwar ursprünglich nicht speziell für die Führung auf Distanz entwickelt worden, scheint aber gut darauf anwendbar. Sie beruht auf der Annahme, dass Führungskräfte durch geeignete

Führungssubstitute in ihrer direkten interaktionalen Führung entlastet werden können bzw. dass eine direkte persönliche Einflussnahme durch effizientere indirekte Maßnahmen ersetzt werden kann. Beispiele für solche Führungssubstitute können eine klare Strukturierung der Aufgabe, standardisierte Prozessabläufe, automatisiertes Leistungsfeedback, die Formulierung von Normen für professionelles Verhalten oder die Qualifizierung der Fähigkeiten und Kenntnisse der Mitarbeitenden sein (Boos et al. 2017). Auf der einen Seite werden die Mitarbeitenden durch die Führungssubstitute zum eigenständigen Arbeiten angeregt, gleichzeitig geben sie aber auch Grenzen und Normen für das Handeln vor und bieten so eine klare Orientierung.

Mehr Selbstorganisation des Teams

Führungskräfte tun gut daran, Führungsaufgaben an die Teammitglieder abzugeben, denn durch die virtuelle Zusammenarbeit werden viele ihrer Aufgaben der Arbeitsgestaltung wesentlich anspruchsvoller: Sie müssen für eine funktionierende und aufgabenangemessene technische Infrastruktur sorgen, die Arbeitsabläufe regeln und die Nutzung der Technik u. a. unter dem Aspekt des Persönlichkeits- und Datenschutzes regeln (Weißmann und Hardwig 2020). Sie sollten den oben beschriebenen Teamentwicklungsprozess anleiten, woraus Aufgaben der Kommunikation, der Etablierung einer funktionierenden Form der Zusammenarbeit und der individuellen Unterstützung von Teammitgliedern erwachsen können. Sie müssen die Vernetzung des Teams mit dem organisatorischen Umfeld sicherstellen, was aufgrund der virtuellen Zusammenarbeit schwieriger wird. Und es ist notwendig, dem Team eine klare strategische Orientierung zu geben, damit es sich selbst steuern kann. Dafür ist die Führung durch Zielvereinbarung geeignet, ein partizipativer Führungsansatz, der mit der Substitutionstheorie vereinbar ist. Dabei werden Zielvereinbarungen als Führungsinstrument genutzt, indem ein Rahmen für selbstgesteuertes und eigeninitiatives Verhalten der geführten Personen geschaffen wird, wodurch wiederum die Präsenz der Führungskraft reduziert werden kann (Boos et al. 2017).

Damit findet sich hier gleichzeitig auch eine wichtige Motivationsstrategie wieder. Nach der Zielsetzungstheorie (Locke und Latham 1990) werden Motivation und Leistung maßgeblich durch Ziele und Rückmeldung über deren Erreichung beeinflusst. Die Qualität dieser Ziele hat dabei einen entscheidenden Einfluss auf die Motivation, das heißt, der Führungskraft kommt hier eine wichtige Rolle zu, wenn sie die Zielvereinbarung gemeinsam mit den Mitarbeitenden vereinbart. Formal kann man sich bei der Formulierung beispielsweise an den SMART-Kriterien orientieren, nach denen Ziele spezifisch, messbar, erreichbar, realistisch und auf einen konkreten Zeitraum bezogen sein sollten (**s**pecific, **m**easurable, **a**ttainable, **r**ealistic, **t**ime-based). Inhaltlich sollten sie zum einen an der übergeordneten Strategie der Organisation ausgerichtet sein, zum anderen die Qualifikationen und individuellen Ziele und Bedürfnisse der Mitarbeitenden berücksichtigen. Die Einhaltung der Zielvereinbarung wird schließlich über eine zeitliche Terminierung, verhaltens- und ergebnisorientierte Leistungsmessungen und regelmäßige Leistungsrückmeldungen sichergestellt (Boos et al. 2017).

Virtuelle und mobile Arbeitsformen

Im Gegensatz zur Substitutionstheorie und dem Konzept der Führung durch Zielvereinbarung, bei denen die hierarchische Rolle und die formale Autorität der Führungskraft erhalten bleiben, räumen Konzepte dezentraler Führung den Mitarbeitenden noch mehr Autonomie und Partizipationsmöglichkeiten ein (Hertel und Lauer 2012). So nehmen sowohl im Konzept „verteilter Führung" (*distributed leadership*; Gibb 1956) als auch im Ansatz „geteilter Führung" (*shared leadership*; Pearce und Conger 2003) Teammitglieder Führungsaufgaben arbeitsteilig und zum Teil in fließendem Wechsel wahr. Empirisch belegt ist (Carson et al. 2007), dass diese Formen dezentraler Führung oder besser „Selbstorganisation" des Teams sich positiv auf die Teamleistung auswirken, indem kollektiv Verantwortung übernommen, der Gruppenzusammenhalt gestärkt, das Commitment gefördert und die hierarchische Führung wirksam ergänzt werden (Hoch und Kozlowski 2014).

Auch wenn die vorgestellten Konzepte von einer Reduktion direkter interaktionaler Führung ausgehen, bedeutet dies nicht, dass die Führungsaufgabe dadurch entfällt. Sie wird anders realisiert, um den veränderten Einflussmöglichkeiten bei der Führung auf Distanz gerecht zu werden.

> **Tipp**
>
> Während des Corona-Lockdowns standen viele Teams vor dem Problem, dass sie nicht mehr in der Lage waren, langfristig zu planen, weil unklar war, wie die Situation sich weiter entwickeln würde. Zur Bewältigung solch komplexer Situationen sind agile Methoden entwickelt worden. Sie ermöglichen eine Arbeitsweise für ein Team, die effizient ist und sich an Veränderungen in der Arbeitsumgebung anzupassen erlaubt (siehe Beitrag von Steinert in diesem Band).

▶ Durch die Digitalisierung des Arbeitslebens wird die Entgrenzung von Arbeit und Privatleben verstärkt.

Neben den bereits erwähnten Vorteilen mobiler Arbeitsformen und Tätigkeit vom Home Office aus berichten Beschäftigte vom Problem, ihre Arbeit und ihr Privatleben im Home Office schwer auseinander halten zu können (Grunau et al. 2019). Um im Home Office langfristig gesund zu bleiben, müssen Beschäftigte sich von der Arbeit distanzieren können. Der entsprechende englische Fachbegriff *Detachment* wird definiert als „an individual's sense of being away from the work situation" (Etzion et al. 1998, S. 579). Dies bedeutet zum einen die körperliche Distanz (z. B. Büro im Unternehmensgebäude) und zum anderen die mentale Distanz von der Arbeit (z. B. kein arbeitsbezogenes Denken nach Feierabend) in der Erholungsphase. Da die physische Distanz im Home Office schwierig umzusetzen ist, da dort gearbeitet wird, wo Privates stattfindet, wird die mentale Distanzierung umso wichtiger.

Das *Stressor Detachment* Modell von Sonnentag und Fritz (2015) beschreibt die Wirkungen und Einflüsse des mentalen Abschaltens von der Arbeit. Angenommen wird, dass Arbeitsbelastungen (z. B. Zeitdruck oder hohe Arbeitsanforderungen) das Abschalten erschweren und das Wohlbefinden mindern (Mediatorfunktion des Abschaltens). Zudem kann das Abschalten auch die negative Wirkung von Arbeitsbelastungen auf das Wohlbefinden abpuffern (Moderatorfunktion des Abschaltens).

In ihrer erweiterten Version ergänzen die Autorinnen das Modell um Ressourcen, die zusätzlich einen positiven Effekt auf den Zusammenhang von Arbeitsbelastungen und Wohlbefinden haben können. Das bedeutet, dass Beschäftigte, die von Kolleg:innen z. B. soziale Unterstützung erfahren, besser nach der Arbeit abschalten, weil sie in schwierigen Situationen auf die Hilfe ihrer Umgebung zählen können.

Studien belegen, dass hohe Anforderungen in der Arbeit und das Abarbeiten von Aufgaben in der Erholungszeit ein geringes mentales Abschalten von der Arbeit zur Folge haben, wohingegen hohe Arbeitsressourcen wie die soziale Unterstützung durch Mitarbeitende einen positiven Effekt auf das mentale Abschalten von der Arbeit besitzen (Wendsche et al. 2018). Zudem zeigen zahlreiche Studien, dass das mentale Abschalten von der Arbeit positiv mit dem Erholungserleben, der physischen und psychischen Gesundheit und dem Wohlbefinden der Arbeitnehmer: innen zusammenhängt (Wendsche et al. 2018). Angesichts der zunehmenden Verbreitung des Home Office, in dem die Grenzen zwischen Arbeit und Privatem zerfließen können, ist diese Fähigkeit sehr relevant. Aus den Erkenntnissen des *Stressor Detachment* Modells lassen sich zwei Präventionsansätze – verhaltensorientiert und verhältnisorientiert – ableiten.

> **Tipp**
>
> Verhaltensorientierte Interventionen, die das mentale Abschalten fördern, stärken die Erholungsfähigkeit nachweislich. Es zeigte sich, dass vor allem Trainings zum Umgang mit Stress einen positiven Effekt erzielen. Dabei werden z. B. Zeitmanagementtrainings, Entspannungstechniken und Achtsamkeitsübungen genannt (Wendsche et al. 2018). Es sollten aber auch verhältnisorientierte Interventionen eingesetzt werden, die direkt die Arbeitsbelastungen reduzieren. Im Sinne des Arbeitsschutzgesetzes hat diese Prävention Priorität, da sie die Auslöser direkt angeht (Wendsche et al. 2020). Beispiele sind die Begrenzung der Arbeitslast (zum Beispiel keine E-Mails mehr nach 18 Uhr), das Erhöhen von Arbeitsressourcen (gute technische Infrastruktur) oder die Veränderung der Arbeitsumgebung (ergonomisches Home Office).

Fazit

Haben schon vor der Corona-Pandemie durch die Möglichkeiten zeit- und ortsunabhängiger Zusammenarbeit feste, physische Arbeitsorte in vielen Bereichen an Bedeutung verloren, haben die Maßnahmen des Physical Distancing diesen Trend nun massiv verschärft. Auch wenn unklar ist, wieweit das Pendel wieder zum Büro als Arbeitsort zurückschwingen wird, ist klar: Die Personalpraxis muss sich verstärkt mit der Gestaltung neuer virtueller Arbeitswelten auseinandersetzen. Dies bedeutet zum einen, die Potenziale virtueller und mobiler Arbeitsformen frei zu setzen, z. B. ihre Flexibilität und Vielfalt, zum anderen zu erkennen, welche neuen Fragen beantwortet werden müssen. Diese betreffen die Mitbestimmung und die Beteiligung der Mitarbeitenden am Veränderungsprozess, den Datenschutz und die Datensicherheit. Es sind aber auch Fragen der Gesundheit, des sozialen Austauschs in Arbeitsbeziehungen, der Zugehörigkeit und des Commitment zum eigenen Team und zum Unternehmen und schließlich der Führungsbilder und Managementkonzepte.

Literatur

Bonin H, Eichhorst W, Kaczynska J, Kümmerling A, Rinne U, Scholten A, Steffes S (2020) Verbreitung und Auswirkungen von mobiler Arbeit und Homeoffice. Kurzexpertise. Forschungsbericht 549. Bundesministerium für Arbeit und Soziales.

Boos M, Hardwig T, Riethmüller M (2017) Führung und Zusammenarbeit in verteilten Teams. Göttingen: Hogrefe.

Breisig T (2020) Führung auf Distanz und gesunde Führung bei mobiler Arbeit. Zeitschrift für Arbeitswissenschaft 74:188–194. https://doi.org/10.1007/s41449-020-00219-6

Carson JB, Tesluk PE, Marrone JA (2007) Shared leadership in teams: An investigation of antecedent conditions and performance. Academy of Management Journal 50(5):1217–1234. https://doi.org/10.2307/20159921

Cohen SG, Gibson, CB (2003) In the Beginning: Introduction and Framework. In CB Gibson, SG Cohen (Hrsg.) Virtual teams that work: Creating conditions for virtual team effectiveness (S. 1–14). San Francisco, CA: Jossey-Bass.

DAK-Gesundheit (2020) Digitalisierung und Homeoffice entlasten Arbeitnehmer in der Corona-Krise. https://www.dak.de/dak/bundesthemen/sonderanalyse-2295276.html#/. Zugegriffen: 24. Januar 2021

Etzion D, Eden D, Lapidot Y (1998) Relief from job stressors and burnout: Reserve service as a respite. Journal of Applied Psychology 83:577–585. https://doi.org/10.1037/0021-9010.83.4.577

Gibb CA (1956) Leadership. In AH Barton, G Lindzey (Hrsg.) Handbook of Social Psychology (S. 877–920). Boston, MA: Addison-Wesley.

Grunau P, Ruf K, Steffes S, Wolter S (2019) Mobile Arbeitsformen aus Sicht von Betrieben und Beschäftigten. Homeoffice bietet Vorteile, hat aber auch Tücken. IAB-Kurzbericht 11/2019. Institut für Arbeitsmarkt- und Berufsforschung.

Hardwig T, Weißmann, M (Hrsg.) (2021) Eine neue Qualität der Zusammenarbeit im Unternehmen – Die Arbeit mit Kollaborationsplattformen gestalten. Kooperationsstelle Hochschulen und Gewerkschaften

Hertel G, Lauer L (2012) Führung auf Distanz und E-Leadership – die Zukunft der Führung? In S Grote (Hrsg.) Die Zukunft der Führung (S. 103–118). Springer. https://doi.org/10.1007/978-3-642-31052-2_6

Hoch JE, Kozlowski SWJ (2014) Leading virtual teams: Hierarchical leadership, structural supports, and shared team leadership. Journal of Applied Psychology 99(3):390–403. https://doi.org/10.1037/a0030264

Hofmann J, Klein T, Göl A (2013) Virtuelle Teams. Kollaboration auf Distanz mit und ohne Video im Vergleich. Stuttgart: Fraunhofer-Verlag.

Hofmann J, Piele A, Piele C (2020). Arbeiten in der Corona-Pandemie – Auf dem Weg zum New Normal. Fraunhofer-Institut für Arbeitswirtschaft und Organisation IAO. https://www.iao.fraunhofer.de/de/presse-und-medien/aktuelles/corona-beschleuniger-virtuellen-arbeitens.html. Zugegriffen: 24. Januar 2021

Hofstede G (1984) Culture's consequences: International differences in work-related values. Sage.

House RJ, Hanges PJ, Javidan M, Dorfman PW, Gupta V (2004) Culture, Leadership, and Organizations: The Globe Study of 62 Societies. Thousand Oaks, CA: Sage.

Kerr S, Jermier JM (1978) Substitutes for leadership: Their meaning and measurement. Organizational Behavior and Human Performance 22(3):375–403. https://doi.org/10.1016/0030-5073(78)90023-5.

Konradt U, Köppel P (2008) Erfolgsfaktoren virtueller Kooperationen – Best Practices von Microsoft Deutschland GmbH und Telefónica O2 Germany GmbH & Co. OHG. Bertelsmann Stiftung.

Lipnack J, Stamps J (1998) Virtuelle Teams. Berlin: Uebereuter.

Locke EA, Latham GP (1990) A theory of goal setting and task performance. Prentice-Hall.

McGrath JE, Hollingshead AB (1994) Groups Interacting with Technology: Ideas, Evidence, Issues and an Agenda. Thousand Oaks, CA: Sage.

Pearce CL, Conger JA (2003) All those years ago: The historical underpinnings of shared leadership. In C. Pearce, JA Conger (Hrsg.) Shared Leadership: Reframing the Hows and Whys of Leadership (S. 1–18). Thousand Oaks, CA: Sage.

Riethmüller M, Boos M (2011) Zwischen Aufgaben-Medien-Passung und Teamleistung: Ein Blick in die Blackbox der Kommunikation. Wirtschaftspsychologie (3):21–30.

Schwarzmüller T, Brosi P, Welpe IM (2017) Führung 4.0 – Wie die Digitalisierung Führung verändert. In A Hildebrandt, W Landhäußer (Hrsg.) CSR und Digitalisierung. Management-Reihe Corporate Social Responsibility (S. 617-628). Wiesbaden: Springer Gabler. https://doi.org/10.1007/978-3-662-53202-7_43

Sonnentag S, Fritz C (2015) Recovery from job stress: The stressor-detachment model as an integrative framework. Journal of Organizational Behavior 36:72–103. https://doi.org/10.1002/job.1924

Weißmann M, Hardwig T (2020) Arbeit mit Kollaborationsplattformen. Gestaltungsempfehlungen. SOFI. https://doi.org/10.3249/ugoe-publ-6

Wendsche J, Lohmann-Haislah A, Schulz A, Schöllgen I (2018) Mentales Abschalten von der Arbeit als Erholungsindikator: Wirkungen, Einflussfaktoren und Gestaltungsansätze. ASU Zeitschrift für medizinische Prävention 53:25–31.

Wendsche J, Lohmann-Haislah A, Schütte M (2020) Mentale Erholung nach der Arbeit: Aus den Augen, aus dem Sinn? In G Ernst, K Zühlke-Robinet, G Finking, U Bach (Hrsg.) Digitale Transformation: Arbeit in Dienstleistungssystemen (S. 227–240). Baden-Baden: Nomos.

Prof. Dr. Margarete Boos

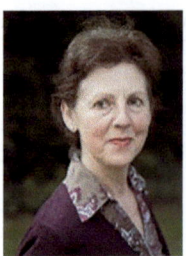

Nach Abschluss des Studiums der Mathematik und Sozialwissenschaften und Promotion im Fach Soziologie an der Universität Bonn wissenschaftliche Mitarbeiterin im SFB 221 „Verwaltung im Wandel" und Habilitation in Psychologie an der Universität Konstanz. Seit 1995 Professorin für Wirtschafts- und Sozialpsychologie an der Universität Göttingen. Arbeitsschwerpunkte: verteilte Teams und mediengestützte Kommunikation, Koordination und Führung in Gruppen, Emergenz von Führung, Methoden der Interaktions- und Kommunikationsanalyse.

Dr. Thomas Hardwig

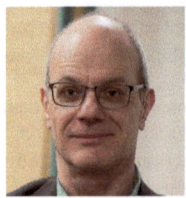

Studium der Soziologie und Promotion an der Georg-August-Universität Göttingen. 1993 bis 2004 Wissenschaftlicher Angestellter des Soziologischen Forschungsinstituts Göttingen, 2004 bis 2007 Leiter Personal und Soziales der Sartorius AG in Göttingen. Seitdem freiberuflicher Berater für Personal- und Organisationsentwicklung und Wachstumsmanagement (KOM.in). Seit 2010 wissenschaftlicher Angestellter der Kooperationsstelle Hochschulen und Gewerkschaften. Nach Abschluss des BMBF Verbundprojektes *CollaboTeam* – Kollaborative Team- und Projektarbeit aktuell im Projekt „Digitalisierung im Schulsystem" tätig.

Arbeitsschwerpunkte: Digitalisierung der Arbeit, Führung räumlich verteilter Teams, Führung und Management, Personal- und Organisationsentwicklung, Arbeitszeit und Arbeitsbelastung von Lehrkräften.

Stefan Klötzer

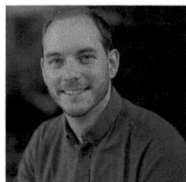

geb. 1990. Studium der Wirtschaftspsychologie. Stefan Klötzer promoviert am Lehrstuhl für Sozial- und Kommunikationspsychologie der Georg-August-Universität Göttingen zum Thema kollaborative Team und Projektarbeit. Er untersucht die Nutzung von Kollaborationsplattformen bei der Teamarbeit und Arbeitsgestaltungsansätze von Unternehmen in der digitalen Transformation.

Virtuelle und automatisierte Führung

Jenny S. Wesche, Jana B. Wilbert, Andreas Sonderegger, und Martin Gersch

Inhaltsverzeichnis

Was ist E-Leadership? – 84
Virtuelle Führung – 85
Automatisierte Führung – 86

Wie wirkt E-Leadership? – 87
Vorteile virtueller Führung und resultierende Chancen – 87
Nachteile virtueller Führung und resultierende Herausforderungen – 88
Vorteile automatisierter Führung und resultierende Chancen – 89
Nachteile automatisierter Führung und resultierende Herausforderungen – 90

Ausblick und Fazit zu E-Leadership – 91

Literatur – 92

© Der/die Autor(en), exklusiv lizenziert durch Springer Fachmedien Wiesbaden GmbH, ein Teil von Springer Nature 2022
E. Bamberg et al. (Hrsg.), *Digitale Arbeit gestalten*, https://doi.org/10.1007/978-3-658-34647-8_7

Heutzutage stellen persönliche Interaktionen von Angesicht zu Angesicht zwischen Führungskräften und ihren Mitarbeiter*innen nur noch einen kleinen Teil der vielgestaltigen Interaktionen im Arbeitskontext dar. Ganz gleich, ob Führungskräfte und Mitarbeiter*innen räumlich zusammen oder getrennt arbeiten (in sog. virtuellen Teams, Hertel et al. 2005), sind die Kommunikation und Zusammenarbeit über und mit moderner Informations- und Kommunikationstechnologie (im Folgenden: IKT) heute nicht mehr aus dem Arbeitsalltag wegzudenken. Führungskräfte und Mitarbeiter*innen halten Videokonferenzen ab oder telefonieren, teilen Ideen und Meinungen in einem Team-Chat oder interagieren über soziale Medien miteinander. Aber auch Aufgaben, die früher Führungskräfte übernommen haben, wie z. B. die Zusammenstellung von Arbeits- und Urlaubsplänen, können heutzutage durch Algorithmen übernommen werden und hinsichtlich des zu erwartenden Arbeitsanfalls anstatt durch das Erfahrungswissen der Führungskraft durch die Ergebnisse maschineller Analysen großer Datenmengen optimiert werden. Diesbezügliche Anfragen der Mitarbeiter*innen sind entsprechend an das automatisierte Planungssystem und nicht mehr an die Führungskraft zu richten.

Will man die Herausforderungen untersuchen, die sich für Führungskräfte und ihre Mitarbeiter*innen aus dieser rasanten digitalen Transformation ergeben, geht es nicht nur darum, wie IKT Führung(-skräfte) beeinflusst, sondern auch umgekehrt wie Führungskräfte ihrerseits die Entwicklung, Anpassung, Implementierung und Nutzung von IKT in ihrer Organisation bzw. ihrem Team beeinflussen (Avolio et al. 2014) und nicht zuletzt wie sich beides auf die Gesundheit, das Wohlbefinden und die Leistungsfähigkeit der Mitarbeiter*innen auswirkt (Ducki 2019).

Was ist E-Leadership?

Führung erfüllt in Organisationen eine zentrale Aufgabe, nämlich die der Ausrichtung des Handelns der einzelnen Organisationsmitglieder auf die Erreichung der Organisationsziele (von Rosenstiel 2014), welche sowohl in Effizienz- als auch in Humanzielen bestehen (Marcus 2011).

> Führung wird grundlegend definiert als *„process whereby intentional influence is exerted over other people to guide, structure, and facilitate activities and relationships in a group or organization"* (Yukl 2013).

Diese zielbezogene Einflussnahme kann ganz unterschiedlich erfolgen und es sollen hier kurz vier Differenzierungen beleuchtet werden, die für die Interaktion von Führung und IKT besonders relevant sind, da sie konkrete Ansatzpunkte darstellen, um Führung so zu gestalten, dass Leistung und Wohlbefinden von Mitarbeiter*innen erhalten und gefördert werden:

- Durch **WEN** erfolgt die Einflussnahme?
    Führung kann von einer oder mehreren Personen ausgeübt werden, die formal oder informell Führungsrollen übernehmen (Dust und Ziegert 2016). Im Zuge der technologischen Weiterentwicklung können inzwischen auch automatisierte Systeme Führungsrollen übernehmen (Wesche und Sonderegger 2019).

- Auf **WELCHE WEISE** erfolgt die Einflussnahme?
  Zur Einflussnahme können unterschiedliche Taktiken (S. Lee et al. 2017) genutzt werden, bspw. kann man Druck ausüben oder einen inspirierenden Appell an die Mitarbeiter*innen richten. In der Führungsforschung werden die distinkten Verhaltensweisen, die eine Führungskraft zur Einflussnahme nutzt, in unterschiedliche konstruktive und destruktive Führungsstile kategorisiert.
- Über **WELCHES MEDIUM** erfolgt die Einflussnahme?
  Führungskräfte können mit ihren Mitarbeiter*innen von Angesicht zu Angesicht sprechen oder vermittelt durch Kommunikationsmedien. Diese Medien können sich u. a. in Synchronizität, Reichhaltigkeit oder auch der wahrgenommenen Formalität unterscheiden (Maruping und Agarwal 2004; Treviño et al. 1987), wie bspw. ein Live-Video-Call im Vergleich zu einem Telefonat, einer E-Mail oder einem Brief und für unterschiedliche Führungsfunktionen mehr oder weniger angemessen und effizient sein.
- Welche **FÜHRUNGSFUNKTIONEN** werden ausgeübt?
  Führungskräfte üben verschiedene Führungsfunktionen aus, um ihre Mitarbeiter*innen hinsichtlich der Erreichung der organisationalen Ziele zu leiten und zu unterstützen: bspw. legen sie Ziele und Prioritäten fest oder planen und koordinieren sie den Einsatz von materiellen und personellen Ressourcen (Fleishman et al. 1991). Diese Führungsfunktionen müssen jedoch nicht alle von der Führungskraft selbst ausgeübt werden, sondern können, wie z. B. die Auswahl neuer Mitarbeiter*innen, auch durch Personalabteilungen oder inzwischen auch automatisierte Entscheidungssysteme (Langer et al. 2021) übernommen werden.

Die verschiedenen Konzepte zu Führung und IKT werden unter dem Oberbegriff **E-Leadership** strukturiert (Avolio et al. 2014; Avolio et al. 2000). Hier wird der Frage nachgegangen, wie Führung und IKT in einer rekursiven Beziehung einander wechselseitig beeinflussen und transformieren (Avolio et al. 2014). In diesem Kontext werden Begriffe wie virtuelle Führung (Schmidt 2014), digitale Führung (Antoni und Syrek 2017) oder auch computer-mediierte Führung (Fischer und Manstead 2004) verwendet, ebenso wie automatisierte oder algorithmische Führung (Wesche und Sonderegger 2019; Harms und Han 2019). Hinter dieser Begriffsvielfalt verbergen sich im Grunde zwei unterschiedliche Einsätze von IKT zur Führung von Mitarbeiter*innen:

Virtuelle Führung

Virtuelle, digitale und computer-mediierte Führung bezeichnen üblicherweise, dass eine menschliche Führungskraft ihre **Führungsfunktionen vermittelt über IKT** ausübt, also bspw. Anweisungen per E-Mail verschickt, Ansprachen als Videobotschaft sendet oder Absprachen per Telefon- oder Videokonferenz tätigt. **Die Führungskraft, welche Informationen abwägt und Entscheidungen trifft, bleibt bei virtueller Führung immer der Mensch.**

> Virtuelle Führung wird definiert als ein *„Prozess des sozialen Einflusses, der vermittelt über moderne IKT Veränderungen in Einstellungen, Gefühlen, Verhaltensweisen und/ oder Leistung von einzelnen Beschäftigten, Gruppen und/oder anderen Organisationen bewirkt"* (Antoni und Syrek 2017, S. 248). Dabei geht es bei virtueller Führung nicht

um ein ja/nein-Kriterium im Sinne vollständige vs. keine Virtualität. Vielmehr wird die Zusammenarbeit von Führungskräften und Mitarbeiter*innen *auf einem Kontinuum zwischen ausschließlichem Kontakt von Angesicht zu Angesicht und ausschließlichem virtuellen Kontakt* mit all den möglichen Abstufungen dazwischen betrachtet (Hertel et al. 2005).

Automatisierte Führung

Bei automatisierter oder algorithmischer Führung werden Führungsfunktionen durch IKT übernommen, d. h. ein automatisiertes System teilt den Mitarbeiter*innen bspw. Aufgaben und Ressourcen zu, gibt Anweisungen und Feedback oder trifft Entscheidungen über Entwicklungsoptionen für Mitarbeiter*innen (Wesche und Sonderegger 2019). Automatisierte Führung bezeichnet also Konstellationen, in denen Menschen bei der Arbeit von automatisierten Agenten bzw. Computerprogrammen und nicht wie herkömmlich von menschlichen Agenten, also Führungskräften, geführt werden.

> In Anlehnung an die Führungsdefinition von Yukl (2013) definieren Wesche und Sonderegger (2019, S. 200) automatisierte Führung als *„process whereby purposeful influence is exerted by a computer agent over human agents to guide, structure, and facilitate activities and relationships in a group or organization"*.

Ähnlich wie auch bei der virtuellen Führung geht es bei der automatisierten Führung nicht um ein ja/nein-Kriterium, d. h. darum ob Führung vollständig oder gar nicht automatisiert ist, sondern um unterschiedliche Ausmaße und Grade der Automatisierung. In den meisten Organisationen findet derzeit nur eine Automatisierung einzelner Führungsfunktionen statt, so werden bspw. Personal- und Schichtpläne unter Berücksichtigung des zu erwartenden Geschäftsaufkommens automatisiert erstellt (z. B. die der Barista bei Starbucks in den USA, Kantor 2014) oder werden Leistungsrückmeldungen automatisiert zusammengestellt und kommuniziert (z. B. Lechermeier et al. 2020) oder werden Bewerber*innen für Stellen automatisiert vorselektiert (z. B. van Esch et al. 2019). Zudem sind die meisten automatisierten Systeme im Führungskontext derzeit so gestaltet, dass menschliche Führungskräfte die vom System vorgeschlagenen Entscheidungen stets validieren müssen, bevor sie an Mitarbeiter*innen kommuniziert werden. Ein vollständiger Ersatz der menschlichen Führungskraft ist bislang nicht erfolgt oder intendiert (Harms und Han 2019; Wesche und Sonderegger 2019). Stattdessen wird, insbesondere von Anbietern entsprechender Systeme, argumentiert, dass automatisierte Führung menschlichen Führungskräften zeitaufwändige Routinefunktionen abnehmen und dadurch mehr Zeit für die wichtigen verbleibenden Führungsfunktionen geben kann (wie z. B. strategische Entscheidungen, persönliche Gespräche mit Mitarbeiter*innen, etc.).

Ausnahmen finden sich bislang nur in einigen Organisationen der Gig-Economy (siehe Beitrag von Schneider-Dörr in diesem Band): In diesen Organisationen (z. B. Uber, Lyft oder Deliveroo) existieren keine klassischen Führungskraft-Mitarbeiter*innen-Beziehungen mit den über automatisierte Systeme geführten Mitarbeiter*innen bzw. Auftragsnehmer*innen und sind Interaktionen mit anderen

Organisationsmitgliedern stark reduziert (Duggan et al. 2020). Die automatisierten Systeme teilen den Menschen Aufgaben zu, kontrollieren die Erfüllung (bzw. verarbeiten dazu Bewertungen durch die Endkund*innen), passen die Vergütung an und schließen die Menschen bei schlechter Leistung von weiteren Aufgabenübernahmen aus. Eine Kommunikation mit menschlichen Führungskräften ist für die Mitarbeiter*innen bzw. Auftragnehmer*innen oftmals kaum möglich (M. K. Lee et al. 2015).

Wie wirkt E-Leadership?

Für Leistung und Wohlbefinden von Mitarbeiter*innen macht es einen großen Unterschied, auf welche Art und Weise Führungskräfte ihre zielbezogene Einflussnahme ausüben, d. h. nach welchen Kriterien sie Entscheidungen treffen und mit welchem Führungsstil sie ihren Mitarbeiter*innen begegnen (z. B. Judge und Piccolo 2004; Ng und Feldman 2015; Judge et al. 2004). Bei E-Leadership wird jedoch von der Spezifikation bestimmter Führungsstile explizit abgesehen: Eine Führungskraft kann von Angesicht zu Angesicht genauso wie virtuell konstruktiv oder destruktiv führen und auch ein automatisiertes Führungssystem kann Entscheidungen über Mitarbeiter*innen-Anliegen nach Maßstäben treffen, die an Humankriterien oder an Kriterien kurzfristiger Profitmaximierung orientiert sind. An dieser Stelle sollen daher grundsätzliche potentielle Vor- und Nachteile sowie sich daraus ergebende Chancen und Herausforderungen von virtueller und automatisierter Führung für Leistung und Wohlbefinden von Mitarbeiter*innen diskutiert werden.

Vorteile virtueller Führung und resultierende Chancen

Für Organisationen kann virtuelle Zusammenarbeit Kosten für Büroflächen und Dienstreisen einsparen und damit auch zu Nachhaltigkeits- und Umweltschutzzielen beitragen. Für Führungskräfte und Mitarbeiter*innen ermöglichen virtuelle Führung und Zusammenarbeit aber in erster Linie persönliche räumliche und zeitliche Flexibilität, die verschiedene Vorteile mit sich bringen kann (für eine ausführliche Zusammenstellung siehe Hertel und Lauer 2012):
— **Zusammenarbeit ohne räumliche Einschränkungen**: Virtuelle Führung und Zusammenarbeit ermöglichen es, die besten Mitarbeiter*innen für ein Team zu rekrutieren, auch wenn diese in großer Distanz leben oder aus privaten, familiären oder gesundheitlichen Gründen nicht jeden Tag ins Büro kommen können oder wollen. Nicht zuletzt die Sars-CoV-2-Pandemie 2020/2021 machte diesen Vorteil deutlich, der es ermöglichte, auch trotz Infektionsschutz-bedingter Kontaktbeschränkungen die Arbeit in vielen Organisation aufrecht zu erhalten (z. B. Kramer und Kramer 2020).
— **Zeitsouveränität und Eigenverantwortlichkeit**: Viele Mitarbeiter*innen schätzen es, wenn sie ihre Arbeitszeiten flexibel einteilen und auch aus dem Home-Office arbeiten können. Die erlebte Zeitsouveränität und Eigenverantwortlichkeit können genauso wie das in sie gelegte Vertrauen zur Arbeitszufriedenheit und Motivation beitragen.

Nachteile virtueller Führung und resultierende Herausforderungen

Umgekehrt bringt virtuelle Führung auch verschiedene Nachteile mit sich und stellt Führungskräfte vor diverse Herausforderungen, um auch im virtuellen Kontext die Arbeit leistungs- und gesundheitsförderlich zu gestalten (für eine ausführliche Zusammenstellung siehe Hertel und Lauer 2012; Staar et al. 2019).

Zum einen kann in der virtuellen Zusammenarbeit die Beziehungsgestaltung erschwert sein, da durch den fehlenden unmittelbaren Kontakt beziehungsbezogene, informelle Kommunikation abnehmen und die wahrgenommene Anonymität steigen können. So können sich **motivationale Probleme** ergeben, wenn Vertrauen zu und Identifikation mit der Führungskraft und den anderen Mitarbeiter*innen abnehmen. Diese Faktoren sind einerseits wichtig für die erfolgreiche Zusammenarbeit, andererseits spielen sie auch als Ressourcen (z. B. in Form von sozialem Zusammenhalt und Unterstützung, vgl. Staar et al. 2019) für den Umgang mit Arbeitsbelastungen und ihren gesundheitlichen Folgen eine wichtige Rolle.

Zum anderen können sich **Probleme in der Koordination von Arbeitsprozessen** ergeben, u. a. da die virtuelle Zusammenarbeit oftmals zu kürzeren, weniger vollständigen und weniger antizipierbaren Interaktionssequenzen führen kann. Für die Zusammenarbeit wichtige Teamkognition, wie z. B. ein geteiltes Verständnis von Zielen, Aufgaben, Prioritäten und Strategien, scheint sich zudem in Teams mit direktem Kontakt leichter entwickeln zu können (Andres 2012). Resultierende Schwierigkeiten in Koordinations- und Informationsverarbeitungsprozessen im Team können schließlich zu Informationsüberlastung führen und Stress verursachen.

Auch kann die IKT-Anwendung selbst zu Überlastung und Stress (sog. **Technostress**) mit negativen gesundheitlichen Konsequenzen führen (Dragano und Lunau 2020). Technische Schwierigkeiten und eine geringe Gebrauchstauglichkeit (engl.: usability) der IKT, ständige Erreichbarkeit (und damit z. B. häufigere Unterbrechungen und erschwertes Abschalten von der Arbeit) sowie die Schnelligkeit technologischer Veränderungen und die dadurch erforderliche Anpassung können dabei mit einer gesteigerten Arbeitsbelastung einhergehen.

Aus den mit der virtuellen Zusammenarbeit einhergehenden Problemen ergeben sich zwei zentrale Herausforderungen für eine leistungs- und gesundheitsförderliche Führung, die sich einerseits den verschiedenen postulierten Einflussmöglichkeiten von Führung auf die Gesundheit der Mitarbeiter*innen (Franke et al. 2015) zuordnen lassen und andererseits zwei der oben eingeführten Differenzierungen aufgreifen: Auf welche Weise üben Führungskräfte Einfluss aus und welche Medien nutzen sie dafür.

- *Führungskräfte müssen ihr Verhalten so anpassen, dass dieses auch in virtuellen Interaktionen zentrale Führungsaufgaben sicherstellt.*

  Entsprechend des ersten Einflussmechanismus von Führung (Franke et al. 2015: direkter Einfluss durch Führungsverhalten) ergibt sich für Führungskräfte die Herausforderung, ihr Verhalten und ihre Kommunikation auch an den Schwierigkeiten der virtuellen Zusammenarbeit auszurichten. Viele der sozialen Prozesse, die im direkten Kontakt spontan und natürlich entstehen (z. B. informeller Austausch beim gemeinsamen Mittagessen), müssen bei virtueller Zusammenarbeit explizit angestoßen und koordiniert werden. Diese sozialen Prozesse fördern z. B. Vertrauen im Team, Identifikation mit der Führungskraft, dem

Team und der Organisation, aber auch die Ausbildung gemeinsamer Normen der Zusammenarbeit oder geteilter Vorstellungen von Prioritäten, Aufgaben und Wissensverteilung. Dabei gilt es zu berücksichtigen, dass im virtuellen Kontext Missverständnisse und Konflikte länger unentdeckt bestehen können, die im persönlichen Kontakt schneller erkannt und geklärt würden (vgl. Hertel und Lauer 2012). Ebenso können Belastungen der Mitarbeiter*innen durch fehlende soziale Kontrolle schwieriger erkannt werden, sodass u. a. Arbeitspakete und Pausen bewusst abgesprochen und notwendige Kompetenzen der Mitarbeiter*innen zum Selbstmanagement gefördert werden sollten (Parry und Battista 2019; Waltersbacher et al. 2019).

- *Führungskräfte müssen die Entwicklung, Anpassung und Implementierung von IKT in ihrem Team bzw. ihrer Organisation so steuern, dass eine Passung zu Tätigkeit, Mitarbeiter*innen und Team bzw. Organisation entsteht.*

Entsprechend des zweiten Einflussmechanismus von Führung (Franke et al. 2015: indirekter Einfluss durch Arbeitsgestaltung) ergibt sich für Führungskräfte außerdem die Herausforderung die technischen Rahmenbedingungen für eine gesundheitsförderliche und gute Zusammenarbeit festzulegen. Hierbei ist die Wahl angemessener IKT sowie deren Integration in die weiteren Arbeitsprozesse entscheidend. Eine erste Orientierung kann z. B. das ‚Media-Richness'-Modell (Treviño et al. 1987) geben, nach dem die Wahl eines Mediums effektiv ist, wenn die Informationsreichhaltigkeit des Mediums der Komplexität der Aufgabe angepasst ist. Zudem sind die technischen und medialen Kompetenzen und Fähigkeiten der Führungskraft selbst sowie der Mitarbeiter*innen zu berücksichtigen (Hertel und Lauer 2012) und gegebenenfalls zu fördern. Bezüglich der IKT selbst ist sowohl die Gebrauchstauglichkeit zu beachten, um Belastungen durch technische Schwierigkeiten zu reduzieren, als auch ein gesundheitsförderlicher Umgang mit dieser (z. B. im Hinblick auf die Erreichbarkeit) zu entwickeln. Dabei kann die Führungskraft – in Übereinstimmung mit dem vierten Einflussmechanismus von Führung nach Franke et al. (2015) – eine Vorbildfunktion einnehmen (Parry und Battista 2019; Waltersbacher et al. 2019).

Vorteile automatisierter Führung und resultierende Chancen

Die Einführung von Automation wird in Organisationen meist mit Zuwächsen hinsichtlich Produktivität und Sicherheit begründet (z. B. Hancock 2014). Solche Argumente finden sich auch im Zusammenhang mit automatisierter Führung (für eine ausführliche Zusammenstellung siehe Chamorro-Premuzic und Ahmetoglu 2016; Wesche und Sonderegger 2019). So werden schon heute viele Entscheidungen von Führungskräften auf der Basis von Vorschlägen automatisierter Systeme getroffen, welche z. B. in Echtzeit Analysen komplexer Daten durchführen, die von Menschen nicht in annähernd vergleichbarer Geschwindigkeit und Präzision durchgeführt werden könnten (siehe Beitrag von Adolph u. Tausch in diesem Band). Auch unterliegen menschliche Führungskräfte verschiedenen Problem- und Fehlerquellen, welche als Argument dienen können, Führungsentscheidungen zu automatisieren. Entsprechende Probleme beinhalten unter anderem potentielle Partikularinteressen (z. B. Vetternwirtschaft) sowie typische menschliche Wahrnehmungs- und Entscheidungsverzerrungen (z. B. Beförderungsentscheidungen auf Basis nichtleistungsbezogener Merkmale). Die Leistung, Zufriedenheit und Gesundheit der Mitarbeiter*innen können dementsprechend positiv durch **schnellere, präzisere und objektivere Entscheidungen** und darauf aufbauende Planungen (bspw. ausreichend Personal zur richtigen Zeit für ein präzise vorhergesagtes Arbeitsaufkommen) beeinflusst werden.

Zudem unterliegen Beziehungen zwischen menschlichen Führungskräften und Mitarbeiter*innen oft gewissen sozialen Spannungen und Konflikten, welche gravierende Belastungen im Arbeitsalltag darstellen können (z. B. soziale Stressoren wie negatives Leistungsfeedback, negative Emotionen, etc.). Diesbezüglich kann davon ausgegangen werden, dass automatisierte Führungssysteme im Vergleich zum Menschen **weniger durch Emotionen beeinflusst** sind, keine negativen Emotionen erwidern und auch keine Vergeltung üben. Zudem meiden sie keine Konflikte und sind nicht neidisch, und entbehren so typisch menschlicher Eigenschaften, welche im Rahmen von Führung einen negativen Einfluss auf Leistung und Wohlbefinden von Mitarbeiter*innen haben können.

Nachteile automatisierter Führung und resultierende Herausforderungen

Natürlich birgt automatisierte Führung auch erhebliche Risiken und potentielle Nachteile (für eine ausführliche Zusammenstellung siehe Chamorro-Premuzic und Ahmetoglu 2016; Wesche und Sonderegger 2019). So muss speziell für automatisierte Führung berücksichtigt werden, dass die technologischen Grundlagen, Künstliche Intelligenz und Maschinelles Lernen, auf der **Verarbeitung existierender Daten** basieren und darin enthaltene Muster und Strukturen replizieren (siehe Beitrag von Adolph u. Tausch in diesem Band). Dies kann dazu führen, dass bspw. bestehende Ungerechtigkeiten oder systematische Fehler (z. B. die Unterrepräsentation von Frauen in Führungspositionen) in automatisierten Entscheidungssystemen verstärkt werden, „echte" Kreativität und Innovation (i. S. vollständiger Neuartigkeit) ausbleiben, und automatisierte Führungssysteme nicht ohne Weiteres aus dem regionalen, kulturellen oder ethischen Kontext, aus dem die Daten zur Entwicklung stammen, auf andere Kontexte übertragbar sind.

Als weitere Schwäche automatisierter Führung wird zudem oft erwähnt, dass automatisierte Systeme im Gegensatz zu (den meisten) Menschen über keine Kompetenzen in Bezug auf Emotionen und Empathie verfügen. Diesbezüglich kann jedoch davon ausgegangen werden, dass im Zuge der rasanten Entwicklung von Rechenleistung und der Fortschritte in den Bereichen der künstlichen emotionalen Intelligenz und Deep Learning in naher Zukunft schon Systeme existieren werden, welche Emotionen korrekt identifizieren und Empathie ausdrücken können – vielleicht sogar akkurater als Menschen dazu in der Lage sind.

Aus diesen Problemen ergeben sich ebenfalls zwei zentrale Herausforderungen um auch automatisierte Führung leistungs- und gesundheitsförderlich zu gestalten, die wiederum zwei der oben eingeführten Differenzierungen aufgreifen: Auf welche Weise üben automatisierte Führungssysteme Einfluss aus und welche Führungsfunktionen werden überhaupt an automatisierte Führungssysteme übertragen?

- *Für automatisierte Führungssysteme muss sichergestellt werden, dass die Einflussnahme auf die Mitarbeiter*innen auf leistungs- und gesundheitsförderliche Weise ausgeübt wird.*

  Hierfür sind in der Entwicklung und Implementierung verschiedene Fragen zu klären, u. a. auf welcher Datenbasis das System entwickelt und auf welche Ergebnisse und Entscheidungskriterien das System optimiert wird; welcher Führungsstil für die Interaktion mit den Mitarbeiter*innen vorgesehen ist; ob Entscheidungen des Führungssystems durch menschliche Führungskräfte vor Inkrafttreten und Kommunikation an die Mitarbeiter*innen validiert werden müssen; oder auch ob Einspruchsmöglichkeiten gegen Entscheidungen des Systems durch die Mitarbeiter*innen vorgesehen werden. Übertragen auf die zuvor angesprochenen Mechanismen des Führungseinflusses entspricht diese Herausforderung am ehesten dem ersten Einflussmechanismus (Franke et al. 2015: direkter Einfluss durch die Art des Führungsverhaltens).

- *Für leistungs- und gesundheitsförderliche Führungssysteme muss kontinuierlich überprüft werden, welche Führungsfunktionen sinnvollerweise an das automatisierte Führungssystem übertragen werden können.*

  Hierbei spielt es bspw. eine Rolle, welchen technologischen Entwicklungsstand das Führungssystem hat und ob es in der Lage ist, die Führungsfunktion zufriedenstellend auszuführen, wie gravierend Fehlentscheidungen in der betreffenden Funktion sind, und ob das Team oder die Organisation sich in einer Routine- oder Ausnahme- bzw. neuartigen Situation befindet. Orientierung können hier auch die Entscheidungsparadigmen der allgemeinen Automationsforschung zur Funktionsallokation (z. B. Feigh und Pritchett 2013) bieten. Dabei ist es wichtig, nicht allein aufgrund von technologischer Machbarkeit und Effizienzgründen eine Automatisierung bestimmter Funktionen zu entscheiden, sondern eben auch die Auswirkungen auf die bisherigen Funktionsinhaber*innen und Interaktionspartner*innen (hier: Führungskräfte und Mitarbeiter*innen) zu berücksichtigen (Hancock 2014). Wieder übertragen auf die zuvor angesprochenen Mechanismen des Führungseinflusses geht es bei dieser Herausforderung am ehesten um die Gestaltung der Rahmen- und Arbeitsbedingungen und damit um den zweiten Einflussmechanismus (Franke et al. 2015: indirekter Einfluss durch Arbeitsgestaltung).

Ausblick und Fazit zu E-Leadership

Mit wachsender Leistungsfähigkeit von IKT und steigender Bedeutung datengetriebener Geschäftsmodelle relativieren sich frühere Diskurse über ein Für und Wider virtueller oder automatisierter Führung (z. B. Avolio et al. 2014; Baptista et al. 2020; Harms und Han 2019; Wesche und Sonderegger 2019). Es ist keine Frage mehr *ob*, sondern *wie* die digitale Transformation auch diesbezüglich verlaufen wird. Zu erwarten sind auch hier die typischen „Spannungen" im Verlauf der Veränderungen (Vial 2019; Farjoun 2016). Neben eher seltenen radikalen Umbrüchen in kurzer Zeit scheint ein eher schrittweiser Wandel, gerade in Hinblick auf die Entwicklung automatisierter Führung, wahrscheinlicher. Warum sollte nicht auch ein automatisiertes Führungssystem eine „Führungskraft-Karriere" durchlaufen, bei der sukzessive

(Führungs-)Aufgaben in geeigneten Kontexten an das automatisierte System übertragen werden und bei Erfolg eine „Beförderung" (i.S.e. Ausweitung der Führungsverantwortung) in Aussicht steht? Dies kann – um im Bild der Führungskräfteentwicklung zu bleiben – gerahmt werden u. a. durch (menschliche) Supervision und Mentoring (durch Expert*innen und Vertreter*innen des Top Managements), die nicht nur die konkrete (Weiter-)Entwicklung des daten- und algorithmen-basierten Führungssystems ermöglichen, sondern grundlegender damit einhergehende fundamentalere Veränderungen im Organisationsgefüge reflektieren (Baptista et al. 2020).

Kenntnisse über Vor- und Nachteile sowie Chancen und Risiken virtueller und automatisierter Führung sowie der resultierenden Herausforderungen für Führungskräfte und Mitarbeiter*innen sind essentiell, um informiert und verantwortungsvoll Entscheidungen hinsichtlich der leistungs- und gesundheitsförderlichen Ausgestaltung von Führung treffen zu können. Denn, *„whether one likes it or not, algorithms have begun to usurp leadership functions and are now managing millions of workers worldwide. The future is now"* (Harms und Han 2019, S. 2).

Literatur

Andres HP (2012) Technology-mediated collaboration, shared mental model and task performance. Journal of Organizational and End User Computing 24(1):64–81. https://doi.org/10.4018/joeuc.2012010104

Antoni CH, Syrek C (2017) Digitalisierung der Arbeit: Konsequenzen für Führung und Zusammenarbeit. Gruppe. Interaktion. Organisation. Zeitschrift für Angewandte Organisationspsychologie (GIO) 48(4):247–258. https://doi.org/10.1007/s11612-017-0391-5

Avolio BJ, Kahai S, Dodge GE (2000) E-leadership: Implications for theory, research, and practice. Leadership Quarterly 11(4):615–668. https://doi.org/10.1016/S1048-9843(00)00062-X

Avolio BJ, Sosik JJ, Kahai SS, Baker B (2014) E-leadership: Re-examining transformations in leadership source and transmission. Leadership Quarterly 25(1):105–131. https://doi.org/10.1016/j.leaqua.2013.11.003

Baptista J, Stein MK, Klein S, Watson-Manheim MB, Lee J (2020) Digital work and organisational transformation: Emergent digital/human work configurations in modern organisations. The Journal of Strategic Information Systems 29(2):101618. https://doi.org/10.1016/j.jsis.2020.101618

Chamorro-Premuzic T, Ahmetoglu G (2016, 12. Dezember) The pros and cons of robot managers. Harvard Business Review.

Dragano N, Lunau T (2020) Technostress at work and mental health: Concepts and research results. Current Opinion in Psychiatry 33(4):407–413. https://doi.org/10.1097/YCO.0000000000000613

Ducki A (2019) Digitale Transformationen: Von gesundheitsschädigenden Effekten zur gesundheitsförderlichen Gestaltung. In Badura B, Ducki A, Schröder H, Klose J, Meyer M (Hrsg.) Fehlzeiten-Report 2019: Digitalisierung - gesundes Arbeiten ermöglichen (S. 1–13). Berlin/Heidelberg: Springer.

Duggan J, Sherman U, Carbery R, McDonnell A (2020) Algorithmic management and app-work in the gig economy: A research agenda for employment relations and HRM. Human Resource Management Journal 30(1):114–132. https://doi.org/10.1111/1748-8583.12258

Dust SB, Ziegert JC (2016) Multi-leader teams in review: A contingent-configuration perspective of effectiveness. International Journal of Management Reviews 18(4):518–541. https://doi.org/10.1111/ijmr.12073

Farjoun M (2016) Contradictions, dialectics, and paradoxes. In Langley A, Tsoukas H (Hrsg) The Sage Handbook of Process Organization Studies (S. 87–109). Los Angeles: Sage Publications Inc.

Feigh KM, Pritchett AR (2013) Requirements for effective function allocation. Journal of Cognitive Engineering and Decision Making 8(1):23–32. https://doi.org/10.1177/1555343413490945

Fischer O, Manstead ASR (2004) Computer-mediated leadership: Deficits, hypercharisma, and the hidden power of social identity. German Journal of Human Resource Management 18(3):306–328. https://doi.org/10.1177/239700220401800304

Fleishman EA, Mumford MD, Zaccaro SJ, Levin KY, Korotkin AL, Hein MB (1991) Taxonomic efforts in the description of leader behavior: A synthesis and functional interpretation. The Leadership Quarterly 2(4):245–287. https://doi.org/10.1016/1048-9843(91)90016-U

Franke F, Ducki A, Felfe J (2015) Gesundheitsförderliche Führung. In Felfe J (Hrsg.) Trends der psychologischen Führungsforschung: Neue Konzepte, Methoden und Erkenntnisse (S. 253–264). Göttingen: Hogrefe.

Hancock PA (2014) Automation: How much is too much? Ergonomics 57(3):449–454. https://doi.org/10.1080/00140139.2013.816375

Harms PD, Han G (2019) Algorithmic leadership: The future is now. Journal of Leadership Studies 12(4):74–75. https://doi.org/10.1002/jls.21615

Hertel G, Geister S, Konradt U (2005) Managing virtual teams: A review of current empirical research. Human Resource Management Review 15(1):69–95. https://doi.org/10.1016/j.hrmr.2005.01.002

Hertel G, Lauer L (2012) Führung auf Distanz und E-Leadership: Die Zukunft der Führung? In Grote S (Hrsg.) Die Zukunft der Führung (S. 103–118). Berlin/Heidelberg: Springer.

Judge TA, Piccolo RF (2004) Transformational and transactional leadership: A meta-analytic test of their relative validity. Journal of Applied Psychology 89(5):755–768. https://doi.org/10.1037/0021-9010.89.5.755

Judge TA, Piccolo RF, Ilies R (2004) The forgotten ones? The validity of consideration and initiating structure in leadership research. Journal of Applied Psychology 89(1):36–51. https://doi.org/10.1037/0021-9010.89.1.36

Kantor J (2014, 13. August) Working Anything but 9 to 5. The New York Times.

Kramer A, Kramer KZ (2020) The potential impact of the Covid-19 pandemic on occupational status, work from home, and occupational mobility. Journal of Vocational Behavior 119:103442. https://doi.org/10.1016/j.jvb.2020.103442

Langer M, König CJ, Busch V (2021) Changing the means of managerial work: Effects of automated decision support systems on personnel selection tasks. Journal of Business and Psychology. https://doi.org/10.1007/s10869-020-09711-6

Lechermeier J, Fassnacht M, Wagner T (2020) Testing the influence of real-time performance feedback on employees in digital services. Journal of Service Management 31(3):345–371. https://doi.org/10.1108/JOSM-10-2018-0341

Lee MK, Kusbit D, Metsky E, Dabbish L (2015) Working with machines: The impact of algorithmic and data-driven management on human workers. In CHI '15: 33rd Annual ACM Conference on Human Factors in Computing Systems 2015 (S. 1603–1612). https://doi.org/10.1145/2702123.2702548.

Lee S, Han S, Cheong M, Kim SL, Yun S (2017) How do I get my way? A meta-analytic review of research on influence tactics. Leadership Quarterly 28(1):210–228. https://doi.org/10.1016/j.leaqua.2016.11.001

Marcus B (2011) Grundlagen und Selbstverständnis der Arbeits- und Organisationspsychologie. In Marcus B (Hrsg.) Einführung in die Arbeits- und Organisationspsychologie (S. 11–24). Wiesbaden: VS Verlag für Sozialwissenschaften.

Maruping LM, Agarwal R (2004) Managing team interpersonal processes through technology: A task-technology fit perspective. Journal of Applied Psychology 89(6):975–990. https://doi.org/10.1037/0021-9010.89.6.975

Ng TW, Feldman DC (2015) Ethical leadership: Meta-analytic evidence of criterion-related and incremental validity. Journal of Applied Psychology 100(3):948–965. https://doi.org/10.1037/a0038246

Parry E, Battista V (2019) The impact of emerging technologies on work: A review of the evidence and implications for the human resource function. Emerald Open Research 1:5. https://doi.org/10.12688/emeraldopenres.12907.1

Schmidt GB (2014) Virtual leadership: An important leadership context. Industrial and Organizational Psychology 7(2):182–187. https://doi.org/10.1111/iops.12129

Staar H, Gurt J, Janneck M (2019) Gesunde Führung in vernetzter (Zusammen-)Arbeit – Herausforderungen und Chancen. In Badura B, Ducki A, Schröder H, Klose J, Meyer M (Hrsg.) Fehlzeiten-Report 2019: Digitalisierung – gesundes Arbeiten ermöglichen (S. 217–235). Berlin/Heidelberg: Springer.

Treviño LK, Lengel RH, Daft RL (1987) Media symbolism, media richness, and media choice in organizations: A symbolic interactionist perspective. Communication research 14(5):553–574. https://doi.org/10.1177/009365087014005006

van Esch P, Black JS, Ferolie J (2019) Marketing AI recruitment: The next phase in job application and selection. Computers in Human Behavior 90:215–222. https://doi.org/10.1016/j.chb.2018.09.009

Vial G (2019) Understanding digital transformation: A review and a research agenda. The Journal of Strategic Information Systems 28(2): 118–144. https://doi.org/10.1016/j.jsis.2019.01.003

von Rosenstiel L (2014) Grundlagen der Führung. In von Rosenstiel L, Regnet E, Domsch ME (Hrsg.) Führung von Mitarbeitern: Handbuch für erfolgreiches Personalmanagement (7. Aufl, S. 3–28). Stuttgart: Schäffer-Poeschel.

Waltersbacher A, Maisuradze M, Schröder H (2019) Arbeitszeit und Arbeitsort: (Wie viel) Flexibilität ist gesund? In Badura B, Ducki A, Schröder H, Klose J, Meyer M (Hrsg.) Fehlzeiten-Report 2019: Digitalisierung – gesundes Arbeiten ermöglichen (S. 77–107). Berlin/Heidelberg: Springer.

Wesche JS, Sonderegger A (2019) When computers take the lead: The automation of leadership. Computers in Human Behavior 101:197–209. https://doi.org/10.1016/j.chb.2019.07.027

Yukl G (2013) Leadership in Organizations (8. Aufl). Edinburgh: Pearson Education.

Dr. Jenny S. Wesche

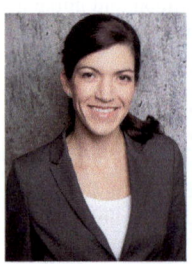

Nach Abschluss des Studiums der Psychologie an der Universität Bielefeld (2007) als wissenschaftliche Mitarbeiterin und Trainerin am LMU Center for Leadership and People Management der Ludwig-Maximilians-Universität München, dort 2011 Promotion zu Zusammenhängen zwischen Führung und Mitarbeiterleistung. Seit 2011 Forschung und Lehre als Postdoktorandin an der Freien Universität Berlin im Arbeitsbereich Sozial-, Organisations- und Wirtschaftspsychologie. 2019 Gastprofessorin für Occupational Health Psychology an der Humboldt-Universität zu Berlin. Arbeitsschwerpunkte: Interaktion von Führungskräften und Geführten in Organisationen, Digitalisierung und Automatisierung im Arbeitskontext.

Jana B. Wilbert

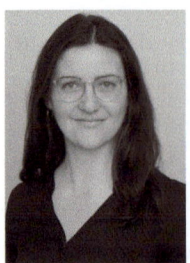

Nach Abschluss des Studiums der Psychologie an der Universität Mannheim sowie der Humboldt-Universität zu Berlin seit 2019 als wissenschaftliche Mitarbeiterin an der Freien Universität Berlin tätig. Forschungsschwerpunkte: Führung und virtuelle Teams, soziale Identität.

Prof. Dr. Andreas Sonderegger

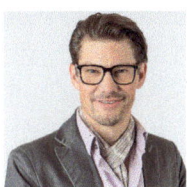

Nach Abschluss des Studiums der Psychologie und Betriebswirtschaftslehre an der Université de Fribourg, Schweiz, und einem Abstecher ins HR-Management eines New Economy Startups 2010 Promotion an der Université de Fribourg zum Thema ‚Usability Tests'. Danach Forschung und Lehre in der Arbeits- und Organisationspsychologie sowie der Kognitiven Ergonomie als Postdoktorand am Institut für Arbeitspsychologie und Kognitive Ergonomie der Université de Fribourg. Zudem Gründer der Unternehmung youser.ch, welche Dienstleistungen im Bereich der Entwicklung und Evaluation von Mensch-Technologie-Schnittstellen anbietet. Seit 2020 Professor an der Berner Fachhochschule im Departement Wirtschaft, wo er am Institut New Work zum Thema mensch-zentrierte Gestaltung der Digitalisierung forscht und lehrt.

Univ.-Prof. Dr. Martin Gersch

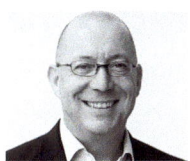

Nach Studium der Wirtschaftswissenschaft (1991) und Promotion (1996) an der Ruhr-Universität Bochum als Projektleiter in der Internationalen Unternehmensentwicklung der Tengelmann Unternehmensgruppe. Durch Habilitation 2006 erteilte Lehrbefugnis für Betriebswirtschaftslehre und Wirtschaftsinformatik. Seit 2007 Professor für Betriebswirtschaftslehre an der FU Berlin, hier u.a. Träger des DFG-Graduiertenkollegs „Pfade organisationaler Prozesse", Gründer des Departments Wirtschaftsinformatik, Gründer und Leiter des Digital Entrepreneurship Hubs, Antragsteller und Principal Investigator am Einstein Center Digital Future. Arbeitsschwerpunkte: Digitale Transformation (u.a. Gesundheit, Mobilität, Dienstleistungen), Service Engineering, E-Business, IT-Entrepreneurship, ökonomische Theorien, digitale Lehr- und Lernformen. Daneben Mentor zahlreicher wissenschaftsnaher Startups.

Neue Beschäftigungsformen in der Plattformökonomie

Andreja Schneider-Dörr

Inhaltsverzeichnis

Von Plattformen, Crowds, Gigs und Influencern – 98
Wo liegen die Probleme? – 99

Arbeitnehmer oder Selbstständige? – 100
Grundsatz – 100
Definition und Anmeldung auf einer Plattform – 101
Weisungen und Fremdbestimmung – 102
Algorithmisches Management – 103
Schlussfolgerung für den Status Arbeitnehmer – 104

Schutz- und Gestaltungsmöglichkeiten – 104

Literatur – 106

Von Plattformen, Crowds, Gigs und Influencern

Digitale Plattformen verändern seit einem guten Jahrzehnt, wie Menschen konsumieren, ihre Freizeit verbringen und arbeiten. So ermöglichen es Plattformen wie Airbnb, Uber, Amazon, Helpling, Upwork, YouTube, TikTok, Instagram, Spotify in Sekundenschnelle auf eine Vielzahl von Annehmlichkeiten wie Urlaub, Transport, Essen, Güter und Arbeitskräfte aller Art, Informationen und Musik zurückgreifen zu können. Bei allen Unterschieden, die diese Plattformen im Detail haben, liegen ihnen viele Gemeinsamkeiten zugrunde: Sie stellen Dienstleistungen, Gegenstände und Informationen bereit, ohne selbst Eigentümer einer Ferienwohnung zu sein (Airbnb), ohne selbst Informationen herzustellen (Content-Plattformen) und ohne Arbeitnehmer anstellen zu müssen (Upwork, Helpling, Amazon Mechanical Turk, Clickworker). Sie nutzen stattdessen Aktiva wie Wohnungen, Fahrzeuge oder die Arbeitskraft eines Menschen und das Internet erweist sich dabei als der mächtigste Mechanismus, um Angebot und Nachfrage perfekt zusammenzubringen (Brynjolfsson und McAfee 2018). Die Plattformen lassen sich diese Vermittlung mit einer Gebühr bezahlen. Dieses Geschäftsmodell der Vermittlung ermöglicht es den Plattformen, das unternehmerische, rechtliche und soziale Risiko der vermittelten Dienstleistungen ebenso wie die Kosten für die Arbeitskraft und Produktionsmittel nicht selbst zu übernehmen, sondern weitgehend den arbeitenden Menschen und den Nutzern der Plattformen zuzuweisen (u. a. Schmidt 2016; Schneider-Dörr 2019).

In der digitalen Welt sind die Möglichkeiten grenzenlos: Programmieren von Webseiten, Webdesign, Innovationswettbewerbe, Testen von Webseiten und Apps und im Grunde alle Arten von Informationsarbeit. Es wurden auch ganz neue Arten digitaler Dienstleistungen durch Plattformen geschaffen, z. B. in Form von Micro- oder Clickwork. Menschen sitzen in diesem Fall vor ihren Computern oder Smartphones und produzieren einfachste Informationen. Sie klicken z. B. Katzenbilder an, sie trainieren Algorithmen in Alltagssprache (Schmidt 2019) oder machen Fotos von Produkten im Supermarkt. Beispielhaft repräsentieren Clickworker, Amazon Mechanical Turk, Crowd Guru, Microworkers, Roamler und Streetspotr diese Art von Plattformen.

Daneben gibt es jene Arbeiten, bei denen Dienstleistungen online angefordert, aber offline erbracht werden (online-to-offline). Das sind Dienste wie z. B. die genannten Transportdienstleistungen, Reinigungsdienste, Einkaufsdienste sowie Logistik- und Reparaturdienste. Man spricht hier von Gig Work (Crouch 2019; Woodcock und Graham 2020) oder Online-to-offline Plattformen (Brynjolfsson und McAfee 2018). Die relevanten Plattformen sind Uber, Didi Chuxing (Chinas Uber), Foodora, Lieferheld, Meituan (Chinas Lieferheld), Helpling, BookATiger, MyHammer.

Es gibt etwa 50–80 Plattformen weltweit, die hauptsächlich kleinere Tätigkeiten wie die oben beschriebenen anbieten (u. a. Berg et al. 2018; Schmidt 2016).

Einem Bericht der Weltbank zufolge wird das Wachstumspotential von Online-Outsourcing (zu dem auch das Crowd Work gehört) hoch geschätzt. Kuek et al. (2015) gehen für das Jahr 2025 von einem Umsatz zwischen 15 und 25 Milliarden US-Dollar aus; auf das Jahr 2016 entfiel ein Umsatz von 4,4 Milliarden US-Dollar durch Online-Outsourcing, wobei hier die chinesischen Plattformen nicht eingerechnet sind. Der tatsächliche weltweite Umsatz dürfte noch höher sein.

Eine weitere Form digitaler Arbeit ist, dass Menschen auf Content-Plattformen wie YouTube als sog. Influencer eine so hohe Bekanntheit erlangen, dass Unternehmen sie bezahlen, um Produkte zu bewerben oder zu platzieren (zu den Arbeitsbedingungen vgl. ▶ http://www.fairtube.info). Ihre Tätigkeit hat digitale Reichweite und in der „Aufmerksamkeitsökonomie" kann das durch lukrative Werbe- und Sponsorenverträge beachtliche Einnahmen einbringen (Staab 2019). In eine ähnliche Kategorie kann man auch professionelle Spieler auf Gaming Plattformen fassen (Francken et al. 2019).

Diese Formen von neuer digitaler Arbeit sind bei Weitem nicht abschließend. Im Grunde genommen sind solche Tätigkeiten überall dort möglich, wo es eine Plattform schafft, Bedürfnisse und Informationen vermittelt durch Menschen zu bündeln.

Wo liegen die Probleme?

All das sind interessante Phänomene neuer Beschäftigungsformen. So ist es nicht verwunderlich, dass sich in den letzten Jahren eine rege Forschungstätigkeit verschiedenster Disziplinen zu Erwerbsarbeit auf Plattformen entwickelte. Aus juristischer Sicht stellt sich immer wieder die Frage, wie die arbeitenden Menschen einzuordnen sind, als Arbeitnehmer oder als Selbstständige (u. a. Däubler und Klebe 2015; Vogl 2018; Pacha 2018; Hensel et al. 2019; Schneider-Dörr 2021)? Werden hier sozialversicherungspflichtige Beschäftigungsverhältnisse zugunsten eines Rebranding-Work-Narrativs verschleiert (Prassl 2018)? Rebranding-Work bezieht sich hierbei darauf, dass viele Plattformunternehmen es vermeiden, von Arbeitnehmern zu sprechen, stattdessen sind die arbeitenden Menschen Tasker, Clickworker, Roamler, Rider, Experts, Professionals usw. Das Problem firmiert in der Öffentlichkeit auch als Scheinselbstständigkeit, ist aber nur Ausdruck eines tiefer liegenden Problems.

Ob arbeitende Menschen als Arbeitnehmer oder Selbstständige einzuordnen sind, hat enorme praktische Auswirkungen. Im Verständnis des deutschen Arbeits- und Sozialrechts bedeutet Selbstständigkeit, dass keine Arbeitnehmerrechte wie Mindestlohn, Entgeltfortzahlung im Krankheitsfall oder Urlaubsansprüche gelten. Gleichzeitig sind gerade die einfachen Tätigkeiten, wie Textproduktion und das Anklicken von Bildern mit ein paar Cent bis ein paar Euro vergütet. Crowd Worker berichten, dass sie kaum auf den gesetzlichen Mindestlohn kommen können, auch wenn sie sehr geübt sind (Benner 2015). Handelt es sich dabei nur um Teenager, die sich im Supermarkt zwei Euro dazuverdienen, indem sie ein Produkt abfotografieren, wird niemand ernsthaft einen Arbeitsvertrag annehmen wollen. Ist eine solche Tätigkeit aber auf Dauer eingerichtet und suchen Menschen gezielt nach diesen Aufträgen, dann bilden sich Abhängigkeiten und Fragen nach sozialer Absicherung und Abhängigkeit werden lauter. Studien zufolge sind die maßgeblichen Performer auf Plattformen auch nicht jene, die ein, zwei Aufgaben pro Woche übernehmen, sondern eine kleine Anzahl sog. Power-Worker, die 80 % der im Internet gestellten Aufgaben bewältigen (Musthag und Ganesan 2013; Martin et al. 2014; Benner 2015).

Die Bezahlung kann bei anderen Plattformen höher sein. So steigt die Bezahlung mit der Qualifizierung. Wird über die Plattform Upwork ein Programmierer gesucht, dann legt dieser selbst den Preis fest. Allerdings konkurriert er mit der ganzen Welt.

Gerade wenn Sprache, Zeit und Raum keine Barrieren mehr sind, kann ein „race to the bottom" stattfinden. Die gleiche Leistung kostet in unseren Breitengraden 50 Euro pro Stunde, während sie in Indien für 15 Dollar zu haben ist. Das sind aber ohnehin die Fälle, denen das Recht nicht wirklich beikommen kann – es ist die Verschmelzung von Globalisierung mit Digitalisierung.

Auf Plattformen wie YouTube oder Instagram entscheiden zwar die Influencer selbst, wie sie ihre Tätigkeit gestalten, aber gerade YouTube macht weitreichende Vorgaben, was nicht gezeigt werden darf. Wird es dennoch gemacht, kann dies zu einer sog. Demonetarisierung führen (Staab 2019; Moorstedt 2018). Das heißt, die hochgeladenen Videos erhalten eine schlechtere Platzierung, erreichen so weniger Interessierte oder werden gar ganz gesperrt. Dies hat Auswirkungen auf die Einkünfte der Influencer, so dass es insbesondere in jüngerer Zeit Rufe nach fairen Bedingungen auf Content-Plattformen wie YouTube gibt.

Diese skizzierten unterschiedlichen Gemengelagen führen dazu, dass man sich die Schutzmöglichkeiten für Arbeiter auf Plattformen und daraus abzuleitende Schutzbedürfnisse sehr genau ansehen muss.

8 Arbeitnehmer oder Selbstständige?

Grundsatz

Um es gleich vorweg zu nehmen, der Arbeitsvertrag als solcher ist seit April 2017 in § 611a BGB kodifiziert. Nun mag man sich wundern, dass dieser erst seit etwas mehr als vier Jahren im Gesetz steht. Die Kodifikation des Arbeitsvertrages und damit die indirekte Definition, wer Arbeitnehmer ist, ist Gegenstand eines weit verzweigten Streits in der Rechtswissenschaft (Fischels 2019). Natürlich gibt es schon sehr viel länger Anhaltspunkte, wann jemand als Arbeitnehmer gilt und wann nicht. Das Merkmal der persönlichen Abhängigkeit ist der Kern des Arbeitnehmerbegriffes. Das Bundesarbeitsgericht hat in den letzten 67 Jahren seines Bestehens maßgeblich die Interpretation dessen, wer Arbeitnehmer und damit persönlich abhängig ist, geprägt.

In der Sache soll die persönliche Abhängigkeit Arbeitnehmer von Selbstständigen unterscheiden.[1] Sie ist anzunehmen, wenn statt der freien Tätigkeitsbestimmung die Eingliederung in eine fremde Arbeitsorganisation vorliegt, die sich regelmäßig im Weisungsrecht des Arbeitgebers bezüglich des Inhaltes, der Durchführung, der zeitlichen Lage und des Ortes der Tätigkeit zeigt.[2] Die „persönliche Abhängigkeit" wird sozusagen mithilfe dieser Merkmale mit „Leben" gefüllt. Den Gegenbegriff zur „persönlichen Abhängigkeit" bildet die „wirtschaftliche Abhängigkeit", diese ist der arbeitnehmerähnlichen Person vorbehalten. Wenn also jemandem Vorgaben zu Inhalt, Zeit, Ort und Durchführung seiner Tätigkeit gemacht werden können und der arbeitende Mensch dabei fremdbestimmt ist, d. h. beispielsweise in die Arbeitsorganisation eingegliedert, dann ist er sehr wahrscheinlich ein Arbeitnehmer.

---

1 Vgl. BAG, Urteil vom 23.04.1980 – 5 AZR 426/79, AP Nr. 34 zu § 611 Abhängig. Rn. 18.
2 BAG, Urteil vom 30.11.1994 – 5 AZR 704/93 Rn. 23, NZA 1994 S. 622; Urteil vom 07.02.2007 – 5 AZR 270/06 Rn. 13.

Das sind natürlich sehr offene Rechtsbegriffe und wer bestimmt, wann jemand weisungsgebunden oder eingegliedert ist? Dabei ist wichtig, dass es nicht darauf ankommt, was die Parteien (regelmäßig der Arbeitgeber) in den Vertrag hineinschreiben. Ob in einem Vertrag steht, dass jemand freier Mitarbeiter, Selbstständiger und jedenfalls nicht Arbeitnehmer sei, ist dem Arbeitsrecht egal, denn es lässt Scheinbezeichnungen nicht gelten.

Tritt jemand nach außen als Selbstständiger mit freiem Dienst- oder Werkvertrag auf, unterliegt er jedoch Weisungen und/oder ist fremdbestimmt, dann stellt sich die Rechtsbeziehung nach ihrer tatsächlichen Vertragsdurchführung als Arbeitsvertrag dar. Der Schutzgedanke des Arbeitsrechts gebietet es, dass der wirtschaftliche stärkere Teil es nicht durch bloße Formulierung des Vertrages in der Hand hätte, ob Arbeitsrecht anwendbar ist oder nicht.[3]

Zwar setzt sich das Recht über bloße Scheinbezeichnungen hinweg, wenn sie nur dazu dienen, die wahren Verhältnisse zu verschleiern, aber die Begriffe sind zunächst einmal da, sodass das Recht die Hürde nehmen muss, sie zu entschleiern.

Möchte man den arbeitsrechtlichen Status von Beschäftigten auf Plattformen klären, so muss man sich die jeweilige Arbeitsorganisation der Plattform ansehen (Schneider-Dörr 2021).

Im Folgenden wird beschrieben, wie Plattformen doch sehr weitreichende Weisungen vornehmen und wie sie mittels eines algorithmischen Managements eine Kontrolle schaffen, die sonst nur Arbeitgeber über Arbeitnehmer ausüben könnten.

Definition und Anmeldung auf einer Plattform

Es ist angesichts der Vielzahl und Vielfalt von Plattformen nicht möglich, eine einheitliche Arbeitsorganisation darzustellen. Schon eine einheitliche Definition dessen, was eine Plattform ist, gibt es nicht. Eine mögliche Definition bieten Parker et al. (2018):

> *„Eine Plattform ist ein Geschäftsmodell, das darauf beruht, dass wertschöpfende Interaktion zwischen externen Anbietern/Erzeugern und Kunden ermöglicht werden. Die Plattform stellt den Teilnehmern eine offene Infrastruktur für diese Interaktion bereit und legt die Rahmenbedingungen und Regeln dafür fest. Der übergreifende Zweck einer Plattform ist es, das Zusammenkommen der User und den Austausch von Waren, Dienstleistungen und ‚Sozialer Währung' (Engl. ‚social currency') zu gestatten und dabei für alle Beteiligten die Möglichkeit einer Wertschöpfung zu schaffen."*[4]

Diese Definition trifft das Wesen von Plattformen sehr genau, denn Plattformen müssen eine Menge Aufwand für die Lenkung des Ökosystems aufbringen, um eine positive Interaktion zwischen den Beteiligten zu ermöglichen (Parker et al. 2018, S. 17). Sie stellen für diesen Austausch von Leistungen notwendige Dienste wie die Webseite, Webshop, Bewertungssysteme, Bezahlsysteme, Kommunikationswege usw. zur Verfügung.

---

[3] BAG, Beschluss vom 22.3.1995 – 5 AZB 21/94, NZA 1995, S. 823–834 (832) „Scientology"; BAG, Urteil vom 19. 11. 1997 – 5 AZR 653/96, NZA 1998, S. 364–367; ErfK/Preis, § 611 a BGB Rn. 44.
[4] Parker et al. 2018, S. 17.

Wer beispielsweise auf einer reinen Onlineplattform kleinere Texte schreiben oder Bilder kategorisieren möchte, meldet sich zunächst als Nutzer an. Meist muss man kleine Schulungen und Aufgaben absolvieren, um als Autor oder Texter überhaupt zugelassen zu werden (ausführlich beschrieben bei Vogl 2018; Schneider-Dörr 2021). All diese Vorleistungen kosten Zeit, bringen aber noch kein Geld, denn sie werden aus Sicht der Plattformen freiwillig absolviert. Ähnlich verläuft es auf Plattformen, wo man sich eine App herunterlädt und die Aufgaben darin bestehen, Bilder des öffentlichen Raumes oder von Produkten im Einzelhandel zu machen und anschließend über die App hochzuladen.

Bei Plattformen, wo man eine Dienstleistung offline erbringt, wie beispielsweise als Haushaltshilfe oder Essenslieferant, ist die Anmeldung zwar online, aber es werden mehr persönliche Daten verlangt (Kopie des Personalausweises etc.) und meist muss man in einer Zentrale auch persönlich vorstellig werden.

Als YouTube-Influencer muss man eine gewisse Bekanntheit bereits etabliert haben, die man dann mittels Werbe- und Sponsorenverträgen monetarisieren kann.

8 Weisungen und Fremdbestimmung

Die Vorgaben, die Plattformen den dort Tätigen machen, entsprechen nicht immer Weisungen im arbeitsrechtlichen Sinne. Es wird ein konkreter Auftrag abgearbeitet, die Plattform weist nicht von selbst Aufträge den Plattformbeschäftigten zu. Das würde zunächst für eine selbstständige Tätigkeit sprechen.

Allerdings werden sehr genaue Vorgaben gemacht, wie eine Aufgabe zu bewältigen ist. Wer ein Foto machen muss, dem werden Beispielfotos über die App angezeigt. Wer Texte schreiben möchte, bekommt eine Schritt-für-Schritt Anweisung. Hält man sich daran nicht, läuft man Gefahr leer auszugehen, wenn die Arbeit nicht abgenommen wird. Viele Ablehnungen kann man sich jedoch nicht leisten, denn es wird ein umfassendes Bewertungs-, Feedback- und Reputationssystem über die Performance geführt. Die Summe der Bewertungen bildet die Reputation der Plattformbeschäftigten. Die Reputation zeigt an, wie ihre Job-Performance ist und wie gut sie letztlich ihren Teil der Interaktion auf einer Plattform erfüllen. Sie ist eine der indirekten Steuerungsfunktionen, die Plattformbeschäftigte motiviert, viele gute Bewertungen zu bekommen.

Die Qualität der Bewertungen ist enorm wichtig, da sie darüber entscheidet, ob die Plattformbeschäftigten auf der Plattform bleiben können, bestimmte Jobs bekommen oder wie gut ihre Bezahlung sein kann. Dadurch wird die Reputation zu einer Art Arbeitszeugnis und immaterieller Währung (Schmidt 2016). Für Plattformarbeiter ist die Reputation Fluch und Segen zugleich: Schaffen sie es immerzu gute Bewertungen zu bekommen, haben sie gute Aussichten auf der Plattform-Karriereleiter aufzusteigen, mehr zu verdienen und bessere Arbeit zu bekommen. Diese guten Bewertungen können aber auch zu einem Lock-in-Effekt führen. Das heißt, wegen der guten Reputation verbleiben Plattformbeschäftigte auf einer Plattform, obwohl sich die Arbeitsbedingungen verschlechtern können. Es gibt bisher kaum Möglichkeiten Daten auf eine andere Plattform zu portieren, wenn sich die Arbeitsbedingungen auf einer Plattform verschlechtern (Schneider-Dörr 2021). Es bleibt nur, auf eine andere Plattform zu wechseln und sich eine neue Reputation zu erarbeiten – das hieße in vielen Fällen aber auch, ganz von vorne anzufangen. Diese sog. Wechselkosten können vielen zu hoch sein, so dass sie auf einer Plattform mit schlechteren Bedingungen verbleiben, nur um ihre Reputation zu sichern (Leimeister 2015). Ebenso können sich Crowd Worker gegen falsche oder unfaire Bewertungen kaum wehren, da kein Raum für Beschwerden auf deren Seite vorgesehen ist.

Das gewinnt nicht nur in der Welt der Crowd Work Plattformen an Bedeutung. Es wird immer wieder berichtet, dass auch Plattformen wie der Amazon Marketplace für gewerbliche Verkäufer/innen immer relevanter werden. In dem konkreten Fall ging es um einen Verkäufer, der wegen einer fehlerhaften Bewertung von der Plattform ausgeschlossen wurde. Erst nach langen und teuren Streitigkeiten wurde klar, dass die Bewertung schlicht falsch war (Weidemann 2018). Für diese Fälle hat die Europäische Union mittlerweile eine Verordnung verabschiedet, die Platform-to-Business-Verordnung (P2B-VO 2019/1150) (Busch 2019; Schneider-Dörr 2020).

Algorithmisches Management

Das algorithmische Management ist eng verbunden mit den Bewertungs-, Feedback- und Reputationssystemen einer Plattform. Im Grunde genommen ist es die softwaregestützte Folge eines erfolgreich implementierten Reputationssystems auf einer Plattform (siehe Beitrag von Adolph u. Tausch in diesem Band).

Mithilfe von softwarebasierten Algorithmen können Plattformen starke Kontrolle auf die Plattformbeschäftigten ausüben, indem sie die Arbeitsprozesse algorithmisch und damit automatisiert steuern.

Plattformen haben jede Menge Daten und entsprechende Algorithmen, die eine schnelle Abfrage der Performance von Plattformbeschäftigten ermöglichen. Welche Arten von Aufgaben bewältigen die einzelnen Crowd Worker, wann, wie gut und noch unzählig viel mehr Daten sind den Plattformen bekannt. Dies ermöglicht es ihnen mit vergleichsweise wenig Personal eine enorme Menge Menschen zu steuern und die Aufgaben mit dem Wissen aus diesen Daten an sie zu verteilen. Überträgt man dies auf die Welt der Arbeitsverhältnisse, wird deutlich, dass Algorithmen Bewertungen durch Vorgesetzte ersetzen und so ein „algorithmisches Management" aufbauen, das aus bestimmten Ratings automatische Konsequenzen zieht, ohne die Gründe zu prüfen (Schmidt 2016; siehe auch Beitrag von Wesche et al. in diesem Band). Damit wird ein komplexes soziales Verhältnis wie das Arbeitsverhältnis auf wenige Kennzahlen bzw. Daten reduziert, die automatisiert Schlussfolgerungen treffen ohne eine Möglichkeit einer Überprüfung. Nicht alles ist in Algorithmen umsetzbar und so ergibt sich ein Kontextverlust, der zu Irrtümern und Fehlentscheidungen führen kann. Der Sachautorität des Computers ist dann nur noch wenig entgegenzusetzen, denn einen Beschwerdekanal gibt es kaum (Däubler 2021). In der Welt der Crowd Work Plattformen kommt es damit zu einer technischen Herrschaft über Plattformbeschäftigte. Ungerechtfertigte Deaktivierungen von Plattformen, unbegründete Ablehnung von Aufträgen haben eine neue Redewendung hervorgebracht: „*fired by algorithm*" (Hill 2017).

Schlussfolgerung für den Status Arbeitnehmer

Crowd Worker, Gig Worker und Influencer können Arbeitnehmer der Plattformen sein, auf denen sie ihren unterschiedlichen Tätigkeiten nachgehen. Im Fall von einfachen Tätigkeiten haben sie kaum Gestaltungsspielraum bei der Durchführung der angenommenen Aufgaben. Crowd Worker erhalten für jede Aufgabe eine genaueste Beschreibung, wie sie durchzuführen ist. Das Bundesarbeitsgericht hat in anderen Zusammenhängen bei sehr einfachen Tätigkeiten bereits eine persönliche Abhängigkeit bejaht.[5] Sehr aktuell nahm das Bundesarbeitsgericht in einem Fall an, dass ein Crowd Worker Arbeitnehmer der Plattform war.[6] Laut der Pressemitteilung des Bundesarbeitsgerichts sprach es für ein Arbeitsverhältnis, wenn der Auftraggeber die Zusammenarbeit über die von ihm betriebene Online-Plattform so steuere, dass der Auftragnehmer infolge dessen seine Tätigkeit nach Ort, Zeit und Inhalt nicht frei gestalten könne. So lag der entschiedene Fall.

Darüber hinaus muss man sich überlegen, ob die App bzw. das Interface der Plattform nicht der eigentliche Arbeitsort ist, an dem die Tätigkeit abgewickelt wird – zumindest bei jenen Plattformen, wo die Tätigkeit rein digital erfolgt (Francken et al. 2019; Schneider-Dörr 2021). Mit der Pflicht, die Arbeit über eine App hochzuladen bzw. über eine Schnittstelle auf der Benutzeroberfläche, wird ihnen ein virtueller Arbeitsort zugewiesen. Daran schließen sich die Überlegungen der Fremdbestimmung mittels des algorithmischen Managements an. Wenn Arbeitende auf Plattformen keine Entscheidung außerhalb der zur Verfügung gestellten Software treffen können, dann müssen sie sich in die Arbeitsorganisation eingliedern, wenn sie dieser Tätigkeit nachgehen möchten.

Die Reputations-, Feedback- und Bewertungssysteme führen ebenfalls zu einer Fremdbestimmung, die persönliche Abhängigkeit begründet. Letztlich zeigt sich der geringe Einfluss der Crowd und Gig Worker sowie der Influencer darin, dass das Nutzungsverhältnis jederzeit von Seiten der Plattform – grundsätzlich ohne Angabe von Gründen – aufgelöst oder demonetarisiert werden kann. Gerade in der jederzeitigen Entlassungsbefugnis kann der Hebel gesehen werden, die Fremdbestimmung durchzusetzen (Preis 2020).

Schutz- und Gestaltungsmöglichkeiten

Schutzbedarfe in der Plattformökonomie ergeben sich an der Stelle, wo Abhängigkeiten entstehen ohne gleichzeitig Schutz zu bieten. Verdienen Menschen auf Crowd Work Plattformen so schlecht, dass sie kaum in die Nähe des Mindestlohnes kommen und haben sie auch keine Sozialversicherung, dann ist ihre soziale Situation trotz Arbeit prekär und isoliert. Für andere, die nachgefragte Fähigkeiten haben und diese auf „Spezialisten-Plattformen" anbieten, kann das mit dem Sozialversicherungsschutz weniger problematisch sein, etwa weil sie ihn privat kaufen oder in hybriden Beschäftigungsformen tätig sind und daraus gewissen Schutz ableiten können.

---

5   BAG, Urteil vom 16.07.1997 – 5 AZR 312/96, NZA 1998, S. 368 (369).
6   Hierzu jüngst BAG, Urteil vom 01.12.2020 – 9 AZR 102/20.

Diese Heterogenität von Tätigkeiten auf Plattformen bringt es mit sich, dass nicht auf alle Betroffenen das gleiche Schutz- und Gestaltungsinstrumentarium passt. Hier stellen sich viele Fragen:
1. Wer von den Plattformbeschäftigten ist eigentlich Arbeitnehmer oder arbeitnehmerähnliche Person und hätte damit den Schutz des ganzen bzw. teilweisen Arbeits- und Sozialversicherungsrechts?
2. Welchen Schutz brauchen arbeitende Menschen unabhängig davon, ob sie Arbeitnehmer oder Selbstständige sind (Kocher und Hensel 2016)?
3. Welchen Schutz brauchen insbesondere *Plattformbeschäftigte* unabhängig davon, ob sie Arbeitnehmer oder Selbstständige sind?

Die Frage zu 1. gebietet es, sich die Arbeitsvertragsverhältnisse genau anzusehen. Die Ausgestaltung der Arbeitsverhältnisse und -organisationen kann Abhängigkeiten begründen, die durchaus dazu führen, dass die arbeitenden Menschen Arbeitnehmer wären. Das ist die Eintrittskarte in das Arbeits- und Sozialrecht, denn sie hätten eine (Pflicht-)Sozialversicherung, Urlaubsansprüche, Entgeltfortzahlung im Krankheitsfall und vieles mehr. Daneben können auch wirtschaftliche Abhängigkeiten entstehen, die jemanden zur arbeitnehmerähnlichen Person machen. Das Schutzspektrum ist etwas geringer, aber sie bzw. ihre Interessenvertretung könnten zumindest Tarifverträge schließen und damit kollektiv Regelungen für ihre Branche treffen. Die Frage zu 2. wird am schwierigsten zu beschreiten sein, was nicht heißt, dass man nicht losgehen sollte.

Die Frage zu 3. muss Antworten darauf finden, wie mit plattformspezifischen Problemen wie Reputation, Deaktivierung, Daten und Ranking umzugehen ist. Damit Plattformarbeiter nicht wegen falscher Bewertungen von der Plattform deaktiviert werden, muss es ein eigenes Gesetz geben, dass sie vor der Machtasymmetrie großer Plattformunternehmen schützt. Hier ist die Europäische Kommission bereits tätig geworden und hat die Platform-to-Business-Verordnung (P2B-VO 2019/1150) geschaffen, die seit 12. Juli 2020 in Kraft ist (Schneider-Dörr 2020). Allerdings hat die Verordnung etwas Schwierigkeiten mit ihrem Anwendungsbereich, so dass sie nicht jeden schützt, der den Schutz benötigen würde. Sie ist nämlich nur anwendbar, wenn jemand Waren oder Dienstleistungen gegenüber *Verbrauchern* erbringt. Werden die Leistungen gegenüber Unternehmen erbracht, gelten die Regelungen der Verordnung schon nicht mehr. Hier ist die Ausweitung des Anwendungsbereiches überlegenswert. Das Bundesministerium für Arbeit und Soziales, insbesondere sein „Spin-Off", die Denkfabrik, hat viele Probleme der Plattformarbeit im Herbst 2020 in einem Eckpunktepapier zusammengefasst. (Informationen abrufbar unter: https://www.denkfabrik-bmas.de/fileadmin/Downloads/eckpunkte-faire-plattformarbeit_1_.pdf). Insgesamt heißt es darin, dass die Plattformen, die nicht nur vermitteln, sondern viel Gestaltungsmacht gegenüber Plattformarbeiter/innen haben, stärker in die Verantwortung zu nehmen sind. Konkretisiert wird es durch eine stärkere Einbeziehung in die sozialen Versicherungssysteme und zwar ungeachtet ihres arbeitsrechtlichen Status. Auch auf europäischer Ebene wird das Thema aufgegriffen, so startete die EU-Kommission zu Beginn des Jahres 2021 eine Initiative, um den Bedarf nach einer Plattformarbeitsrichtlinie abzufragen. Dazu wurden die gängigen Konsultationsverfahren bei den Sozialpartner/innen gestartet (Informationen abrufbar unter: https://ec.europa.eu/commission/presscorner/detail/de/qanda_21_656).

Schließlich muss man sagen, dass auch Selbstverpflichtungen und Schlichtungsstellen helfen können, wenn es darum geht, dass Dinge geklärt werden und man danach noch zusammenarbeitet. Das wird bei arbeitsgerichtlichen Auseinandersetzungen vielfach nicht mehr der Fall sein. Hier gehen einige Plattformbetreiber mit der IG Metall gute Wege. Im Wege der Selbstverpflichtung wurde ein Code of Conduct verschiedener Plattformbetreiber geschaffen, aus dem sich für Plattformbeschäftigte ein Anspruch für eine paritätisch besetzte Ombudsstelle (IG Metall 2019) ableitet. In der Ombudsstelle werden typische Probleme der Plattformarbeit auseinandergesetzt.

Alles in allem wird man sich ansehen müssen, wie sich diese Art zu arbeiten etablieren wird. Hier wird eine Rückkopplung zwischen realen, empirischen Gegebenheiten, Justiz und Gesetzgeber stattzufinden haben. Dieser „*Feedback-Loop*" (Becker 2019) wird dann die Entwicklung der Gesellschaft an die Rechtsordnung anzupassen haben.

Literatur

Becker M (2019) Von der Freiheit, rechtswidrig handeln zu können. Zeitschrift für Urheber- und Medienrecht 8/9:636–648.
Benner C (2015) Crowdwork – zurück in die Zukunft? Perspektiven digitaler Arbeit. Frankfurt/M.: Bund-Verlag.
Berg J, Furrer M, Harmon E, Rani U, Silberman MS (2018) Digital labour platforms and the future of work: Towards decent work in the online world. https://www.ilo.org/wcmsp5/groups/public/%2D%2D-dgreports/%2D%2D-dcomm/%2D%2D-publ/documents/publication/wcms_645337.pdf. Zugegriffen: 21.02.2021
Brynjolfsson E, McAfee A (2018) Machine, Platform, Crowd. Kulmbach: Plassen.
Busch C (2019) Mehr Fairness und Transparenz in der Plattformökonomie? Die neue P2B-Verordnung im Überblick. Gewerblicher Rechtsschutz und Urheberrecht 121(8):788–796.
Crouch C (2019) Gig Economy. Prekäre Arbeit im Zeitalter von Uber, Minijobs et Co. Berlin: Suhrkamp.
Däubler W, Klebe T (2015) Crowdwork: Die neue Form der Arbeit – Arbeitgeber auf der Flucht? Neue Zeitschrift für Arbeitsrecht 32(17):1032–1041.
Däubler, W (2021), Gläserne Belegschaften, Frankfurt/ M.: Bund-Verlag.
Francken J, Nothelfer N, Schlotthauer P (2019) Der Arbeitnehmer im professionellen eSport. Neue Zeitschrift für Arbeitsrecht 36(13):865–870.
Hensel I, Koch J, Kocher E, Schwarz A, Schönberger D (2019) Selbstständige Unselbstständigkeit. Crowdworking zwischen Autonomie und Kontrolle. Baden-Baden: Nomos.
Hill S (2017) Die Start-up-Illusion. Wie die Internet-Ökonomie unseren Sozialstaat ruiniert. München: Knaur.
IG Metall (2019) Ombudsstelle für Crowdwork: Bericht der Ombudsstelle.https://ombudsstelle.crowdwork-igmetall.de/de.html Zugegriffen: 21.02.2021
Kocher E, Hensel I (2016) Herausforderungen des Arbeitsrechts durch digitale Plattformen – ein neuer Koordinationsmodus von Erwerbsarbeit. Neue Zeitschrift für Arbeitsrecht 33(16): 984–990.
Kuek S, Paradi C, Fayomi T, Imaizumi S, Ipeirotis P (2015) The Global Opportunity in Online Outsourcing. World Bank Group. http://documents.worldbank.org/curated/en/138371468000900555/The-global-opportunity-in-online-outsourcing. Zugegriffen: 21.02.2021
Leimeister J (2015) Einführung in die Wirtschaftsinformatik. Berlin: Springer.
Martin D, Hanrahan B, O'Neill J, Gupta N (2014) Being a turker. CSCW '14: Proceedings of the 17th ACM conference on Computer supported cooperative work & social computing, S. 224–235. https://doi.org/10.1145/2531602.2531663
Moorstedt M (2018, 11. Juni) Youtuber fürchten um ihre Existenz. Süddeutsche Zeitung. https://www.sueddeutsche.de/digital/videoplattform-youtuber-fuerchten-um-ihre-existenz-1.4009552. Zugegriffen: 21.02.2021

Musthag M, Ganesan D (2013) Labor dynamics in a mobile micro-task market. CHI '13: Proceedings of the SIGCHI Conference on Human Factors in Computing Systems, S. 641–650. https://doi.org/10.1145/2470654.2470745

Pacha, J (2018) Crowdwork. München: ZAAR.

Parker G, van Alstyne M, Choudary S (2018) Die Plattform-Revolution. Frechen: mitp Verlag.

Prassl J (2018) Humans as a service. The promise and perils of work in the gig economy. Oxford: Oxford University Press. doi:https://doi.org/10.1093/oso/9780198797012.001.0001

Preis U (2020), § 611a BGB n Müller-Glöge R, Preis U, Schmidt I, Dieterich T, Hanau P, Schaub Günter (Hrsg.) Erfurter Kommentar zum Arbeitsrecht (20. Aufl.). München: Beck.

Schmidt FA (2016) Arbeitsmärkte in der Plattformökonomie. gute gesellschaft – soziale Demokratie #2017 plus. Friedrich-Ebert-Stiftung. http://library.fes.de/pdf-files/wiso/12826.pdf. Zugegriffen: 21.02.2021

Schmidt FA (2019) Crowdproduktion von Trainingsdaten: Zur Rolle von Online-Arbeit beim Trainieren autonomer Fahrzeuge. Study der Hans-Böckler-Stiftung Study 417.

Schneider-Dörr A (2019) Erwerbsarbeit in der Plattformökonomie. Working Paper Forschungsförderung 116. Hans-Böckler-Stiftung. https://www.boeckler.de/pdf/p_fofoe_WP_116_2019.pdf. Zugegriffen: 21.02.2021

Schneider-Dörr A (2020) Die neue Richtlinie 2019/1152 und die P2B-VO 2019/1150 – ein Dilemma für Crowd Work. Arbeit und Recht 68(9):358–362.

Schneider-Dörr A (2021) Crowd Work und Plattformökonomie – eine arbeitsrechtliche Fallstudie. Baden-Baden: Nomos. www.nomos-elibrary.de/index.php?doi=10.5771/9783748924548.

Staab P (2019) Digitaler Kapitalismus. Berlin: Suhrkamp.

Vogl E (2018) Crowdsourcing-Plattformen als neue Marktplätze für Arbeit. Die Neuorganisation von Arbeit im Informationsraum und ihre Implikationen. Augsburg: Rainer Hampp Verlag.

Weidemann T (2018, 7. Juni) Und raus bist du: Wieso wir ein Mieterschutzgesetz für Onlinemarktplätze brauchen. t3n. https://t3n.de/news/marktplaetze-mieterschtzgesetz-Online-handel-e-commerce-1084704/. Zugegriffen: 21.02.2021

Woodcock J, Graham M (2020). The gig economy. A critical introduction. Cambridge: Polity.

Dr. Andreja Schneider-Dörr

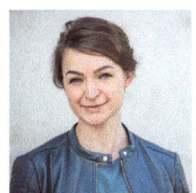

Nach Abschluss des Studiums der Rechtswissenschaft mit dem Schwerpunkt Arbeits- und Sozialrecht an der Freien Universität Berlin (2010) folgte das Referendariat am Kammergericht Berlin mit verschiedenen Ausbildungsstationen (2013). Verwaltungsjuristin bei der Deutschen Gesetzlichen Unfallversicherung (2015). Doktorandin der Universität Bremen bei Prof. Dr. Wolfgang Däubler zu dem Thema „Crowd Work und Plattformökonomie – eine arbeitsrechtliche Fallstudie" (2020). Eine der Prozessführenden in der Crowd Worker Entscheidung vor dem Bundesarbeitsgericht (Urteil vom 01.12.2020, 9 AZR 102/20). Während der Promotion Stipendium der Hans-Böckler-Stiftung (2020). Seit Mai 2020 Rechtsanwältin in der Kanzlei Berger Rechtsanwälte in Reutlingen mit ausschließlicher Vertretung auf Seiten der Arbeitnehmer_innen und Betriebsratsgremien. Zahlreiche Vorträge zum Thema Plattformökonomie, Digitalisierung und Arbeitsrecht (u. a. re:publica, Digitalkongress der Bundesregierung 2019, Zukunftssymposium).

Entwicklung und Gestaltung von Digitaler Arbeit in verschiedenen Handlungsfeldern

Inhaltsverzeichnis

Einleitung: Digitale Arbeitswelt – Potentiale und Probleme – 111

Entwicklung und Gestaltung von Digitaler Arbeit im Handlungsfeld Produktion – 119

Digitalisierung im Handwerk – 133

Digitale Transformation personenbezogener Arbeit – am Beispiel der professionellen Pflege – 147

Entwicklung und Gestaltung von Digitaler Arbeit in Forst- und Agrarwirtschaft – 167

Einleitung: Digitale Arbeitswelt – Potentiale und Probleme

Monique Janneck

Inhaltsverzeichnis

Veränderungen der Arbeitswelt
durch Digitalisierung – 112

Digitalisierung in verschiedenen
Handlungsfeldern – 115

Literatur – 117

© Der/die Autor(en), exklusiv lizenziert durch Springer Fachmedien Wiesbaden GmbH, ein Teil von Springer Nature 2022
E. Bamberg et al. (Hrsg.), *Digitale Arbeit gestalten*, https://doi.org/10.1007/978-3-658-34647-8_9

Veränderungen der Arbeitswelt durch Digitalisierung

Schon immer war die Entwicklung und Veränderung von Arbeitstätigkeiten eng mit dem technologischen Fortschritt verwoben (vgl. Mohr und Janneck 2012; siehe auch den einleitenden Beitrag der Herausgeberinnen in diesem Band). Digitalisierung nimmt hier insofern eine Sonderstellung ein, als sich die Zeitspannen, innerhalb derer sich maßgebliche Veränderungen und Technologiesprünge vollziehen, im Zeitalter der Informationstechnologien drastisch verkürzt haben.

Individuelle, soziale, gesellschaftliche Entwicklungen ebenso wie Arbeitsprozesse sind davon gleichermaßen stark betroffen – Menschen sehen sich in quasi allen Lebensbereichen der Herausforderung gegenüber, auf diese z. T. rasanten technologischen Entwicklungen nicht nur zu reagieren, sondern diese proaktiv zu gestalten.

> ▶ **Beispiel**
>
> Mit der Vorstellung des iPhone von Apple im Jahr 2007 begann die rasante Verbreitung von Smartphones, die hoch leistungsfähige Computer und Applikationen für quasi alle Anwendungsbereiche in kompakten mobilen Geräten vereinen. Mittlerweile sind in Deutschland rund 60 Millionen Smartphones im Einsatz, in der Altersgruppe der 14–49jährigen nutzen 95 % ein solches Gerät (Statista 2020a). Während die Nutzung mit Laptop bzw. PC seit einigen Jahren zurückgeht (von knapp 90 % im Jahr 2016 auf 73 % im Jahr 2018, Statista 2019), wächst der Anteil der Personen, die mit dem Smartphone das Internet nutzen, stetig und lag 2019 bereits bei 74 % (zum Vergleich: 54 % im Jahr 2015, Statista 2020b).
>
> Smartphones haben sich zu Universalgeräten entwickelt, die mit einer Vielzahl an (Hardware-) Funktionen etliche andere Geräte ersetzen können (z. B. tragbare Musikgeräte, Foto- und Videokameras, Diktiergeräte, Festnetztelefone, Navigationsgeräte, Taschenrechner, Notizbücher und Kalender, selbst Wecker, Kompass oder Wasserwaage) und für viele Menschen unverzichtbare Alltagsbegleiter geworden sind – bis hin zu einem problematischen Nutzungsverhalten und „Smartphone-Sucht". Wer das eigene Nutzungsverhalten reflektieren möchte, dem sei der „Smartphone Compulsion Test"[1] des Center for Internet and Technology Addiction empfohlen. ◀

Auch in der Wissenschaft – speziell in Disziplinen wie Arbeitswissenschaften, Soziologie und Arbeits- und Organisationspsychologie, aber auch in der (Sozio-) Informatik – wird der Wandel der Arbeitswelt durch Informationstechnologien und Digitalisierung schon seit einiger Zeit intensiv beforscht. Folgende – z. T. „klassische" – Themen werden dabei diskutiert:

Soziotechnische Gestaltung. Für erfolgreiche Technologieeinführungsprojekte ist eine verzahnte Betrachtung und Gestaltung technischer, organisatorischer und sozialer Prozesse unabdingbar. Technische Neuerungen bringen meist organisatorische Veränderungen mit sich; umgekehrt können Organisationsentwicklungsprozesse technologische Unterstützung erfordern oder hierdurch erleichtert werden (vgl. z. B. Wulf und Rohde 1995; Janneck und Adelberger 2012, siehe auch den Beitrag

---

1 ▶ https://virtual-addiction.com/smartphone-compulsion-test/, Zugegriffen: 30.3.2022.

von Wolfgang Kötter zu Mensch-Maschine-Systemen in diesem Band). Durch die immer stärkere Verbreitung privat genutzter Endgeräte und Applikationen auch in beruflichen Kontexten entsteht jedoch eine neue Qualität soziotechnischer Gestaltung: IT verbreitet sich nicht mehr nur in einem durch die Organisation initiierten und gesteuerten Prozess, sondern auch durch die Initiative oder auch nur die selbstgesteuerte Nutzung bestimmter Applikationen durch einzelne Mitarbeiter*innen. Eine solche „Shadow IT" kann Innovationen befördern, birgt aber auch viele (Sicherheits-) Risiken, z. B. wenn Daten dann nicht konsistent gespeichert werden oder Anwendungen genutzt werden, die nicht den Datenschutzbestimmungen genügen (Haag und Eckhardt 2017).

Ergonomie. Die Gestaltung von Bildschirmarbeitsplätzen ist ein gut untersuchtes Feld, entsprechende Empfehlungen und Richtlinien zur Gestaltung möglichst belastungsarmer Bildschirmarbeitsplätze sind in gesetzliche Regelungen eingeflossen. Jedoch nehmen im Zuge der Digitalisierung „klassische" Bildschirmarbeitsplätze ab, während die Arbeit an wechselnden Orten (Home Office, mobile Arbeit) sowie mit einer Vielzahl neuer End- bzw. Ein- und Ausgabegeräte (von Smartphone und Tablet bis hin zu Augmented und Virtual Reality) zunimmt. Insbesondere Home-Office-Bildschirmarbeit hat sich während der Corona-Pandemie stark verbreitet und wird vermutlich längerfristig die Arbeit im Büro zumindest teilweise ersetzen. Auf diese neuen Formen von Arbeitsplätzen sind bisherige Ergonomie-Richtlinien nur zum Teil anwendbar – ein Home-Office-Arbeitsplatz wird kaum nach denselben strengen Kriterien bewert- und gestaltbar sein wie ein Büroarbeitsplatz. Forschung zeigt, dass v. a. niedrigschwellige, leicht umzusetzende Handreichungen für die Betroffenen hilfreich sind („Ergonomie To Go", vgl. Janneck et al. 2018).

> **Tipp**
>
> Der im Rahmen eines BMBF-Projekts zu Online-Interventionen zur Förderung von Arbeitsgestaltungs- und Gesundheitskompetenz[2] entwickelte „EngAGE-Coach" bietet eine Vielzahl von Checklisten, Handlungsempfehlungen und Übungen für die ergonomische Gestaltung von Heim- und mobilen Arbeitsplätzen.

Elektronische Kommunikation und virtuelle Teams. Computergestützte Kommunikation und Kooperation werden seit etlichen Jahrzehnten erforscht. Wesentliche Voraussetzungen, Einflussfaktoren und Gelingensbedingungen sind bekannt und viele, insbesondere verteilte bzw. internationale Organisationen haben längst virtuelle Teams etabliert (vgl. z. B. Axtell et al. 2004; Martins et al. 2004; Konradt und Hertel 2002). Die durch die Corona-Pandemie erzwungene umfassende Umstellung auf elektronische Kommunikationsformen auch in Bereichen, in denen bislang Face-to-Face-Kommunikation selbstverständlich war, erreicht jedoch eine neue Qualität und zeigt wie durch ein Brennglas sowohl die Potentiale als auch die Probleme digital ver-

---

[2] ▶ http://engage-projekt.de, Zugegriffen: 30.3.2022.

mittelter Zusammenarbeit auf. Zudem wird deutlich, dass auch heute noch etliche Organisationen ebenso wie die einzelnen Akteure weiterhin Schwierigkeiten mit computervermittelten Kommunikationsformen haben, wenn diese bislang nicht zur Alltagspraxis gehörten. Im öffentlichen Diskurs wird dies bisweilen als Versäumnis oder Digitalisierungsrückstand bewertet. Eine differenziertere Betrachtung wäre dabei jedoch wichtig, denn das Vorhalten (durchaus komplexer und kostspieliger) IT-Infrastruktur, wenn hierfür – wie vor der Pandemie – kein konkreter Bedarf bestand, ist nicht unbedingt zielführend. Entscheidend wird sein, welche Rückschlüsse die Akteure aus den aktuellen Erfahrungen für die Zeit nach der Pandemie ziehen: Welche Kommunikationsformate haben sich bewährt und sollten beibehalten werden – und welche nicht?

▶ **Beispiel**

Im Zuge der COVID-19-Pandemie und den damit verbundenen Kontaktbeschränkungen nahmen Online-Meetings, -Seminare und -Veranstaltungen aller Art deutlich zu, Webkonferenz-Anbieter wie z. B. Zoom verzeichneten enorme Umsatzsteigerungen. Wenngleich Videokonferenzsysteme und Kollaborationstools schon seit Jahrzehnten im Einsatz sind, hatten zu Beginn der Pandemie viele Unternehmen und Beschäftigte wenig praktische Erfahrung mit Online-Meetings. Mangelndes Wissen und Erfahrung wurde in einer weltweiten Erhebung als eine der wichtigsten Herausforderungen für die Durchführung von Online-Meetings benannt und liegt damit in Nordamerika, Europa und Asien z. T. deutlich vor technischen Problemen (Statista 2021).

Zahlreiche Zeitungsberichte und Anekdoten berichten von – teils lustigen, teils hoch peinlichen – Missgeschicken auch prominenter Persönlichkeiten während der Teilnahme an Videokonferenzen, die in ähnlicher Form auch vielen Beschäftigten bekannt sein dürften (z. B. nicht angemessene Bekleidung, die versehentlich sichtbar wird). Gleichzeitig mehren sich Berichte über eine gewisse „Videokonferenzmüdigkeit" oder „Zoom fatigue" nach vielen Pandemie-Monaten (Rump und Brandt 2020). Auf der anderen Seite berichten Beschäftigte aber auch, dass Meetings im Online-Format kürzer und prägnanter gestaltet werden können (DeFilippis et al. 2020) oder dass sie sich gut vorstellen können, auf bestimmte Dienstreisen auch zukünftig zu Gunsten von Online-Formaten zu verzichten. Einer Erhebung des ifo-Instituts zufolge halten es knapp 60 % der Unternehmen für wahrscheinlich, dass sie Geschäftsreisen dauerhaft einschränken werden, in einzelnen Branchen wie z. B. Unternehmensberatung oder IT-Dienstleistungen sind es bis zu 80 %.[3] ◀

Flexibilisierung und Entgrenzung von Arbeit. Anytime – anywhere: Internetbasierte Dienste und mobile Endgeräte machen ein zeit- und ortsunabhängigeres Arbeiten möglich, wie etwa im Home Office oder von unterwegs. Neben den schon erwähnten Auswirkungen im Bereich der Ergonomie führt dies auch zu qualitativen Veränderungen von Arbeitsorganisation und Arbeitstätigkeiten, die häufig als *flexibilisierte* und *individualisierte* Arbeitsformen beschrieben werden. Diese erfordern ein hohes Maß an Eigenständigkeit und -verantwortung (vgl. Brandt und Brandl 2008; Paridon und Hupke 2009), womit neue Kompetenzanforderungen verbunden sind (Hoppe et al. 2015). Die hiermit verbundene Autonomie wird von Bredehöft et al. (2015) als „zweiseitiges Schwert" bezeichnet: Einerseits wirkt sich der Handlungs-

---

[3] ▶ https://www.ifo.de/node/56292, Zugegriffen: 8. Februar 2021.

spielraum positiv aus, andererseits werden hohe Anforderungen an die Beschäftigten gestellt, die ihre Arbeitsaufgaben und -bedingungen zu einem hohen Maße selbst (positiv) gestalten und eine Balance zwischen Arbeit, Freizeit und Familienaufgaben finden müssen (Bredehöft et al. 2015; Sturges 2012). In diesem Zusammenhang ist auch von einer „Entgrenzung von Arbeit" (vgl. z. B. Pongratz und Voß 2001) die Rede, die sich z. B. im Wegfall von Grenzen zwischen Lebensbereichen, einer umfassenden Erreichbarkeit durch digitale Kommunikationsformen, aber auch einer Intensivierung der Arbeit zeigt – eine Erfahrung, die aktuell viele Eltern teilen, die im Home Office arbeiten und parallel ihre Kinder beaufsichtigen bzw. beim Distanzunterricht begleiten müssen. Neben positiven Effekten durch die erhöhte Flexibilität kann eine solche entgrenzte Arbeitssituation auch zu erhöhten Beanspruchungen und gesundheitlichen Beeinträchtigungen führen. Krause et al. (2012) sprechen in diesem Zusammenhang von „interessierter Selbstgefährdung".

> ▶ **Beispiel**
>
> Eine im Juli 2020 veröffentlichte Studie untersuchte die Auswirkungen der COVID-19-Pandemie auf elektronische Kommunikation und Arbeitsformen in Metropolregionen Europas, Nordamerikas und im Mittleren Osten. Die Autor*innen stellen einen Anstieg an elektronischer Kommunikation fest, ebenso wie einen deutlichen Anstieg an (jetzt online stattfindenden) Meetings, die zudem mit einem größeren Kreis an Teilnehmenden durchgeführt wurden als zuvor. Jedoch weisen die Online-Meetings durchschnittlich eine kürzere Dauer auf. Weiterhin verlängerte sich die durchschnittliche tägliche Arbeitszeitspanne um fast eine Stunde. Die Autor*innen führen dies auch auf eine Doppelbelastung durch Arbeit und Kinderbetreuung zurück und werfen die Frage nach gesundheitlichen Folgen auf (DeFilippis et al. 2020). ◀

Die hier beschriebenen Thematiken und Fragen stellen sich in unterschiedlichen Branchen und Tätigkeitsfeldern naturgemäß auf verschiedene Weise, in unterschiedlichem Ausmaß und mit differenzierten Schwerpunkten. In diesem Teil des Bandes werden daher Potentiale und Herausforderungen der Digitalisierung in verschiedenen Handlungsfeldern beleuchtet.

Digitalisierung in verschiedenen Handlungsfeldern

Die nachfolgenden Kapitel widmen sich der Entwicklung und Gestaltung von Digitalisierungsprozessen in verschiedenen Bereichen der Arbeitswelt. Sie erläutern den Stand der Digitalisierung im jeweiligen Feld, benennen – veranschaulicht durch konkrete Beispiele – Potentiale und Probleme und zeigen Entwicklungsmöglichkeiten auf.

Der Beitrag von Wolfgang Kötter und Sebastian Roth zum Handlungsfeld *Produktion* behandelt Veränderungen der Produktionssysteme im Zuge der Digitalisierung und erläutert dabei technische Entwicklungen und deren soziotechnische, unternehmensstrategische und organisationskulturelle Implikationen. Er nimmt dabei Bezug auf die langjährige Forschung zur menschengerechten Gestaltung von Industriearbeitsplätzen und leitet Gelingensbedingungen für eine gute und entwicklungsförderliche Gestaltung digitalisierter Arbeit in der Produktion ab, die er mit Best-Practice-Beispielen unterlegt.

Michael Heil und Delia Schröder beleuchten das Thema *Digitalisierung im Handwerk*. Sie führen aus, dass Handwerksbetriebe die Digitalisierung für eine Modernisierung ihrer Arbeitsprozesse ebenso nutzen wie die Gestaltung der Beziehungen zu Kund*innen und externen Partnern. Sie zeigen auf, dass Digitalisierungsprozesse im Handwerk stark heterogen ausgeprägt sind. Sie bewerten die Effekte einer gelungenen Digitalisierung im Handwerk überwiegend positiv, z. B. im Hinblick auf die Effektivität von Kommunikations- und Dokumentationsprozessen, diskutieren jedoch auch Risiken, wie beispielsweise das Entstehen dequalifizierender Tätigkeiten.

Der Beitrag *Digitale Transformation personenbezogener Arbeit – am Beispiel der professionellen Pflege* von Marlen Melzer, Ulrike Rösler und Larissa Schlicht widmet sich einem Handlungsfeld, in dem Digitalisierungsprozesse oft als besonders heikel empfunden werden – ist doch der „Arbeitsgegenstand" der Mensch. Die Autorinnen benennen Gemeinsamkeiten und Unterschiede verschiedener Bereiche personenbezogener Arbeit und stellen am Beispiel der professionellen Pflege charakteristische Merkmale heraus. Sie stellen dar, welche Veränderungen und Folgen für die beteiligten Personen sich durch Digitalisierung ergeben können und leiten Empfehlungen für eine menschengerechte Gestaltung ab.

Das abschließende Kapitel von Fabian Müller und Jana Luisa Pieper beleuchtet die *Entwicklung und Gestaltung von Digitaler Arbeit in der Forst- und Agrarwirtschaft*. Es macht deutlich, dass die Digitalisierung – anders als u. U. in der öffentlichen Wahrnehmung verankert – in der Land- und Forstwirtschaft schon seit einiger Zeit auf dem Vormarsch ist. Die Autor*innen veranschaulichen anhand konkreter Beispiele die Gestaltung digitaler Arbeit in land- und forstwirtschaftlichen Betrieben und deren Chancen und Risiken.

Die in diesem Band näher untersuchten Handlungsfelder sind nicht erschöpfend. Nichtsdestotrotz geben die Beiträge gute Einblicke in die Veränderungsprozesse, denen Arbeitstätigkeiten in vielen Branchen und Bereichen momentan unterliegen. Sie zeigen auch, wie eingangs bereits erwähnt, die Notwendigkeit auf, Digitalisierung als soziotechnischen Veränderungsprozess zu begreifen und zu gestalten, um die Potentiale zu heben und die Risiken zu beherrschen. Digitalisierung um der Digitalisierung willen ist keine sinnvolle Strategie – der Prozess sollte stets auf der Identifikation konkreter Probleme und Potentiale fußen. Anschauliche Beispiele für (miss-) gelungene Digitalisierungsprojekte liefert auch der Beitrag von Andrea Beddies in diesem Band.

Die verschiedenen Beiträge verdeutlichen zudem, dass *gesundes* Arbeiten im Zeitalter der Digitalisierung auch neue Wege der betrieblichen Prävention und Gesundheitsförderung erfordert. Diesem Thema widmen sich die Beiträge in Abschnitt IV dieses Bandes.

Wie schon an mehreren Stellen in diesem Band erwähnt, fungiert die aktuelle Corona-Pandemie in vielen Bereichen als Digitalisierungsbeschleuniger oder gar -erzwinger. Organisationen und Beschäftigte erfahren Auswirkungen – vielleicht erstmals in erhöhtem Maße – am eigenen Leib und setzen sich gezwungenermaßen damit auseinander, erfahren Potentiale (wie z. B. geringere Reisetätigkeiten durch Webkonferenzen oder mehr Flexibilität durch Home Office) wie Probleme (z. B. wie schwerwiegend der Verlust persönlicher Kontakte und der Wegfall informeller Austauschmöglichkeiten sein kann) unmittelbar und mit voller Wucht. Nutzen wir diese Erfahrungen zu einem intensiven und konstruktiven Austausch in Wissenschaft und Praxis, wie wir „gute Arbeit" im Zeitalter der Digitalisierung gestalten wollen.

Literatur

Axtell CM, Fleck SJ, Turner N (2004) Virtual Teams: Collaborating across Distance. In Cooper C, Robertson I (Hrsg.) International Review of Industrial and Organizational Psychology (S. 205–248). Chichester: John Wiley & Sons. https://doi.org/10.1002/0470013311.ch7

Brandt C, Brandl KH (2008) Von der Telearbeit zur mobilen Arbeit. Computer und Arbeit 3:15–20.

Bredehöft F, Dettmers J, Hoppe A, Janneck M (2015) Individual work design as a job demand: The double-edged sword of autonomy. Journal Psychologie des Alltagshandelns / Psychology of Everyday Activity 8(2):12–24.

DeFilippis E, Impink SM, Singell M, Polzer JT, Sadun R (2020) Collaborating During Coronavirus: The Impact of COVID-19 on the Nature of Work. NBER Working Paper No. 27612. https://doi.org/10.2139/ssrn.3654470

Haag S, Eckhardt A (2017) Shadow IT. Business & Information Systems Engineering 59:469–473. https://doi.org/10.1007/s12599-017-0497-x

Hoppe A, Janneck M, Helfer M, Dettmers J (2015) Flexibel, mobil und unabhängig: Neue Kompetenzanforderungen bei individualisierten Arbeitsformen. praeview – Zeitschrift für innovative Arbeitsgestaltung und Prävention 2:8–9.

Janneck M, Adelberger C (2012) Komplexe Software-Einführungsprozesse gestalten: Grundlagen und Methoden. Boizenburg: vwh.

Janneck M, Jent S, Weber P, Nissen H (2018) Ergonomics To Go: Designing The Mobile Workspace. International Journal of Human Computer Interaction 34(11):1052–1062. https://doi.org/10.1080/10447318.2017.1413057

Konradt U, Hertel G (2002) Management virtueller Teams. Von der Telearbeit zum virtuellen Unternehmen. Weinheim: Beltz.

Krause A, Dorsemagen C, Stadlinger J, Baeriswyl S (2012) Indirekte Steuerung und interessierte Selbstgefährdung: Ergebnisse aus Befragungen und Fallstudien. In Badura B, Ducki A, Schröder H, Klose J, Meyer M (Hrsg.) Fehlzeitenreport 2012 (S. 191–202). Heidelberg: Springer.

Martins LL, Gilson LL, Maynard MT (2004) Virtual Teams: What Do We Know and Where Do We Go From Here? Journal of Management 30(6):805–835. https://doi.org/10.1016/j.jm.2004.05.002

Mohr G, Janneck M (2012) Entwicklung der Arbeit. In Busch C, Bamberg E, Mohr G (Hrsg.) Arbeitspsychologie (S. 35–51). Göttingen: Hogrefe.

Paridon H, Hupke M (2009) Psychosocial Impact of Mobile Telework: Results from an Online Survey. Europe's Journal of Psychology 5(1). https://doi.org/10.5964/ejop.v5i1.282

Pongratz HJ, Voß GG (2001) Erwerbstätige als „Arbeitskraftunternehmer". Sowi – Sozialwissenschaftliche Informationen 30(4):42–52.

Rump J, Brandt M (2020). Zoom-Faatigue. Studie des Institut für Beschäftigung und Employability IBE, Hochschule für Wirtschaft und Gesellschaft Ludwigshafen. https://www.ibe-ludwigshafen.de/wp-content/uploads/2020/09/IBE-Studie-Zoom-Fatigue.pdf, Abruf am 14.2.2021

Statista (2021) Herausforderungen bei virtuellen Meetings weltweit nach Regionen 2021. https://de.statista.com/statistik/daten/studie/1197521/umfrage/top-challenges-bei-virtuellen-meetings-weltweit-nach-regionen/. Zugegriffen: …

Statista (2020a) Anzahl der Smartphone-Nutzer in Deutschland in den Jahren 2009 bis 2019. https://de.statista.com/statistik/daten/studie/198959/umfrage/anzahl-der-smartphonenutzer-in-deutschland-seit-2010/. Zugegriffen: 27. Januar 2021

Statista (2020b) Anteil der mobilen Internetnutzer in Deutschland in den Jahren 2015 bis 2019. https://de.statista.com/statistik/daten/studie/633698/umfrage/anteil-der-mobilen-internetnutzer-in-deutschland/. Zugegriffen: 29. Januar 2021

Statista (2019) Über welche der folgenden Geräte nutzen Sie das Internet? https://de.statista.com/statistik/daten/studie/237753/umfrage/online-nutzung-in-deutschland-nach-geraetetyp/. Zugegriffen: 29. Januar 2021

Sturges J (2012) Crafting a balance between work and home. Human Relations 65(12):1539–1559. https://doi.org/10.1177/0018726712457435

Wulf V, Rohde M (1995) Towards an Integrated Organization and Technology Development. In Proceedings of the ACM Symposium on Designing Interactive Systems (S. 55–64). New York: ACM Press. https://doi.org/10.1145/225434.225441

Prof. Dr. Monique Janneck

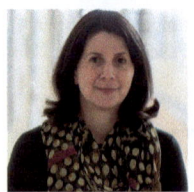

ist seit 2011 Professorin für Mensch-Computer-Interaktion am Fachbereich Elektrotechnik und Informatik der Technischen Hochschule Lübeck. Zuvor war sie Juniorprofessorin an der Universität Hamburg. Sie ist wissenschaftliche Direktorin des Instituts für Interaktive Systeme der TH Lübeck. Ihre Forschungsinteressen liegen seit vielen Jahren im Bereich computergestütztes Lernen und Arbeiten. Mit ihrem Team erforscht sie in zahlreichen Projekten Einflussfaktoren der Mensch-Technik-Interaktion, innovative digital gestützte Lehr-Lernformate sowie Gestaltungsprinzipien für interaktive Systeme und entwickelt webbasierte Applikationen und Interventionen.

Entwicklung und Gestaltung von Digitaler Arbeit im Handlungsfeld Produktion

Wolfgang Kötter und Sebastian Roth

Inhaltsverzeichnis

Veränderungen der Produktionssysteme im Zuge der Digitalisierung – 120

„Stand der Technik" in Forschung und betrieblicher Umsetzungspraxis – 123

Zentrale Herausforderungen und aussichtsreiche Prinzipien, Mittel und Wege menschengerechter Arbeitsgestaltung – 124

Best Practice für gute Gestaltung – 127

Literatur – 129

© Der/die Autor(en), exklusiv lizenziert durch Springer Fachmedien Wiesbaden GmbH, ein Teil von Springer Nature 2022
E. Bamberg et al. (Hrsg.), *Digitale Arbeit gestalten*, https://doi.org/10.1007/978-3-658-34647-8_10

Veränderungen der Produktionssysteme im Zuge der Digitalisierung

Die Gestaltung von „digitaler Arbeit" in der Produktion ist im Spannungsfeld zwischen zwei zunächst einmal unabhängig voneinander wirksamen Gestaltungskonzepten zu verstehen und zu beschreiben:

- Bis etwa 2010/2012 wurde die Realisierung von so bezeichneten „Ganzheitlichen Produktionssystemen (GPS)" angestrebt, wie sie in vielen großen und mittleren Unternehmen auf jeweils spezifische Weise nach dem Vorbild des Toyota-Produktionssystems unter Anwendung von „Lean-Prinzipien" und Lean-Methoden seit den 2000er-Jahren (in Vorreiterunternehmen unter der Bezeichnung Lean Production teilweise bereits seit 1990) verfolgt wurde (Lay 2008; Kötter et al. 2016).
- Seit 2012 propagierten zunächst die Deutsche Akademie der Technikwissenschaften (Acatech), Bitkom und das Bundesministerium für Bildung und Forschung (BMBF) Bestrebungen zur Gestaltung einer „Industrie 4.0" (Acatech und Forschungsunion 2013). Im englischen Sprachraum war die Rede von von „Cyberphysical Production Systems" (CPPS, Monostori 2014).

Doch die Digitalisierung der Produktion beginnt nicht mit „Industrie 4.0". Sie hat eine **lange (und bis heute fortwirkende) Geschichte**:

> **Digitalisierung der Produktion - eine lange Geschichte**
> 1969 wurden erstmals Speicherprogrammierbare Steuerungen (SPS) für komplexe Automatisierungslösungen eingesetzt. In der heute mitunter als „dritte industrielle Revolution" bezeichneten Phase vom Beginn der 1980er bis in die erste Hälfte 1990er-Jahre erreichte die Digitalisierung der industriellen Produktion einen ersten Höhepunkt. Es war eine Phase des systematischen Computereinsatzes in nahezu allen Bereichen der Produktionsarbeit: von CAD (Computer Aided Design) über CAE (Computer Aided Engineering), CNC (Computer Numeric Control), CAQ (Computer Aided Quality) und einem extensiven Einsatz von Robotern und fahrerlosen Transportsystemen bis hin zur Vision von CIM (Computer Integrated Manufacturing) als Fabrik der Zukunft. Die Rede war von einer „automatischen Fabrik" (Spur 1975), vom Menschen als, so wörtlich, „Zentralproblem im Bereich der CIM-Organisation" (Spur 1987, S. 49) und in letzter Konsequenz von einer „menschenleeren Fabrik" (Warnecke 1990) – eine Zeit der technikeuphorischen Aufbruchsstimmung, die Fabrikarchitektur, IT-Infrastruktur und Arbeitssysteme in der Produktion entscheidend geprägt hat und in vielen Unternehmen bis heute prägt.
>
> Aus der arbeitspsychologischen Auseinandersetzung mit den damaligen Gestaltungs-Herausforderungen entstanden mehrere Forschungsstränge, die sich auf gute digitale Arbeit richteten: So zur kontrastiven Arbeitsanalyse (exemplarisch Volpert 1993), zur prospektiven Arbeitsgestaltung in der flexibel automatisierten Fertigung (Moldaschl und Weber 1986; Kötter et al. 1990) und, etwas weiter gefasst, zur Bewältigung von CIM als Herausforderung an Mensch, Technik und Organisation (Cyranek und Ulich 1993; Strohm und Ulich 1997).

Daran wäre heute aus arbeitspsychologischer Sicht nahtlos anzuknüpfen. Doch so ohne Weiteres geht das nicht, denn auf die CIM-Euphorie der 1980er-Jahre folgte in den 1990er-Jahren eine bis heute mit dem Stichwort „CIM-Ruinen" assoziierte Ent-Täuschung und weit verbreitete CIM-Skepsis. Mit der beinahe durchgängigen Umorientierung auf Lean-Konzepte und -Methoden als Königsweg der Produktivitätssteigerung war ein mehr als 10 Jahre anhaltender Bedeutungsrückgang der IT in den Produktionsunternehmen verbunden. Insofern haben wir es, wie oben bereits angedeutet, mit einem neuerlichen Digitalisierungs-Aufschwung zu tun, der so manche „Fabrik der Zukunft"-Vision der 1980er-Jahre nun plötzlich realisierbar erscheinen lässt. Was sich nämlich in den zwei Jahrzehnten seit der damaligen Forschung und Unternehmenspraxis zur Realisierung von CIM fundamental weiterentwickelt hat, das ist die technologische Grundlage für diese Bestrebungen:

Industrie 4.0: die technologische Grundlage
Die exponentielle Miniaturisierungskurve bei Mikroprozessoren und Speichermedien war der fundamentale „Enabler" auf dem Weg von den Computer Aided-Teilsystemen der 1980er-Jahre zu Cyberphysical Production Systems (CPPS) bzw. zur „Smart Factory". Für die flexible Produktionsautomatisierung mindestens genauso bedeutsam war und ist jedoch die enorme Erhöhung der Leistungsfähigkeit von Sensorik und Aktorik in der gesamten industriellen Wertschöpfungskette.

In Verbindung mit der Entwicklung und dem Ausbau des „Industrial Internet" bis hin zum heute auch jenseits der Industrie allgegenwärtigen „Internet of Things" (IoT) ergaben sich nach und nach immer neue Potenziale und Optionen der Erfassung, Speicherung und Verarbeitung von Daten in der Wertschöpfungskette. Verfolgt wurden dabei die beiden gleichrangigen datentechnischen Zielbilder der horizontalen und der vertikalen Integration. Diese Integrationsschritte wurden bereits im CIM-Zeitalter in Aussicht gestellt, aber damals nicht annähernd realisiert. Dabei meint horizontale Integration die Durchgängigkeit der Produkt- und Prozessdaten über die einzelnen Prozessabschnitte, Wertschöpfungsstufen und Einzelschritte hinweg. Vertikale Integration meint dagegen die Konsistenz und Kompatibilität der Daten und Systeme über mehrere Ebenen hinweg: Von der operativen Ebene (Sensoren/Aktoren) über die Steuerung von Maschinen, Anlagen und anderen technischen Subsystemen über die Prozessleitebene (Human-Machine-Interface) und die Betriebsleitebene (Manufacturing Execution System) und die Ebene des Enterprise Ressource Planning (ERP-System) bis hin zur Unternehmensführung und zur Koordination des Wertschöpfungsnetzwerks.

All das wäre nicht vorstellbar ohne eine vorwettbewerbliche Modellbildung und entwicklungsbegleitende Normung: Hier ist einerseits die Entwicklung von „Digital Twins" zur modellbasierten Planung, Entwicklung und Simulation von Produktionsprozessen und andererseits die Entwicklung einer „Referenzarchitektur Industrie 4.0" (RAMI 4.0) zur Schaffung eines genormten Entwicklungsrahmens für die einzelnen Digitalisierungs-Bausteine hervorzuheben. Beim Digital Twin (Digitalen Zwilling) handelt es sich im Idealfall um ein vollständiges datentechnisches Abbild des physischen Produktionssystems. Alle so bezeichneten Industrie 4.0-Komponenten, die im Produktionsablauf zusammenwirken, sind darin enthalten, und zwar so, dass unterschiedliche Belastungsszenarien (z. B. sprunghafter Anstieg der Absatzzahlen, drohende Engpässe in der Teileversorgung) und Systemzustände (Ausfall von Engpass-Ressourcen) damit simuliert werden können.

Bisher noch nicht erwähnt haben wir bei all dem die enorme Vielfalt von webbasierten Smart Devices (Smartphones, Tablets, Datenbrillen und andere „Wearables") mit eigener Rechner- und Speicherkapazität, die heute bereits allenthalben im Produktionsablauf zur Anwendung kommen.

Genauso bedeutsam für die Gestaltung der Produktionsprozesse und damit für die Gestaltung von Produktionsarbeit ist im Übrigen der immer weiter zunehmende Anteil von elektronischen Bauteilen, speicherprogrammierbaren Steuerungen, produktspezifischen Software-Lösungen und „Embedded Systems" an den neu auf den Markt gebrachten Produkten („Smart Products"). Die Folge ist eine immer weiter zunehmende Variantenvielfalt der Produkte bei immer kürzer werdenden Produktlebenszyklen – gefordert ist Serienproduktion mit Losgröße 1.

Weitere zur Gesamtkonstellation im Handlungs- und Gestaltungsfeld Produktionsarbeit beitragende technologische Entwicklungen sind Touchscreen, WLAN, Digitalkamera, Bilderkennung, eine enorme Weiterentwicklung der Robotik bis hin zum kollaborativen Roboter, die Erfindung und Etablierung von 3D-Druck/Additive Manufacturing, der 3D-Scanner sowie die qualitativ neuen Potenziale von „Machine Learning" bzw. der so bezeichneten „Artificial Intelligence" (vgl. zu all dem Acatech und Forschungsunion 2013; Wischmann und Hartmann 2017; Mandl 2017).

Doch all diese technologischen Entwicklungen können leicht den Blick verstellen auf die damit einhergehenden, oft in problematischer Verkürzung (unter Ausklammerung der sozioökonomischen, weltwirtschaftlich-geopolitischen und soziokulturellen Voraussetzungen und Rahmenbedingungen) als „Technikfolgen" wahrgenommenen und diskutierten strukturellen und prozessualen Veränderungen in Produktion und Produktionsarbeit:

- Die fundamentale Veränderung in der globalen Infrastruktur und Praxis der Übertragung und Bereitstellung von Daten, des Austauschs von Informationen und der digital vermittelten Kommunikation über das World Wide Web ist zum Befähiger für global verteiltes Entwickeln, Produzieren, Vertreiben und Servicieren von Industrieprodukten und intelligenten Produkt-Dienstleistungs-Kombinationen geworden. Aufgrund der Vernetztheit und gegenseitigen Abhängigkeit in den globalen Wertschöpfungsnetzwerken entsteht ein neues Niveau der aufgabenbezogenen Kommunikation und Kooperation mit Entwicklern, Planern, Logistikern und Lieferanten. Dieses ist gekennzeichnet durch Beteiligte aus unterschiedlichen Sprach- und Kulturräumen sowie aus unterschiedlichen Zeitzonen, die unterschiedliche Kommunikationszeiten und -kanäle nutzen – von den mitlaufenden Standortkonkurrenzen als zusätzlicher Quelle von Unsicherheit ganz zu schweigen. Bei der Gestaltung guter digitaler Arbeit in der Produktion ist dieser Diversität Rechnung zu tragen.
- Die Fortschritte in der Entwicklung von Algorithmen zur zielgerichteten Auswertung von großen, heterogenen Datenmengen (Big Data) eröffnen qualitativ neue Möglichkeiten zur Prozessdiagnose und -optimierung. Sie betreffen den gesamten Lebenszyklus von Produkten und Produktionssystemen, von plattform-

basierter Beschaffung (bis hin zu Crowdsourcing und Crowdworking) über Supply Chain Management, externe und interne Logistik, statistische Prozesskontrolle und Qualitätsmanagement. Sie betreffen weiterhin vorausschauende und zustandsbasierte Instandhaltung von Maschinen, Anlagen und Gebäuden bis hin zum Betrieb („Betreiber-Modelle") und zur Remote-Servicierung der beim Kunden installierten Maschinen und Anlagen und letztlich zur Nutzung des Konsumguts beim Endkunden („Smart Products"). Auch hier ergeben sich weitreichende Folgen für die Gestaltung von guter digitaler Produktionsarbeit – vor allem im Hinblick auf die weitreichenden Folgen solcher Big Data-basierten Analysen für Prozessoptimierung und Arbeitssystemgestaltung, aber auch im Hinblick auf die Möglichkeiten einer missbräuchlichen Verwendung solcher personenbezogenen Daten für die Leistungs- und Verhaltenskontrolle und schließlich im Hinblick auf das von den Beschäftigten implizit und zunehmend auch explizit geforderte Systemverständnis für die hier skizzierten komplexen Zusammenhänge.

„Stand der Technik" in Forschung und betrieblicher Umsetzungspraxis

Die so bezeichneten Industrie 4.0-„Vorreiterunternehmen", oft auch als „Leuchttürme" bezeichnet und in einer von der Plattform Industrie 4.0 gehosteten Deutschlandkarte gezeigt, verfolgen in ihrer Mehrheit eine integrative, zum Teil explizit als soziotechnisch bezeichnete Strategie zur Digitalisierung von Produkt und Produktionsprozess, und sie nutzen dabei Digital Twins (digitale Zwillinge, s.o.) zur Planung, Simulation, Realisierung und Optimierung des Gesamtsystems und seiner Komponenten. Das zugrunde liegende Leitbild ist das der Etablierung von sowohl horizontal als auch vertikal integrierten Wertschöpfungsketten als Teilsysteme eines globalen Wertschöpfungsnetzwerkes (Mandl 2017; Wischmann und Hartmann 2017)

Aktuelle Forschungsergebnisse aus dem BMBF-Förderschwerpunkt „Arbeit in der digitalisierten Welt" (2016–2020) deuten demgegenüber darauf hin, dass ein Großteil der Produktionsunternehmen in Deutschland noch recht weit entfernt ist von einem solchen integrativen und proaktiven Herangehen an den Digitalisierungsprozess. Noch zu bewältigende Herausforderungen werden, so die Ergebnisse eines im Rahmen des BMBF-Verbundvorhabens „Arbeits- und Prozessorientierte Digitalisierung in Industrieunternehmen (APRODI)" geführten Sozialpartnerdialogs, z. B. gesehen in
- dem erheblichen Investitionsaufwand in Technologie, betrieblicher Infrastruktur und IT-Security,
- der keineswegs einfachen Gewinnung von ExpertInnen für die neuen Wissensbereiche und der Kompetenzentwicklung in der bestehenden Belegschaft,
- Unsicherheiten im Hinblick auf die Wirtschaftlichkeit der von Wissenschaft, Beratenden und Anbietenden vorgestellten technischen Lösungen,
- der z. T. absehbaren Notwendigkeit zur Entwicklung neuer, mit den gewachsenen Strukturen und Prozessen nur bedingt kompatiblen neuen Geschäftsmodellen,
- den gerade für viele kleine und mittlere Unternehmen (KMU) eng begrenzten Ressourcen für Innovationsaktivitäten neben der Beanspruchung durch das Tagesgeschäft,

- der Notwendigkeit, gewachsene betriebliche Strukturen und Prozesse auf den Prüfstand zu stellen und so zu optimieren, dass die Digitalisierungsaktivitäten nicht zu einer Verfestigung von überholten, nicht zukunftsfähigen Herangehensweisen führen.

> Die aus dieser Situationsbeschreibung resultierende Empfehlung der in diesem vom Rationalisierungs- und Innovationszentrum der Deutschen Wirtschaft (RKW) moderierten Sozialpartnerdialog erarbeiteten Broschüre (RKW 2021) ist zunächst einmal ein soziotechnisches Herangehen an die Digitalisierung, verbunden mit einer frühzeitigen, transparenten Information und Einbeziehung der Beschäftigten und ihrer Interessenvertreter. So soll gemeinsam und unter Nutzung des Vor-Ort-Erfahrungswissens der Arbeitenden eine situationsangemessene, „ganzheitliche" Digitalisierungslösung entwickelt werden, die von den Beschäftigten aktiv genutzt wird, weil sie sie selbst mitgestaltet haben.

Gerade für die Gestaltung von Produktionsarbeit ist im Zuge der wissenschaftlichen und arbeitspolitischen Diskussion immer deutlicher geworden, dass die Annahme eines Technikdeterminismus weder für die mit der fortschreitenden Digitalisierung einhergehenden Anforderungen an das Wissen und Können der Arbeitenden noch für die Arbeitsmarkteffekte oder für die damit verbundenen Veränderungen bzgl. Arbeit und Gesundheit angemessen ist. Die Gestaltung digitaler Produktionsarbeit ist eine soziotechnische Aufgabe. Information und Beteiligung der Arbeitenden, menschengerechte, lern- und kompetenzförderliche Arbeitsgestaltung, Arbeitsschutz und Gesundheitsförderlichkeit der Arbeits- und Beschäftigungsbedingungen sind wichtige Zielkoordinaten im Digitalisierungsprozess und sind damit letztlich als Muss-Kriterien für jedes einzelne Digitalisierungsprojekt zu behandeln. Dafür braucht es das entsprechende soziotechnische und partizipative Herangehen im Kreis der Fach- und Machtpromotoren der Digitalisierung (Latniak et al. 2018; Gerlmaier und Latniak 2019; MA&T Sell & Partner GmbH 2019; Held et al. 2021).

Zentrale Herausforderungen und aussichtsreiche Prinzipien, Mittel und Wege menschengerechter Arbeitsgestaltung

Als zentrale Herausforderungen und zugleich als aussichtsreiche Prinzipien, Mittel und Wege zur Gestaltung von „guter digitaler Arbeit" in der Produktion lassen sich vor dem Hintergrund der Projektergebnisse aus dem gerade abgeschlossenen Förderschwerpunkt TRANSWORK im BMBF-Programm „Gestaltung einer digitalen Arbeitswelt" (Bauer et al. 2021) die folgenden Punkte hervorheben:

Die frühzeitige, offene und transparente **Information der Beschäftigten** über Ideen und Aktivitäten zur Entwicklung und Realisierung neuer Digitalisierungslösungen hat sich als erfolgskritischer, weil vertrauensbildender Schritt erwiesen (siehe auch Beitrag von Beddies in diesem Band).

Zusätzlich zur reinen Information sind die **frühzeitige Einbeziehung** und, wenn für den Prozess der Mitgestaltung und das fachlich-technologische Verständnis des Digitalisierungsvorhabens erforderlich, vorgängige **Beteiligungsqualifizierung** der Beschäftigten ein Erfolgsfaktor – insbesondere, wenn damit die Einladung zur proaktiven Mitgestaltung der zukünftigen Produktionsabläufe und Arbeitssysteme ausgesprochen wird.

Ein **soziotechnisches Verständnis** des Digitalisierungsgeschehens erscheint im Digitalisierungskontext als angemessen. Vor diesem Hintergrund ist Arbeitsgestaltung immer die Gestaltung eines soziotechnischen Systems, wozu eine rechtzeitige Bestandsaufnahme und Vorausbetrachtung der arbeitsorganisatorischen und personalwirtschaftlichen Voraussetzungen, Rahmenbedingungen und Gestaltungsbedarfe gehört, inklusive der daraus ggf. abzuleitenden Anforderungen an die technische Lösung.

Bei jedem Gestaltungsvorhaben gebührt dem **Beschäftigtendatenschutz** hohe Aufmerksamkeit und fachlich-projektbezogene Priorität. Dazu gehört auch der Umgang mit personenbeziehbaren Daten. Die hohe Priorität resultiert aus Respekt vor den Beschäftigten und im Bewusstsein darüber, dass aus Ängsten Hindernisse bei der Umsetzung und diffuse Akzeptanzprobleme bis hin zur Lockerung des psychologischen Arbeitsvertrags entstehen können.

Angesichts der immer weiter zunehmenden inhaltlichen, zeitlichen und logistisch-materialwirtschaftlichen Vernetzung der einzelnen Arbeitssysteme in der Wertschöpfungskette und damit in der gesamten direkt und indirekt produktiven Produktionsarbeit lassen sich Arbeitssysteme, die den Kriterien einer menschengerechten Arbeitsgestaltung[1] entsprechen, immer weniger für das einzelne Arbeitssystem gestalten – menschengerecht, d. h. mit genug Gestaltungsspielraum auf der Ebene des einzelnen Arbeitssystems zu gestalten ist zunächst das jeweils übergeordnete „**System von Arbeitssystemen**" bzw. das gesamte Wertschöpfungssystem oder Wertschöpfungsnetzwerk (siehe auch Beitrag von Bamberg und Tanner in diesem Band).

Schon allein angesichts der rasanten technologischen Entwicklung wird es immer unrealistischer, menschengerechte Arbeitsgestaltung im Sinne einer korrektiven Arbeitsgestaltung im Nachhinein (z. B. als Maßnahmenpaket aufgrund einer Gefährdungsbeurteilung des bereits im Produktionsprozess operativ eingebundenen Arbeitssystems) zu denken und zu praktizieren. Aus vorangegangenen Gestaltungs- und Investitionsentscheidungen werden sich Sachzwänge und hohe Hürden ergeben, die eine nachträgliche Verbesserung der Arbeitsbedingungen erschweren oder unmöglich machen. Deshalb wird es immer mehr darum gehen, eine **Praxis der prospektiven Arbeitsgestaltung** zu etablieren und dabei im Sinne der bereits angesprochenen soziotechnischen Systemgestaltung Anforderungen wie z. B. Verstehbarkeit, Ergonomie, Gebrauchstauglichkeit, Lernförderlichkeit und interaktive Beeinflussbarkeit an das technische Teilsystem und den Prozess der Mensch-Maschine-Interaktion zu stellen.

Eine zentrale Herausforderung der zukunftstauglichen Gestaltung von Produktionsarbeit ist die **proaktive Berücksichtigung der** sich schleichend verändernden Tätigkeitsstrukturen und der mit ihnen einhergehenden **Anforderungen an das Wissen und Können der Werker und Werkerinnen**. Das beginnt bei der generellen Tendenz der Abnahme von unmittelbar herstellenden und der Zunahme von

---

[1] Dazu gehören z. B. Aufgabenvollständigkeit, Kooperation/sozialer Kontakt, zeitliche Strukturierbarkeit des Arbeitsablaufs, Pausen, Vermeiden von Zeitdruck, Belastungswechsel, Wechsel von Anspannung und Entspannung im zirkadianen Rhythmus etc. etc.

überwachenden Tätigkeiten. Es setzt sich fort mit der sowohl bei den Produkten als auch bei den Arbeitsmitteln beobachtbaren Verschmelzung von zuvor fachlich getrennt bearbeiteten Funktionalitäten. Am deutlichsten wird dies bei der Zunahme mechatronischer Komponenten sowie von Produkten und Arbeitsmitteln mit eigenem Mikrocomputer, „Embedded Systems" und eigener Netzwerkfunktionalitäten im Internet der Dinge bis hin zur „autonomen Entscheidung" (Autonomation) des technischen Systems über die situationsangemessene Reaktion auf durch die Sensorik aufgenommene interne und externe Veränderungen. Daraus ergibt sich für die Arbeitenden die Notwendigkeit, die Grenzen ihrer bisherigen Fachlichkeit zu überschreiten („neue Fachlichkeit", Dietzen et al. 2015) und ein erweitertes Systemverständnis zu entwickeln. Doch damit nicht genug: Zu bedenken und gestalterisch zu berücksichtigen ist auch der erwartbar hohe Anteil von Mensch-Maschine-Interaktion, der sich als eine neue, präventiv zu gestaltende Form der Bildschirmarbeit (in vielen Fällen mit mobilen „Smart Devices") darstellt.

Die zuletzt implizierten Anforderungen an die Arbeitenden, einen erheblichen Teil des in der Erstausbildung und bisherigen Fachspezialisierung erworbenen Wissens und Könnens in den Hintergrund treten zu lassen und einen kompetenten Umgangs mit den neuen „Smart Products", „Smart Devices" und „Smart Machines" zu entwickeln, setzt schon aus Gründen der Fairness auf der Seite der Technikgestaltung voraus, dass die entsprechenden (Assistenz-)Systeme nicht als ersetzende, sondern tatsächlich als unterstützende Systeme konzipiert und partizipativ, also unter aktiver Nutzerbeteiligung, realisiert werden. Doch die Herausforderung reicht noch weiter: Damit dieser Prozess der Wissensaneignung und Kompetenzentwicklung auf Dauer gelingen kann, braucht es eine Haltung und Praxis der **lernförderlichen Arbeitsgestaltung** (Dworschak et al. 2021; VDI/VDE 2021), zu der letztlich sowohl die Technikentwickler als auch die Personalverantwortlichen, die Produktionsleitungen und die werkstattnahen Führungskräfte beitragen müssten.

Aus allen diesen Einzelaspekten ergibt sich ein dickes Paket an **neuen Herausforderungen für die Betriebsparteien und den gesamten Informations-, Mitwirkungs- und Mitbestimmungsprozess** gemäß Betriebsverfassungsgesetz, und zwar keineswegs nur für das Handlungs- und Gestaltungsfeld „Produktionsarbeit", aus dem allerdings nach wie vor die meisten BR-Mitglieder in Produktionsunternehmen kommen. Das Betriebsverfassungsgesetz gibt auch für Digitalisierungsprojekte einen deutlichen Rahmen vor: So ist ein Unternehmen gemäß § 90.1 Betriebsverfassungsgesetz gesetzlich verpflichtet, den Betriebsrat über die Planung von technischen Anlagen, von Arbeitsverfahren und Arbeitsabläufen oder der Arbeitsplätze rechtzeitig unter Vorlage der erforderlichen Unterlagen zu unterrichten, und er hat gemäß § 90.2 BetrVerfG „mit dem Betriebsrat die vorgesehenen Maßnahmen und ihre Auswirkungen auf die Arbeitnehmer, insbesondere auf die Art ihrer Arbeit sowie die sich daraus ergebenden Anforderungen an die Arbeitnehmer so rechtzeitig zu beraten, dass Vorschläge und Bedenken des Betriebsrats bei der Planung berücksichtigt werden können".[2] Diese Bestimmung erscheint als erster Prozessschritt in puncto Information, Partizipation, Mitwirkung und Mitbestimmung ziemlich weitgehend. Zunächst ein-

---

2 Betriebsverfassungsgesetz in der Fassung der Bekanntmachung vom 25. September 2001 (BGBl. I S. 2518), das zuletzt durch Artikel 6 des Gesetzes vom 20. Mai 2020 (BGBl. I S. 1044) geändert worden ist. ▶ https://www.gesetze-im-internet.de/betrvg/. Zugegriffen: 13. März 2021.

mal trifft diese Anforderung des Gesetzgebers auf Projektleiter und andere betriebliche Praktiker, denen es wichtig ist, ihre Digitalisierungs-Idee umzusetzen und die dafür ausreichend Zeit und Raum zum Experimentieren benötigen. Ein solcher Ideen-Promotor hat oft wenig oder keine Erfahrung mit dem Betriebsrat und dem Mitbestimmungsprozess. Welche organisatorischen und personalwirtschaftlichen Voraussetzungen und Folgen die jeweilige Digitalisierungs-Idee hat, lässt sich in dieser Experimentierphase oft noch gar nicht abschätzen. Also wird die Information über diese Idee den Betriebsrat oft erst sehr viel später erreichen, als eigentlich nötig wäre, um wirksam im Interesse der Arbeitenden Einfluss zu nehmen. Doch damit nicht genug: Die Vielfalt, Offenheit und Unbestimmtheit der Digitalisierungsvorhaben, die weiter fortschreitende Beschleunigung der betrieblichen Veränderungsprozesse und die Tatsache, dass zu unterschiedlichen Zeitpunkten im jeweiligen Digitalisierungsprojekt nahezu alle wesentlichen Beteiligungs- und Mitbestimmungstatbestände aus den Zuständigkeits- und Erfahrungsbereichen der einzelnen BR-Ausschüsse in der klassischen Form der BR-Organisation berührt sind, machen es dem Betriebsrat nahezu unmöglich, die Gestaltung guter digitaler Arbeit mit der bisherigen, eher abwartend-reaktiven, eher arbeitsteiligen und eher auf „Verhandlung als Chefsache" basierenden Arbeitsweise erfolgreich zu betreiben.

Bei näherer Betrachtung steht für eine große Anzahl von Produktionsunternehmen und Produktionsarbeitsplätzen eine nachholende Digitalisierung an – vielfach müssen bestehende Medienbrüche überwunden werden und Mindeststandards für die Gebrauchstauglichkeit der eingesetzten Arbeitsmittel werden häufig nicht eingehalten. Hinzu kommt, dass die Voraussetzungen für zukunftsfähige Digitalisierungslösungen in vielen Fällen nicht gegeben sind, weil die gewachsenen Organisationsstrukturen und technisch-organisatorischen Abläufe weder den Anforderungen einer kundenorientierten Flexibilität noch denen einer funktions- und bereichsübergreifend abgestimmten, zusammen mit den Arbeitenden entwickelten und von ihnen akzeptierten Prozessgestaltung entsprechen. Also: **Erst die Prozesse in Ordnung bringen, dann digitalisieren!**

Best Practice für gute Gestaltung

Eine sorgfältig recherchierte Auswahl von acht betrieblichen Beispielen für eine gute Realisierung der Leitideen von Industrie 4.0 enthält das Buch *Auf der Suche nach Industrie 4.0-Pionieren. Die vierte industrielle Revolution im Werden* (Mandl 2017). Dabei wird klar, welche weiten Wege diese Industrie 4.0-Pionierunternehmen zunächst einmal strategisch-unternehmerisch und organisationskulturell, dann im Hinblick auf Produktinnovation und Produkt-Marktkonstellation („Smart Products") und schließlich im Hinblick auf die technisch-organisatorische und personalwirtschaftliche Gestaltung ihres Industrie 4.0-Wertschöpfungsnetzwerks gegangen sind. Einfache Rezepte lassen sich daraus nicht ableiten, aber eine lange Liste von zu beachtenden Aspekten und kritischen Erfolgsfaktoren im jeweiligen Fall und darüber hinaus. Klar ist dabei aus Sicht des vom Österreichischen Gewerkschaftsbund mit seiner Untersuchung beauftragten Autors: Es ist weder möglich noch wünschenswert, die mit der Realisierung von Industrie 4.0 einhergehende kreative Zerstörung bestehender Produktionsstrukturen und -prozesse aufzuhalten, es gibt definitiv nicht den „one best way" hin zu Industrie 4.0, und es kann noch lange dauern, bis alle

Produktionsunternehmen ihren diesbezüglichen Weg gefunden haben. Der Autor sieht im Ergebnis seiner qualitativen Fallstudien eher eine Bedeutungszunahme der Mitbestimmung:

> *„Mitbestimmung 4.0 als soziale Innovation geht den technischen Innovationen voraus, die in Industrie 4.0 münden. Gerade in den signifikanten Unterschieden im Betriebsklima bzw. der Kommunikationskultur zwischen Industrie 4.0-Pionieren und anderen Industriebetrieben wird dies deutlich. In Industrie 4.0-Pionieren ist innerbetriebliches Lagerdenken, typisch für die erste industrielle Revolution, verschwunden. Bilaterale Ausverhandlungen zwischen Betriebsrat und Management sind multilateralen Kommunikationsstrukturen zwischen den verschiedenen Know-how-Trägerinnen und -Trägern gewichen. (…) Gehorsam ist in diesen Unternehmen durch Respekt vor der Erfahrung und dem Wissen anderer ersetzt. Mitbestimmung ist Folge der (ersten) industriellen Revolution, aber Mitbestimmung 4.0 ist Ursache von Industrie 4.0, denn die technischen Errungenschaften des 21. Jahrhunderts sind ohne konstruktive Zusammenarbeit kaum vorstellbar. Das wird bei Industrie 4.0-Pionieren deutlich."* (Mandl a.a.O., S. 146 f.)

Aus arbeitswissenschaftlicher und arbeitspsychologischer Sicht gibt es gute Gründe, mit dieser positiven Sicht auf Mitbestimmung 4.0 als unverzichtbare Voraussetzung einer erfolgreichen betrieblichen Umsetzung von Industrie 4.0 übereinzustimmen. Aber, wie oben bereits angedeutet, die „Good Practice"-Beispiele, auf die Mandl in seinem Buch verweist, beziehen sich auf eine überschaubare Zahl von Vorreiterunternehmen. Gute Praxis im Sinne einer guten Gestaltung von digitaler Produktionsarbeit ist jedoch nicht nur bei diesen „Industrie 4.0-Pionieren" zu finden.

Eine Zusammenstellung solcher „mehrheitsfähiger" Positivbeispiele findet sich z. B. im Ergebnisbericht des vom BMBF im Programm „KMU innovativ" geförderten Verbundvorhabens „Industrie Arbeit 4.0 für KMU im Rahmen Ganzheitlicher Produktionssysteme (GanPS 4.0)", in dem fünf kleine Metallbetriebe im östlichen Rheinland Industrie 4.0-Technologien erprobt, die Beschäftigten an der Entwicklung situationsangemessener Gestaltungslösungen beteiligt und in einem von vornherein sozialpartnerschaftlich angelegten, aus Wissenschaft und Beratung kompetent unterstützten Prozess außer den eigenen Beispiellösungen auch noch einen GanPS4.0-Leitfaden zum Praxistransfer erarbeitet haben (MA&T Sell & Partner GmbH 2019). Die fünf Betriebsbeispiele glänzen mit mehreren nachahmenswerten Vorgehensweisen, die für sie charakteristisch sind: In jedem Betrieb wurde eine sinnvolle Verbindung von (zum Teil im Betrieb bereits verankerter) Lean-Methodik und dem Digitalisierungsschritt gesucht und gefunden; eine Befragung der Arbeitenden war Teil der Situationsanalyse; Digitalisierungsvorhaben wurden konsequent (bis hin zum Verzicht, weil das Verhältnis zwischen Aufwand und Ergebnis nicht mehr plausibel erschien) auf den Prüfstand gestellt; Geschäftsleitung und Betriebsrat haben den Digitalisierungsprozess gemeinsam durchgetragen. Spektakulär sind also nicht die Digitalisierungsschritte,[3] sondern das systematische, partizipative Vorgehen im Sinne einer Digitalisierung mit Augenmaß.

---

3 Digitalisierungsmaßnahmen waren im Einzelnen (Anzahl der Betriebe in Klammern): Wiki-System zur Wissensdokumentation und Wissensweitergabe (4); digitalisierungsbezogene systematische Qualifizierungsprogramme (5); Erfassung und Mapping der bereits genutzten digitalen Tools (1); QS-System mit digitalen Messmitteln (1), Montagearbeitsplatz mit Touchscreen-basiertem Montageassistenzsystem (1).

Eine vergleichbare Zusammenstellung von Digitalisierungslösungen mit Augenmaß, ebenfalls mit fünf Betriebspartnern, findet sich in der digital-interaktiven Ergebnisdarstellung des BMBF-geförderten Verbundvorhabens APRODI (demnächst verfügbar unter ► https://www.aprodi-projekt.de/, Stand: 15. März 2021). Ein Betriebsprojekt war dort spannender als das andere: Beispiele sind ein radikal partizipatives Vorgehen zur Entwicklung und Etablierung eines digitalen Shopfloormanagement-Systems oder ein bereichsübergreifendes, vernetztes Vorgehen zur Entwicklung, Umsetzung und digitalen Unterstützung einer Maschinenersatzteilestrategie für einen Konzernstandort und die Entwicklung einer Standort-Digitalisierungsstrategie im Führungskreis eines anderen Konzernstandorts. Gemeinsamkeit dieser Digitalisierungsprojekte ist, dass auch hier die Beschäftigten konsequent beteiligt und die Anforderungen an die technischen Lösungen aus der vorher gefundenen Lösung für eine gute Arbeits- und Prozessgestaltung abgeleitet wurden (Held et al. 2021).

Literatur

Bauer W, Mütze-Niewöhner S, Stowasser S, Zanker C, Müller N (Hrsg.) (2021) Arbeit in der digitalisierten Welt. Praxisbeispiele und Gestaltungslösungen aus dem BMBF-Förderschwerpunkt. Berlin: Springer Vieweg.

Cyranek G, Ulich E (1993) CIM Herausforderung an Mensch, Technik, Organisation. Zürich: Verlag der Fachvereine.

Deutsche Akademie der Technikwissenschaften (Acatech), Promotorengruppe Kommunikation der Forschungsunion Wirtschaft – Wissenschaft (2013) Umsetzungsempfehlungen für das Zukunftsprojekt Industrie 4.0. Abschlussbericht des Arbeitskreises Industrie 4.0. Kooperationspublikation. Frankfurt/M.

Dietzen A, Powell JJW, Bahl A, Lassnigg L (Hrsg.) (2015) Soziale Inwertsetzung von Wissen, Erfahrung und Kompetenz in der Berufsbildung. Weinheim: Beltz Juventa.

Dworschak B, Altepost A, Bau M, Bauer W, Berger C, Brandt P, Gerst D, (…), Ziegler J (2021) Die VDI/VDE-Richtlinie 7100 „Lernförderliche Arbeitsgestaltung". Ein Beitrag zum humanorientierten Management der Digitalen Transformation. In Gesellschaft für Arbeitswissenschaft e.V. (GfA) (Hrsg.) Frühjahrskongress 2021 (Beitrag B 8.2). Dortmund: GfA-Press.

Gerlmaier A, Latniak E (Hrsg.) (2019) Praxishandbuch psycho-soziale Arbeitsgestaltung in der digitalisierten Produktion: Gesundheitsressourcen stärken durch organisationale Gestaltungskompetenz. Heidelberg: Springer Gabler.

Held G, Schlink B, Bahlow J, Kötter W, Roth S, Bendel A, Latniak E, (…), Terstegen S (2021) Arbeits- und prozessorientierte Digitalisierung. In Bauer W, Mütze-Niewöhner S, Stowasser S, Zanker C, Müller N (Hg) Arbeit in der digitalisierten Welt. Praxisbeispiele und Gestaltungslösungen aus dem BMBF-Förderschwerpunkt (S. 19–34). Berlin: Springer Vieweg.

Kötter W, Volpert W, Gohde HE, Weber WG (1990) Prospektive Arbeitsgestaltung in der flexibel automatisierten Fertigung. Arbeitswissenschaften 34:241–249.

Kötter W, Schwarz-Kocher M, Zanker C (Hrsg.) (2016) Balanced GPS – Ganzheitliche Produktionssysteme mit stabil-flexiblen Standards und konsequenter Mitarbeiterorientierung. Wiesbaden: Springer Fachmedien.

Latniak E, Kötter W, Roth S (2018) Konzepte soziotechnischer Gestaltung für arbeits- und prozessorientierte Digitalisierungsmaßnahmen – erste Befunde und Perspektiven. In Gesellschaft für Arbeitswissenschaft e.V. (GfA) (Hrsg.) ARBEIT(S).WISSEN.SCHAF(F)T. Grundlage für Management & Kompetenzentwicklung. Dokumentation des 64. Arbeitswissenschaftlichen Kongresses an der FOM Hochschule für Ökonomie & Management, 21.02.–23.02.2018 (Beitrag C 1.3). Dortmund: GfA-Press.

Lay G (2008) Von Modernisierungsinseln zu integrierten Produktionssystemen: Ein Leitfaden für die strategieorientierte Verknüpfung betrieblicher Modernisierungsmaßnahmen in kleinen und mittleren Unternehmen. Frankfurt: VDMA.

MA&T Sell & Partner GmbH (Hrsg.) (2019) Industrie-Arbeit 4.0 in KMU. GanPS 4.0-Leitfaden. Würselen: Verlag der MA&T Sell & Partner GmbH.

Mandl CE (2017) Auf der Suche nach Industrie 4.0-Pionieren. Die vierte industrielle Revolution im Werden. Wien: ÖGB-Verlag.

Moldaschl M, Weber WG (1986) Prospektive Arbeitsplatzbewertung an flexiblen Fertigungssystemen. Psychologische Analyse von Arbeitsorganisation, Qualifikation, Belastung (Forschungen zum Handeln in Arbeit und Alltag Nr. 1). Berlin: Technische Universität.

Monostori L (2014) Cyber-physical Production Systems: Roots, Expectations and R&D Challenges. In CIRP (Ed.) Variety Management in Manufacturing. Proceedings of the 47th CIRP Conference on Manufacturing Systems (S. 9–13). CIRP-Procedia Vol. 17.

RKW Rationalisierungs- und Innovationszentrum der Deutschen Wirtschaft Kompetenzzentrum (Hrsg.) (2021) Betriebliche Digitalisierung erfolgreich gestalten – Sozialpartnerschaftliche Orientierung für ein partizipatives soziotechnisches Vorgehen. Eschborn: RKW Kompetenzzentrum.

Spur G (1975) Die automatische Fabrik, eine Utopie? Zeitschrift für wirtschaftliche Fertigung 70(6):272–274.

Spur G (1987) CIM: Die Fabrik der Zukunft. Der Mensch als Zentralproblem im Bereich der CIM-Organisation. In Flexible Automation (1987) 6 (= Sonderausgabe Flexible Fertigung).

Strohm O, Ulich E (1997) Unternehmen arbeitspsychologisch bewerten. Ein Mehr-Ebenen-Ansatz unter besonderer Berücksichtigung von Mensch, Technik, Organisation. Zürich: vdf.

VDI/VDE (Hrsg.) (2021) Lernförderliche Arbeitsgestaltung – Ziele, Nutzen, Definitionen. VDI/VDE-MT 7100 Blatt 1.

Volpert W (1993) Kontrastive Arbeitsanalyse im Rahmen der Gestaltung von CIM-Systemen. In Cyranek G, Ulich E (1993) CIM Herausforderung an Mensch, Technik, Organisation (S. 109–113). Zürich: Verlag der Fachvereine.

Warnecke HJ (1990) Wann kommt die menschenleere Fabrik? In DFG (Hg.) Forschung in Baden-Württemberg. Am Beispiel Sonderforschungsbereiche. Bonn: Deutsche Forschungsgemeinschaft, S. 35.

Wischmann S, Hartmann EA (2017) Zukunft der Arbeit – Eine praxisnahe Betrachtung. Wiesbaden: Springer Vieweg.

Wolfgang Kötter

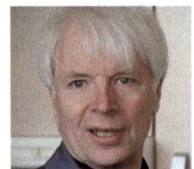

hat nach Lehre und Berufserfahrung als Feinmechaniker an der TU Berlin Maschinenbau (Produktionstechnik, Arbeitswissenschaft) und Psychologie (Arbeits- und Organisationspsychologie) studiert. Seit 1989 arbeitet er als Arbeitswissenschaftler und Organisationsberater bei der von ihm mit gegründeten GITTA mbH.

Arbeitsschwerpunkte: Arbeitswissenschaftliche Gestaltungsberatung (Soziotechnische Systemgestaltung) im betrieblichen Digitalisierungsprozess, Begleitung von partizipativen Veränderungsprozessen („Wandel durch Vernetzung").

Wolfgang Kötter ist Mitglied im DIN-AA „Ergonomie der Arbeits- und Produktgestaltung in Industrie 4.0", im Expertenkreis der DKE-/DIN-Normungsroadmap Industrie 4.0 und in der VDI-Fachgruppe „Mensch und Automation".

Sebastian Roth

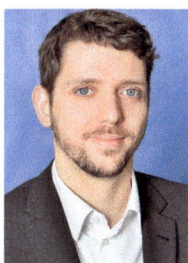

Studium der Psychologie und Soziologie an der Universität Innsbruck (M.Sc.). Seit 2015 als Organisationsberater und Arbeits- und Organisationspsychologe in der GITTA mbH tätig. Arbeitsschwerpunkte: Gestaltung von gesundheitsförderlichen Arbeitsbedingungen, Digitalisierungsprozessen, Teamarbeit und Mensch-Maschine-Interaktion.

Digitalisierung im Handwerk

Michael Heil und Delia Schröder

Inhaltsverzeichnis

Technische Entwicklung im Handwerk – 134

Handwerk ist nicht gleich Handwerk – 135

Veränderungen in der Arbeitsorganisation – 135

Neue Anforderungsprofile für die Mitarbeiter – 136

Implikationen für die Mitarbeiter – 137

Herausforderungen für die Zukunft – 140

Best practice für die Umsetzung von Digitalisierung im Handwerk – 141

Fazit – 142

Literatur – 143

© Der/die Autor(en), exklusiv lizenziert durch Springer Fachmedien Wiesbaden GmbH, ein Teil von Springer Nature 2022
E. Bamberg et al. (Hrsg.), *Digitale Arbeit gestalten*, https://doi.org/10.1007/978-3-658-34647-8_11

Technische Entwicklung im Handwerk

In Deutschland gibt es rund 1 Mio. Handwerksbetriebe mit etwa 5,5 Mio. Beschäftigten, das sind ca. 12 % aller Erwerbstätigen (Statistisches Bundesamt 2020). Damit zählt die Branche zu einem der wichtigsten Wirtschaftssektoren in Deutschland. Die Digitalisierung im Handwerk ist dabei bei weitem noch nicht so ausgeprägt wie in anderen, vor allem industriellen Betrieben. Dennoch schreitet sie voran. In den letzten Jahren konnte man diese Entwicklung als Kunde unmittelbar erfahren, wenn z. B. Online-Tools zur Konfiguration von Werkstücken auf Webseiten auftauchten oder die Handwerker*innen vor Ort Messdaten digital aufgenommen und übertragen haben. Eine systematische Analyse des Einzugs von Digitalisierung im Handwerk zeigt, dass in allen drei zentralen Bereichen Lösungen entwickelt wurden und inzwischen verstärkt zum Einsatz kommen:

- an der Schnittstelle zum Kunden (z. B. Online-Kommunikation und -Beratung, anbieterübergreifende Plattformen, Customer-Relationship-Management)
- bei internen Arbeitsprozessen (z. B. zur Erfassung und Verarbeitung technischer Daten, zum Projektmanagement),
- an der Schnittstelle zu Lieferanten und kooperierenden Unternehmen (z. B. Logistik, unternehmensübergreifendes Projektmanagement) (◘ Abb. 11.1).

Eine Metaanalyse von Studien zur Digitalisierung im Handwerk zeigt, dass die Betriebe grundsätzlich eine positive Haltung gegenüber dem Einzug der Technik haben. „Die Handwerksunternehmen nehmen die Digitalisierung als Chance wahr, insbesondere um neue Kundenkreise zu erschließen und die Arbeitslast zu reduzieren bzw. um ihre Ablaufprozesse digital zu unterstützen. Gleichzeitig gehen die Unternehmen vorsichtig mit Investitionen in Digitalisierungsmaßnahmen und neue Technologien um und sorgen sich um die IT-Sicherheit" (Proeger und Thonipara 2020). In der Mehrzahl der Unternehmen wird grundlegende IT-Hardware bereits genutzt; neuere Technologien wie bspw. Cloudnutzung oder intelligente Sensorik sind bisher jedoch kaum verbreitet. Bei den internen Prozessen findet man einen höheren Grad an Digitalisierung, vor allem in der Verwaltung und dem Einkauf, Produktion und die Logistik sind eher nachgeordnet (Proeger und Thonipara 2020).

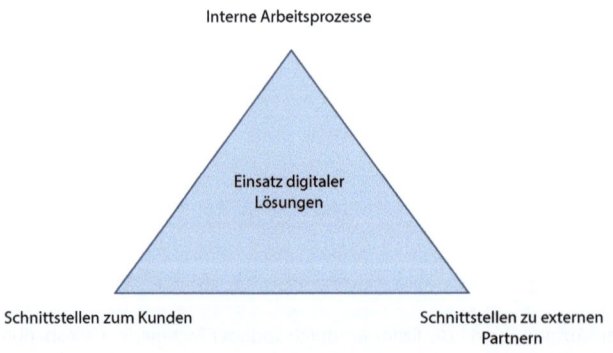

◘ Abb. 11.1 Überblick zum Einsatz von Digitalisierungslösungen

> ▶ **Beispiel: Handwerksbetriebe aus der Sanitär-Heizung-Klima-Branche (SHK)**
>
> Der Schwerpunkt handwerklicher Facharbeit im SHK-Bereich liegt in den Hauptprozessen, in denen die Leistungserbringung erfolgt. Von der Digitalisierung besonders betroffen sind (Strating 2019):
>
> **Planung, Simulation und Dokumentation**: Nutzung von Planungs- und Simulationstools inkl. Virtual Reality (VR) auch zur Präsentation und Kommunikation mit Kunden, Nutzung und Pflege von Building Information Modeling (BIM)-Systemen.
>
> **Montage und Installation**: Zugriff auf digitale Planungsunterlagen und Montageanleitungen.
>
> **Inbetriebnahme und Instandhaltung**: Zugriff auf digitale Herstellerinformationen über mobile End-geräte oder Datenbrillen (Augmented Reality, AR) bzw. direkte Kommunikation mit Herstellern für z. B. Diagnose- und Einstellungsanweisungen, digitale Dokumentation von Mess- und Prüfergebnissen, Optimierungen sowie Störungssuche und -behebung.
>
> **Umgang mit neuen Produkten und Geschäftsmodellen**: Planung und Installation von Smart Home Anwendungen, webbasierte Vernetzung verschiedener Komponenten der Haustechnik, Fernwartung und -diagnose, Überwachung, vorbeugende Instandhaltung. ◀

Handwerk ist nicht gleich Handwerk

Betrachtet man den Umsetzungsstand von Digitalisierungslösungen etwas genauer, zeigt sich, dass es durchaus Unterschiede gibt: So steht man in städtischen Gebieten neuen Technologien tendenziell aufgeschlossener gegenüber. Der Anteil der Unternehmen mit einer Homepage oder Plattformnutzung ist z. B. in ländlichen Regionen deutlich geringer als in urbanen Räumen. Hier haben traditionelle Informations- und Reputationsmechanismen nach wie vor eine größere Relevanz; auch können unzureichende digitale Infrastrukturen im ländlichen Raum einen Einfluss haben. Außerdem sind größere, umsatzstärkere sowie industrienahe Handwerkwerksbetriebe stärker digitalisiert als die kleineren Betriebe. Rund die Hälfte der Handwerksunternehmen hat eine eigene Homepage (Proeger und Thonipara 2020). Der Anteil variiert stark zwischen Gewerbegruppen. Lebensmittelhandwerke besitzen z. B. seltener eine eigene Homepage, während Gesundheitshandwerke häufiger eine Homepage besitzen. Handwerke für den privaten Bedarf haben ebenso wie Betriebe aus dem Gesundheitsgewerbe stark digitalisierte Kundenbeziehungen (Runst et al. 2018).

Veränderungen in der Arbeitsorganisation

Durch den Einsatz neuer Technologien in Handwerksbetrieben, wie etwa 3D-Drucker, Assistenzsysteme, Computerized Numerical Control (CNC) oder spezielle Softwaresysteme, verändern sich handwerkliche Fertigungs- und Produktionsprozesse und erweitern dadurch die – ohnehin bereits umfassenden – Tätigkeitsprofile von Handwerker*innen zusätzlich (Dürig und Weingarten 2019). Potenziale des Einsatzes von Digitalisierungslösungen liegen vor allem bei einem hohen Maß an Aufgabeninterdependenz vor. Die Aufgabeninterdependenz beschreibt das Ausmaß, in dem Teammitglieder in ihrer Aufgabenerledigung und beim Zugriff auf notwendige Ressourcen und Informationen auf die Koordination ihrer Handlungen angewiesen sind. Sie steigt von additiven über sequenzielle zu reziproken Aufgabenprozessen an (Rothenbusch und Kauffeld 2020). Ein Digitalisierungsindex, der speziell für Handwerksbetriebe entwickelt wurde, zeigt, dass im Bereich der Prozesse (die aktuelle IT-Infrastruktur, die digitale Abwicklung von Kundenprozessen, die Einbindung externer Ressourcen, die Auswertung von Prozessdaten, die interne digitale Kommunikation sowie die digitale Koordination und Planung von Arbeitseinsätzen) und der Mitarbeiter*innen (aktive Beteiligung der Mitarbeiter*innen, Qualifizierung, Schulung vor allem hinsichtlich der IT-Sicherheit) die größten Lücken zwischen Umsetzungsgrad und Relevanzbeurteilung der Betriebe bestehen (Runst et al. 2018). Aus diesem Grund sind besonders die bestehenden Aus- und Weiterbildungsstrukturen gefordert, ihr Angebot um die digitale Kompetenz in diesen Bereichen zu erweitern. Darüber hinaus fehlt gerade in Handwerksbetrieben häufig eine Digitalisierungsstrategie, die einen gezielten und planvollen Einsatz von Digitallösungen erlaubt (Bosse et al. 2019).

Neue digitale Technologien bieten vielfältige positive Effekte, nämlich Möglichkeiten, um Produktivität, Effizienz und Qualität in der Arbeitsorganisation zu erhöhen. Produkte und Dienstleistungen im Handwerk können durch neue technische Möglichkeiten schneller, individueller, kundenorientierter, in besserer Qualität und zu niedrigerem Preis angeboten werden. Auch Geschäftsmodelle lassen sich dadurch weiterentwickeln. Digitale Technologien können außerdem dazu beitragen, die Demografiefestigkeit von Unternehmen zu steigern, etwa indem durch sie die Arbeitgeberattraktivität erhöht oder die Beschäftigungsfähigkeit gefördert werden (Eierdanz et al. 2019).

Neue Anforderungsprofile für die Mitarbeiter

Nach Experteneinschätzung gibt es grundsätzlich keine Barrieren im Umgang mit digitalen Tools. Anders ist dies bei der Einführung neuer, komplexer Maschinen, die etwa programmiert werden müssen oder deren Handhabung spezielle Kenntnisse erforderlich machen. Diese Form der Digitalisierung und die Sorgen über eine Substitution von Handwerkerdienstleistungen durch intelligente Automatisierungstechnologie lassen sich laut einer aktuellen Metastudie relativieren. Statt einer Abnahme der Arbeitskräftenachfrage wird in allen ausgewerteten Untersuchungen auf ein wandelndes Anforderungsprofil an die Fachkräfte hingewiesen. Es sind vor allem IT-Kenntnisse, die Fähigkeit, sich flexibel an künftige technologische Entwicklungen anzupassen, sowie Offenheit für Weiterbildung erforderlich (Proeger und Thonipara 2020). In Bezug auf die nicht hinreichende Kompetenz der eigenen Mitarbeiter*innen zur Umsetzung der Digitalisierung sind es laut einer Studie von 2016 insbesondere die Lebensmittelgewerke und die Gesundheitsgewerke, die diese als Hindernis für die Digitalisierung einschätzen. Am geringsten ist dieser Anteil bei den Handwerken für den persönlichen Bedarf (Zentralverband Deutsches Handwerk [ZDH] 2017).

Grundsätzlich lässt sich davon ausgehen, dass die Qualifikationsanforderungen für Mitarbeiter*innen in Handwerksbetrieben ähnlich gelagert sind wie auch im Industrie- oder Dienstleistungssektor:

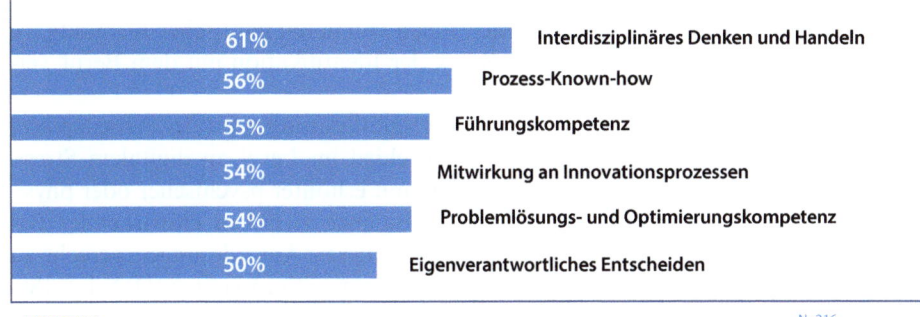

◘ Abb. 11.2   Relevante Qualifikationen im digitalen Zeitalter

Neben den Kernkompetenzen in der IT-Anwendung wird es in Zukunft vor allem um Prozess-Know-how und Problemlösungsfähigkeit gehen (siehe ◘ Abb. 11.2), die sich an folgenden Kernfragen verdeutlichen lassen:

- Welche vorgelagerten Tätigkeiten zu meiner Aufgabe gibt es und wie werden diese (digital) erledigt und an mich übergeben?
- Wie sehen die nächsten Schritte aus nach meiner Tätigkeit? Welche Auswirkungen hat mein Tun auf nachfolgende Prozessschritte? Welche Schnittstellen digitaler oder analoger Art gibt es?
- Wie muss ich meine Tätigkeiten digital dokumentieren, damit die nachfolgenden Tätigkeiten fehlerfrei ausgeführt werden können?
- Wie wirken sich Fehler auf nachfolgende Prozessschritte aus?

Eine solche übergeordnete Prozessperspektive einzunehmen, scheint jedoch für viele Mitarbeiter*innen in Handwerksbetrieben eine Herausforderung zu sein. Dies kommt vor allem dann zum Tragen, wenn in größeren Projekten, etwa in der Baubranche, mit vielen Netzwerkpartnern zusammengearbeitet wird, ein (digitaler) Datenaustausch erfolgt oder die Nutzung eines Building Information Systems erforderlich ist. Gleichzeitig ist eine solche Aufgabenveränderung, sofern sie durch entsprechende Qualifizierungsprozesse begleitet wird, arbeitspsychologisch durchaus wünschenswert, da es sich hier um Job Enrichment und eine Aufwertung der Tätigkeit handelt.

Implikationen für die Mitarbeiter

Digitalisierungslösungen im Einsatz in betrieblichen Prozessen im Handwerk können vielfältige Implikationen für die Mitarbeiter*innen mit sich bringen. Zum einen geht es um die Erleichterung von Arbeitsaufgaben, etwa durch schlankere und digital abgesicherte Prozesse. Zum anderen entfallen Tätigkeiten, die nicht wertschöpfend und für die Handwerker*innen oftmals wenig motivierend sind, wie etwa Verwaltungstätigkeiten. Das erhöht in der Regel die Zufriedenheit bei dem Anwender.

Daneben können jedoch auch Unsicherheiten im Gebrauch von Digitallösungen oder gar Überforderungssituationen entstehen, wenn die Mitarbeiter*innen weniger digital-affin sind oder die notwendigen Kompetenzen nicht vorliegen (Daum 2018). Außerdem lässt sich die Frage stellen, ob eine Zunahme an digital gestützten Aufgaben eine Entfremdung der Handwerker*innen von deren haptischer Kernaufgabe zur Folge hat und damit durchaus ein Stück der Identifikation mit dem Beruf verloren gehen kann.

Während sich verschiedene Branchen im Digitalisierungsgrad der Arbeitsplätze unterscheiden, gibt es offenbar keinen Unterschied im Level an digitalem Stress. Stress beschreibt den Zustand eines Menschen mit erhöhter psychischer oder physischer Aktivierung aufgrund einer fehlenden Balance zwischen einwirkender Belastung und den individuellen Voraussetzungen, diesen Anforderungen gerecht zu werden, sowie die daraus unmittelbar resultierenden negativen Folgen (DIN EN ISO 10075-1: 2018-01). Entstehender Stress kann schließlich gesundheitsgefährdend wirken, wenn die Dauer und Intensität sowie die Häufigkeit und Vielfalt der Fehlbeanspruchung hoch sind. Darüber hinaus sind Irritation und emotionale Erschöpfung Anzeichen von Stress am Arbeitsplatz (Gimpel et al. 2020).

Mit steigendem Digitalisierungsgrad im Handwerk ist also auch damit zu rechnen, dass Risiken für digitalen Stress wachsen. Dies muss den Positiveffekten des Einsatzes von Digitalisierungslösungen im Handwerk gegenübergestellt werden. Digitaler Stress kann entstehen durch (erwartete) Omnipräsenz und digitale Überflutung, durch eine Überforderung, eine als zu groß empfundene Komplexität, Unzuverlässigkeit der Digitalisierungslösungen im Gebrauch sowie etwaige Ängste um Jobverlust. Ein hoher digitaler Stress geht darüber hinaus mit einem starken Konflikt zwischen Arbeits- und Privatleben einher („Work-Life-Conflict") (Gimpel et al. 2019). Am stärksten wirken sich die Belastungsfaktoren der digitalen Arbeit „Leistungsüberwachung" und „Verletzung der Privatsphäre (Gläserne Person)" aus, so die Ergebnisse einer aktuellen Studie (Gimpel et al. 2019). Will man digitalen Stress vermindern, muss vor allem ein gezielter und auf bestimmte Situationen eingegrenzter Einsatz digitaler Hilfsmittel realisiert werden. Darüber hinaus helfen betriebliche Vereinbarungen zur Nutzung digitaler Hilfs- und Kommunikationsmittel, die Negativfolgen vorbeugen können.

Die Veränderungen in den Tätigkeitsprofilen haben mitunter eine Steigerung der Attraktivität des Handwerks bei jüngeren Nachwuchskräften zur Folge. Darüber hinaus lässt sich mithilfe von technischen Neuerungen, wie beispielsweise digitalen Assistenzsystemen, die gesundheitliche Belastung von Tätigkeiten verringern, wodurch es Beschäftigten auch in fortgeschrittenem Alter oder mit gesundheitlichen Einschränkungen ermöglicht wird, weiterhin in ihrem Beruf tätig zu sein (Dürig und Weingarten 2019). Außerdem bietet sich dadurch die Möglichkeit, Frauen, deren Anteil bei etwa 30 % in Handwerksberufen liegt (überdurchschnittliche Zweige wie Friseurbranche eingerechnet), vermehrt als Arbeitskraft zu gewinnen.

Eine fehlende oder unergonomische Digitalisierung eines Handwerksbetriebes führt hingegen häufig dazu, dass junge, digital aufgeschlossene Fachkräfte das Unternehmen unattraktiv finden und sich eher anderen, moderneren Betrieben zuwenden. In vielen Handwerksbetrieben (z. B. der Bau- und Ausbaubranche) müssen die Mitarbeiter*innen ihre digitale Kompetenz „vor der Unternehmenstür lassen", weil das Unternehmen es bisher versäumt hat (und auch nicht willens ist), ein digitales System zur Informationserfassung und -verarbeitung einzuführen, so die Erfahrungen aus der Beratung des eBusiness-KompetenzZentrums Kaiserslautern.

Der Einsatz von digitalen Assistenzsystemen – vor allem Datenbrillen (Head Mounted Displays, HMD) mit Lösungen aus dem Bereich der Virtuellen Reality (VR) oder Augmented Reality (AR) – ist ein hervorragendes Beispiel, um zu verdeutlichen, dass Nutzen und Risiken ins Gleichgewicht gebracht werden können. Sie sollen Mitarbeiter*innen im Handwerk Arbeitsschritte erleichtern, also z. B. bei besonderen Einbausituationen von Ersatzteilen oder ähnlichem. Diese Datenbrillen sind sehr nah an den körpereigenen Funktionen und haben damit erhebliches Potenzial, Einfluss auf physisch-induzierte Belastungssituationen zu nehmen. Neben dem Tragekomfort der Hardware sind es vor allem folgende Leistungsparameter bei einer Aufgabenbearbeitung (hier erhoben im Vergleich zu dem Einsatz eines Tablets), die zu Buche schlagen (Adolph et al. 2020):

- Die Arbeit mit HMD hat keinen messbaren objektiven Einfluss auf das visuelle System, d. h. sie schadet den Augen nicht.
- Die subjektiv empfundene visuelle Ermüdung ist bei Nutzung des HMD höher als bei der alternativen Verwendung eines Tablet-PC.
- Der Einfluss auf die Beanspruchung der Nackenmuskulatur ist beim HMD eher gering.
- Die objektiv messbare, physiologische Beanspruchung ist zwischen Datenbrille und der Alternative Tablet-PC ähnlich.
- Die subjektive Beanspruchung der Nutzer*innen ist beim HMD höher.
- Die Arbeitsleistung mit dem HMD ist geringer.
- Das Alter der Anwender*innen führt bei der Beurteilung der beiden Arbeitsmittel zu keinen wesentlichen Unterschieden.

Digitalisierungslösungen können darüber hinaus dazu genutzt werden, Belastungssituationen zu erkennen, also subjektiven Parametern der Beanspruchung auch objektive Messdaten gegenüberzustellen. Speziell für handwerkliche Tätigkeiten ist die objektive Bewertung körperlicher Beanspruchung von Bedeutung. Hierzu lassen sich Sensoren am Körper anbringen und entsprechende Werte ermitteln. Eine besondere Rolle nehmen Sensoren ein, die integriert in Arbeitskleidung das Wohlbefinden oder auch die Sicherheit bei der Arbeit verbessern sollen (Hörmann und Rückert 2020). Ergebnisse eines Forschungsprojekts zu diesen Aspekten finden sich unter der Projekthomepage „BauPrevent".

> ▶ **Beispiel: Einführung digitaler Auftragsordner in einem kleinen Handwerksbetrieb der Baubranche in Rheinland-Pfalz**
>
> Bei der Einführung digitaler Prozesse bei einem kleinen Elektrohandwerksbetrieb im ländlichen Raum gab es zwei Ziele (Eierdanz et al. 2019, S. 66 f.): Zum einen sollte die Effizienz der Prozesse erhöht werden. Zum anderen sollten Mitarbeiter*innen besser einbezogen und beteiligt werden. Digitale Auftragsordner, wie sie hier zum Einsatz kamen, leisten beides. Für die Organisation der täglichen Arbeit werden im Vorfeld zu jedem Auftrag möglichst alle vorliegenden Informationen (Beauftragender, Pläne, Besonderheiten, Adresse, Fotos) in einem digitalen Arbeitsauftrag zusammengestellt und zwei bis drei Tage vorher an die jeweiligen Mitarbeitenden übersendet. Neben dem Arbeitsauftrag wird zudem ein digitaler Baustellenordner erstellt, der per mobilem Endgerät auf der Baustelle

genutzt wird. Dieser umfasst alle Zahlen, Daten, Fotos, Dokumentationen vom Eingang des Auftrages bis zur Abwicklung. Mitarbeiter*innen sollen somit eine gute Arbeitsvorbereitung (Anfahrtsplanung, mentale Vorbereitung, gezielter Einsatz der Arbeitsmittel) umsetzen können. Ihnen kommt im Idealfall ausreichend Zeit und Unterstützung zugute, um ausreichend Gestaltungsspielraum für das eigenverantwortliche Abarbeiten der Aufträge zu haben. Der Betrieb stellt die dafür benötigte Technik zur Verfügung. Notwendige Daten werden durch das System besser verteilt, stehen schneller jedem zur Verfügung und können leichter aktuell gehalten werden. Neben diesem Effekt für höhere Effizienz und Produktivität zeigt sich aber auch die erhoffte Wirkung bei den Mitarbeiter*innen. Frust durch fehlende Information, unnötige Wege, vermeidbare Fehler werden vermieden. Mitarbeiter*innen haben einen tieferen Einblick in alle Informationen des Auftrages, erhöhen ihr Verständnis und lernen dadurch hinzu. Es kann eigenverantwortlicher und mit höherem Handlungsspielraum gearbeitet werden. Letztlich verbessert sich auch die Arbeitszufriedenheit.] ◄

Herausforderungen für die Zukunft

Viele Betriebe stehen – trotz einer Reihe guter Beispiele in der Branche – immer noch am Anfang der Digitalisierung. Gerade aufgrund der Auswirkungen der Corona-Pandemie machen sie sich nun auf den Weg: Barrieren sind gefallen und Handwerksbetriebe sind offener geworden für digitale Kommunikations- und Kollaborationswerkzeuge (z. B. Online-Meetings, Remote-Arbeit im Homeoffice). Bei der digitalen Transformation brauchen sie häufig eine Begleitung, die einerseits Geschäftsprozesse analysiert und Digitalisierungslösungen bekannt macht, andererseits aber auch die Frage nach Implikationen für Arbeitsprozesse und Beschäftigte in den Mittelpunkt rückt. Hier sind es Fragen nach Belastungssituationen sowie der Bereitschaft der Mitarbeiter*innen, digitale Medien in die Anwendung zu bringen.

Um die Potenziale der Digitalisierung am Arbeitsplatz nutzen zu können, empfiehlt ein Gesprächspartner aus einem Handwerksbetrieb folgende Dinge unbedingt zu berücksichtigen (Dürig und Weingarten 2019, S. 28):
- die Prozesskompetenz zu stärken,
- die digitale Kommunikation im Betrieb und besonders zur Kundschaft zu verbessern,
- Möglichkeiten der digitalen Fertigung als Chance und in Ergänzung zur analogen Handwerksarbeit zu sehen (z. B. der Einsatz von Lasern),
- das Wissen um digitale Geschäftsmodelle zu erweitern, Geschäftsmodelle neu zu denken und zu vermarkten, z. B. durch Online-Trainingsmodule,
- Potenziale für neue Dienstleistungen zu erörtern, produktzentrierten Wertschöpfungsansatz zu prüfen,
- neue Partnerschaften zu finden, Vorreiter zu identifizieren und in den Dialog zu treten,
- Standardprozesse nach Möglichkeit zu digitalisieren, um die zeitlichen Ressourcen anderweitig nutzen zu können.

Im Hinblick auf die Qualifizierung der Mitarbeiter*innen sollte es grundsätzlich darum gehen, die digitale Kompetenz am Arbeitsplatz zu erhöhen und damit einen vielfältigen und effektiven Einsatz von Digitallösungen zu ermöglichen.

Best practice für die Umsetzung von Digitalisierung im Handwerk

Der Malerbetrieb Adam Oswald GmbH in Geisenheim ist ein Unternehmen mit ca. 30 Mitarbeiter*innen. Der Unternehmer Frank Oswald beschäftigt sich seit vielen Jahren mit der Einführung digitaler Werkzeuge und der Optimierung und digitalen Unterstützung seiner Ablaufprozesse im Unternehmen. Damit war er lange Zeit ein Vorreiter in seiner Branche. Neben der digitalen Aufmaßerfassung auf der Baustelle und beim Kunden (mit Tablet und einem über Bluetooth angebundenen Lasermessgerät) wird auch die Situation vor Ort mit dem Smartphone und einer an das Enterprise-Resource-Planning (ERP)-System angekoppelten App mit Fotos dokumentiert. Die zusammengestellte, bebilderte und ausführlich beschriebene Baustellendokumentation können alle Mitarbeiter*innen nutzen. Entweder der Mitarbeiter ruft sie auf seinem Smartphone ab oder sie wird ihm automatisch über die App zur Verfügung gestellt, sobald er sich zur Zeiterfassung in die Baustelle einwählt. Die Angebotserstellung erfolgt auf der Grundlage digital zusammengestellter Leistungsstammdaten, die mit Materialstammdaten verknüpft sind, welche über etablierte Schnittstellen mit Materialherstellern und -lieferanten ausgetauscht und in Echtzeit gepflegt werden. Das Angebot wird dem Kunden per E-Mail und mit einem Link zu einer Videoaufzeichnung geschickt, wobei der Unternehmer selbst in dem Video das Angebot detailliert erläutert. Alle Daten und Informationen des Projektes sind und werden in der ERP-Lösung innerhalb der digitalen Projektakte in Echtzeit gepflegt. Bei Auftragsvergabe wird die Arbeitsvorbereitung digital erstellt, so dass neben den digitalen Materialbestellungen auch eine arbeitspaketorientierte Liste mit kalkulierten Zeitinformationen auf dem Smartphone der Mitarbeiter*innen synchronisiert wird. Die Mitarbeiter*innen selbst erfassen ihre Zeiten und Leistungen per „Fingerklick" auf dem Smartphone, so dass die Unternehmer*innen und die Projektleiter*innen jederzeit über den Stand der Baustelle informiert sind. Störungen, Mehraufwendungen oder Verbesserungsvorschläge werden über die App als Text-, Foto- oder Sprachnotiz gesendet und über ein Workflowmanagementsystem direkt an den für die Baustelle zuständigen Bauleiter per E-Mail weitergeleitet, wobei alle Informationen auch automatisch mit Datum und Uhrzeitstempel sowie dem Namen des Mitarbeiters, der die Meldung sendet, in der digitalen Projektakte abgespeichert werden. Alle eingehenden Dokumente und E-Mails werden im digitalen Dokumentenmanagementsystem abgelegt und sind rechte- und rollenbezogen im Unternehmen, aber auch mobil projekt- und adressbezogen on- und offline abrufbar. Die Mitarbeiter*innen selbst erhalten über automatische Geschäftsprozesse ihre Informationen über die gedrückten Zeiten des Vormonats sowie des aktuellen Monats bis zum gestrigen Tag über die in der ERP-Lösung integrierte, mitarbeiterbezogene Cloudlösung auf dem Smartphone. Auch das Arbeitszeit- und Urlaubskonto werden in Echtzeit geführt und den Mitarbeiter*innen mobil zur Verfügung gestellt. Aufgrund der Echtzeitinformationen haben die Unternehmer*innen und ihre Projektleiter*innen sozusagen „auf Knopfdruck" und mobil abrufbar Informationen und Auswertungen aller Projekte, so dass bei Abweichungen direkt regulierend eingegriffen werden kann. Die Mitarbeiter*innen selbst können ihre Produktivität projektbezogen durch Soll- und Ist-Zeitverbrauch erkennen und somit auch Abweichungen hinterfragen und melden, Verbesserungsvorschläge machen und entsprechende Gegenmaßnahmen einleiten bzw. mit den zuständigen Projektleiter*innen abstimmen. Erfolgserlebnisse aufgrund unterschrittener Kalkulationszeiten werden sofort erkannt und sind Grund zu „feiern". Die durch die Digitalisierung und die Echtzeit-Workflows signifikant erhöhte Transparenz sowie Informationsgüte und -geschwindigkeit haben zu einer spürbaren Kunden- und Mitarbeiterzufriedenheitssteigerung geführt, die sich auch in den positiven Geschäftsergebnissen des Unternehmens bemerkbar machen. Das ist das Ergebnis von Interviews mit dem Inhaber und den Beschäftigten des Unternehmens. Bedenken oder Ängste in Bezug auf eine erhöhte Kontrolle oder gar Überwachung äußerten die Mitarbeiter*innen in diesem Fall nicht. Es besteht eine gewachsene Vertrauenskultur sowie Vereinbarungen über eine zweckgebundene Nutzung der Daten, die eine positive Gesamtbewertung im Kreis der Belegschaft zutage fördern.

In diesem Beispiel erkennt man, welche positiven Effekte sich durch Datentransparenz und -durchgängigkeit in den Arbeitsprozessen einstellen können. Der Einsatz digitaler Technologien, etwa zur Prozessplanung oder als Warenwirtschaftssystem, erhöht oftmals spürbar die Effizienz und erleichtert die Abläufe für die Mitarbeiter*innen. Auch die mobile Anbindung von gewerblichen Mitarbeiter*innen im Handwerk (z. B. Monteur*innen, Bauarbeiter*innen, etc.) führt zur Erhöhung der Informationsgüte und -geschwindigkeit, ermöglicht Echtzeitkommunikation aber auch zeit- und ortsunabhängige Kommunikation und schafft bessere organisatorische Voraussetzungen, um z. B. die Selbstorganisation der Mitarbeiter*innen zu fördern. Dabei müssen jedoch von Anfang an klare Regeln und eine hohe Transparenz im Umgang mit den anfallenden Daten der Angst vor erhöhter Kontrolle und Überwachung vorbeugen (Eierdanz et al. 2019). Das heißt, solche Digitallösungen sind mit Blick auf den (Beschäftigten-) Datenschutz zunächst kritisch zu betrachten. Zum einen muss sichergestellt werden, dass die rechtlichen Vorgaben u. a. aus DSGVO und Bundesdatenschutzgesetz eingehalten werden, zum anderen braucht es flankierende Maßnahmen, um dem Anrecht der Mitarbeiter*innen auf informationelle Selbstbestimmung nachzukommen. Denn grundsätzlich sind Mitarbeiter*innen darüber zu informieren, welche Daten in Bezug auf ihre Person und Arbeitsleistung erhoben werden, und müssen einer Verarbeitung zustimmen (Tolsdorf et al. 2020).

Fazit

Folgt man einem sozio-technologischen Grundverständnis, muss bei der digitalen Transformation parallel zur Entwicklung technischer Komponenten eine Fokussierung der Arbeitsgestaltung und der Mitarbeiter*innen realisiert werden, um eine Passung zwischen technischen, organisatorischen und menschlichen Faktoren herstellen zu können (Rothenbusch und Kauffeld 2020). Digitalisierungslösungen im Handwerk finden ihren Niederschlag in allen drei oben genannten Grundkategorien: an der Schnittstelle zu den Kunden, bei internen Arbeitsprozessen sowie an der Schnittstelle zu Lieferanten und kooperierenden Unternehmen. Relevant für die Arbeitsgestaltung sind diese Lösungen immer dann, wenn sie Implikationen für die Beschäftigten, deren Aufgabenerledigung und Wohlbefinden haben. Die Betrachtung der Arbeitsgestaltungsveränderung während der Entwicklung digitaler Tools bietet hierbei eine wertvolle Perspektive, um die Effekte neuer Technologien beispielsweise auf die Effektivität und Effizienz der (unternehmens- und gewerbeübergreifenden) Zusammenarbeit zu verstehen, sie aber auch für die Gestaltung „guter Arbeit" zu nutzen und den Weg dahin aufzuzeigen. So sollten z. B. digitale Assistenzsysteme dahingehend bewertet werden, wie sie zu dem Erhalt bzw. dem Aufbau von Aufgabenkomplexität und individuellen Handlungsspielräumen oder zur Entlastung beitragen (Apt et al. 2018).

Darüber hinaus müssen mögliche Risiken, die durch digitale Lösungen in Arbeitsprozessen entstehen können, in Betracht gezogen werden, wie etwa:

- das Entstehen von monotonen und dequalifizierenden Tätigkeiten,
- die Entfremdung von der identitätsstiftenden Kernaufgabe in Handwerksberufen,
- der Verlust von positiv bewerteten kulturellen Routinen im persönlichen Austausch,
- eine Überforderung der Mitarbeiter*innen beim Einsatz digitaler Lösungen,
- digitaler Stress und hieraus resultierende gesundheitliche Negativwirkungen,
- ein Datenmissbrauch zur übermäßigen Kontrolle und Überwachung der Mitarbeiter*innen.

Um das Risikopotenzial zu minimieren, gibt es, wie die Erfahrungen in der Begleitung von Handwerksbetrieben bei der digitalen Transformation zeigen, kein Patentrezept. Es kommt vor allem darauf an, dass die Organisation durch eine effiziente, mitarbeiterorientierte und gesundheitsgerechte Arbeitsgestaltung geprägt ist. Der Einsatz von digitalen Arbeitsmitteln bietet Potenziale, wenn sie fähigkeitserweiternd wirken und dem Erhalt der Arbeitskraft dienen, zur Entlastung beitragen, wenn Mitarbeiter*innen unterschiedlicher Digitalkompetenz und -motivation in die Einführung eingebunden werden und wenn im Unternehmen die Sensibilität für deren Einsatz bestehen bleibt.

Literatur

Adolph L, Kirchhoff B, Geilen JH (2020) Sicherheit und Gesundheit in der digitalen Arbeitswelt. In Maier GW, Engels G, Steffen E (Hrsg.) Handbuch Gestaltung digitaler und vernetzter Arbeitswelten (S. 21–36). Berlin: Springer.

Apt W, Bovenschulte M, Priesack K, Weiß C, Hartmann EA (2018) Einsatz von digitalen Assistenzsystemen im Betrieb. Berlin: Institut für Innovation und Technik. https://www.iit-berlin.de/de/publikationen/einsatz-von-digitalen-assistenzsystemen-im-betrieb. Zugegriffen: 29. November 2020

Bosse CK, Hellge V, Schröder D, Dupont S (2019) Digitalisierung im Mittelstand erfolgreich gestalten. In Zink KJ & Bosse CK (Hrsg.) Arbeit 4.0 im Mittelstand. Chancen und Herausforderungen des digitalen Wandels für KMU (S. 13–34). Berlin: Springer.

Daum H (Hrsg.) (2018) Zwischen Angst und Verheißung – wie erleben Menschen die Digitalisierung der Arbeitswelt. https://www.randstad-stiftung.de/publikationen/zwischen-angst-und-verheissung-wie-erleben-menschen-die-digitalisierung#fndtn-tab-subnav-sidebar-2018. Zugegriffen: 26. Januar 2021

Dürig W, Weingarten J (2019) Das Handwerk wird digital. Bedeutung für Betriebe, Beschäftigte und Marktstrukturen. WISO Diskurs 4.

Eierdanz F, Herzog-Buchholz E, Sieling E, Schick K (2019) Demografiefestigkeit 4.0 – Chancen des digitalen Wandels zur Förderung von Beschäftigungsfähigkeit und Arbeitgeberattraktivität nutzen. In Zink KJ & Bosse CK (Hrsg.) Arbeit 4.0 im Mittelstand. Chancen und Herausforderungen des digitalen Wandels für KMU (S. 65–70). Berlin: Springer.

Gimpel H, Berger M, Regal C, Urbach N, Kreilos M, Becker J, Derra ND (2020) Belastungsfaktoren der digitalen Arbeit. Eine beispielhafte Darstellung der Faktoren, die digitalen Stress hervorrufen. Augsburg: Fraunhofer-Institut für Angewandte Informationstechnik FIT.

Gimpel H, Lanzl J, Regal C, Urbach N, Wischniewski S, Tegtmeier P, Kreilos M, (…), Derra ND (2019) Gesund digital arbeiten?! Eine Studie zu digitalem Stress in Deutschland. Augsburg: Fraunhofer-Institut für Angewandte Informationstechnik FIT.

Hörmann T, Rückert U (2020) Vernetzte Arbeitsumgebungen. Körpernahe und tragbare Sensorik in der Arbeitswelt. In Maier GW, Engels G, Steffen E (Hrsg.) Handbuch Gestaltung digitaler und vernetzter Arbeitswelten (S. 203–222). Berlin: Springer.

Proeger T, Thonipara A (2020) Digitalisierung im Handwerk – ein Forschungsüberblick. Researchgate. https://doi.org/10.3249/2364-3897-gbh-36

Rothenbusch S, Kauffeld S (2020) Veränderungspotenziale durch die Digitalisierung der gewerkübergreifenden Kooperation in kleinen und mittleren Unternehmen im Baugewerbe in Richtung Building Information Modeling (BIM) – eine Fallanalyse. Gruppe. Interaktion. Organisation. Zeitschrift für Angewandte Organisationspsychologie (GIO) 51:299–317. https://doi.org/10.1007/s11612-020-00526-w

Runst P, Bartelt K, Fredriksen K, Meyer-Veltrup L, Pirk W, Proeger T (2018) Der Digitalisierungsindex für das Handwerk. Eine ökonomische Analyse des Digitalisierungs-Checks des Kompetenzzentrums Digitales Handwerk. Econstor. https://doi.org/10.3249/2364-3897-gbh-24

Tolsdorf J, Bosse CK, Dietrich A, Feth D, Schmitt H (2020) Privatheit am Arbeitsplatz. Transparenz und Selbstbestimmung bei Arbeit 4.0. *Datenschutz und Datensicherheit (DuD)* 44(3):176–181. https://doi.org/10.1007/s11623-020-1247-7

Statistisches Bundesamt (2020) Branchen und Unternehmen. https://www.destatis.de/DE/Themen/Branchen-Unternehmen/Handwerk/_inhalt.html;jsessionid=FF3FE51A97C3EE3AD11F2CA24B0E272D.internet8732#sprg235882. Zugegriffen: 13. Oktober 2020

Strating H (2019) Digitalisierung im SHK-Handwerk. Lernen und Lehren 1:6–11. http://lernenundlehren.de/heft_dl/Heft_133.pdf#page=8. Zugegriffen: 13. Oktober 2020

Zentralverband Deutsches Handwerk (2017) Digitalisierung im Handwerk. https://www.zdh.de/fileadmin/user_upload/themen/wirtschaft/sonderumfragen/II-2016-Digitaler-Wandel/5-2-0_Bericht_Sonderumfrage_Digitaler_Wandel.pdf. Zugegriffen: 13. Oktober 2020

Michael Heil

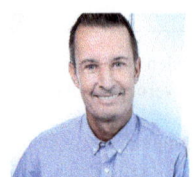

gelernter Maler und Lackierer, Betriebswirt und Geschäftsführer des eBusiness-KompetenzZentrums im Bau- und Ausbauhandwerk aus Kaiserslautern (eBZ), initiiert und leitet mit dem eBZ diverse Forschungs- und Transferprojekte in der Baubranche.

Zudem sensibilisiert, informiert, qualifiziert, berät und begleitet er mit dem eBZ Handwerksbetriebe der Bau- und Ausbaubranche auf dem Weg in die Digitale Transformation.

In allen Projekten geht es um anwendungsorientierte, praxisbezogene Digitalisierung im Bauhandwerk und auf Baustellen, insbesondere um effiziente, digitale Geschäftsprozesse und intelligente Assistenzsysteme/KI im Büro und auf der Baustelle.

Delia Schröder

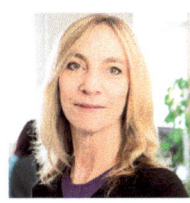

ist Diplom-Soziologin und hat 2007 ihr berufsbegleitendes Studium an der Hochschule Pforzheim mit dem MBA in „Human Resources Management and Consulting" abgeschlossen. Seit 2006 ist sie als wissenschaftliche Mitarbeiterin am Institut für Technologie und Arbeit beschäftigt. In Forschungs- und Beratungsprojekten bearbeitet Frau Schröder vor allem Fragen der Organisationsentwicklung und Prozessgestaltung. Derzeit liegt einer ihrer Schwerpunkte auf arbeits- und organisationswissenschaftlichen Dimensionen der Digitalisierung. Sie berät Unternehmen bei der Umsetzung digitaler Transformationsprozesse und der Einführung digitaler Lösungen am Arbeitsplatz. Mit ihrer 2019 abgeschlossenen Ausbildung zum „Agilen Coach" bringt sie darüber hinaus Ideen von innovativen Organisationskonzepten in die Beratungsleistungen ein.

Digitale Transformation personenbezogener Arbeit – am Beispiel der professionellen Pflege

Marlen Melzer, Ulrike Rösler, und Larissa Schlicht

Inhaltsverzeichnis

Personenbezogene Arbeit: Ein besonderes Handlungsfeld – 149
Gemeinsamkeiten und Unterschiede personenbezogener Arbeit – 149
Arbeitsbedingte Belastung bei personenbezogener Arbeit – am Beispiel der Pflege – 152

Folgenreiche Entscheidungen: Auswirkungen des Einsatzes digitaler Pflegetechnologien auf Arbeitsanforderungen und Pflegende – 152
Auswirkungen des Technologieeinsatzes auf Arbeitsanforderungen – 155
Auswirkungen des Technologieeinsatzes auf Pflegende und Pflegeeinrichtungen – 155

© Der/die Autor(en), exklusiv lizenziert durch Springer Fachmedien Wiesbaden GmbH, ein Teil von Springer Nature 2022
E. Bamberg et al. (Hrsg.), *Digitale Arbeit gestalten*, https://doi.org/10.1007/978-3-658-34647-8_12

Technologieeinsatz bei personenbezogener Arbeit gut gestalten: Empfehlungen aus arbeitspsychologischer Sicht – 158
Gestaltungsempfehlungen zu den vorgelagerten Bedingungen – 158
Gestaltungsempfehlungen auf Ebene der Arbeitsmerkmale – 159
Gestaltungsempfehlungen zu möglichen Einflussfaktoren – 161

Fazit – 163

Literatur – 163

Im Jahr 2015 eröffnete in Japan erstmals ein Hotel, in welchem mehr als 200 Roboter- etwa an der Rezeption- zum Einsatz kamen. In der Suchthilfe und -beratung analysieren „digitale Helfer" Frühwarnsignale für Rückfälle oder kritische Situationen und senden diese per Smartphone an die Klient*innen. In der Pflege werden gegenwärtig digitale Datenbrillen pilotiert, die eine Live-Verbindung zwischen Pflegenden und fachärztlichem Personal direkt in der Pflegesituation erlauben. Diese Beispiele zeigen, dass der Einsatz digitaler Technologien bei personenbezogener Arbeit zunehmend Realität wird.

Nun sind technische Innovationen am Arbeitsplatz keine für die Phase der Digitalisierung einzigartige Entwicklung: vielmehr haben diese schon immer einen wesentlichen Einfluss auf Arbeitstätigkeiten (Hacker und Sachse 2014). Und: Schon immer waren damit vielfältige Fragestellungen der Arbeitsgestaltung verbunden. Diese wurden zum Beispiel von Lisanne Bainbridge (1983; Ironien der Automatisierung) oder Craig Brod (1984; Technostress) früh aufgegriffen und untersucht. In der digitalen Transformation- auch als vierte Entwicklungsphase der Erwerbsarbeit bezeichnet- haben technische Innovationen erneut das Potenzial, massiv in Arbeitssysteme einzugreifen (z. B. Friesacher 2010; Rothe et al. 2019). Vor diesem Hintergrund stellen sich für das Handlungsfeld der personenbezogenen Arbeit wichtige Fragen, die nachfolgend am Beispiel der professionellen Pflege beleuchtet werden:

- Für welche arbeitsbedingten Belastungsfaktoren, die typisch für das Handlungsfeld sind, können digitale Technologien eine Lösung sein? Und damit in engem Zusammenhang: Wie passen der für diese Tätigkeiten charakteristische Arbeitsgegenstand Mensch und die digitalen Technologien zusammen?
- Wie und in welchem Ausmaß verändert der Einsatz digitaler Technologien Anforderungen bei personenbezogener Arbeit – und welche Folgen hat dies für die hier tätigen Menschen?
- Wie lässt sich personenbezogene Arbeit in der digitalisierten Arbeitswelt so gestalten, dass sie dem im Arbeitsschutzgesetz verbrieften Anspruch einer menschengerechten Gestaltung gerecht genügt?

Personenbezogene Arbeit: Ein besonderes Handlungsfeld

Personenbezogene Arbeit bezeichnet Tätigkeiten, die – mindestens teilweise – „an und mit Menschen" stattfinden, bei denen der Arbeitsgegenstand also ein Mensch ist. Die Bandbreite ist groß: Beratungs-, Lehr- und Trainingstätigkeiten sind hier ebenso inkludiert wie ärztliche, therapeutische, pflegerische oder künstlerische Tätigkeiten. In der Regel sind diese dem Dienstleistungssektor zuzuordnen.

Gemeinsamkeiten und Unterschiede personenbezogener Arbeit

Gemeinsam ist diesen Tätigkeiten die Notwendigkeit zur Einflussnahme auf physische und/oder psychische Zustände, Prozesse und- ggf. darüber vermittelt- das Verhalten anderer Menschen (Böhle und Weihrich 2020; Hacker 2009). Hierfür bedarf es der Entwicklung und situativen Anpassung eines handlungsleitenden „mentalen Mo-

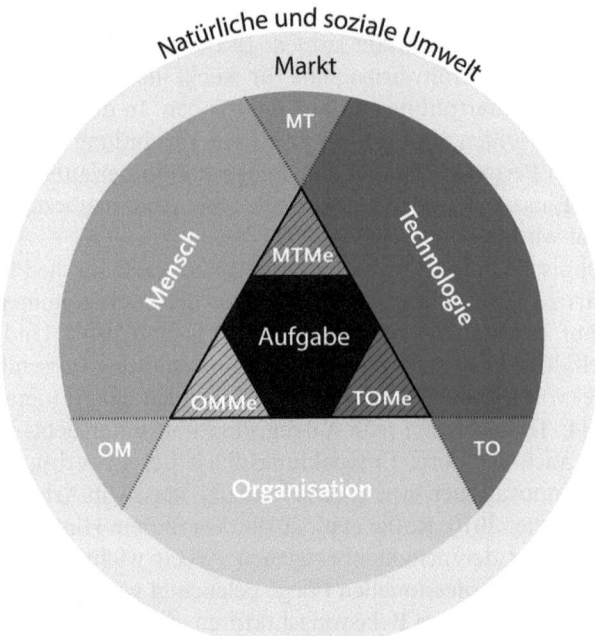

◘ **Abb. 12.1** ERWEITERTES MTO-Modell (eigene Darstellung, basierend auf Ulich 1997)

dells" von der individuellen Situation des Gegenübers, also zum Beispiel von dessen physischer und psychischer Verfassung, Bedürfnissen, Zielen oder Kompetenzen. Aufgrund dieser Besonderheit personenbezogener Tätigkeiten wird das bei der Arbeitsgestaltung im Fokus stehende Beziehungsgefüge von arbeitendem Menschen (M), eingesetzter Technik (T) und Organisation (O)(vgl. MTO-Konzept, u.a. Strohm und Ulich 1997) um eine weitere Komponente erweitert: den nicht im Rahmen einer Arbeitstätigkeit agierenden – und damit organisationsexternen – Menschen (Me), auf welchen die Tätigkeit gerichtet ist (◘ Abb. 12.1).[1] Konkret ergeben sich drei zusätzliche Schnittmengen (vgl. innere Dreiecke in der Abbildung), die bei der Gestaltung personenbezogener Arbeit in der digitalisierten Arbeitswelt zu berücksichtigen und mit denen unterschiedliche arbeitsgestalterische Fragen verbunden sind:

– eine Schnittmenge zwischen dem im Rahmen der Arbeitstätigkeit agierenden Menschen, der eingesetzten Technologie und dem organisationexternen Menschen (MTMe)
– eine Schnittmenge zwischen der zum Einsatz kommenden Technologie, der Organisation und dem organisationsexternen Menschen (TOMe) sowie
– eine Schnittmenge zwischen der Organisation, dem im Rahmen einer Arbeitstätigkeit agierenden Menschen und dem organisationsexternen Menschen (OMMe).

Es können jeweils alle drei oder auch nur zwei der in den Schnittmengen enthaltenen Systemkomponenten miteinander verknüpft bzw. unmittelbar gestaltungsrelevant sein.

---

1 Details dazu sind hier nachzulesen: ▶ www.baua.de/dok/8824734.

Die Interaktion mit dieser vierten Systemkomponente – dem organisationsexternen Menschen als primärem Arbeitsgegenstand – ist direkter und definierender Bestandteil der Arbeitsaufgabe bei personenbezogener Arbeit. Das Arbeitssystem gewinnt damit an Komplexität und Dynamik, was wiederum den Gestaltungsprozess beeinflusst. So müssen zum Beispiel beim Einsatz von Technologien nicht nur deren potenzielle Wirkungen auf den arbeitenden Menschen, sondern auch ihre möglichen Effekte auf den organisationsexternen Menschen berücksichtigt werden – weil letztere beispielsweise Rückwirkungen auf das Anforderungserleben der oder des Erwerbstätigen haben können. Hierzu ein Beispiel aus dem medizinischen Bereich: Auch wenn der Einsatz einer Beruhigungsspritze durch eine Ärztin zunächst als naheliegendes „Mittel der Wahl" erscheint, um ihre Behandlung bei einem sehr ängstlichen Patienten durchführen zu können, muss sie – auf Basis ihrer Interaktionserfahrung mit diesem – abwägen, ob dieses Mittel im konkreten Fall tatsächlich zum Einsatz kommen sollte oder eher zu einer Verstärkung der Angst ihres Patienten führt, und damit mit Blick auf die Zielerreichung kontraproduktiv wäre. Auch technikunabhängige Gestaltungsaspekte bedürfen der Berücksichtigung des organisationsexternen Menschen. So müssen beispielsweise sind Zugbegleiter*innen, welche im Rahmen ihrer routinemäßigen Kontrolltätigkeiten auf Fahrgäste treffen, die sich weigern, eine Mund-Nase-Bedeckung zur Reduktion der Ausbreitungsgeschwindigkeit von Covid-19 zu tragen, binnen kürzester Zeit entscheiden, ob polizeiliche Verstärkung anzufordern ist. Die sich aus der Interaktion ergebenden Anforderungen personenbezogener Arbeit können sich folglich während der Tätigkeit ändern und Anpassungen des o. g. mentalen Modells, des in der Tätigkeit zu verfolgenden Ziels und damit auch der hierfür notwendigen Handlungen erforderlich machen.

Neben dieser zentralen Gemeinsamkeit personenbezogener Tätigkeiten (Notwendigkeit zur Einflussnahme auf Zustände, Prozesse und das Verhalten anderer Menschen) gehen aus der Fachliteratur auch Merkmale hervor, hinsichtlich derer sich diese voneinander unterscheiden. Wir sprechen hierbei von Diversitätscharakteristika. Ein wesentliches ist das an die Tätigkeit geknüpfte Motiv der Einflussnahme auf einen oder mehrere andere Menschen. Während Lehrtätigkeiten beispielsweise darauf gerichtet sind, die Kompetenzen der Lernenden zu erweitern, zielen ärztliche oder pflegerische Tätigkeiten darauf, Menschen bei der Veränderung eines unerwünschten physischen oder psychischen Zustandes zu unterstützen. Bei personenbezogener Arbeit im Bereich der Justiz oder des öffentlichen Personennahverkehrs liegt das Motiv eher außerhalb jener Person, mit der im Rahmen der beruflichen Tätigkeit interagiert wird - beispielsweise in der Wahrung oder Wiederherstellung öffentlicher Sicherheit. Weitere Diversitätscharakteristika personenbezogener Arbeit sind die Anzahl der an der Interaktion beteiligten Personen, die Dauer der Interaktion, das Ausmaß der Notwendigkeit zur Entwicklung eines „mentalen Modells" von der individuellen Situation des Gegenübers, der bei der Interaktion bestehende Spielraum und das Ausmaß, in dem das Zeigen oder Unterdrücken von Emotionen gefordert ist (Schlicht et al. 2021).

Die Vielfalt dieser Merkmale zeigt, dass die Ausgangsbedingungen für die digitale Transformation im Bereich personenbezogener Arbeit sehr unterschiedlich sein können. Eine umfassende Darstellung der Möglichkeiten, Herausforderungen und Befunde zum Einsatz digitaler Technologien ist daher in diesem Beitrag nicht möglich. Aus diesem Grund fokussieren wir nachfolgend auf einen Ausschnitt des Spektrums personenbezogener Arbeit: Die Arbeit in der beruflichen Pflege, die in Deutschland aktuell etwa 1,9 Millionen Menschen, davon 81 Prozent Frauen, ausüben (Bundesagentur für Arbeit 2019). Hier besteht aufgrund der hohen Anforderungen und beschränkten Ressourcen seit Jahren erheblicher Gestaltungsbedarf. Zudem sind in der Pflege bereits in substanziellem Umfang Erprobungen digitaler Technologien zu beobachten.

Arbeitsbedingte Belastung bei personenbezogener Arbeit – am Beispiel der Pflege

Auf welche Arbeitsmerkmale trifft Digitalisierung in der Pflege? Wie regelmäßige bundesweite Befragungen der Bundesanstalt für Arbeitsschutz und Arbeitsmedizin sowie internationale Studien zeigen, heben sich Pflegetätigkeiten insbesondere durch
- hohe physische Anforderungen (z. B. Transfer von Patient*innen),
- eine Vielzahl psychischer Anforderungen (u. a. hohe Arbeitsintensität; häufige Störungen und Unterbrechungen; eingeschränkter Tätigkeitsspielraum; hohe kognitive Anforderungen- wie zum Beispiel eigenständiges Entscheiden in komplexen oder von Unsicherheit geprägten Situationen; interaktionsbezogene Anforderungen- wie zum Beispiel die Übernahme von Verantwortung für andere Menschen; emotionale Belastung; Wochenend- und Schichtarbeit) sowie
- Anforderungen aus der physikalischen Arbeitsumgebung (z. B. Umgang mit mikrobiologischen Stoffen) von anderen Tätigkeiten ab (Melzer 2020).

Digitale Pflegetechnologien haben das Potenzial, Einfluss auf diese Anforderungen zu nehmen und im günstigen Fall zu einer Verbesserung der Arbeitssituation beizutragen. Diesen Zusammenhang beschreibt das umfassende Arbeitsgestaltungsmodell von Parker et al. (2001, ◘ Abb. 12.2). Die Verfügbarkeit und Verwendung von Technologien am Arbeitsplatz werden hier als vorgelagerte Bedingungen (Antezedenzien) aufgeführt, die – neben anderen Faktoren – darüber entscheiden, wie die konkreten Anforderungen in der Tätigkeit ausgeprägt sind.

Folgenreiche Entscheidungen: Auswirkungen des Einsatzes digitaler Pflegetechnologien auf Arbeitsanforderungen und Pflegende

Im Jahr 2019 veröffentlichte die Weltgesundheitsorganisation umfassende Empfehlungen für den Einsatz digitaler Technologien zur Stärkung der Gesundheitssysteme (World Health Organization [WHO] 2019). Eine von vier darin angesprochenen Zielgruppen sind Beschäftigte im Gesundheitswesen. Für diese werden zehn gegenwärtig vorzufindende Anwendungsbereiche digitaler Technologien benannt: Patientenidentifizierung und -registrierung, Dokumentation gesundheitsbezogener Daten, Entscheidungsunterstützung, Telemedizin, Kommunikation der Leistungserbringer, Weiterleitungsmanagement, Pflege- und Dienstplanung, Training, Ver-

Digitale Transformation personenbezogener Arbeit – am Beispiel der…

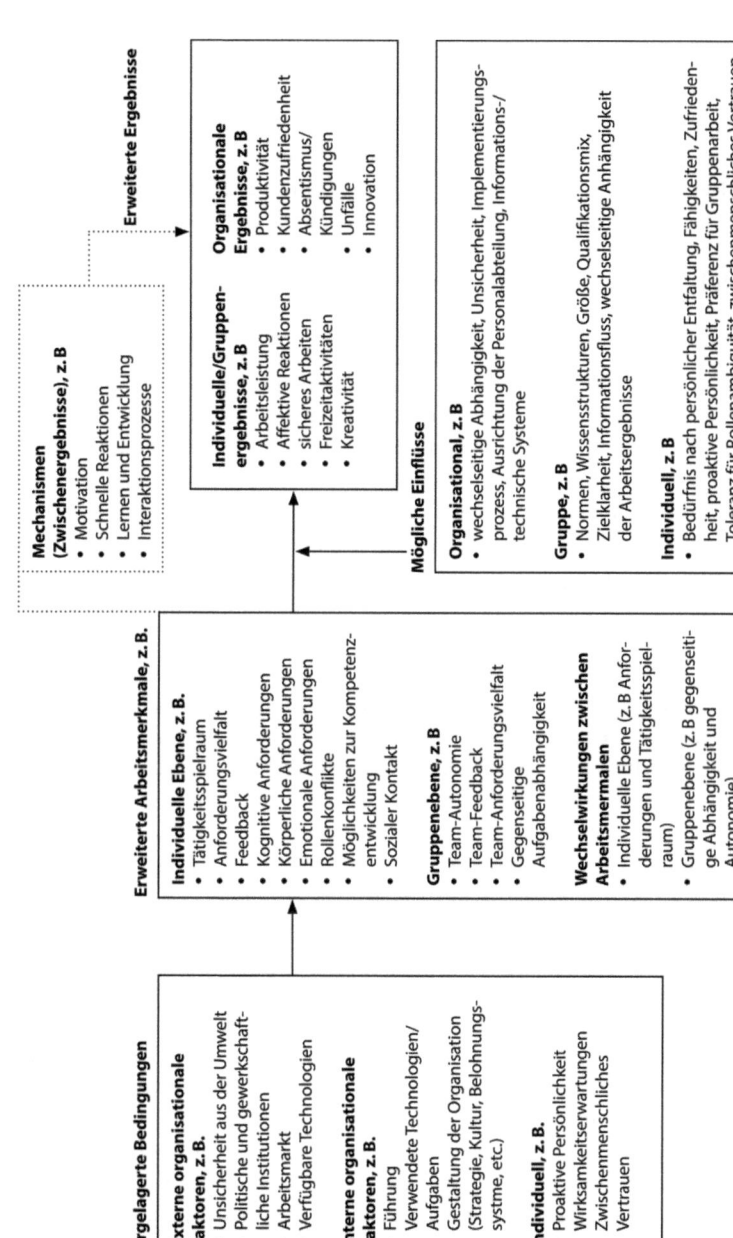

Abb. 12.2 Umfassendes Arbeitsgestaltungsmodell (nach Parker et al. 2001, eigene Übersetzung)

schreibungs- und Medikamentenmanagement und die Bereitstellung von Labor- und Diagnostikdaten.

Innerhalb dieser Bereiche können vielfältige Technologien zum Einsatz kommen. Repräsentative Daten zu deren Verbreitung in Deutschland liegen bislang nicht vor. Studien weisen jedoch darauf hin, dass Informations- und Kommunikationstechnologien (insbesondere Computer und Smartphones) am weitesten verbreitet sind. Obschon noch nicht für jede Pflegende und jeden Pflegenden verfügbar, werden sie doch zunehmend zum Standard in der professionellen Pflege. Die digitale Patientenakte ist ebenfalls schon häufig in Krankenhäusern und Pflegeeinrichtungen sowie bei ambulanten Diensten zu finden. Telemedizinische und telepflegerische Anwendungen haben im Zuge der Corona-Pandemie an Bedeutung gewonnen, wie auch das folgende Praxisbeispiel zur Einführung der Videovisite in einem Pflegeheim zeigt. Datenbrillen und Roboter sind in der pflegerischen Praxis hingegen noch die Ausnahme.

▶ **Ein Blick in die Praxis**

Ein Träger der freien Wohlfahrtspflege in einer deutschen Kleinstadt beteiligte sich mit einem Pflegeheim an einem Förderprojekt zur Digitalisierung in Pflegeberufen. Frau S. arbeitete als Verwaltungsangestellte und Case Managerin in dem Heim. Da im Zuge der Corona-Pandemie im Frühjahr 2020 keine neuen Bewohnerinnen und Bewohner aufgenommen werden konnten, mussten ihre Aufgaben als Fallmanagerin zwischenzeitlich ruhen. Frau S. wurde deshalb mit der operativen Projektumsetzung betraut. Ein Ziel war die Einführung der Videovisite. – Frau S. berichtet, was die Einrichtung zu der Technologieeinführung bewogen und welche Erfahrungen sie im Rahmen des Projektes gesammelt hat:

„Was uns dazu bewogen hat, war, dass die Pflegenden sehr auf den Arzt, sein Zeitmanagement und seine Einschätzung einer Pflegesituation angewiesen waren. Für uns war es oft schwierig, mit den Ärzten eine Augenhöhe zu finden. Es hat immer wieder viel Zeit gekostet, bis wir einen Termin mit dem Urologen, Psychiater oder mit der Hausärztin vereinbaren und realisieren konnten.

Die erste Anwendung für die Videovisite wurde uns dann von unseren Projektpartnern vorgestellt. Sie war einfach zu verstehen. Aber es war so ähnlich wie in der Realität: Pflegende und Pflegebedürftige mussten in virtuellen Wartezimmern auf den Arzt warten. Das fanden wir nicht gut und haben deshalb eine andere Anwendung ausprobiert. Das hat besser geklappt.

Die Pflegebedürftigen waren bei der Videovisite sehr motiviert und erfreut, dass sie den Hausarzt so oft sehen. Für die Pflegenden hat sich der Visitenaufwand nach einiger Einarbeitung insgesamt reduziert. Es war ein langer Prozess und dass wir die Videovisite heute so nutzen können, wie wir sie nutzen, ist ein positiver Nebeneffekt von Corona und auch der Arbeitszeit, die ich in dieses Medium investieren konnte.

Fakt ist auf jeden Fall, dass sich die Pflege digitalisieren muss. Dass wir noch so viel handschriftlich schreiben und Kurven malen – da sind wir schon sehr hinterher. Wir müssen mit der Zeit gehen. Das ist auch ein Thema für die Personalbeschaffung. Die jungen Menschen interessieren sich durch das neue Berufsgesetz hoffentlich wieder mehr für die Pflege. Ich hoffe, dass wir mit der Digitalisierung weiterkommen. Es gibt viele Möglichkeiten." ◀

Nachfolgend werden ausgewählte Forschungsergebnisse nationaler und internationaler Studien zu den Folgen des Einsatzes digitaler Technologien in der Pflege vorgestellt. Der erste Abschnitt nimmt die für die Pflege zentrale Arbeitsmerkmale in den Blick und geht der Frage nach, wie und in welchem Ausmaß sich diese durch den Technologieeinsatz verändern. Der zweite Abschnitt adressiert die Folgen für Pflegende.

Auswirkungen des Technologieeinsatzes auf Arbeitsanforderungen

In der vorliegenden Forschungsliteratur wird bislang vereinzelt über empirisch nachweisbare Zusammenhänge zwischen dem Einsatz digitaler Technologien in der Pflege und Veränderungen der Arbeitsanforderungen berichtet. ◘ Tab. 12.1 nennt einige dieser Befunde.

Die in der Tabelle aufgeführten Forschungsergebnisse stärken zwei wesentliche Erkenntnisse, die auch in weiterer Fachliteratur zu finden sind:
1. Im Zusammenhang mit dem Einsatz digitaler Pflegetechnologien sind erwünschte sowie unerwünschte Veränderungen der Anforderungen zu beobachten. Dies gilt auch für das Kernmerkmal personenbezogener Tätigkeiten: die interaktionsbezogenen Anforderungen. Zum Beispiel kann die durch digitale Technologien im ambulanten Bereich mögliche Optimierung von Wegezeiten laut einer Übersichtsarbeit von Odendaal et al. (2020) der Interaktion zwischen Pflegenden und Pflegebedürftigen zu Gute kommen. Hingegen berichten Bergey et al. (2019), dass die Nutzung digitaler Dokumentationshilfen Zeit und Aufmerksamkeit der Pflegenden fordert, die diesen dann für die pflegerische Arbeit mit und am pflegebedürftigen Menschen fehlt.
2. Die unterschiedlichen, zum Teil gegenläufigen Ergebnisse zum Technologieeinsatz lassen sich auch darauf zurückführen, dass damit ein komplexer Veränderungsprozess verbunden ist, welcher von zahlreichen Faktoren beeinflusst wird. Für die Ableitung von Gestaltungsempfehlungen ist diese Erkenntnis hochrelevant.

Auswirkungen des Technologieeinsatzes auf Pflegende und Pflegeeinrichtungen

Wie das in ◘ Abb. 12.2 dargestellte Modell von Parker et al. nahelegt, ist davon auszugehen, dass sich digitale Technologien nicht unmittelbar auf die Beschäftigten oder Pflegeeinrichtungen auswirken. Vielmehr wird ein indirekter Wirkpfad angenommen: Der Technologieeinsatz verändert Arbeitsmerkmale, die wiederum in Abhängigkeit von den konkreten Merkmalen der Organisation, der Gruppe oder des Individuums auf die oder den Beschäftigten sowie auf die Ergebnisse des Teams bzw. der Organisation insgesamt wirken (vgl. „Mögliche Einflüsse" in ◘ Abb. 12.2).

Zum aktuellen Zeitpunkt sind lediglich erste Ausschnitte der Folgen des Technologieeinsatzes beobachtbar. Viele der Wirkungen digitaler Technologien auf Pfle-

Tab. 12.1 Forschungsergebnisse zu Zusammenhängen zwischen digitalen Technologien und arbeitsbedingten Anforderungen in der Pflege

Physische Anforderungen	
- Exoskelette können körperliche Anforderungen für Pflegende im OP-Bereich oder beim Umlagern von Patient*innen in der Intensivpflege reduzieren (Kh)	Cha et al. 2020, Settembre et al. 2020
- mobile Endgeräte ersetzen schwere Pflegetaschen (aP)	Odendaal et al. 2020*
Psychische Anforderungen	
- ein digitaler Stift, mit mobilen Endgeräten verbundene Spracherkennungstechnologien und weitere digitale Dokumentationshilfen können den Zeitaufwand für die Pflegedokumentation reduzieren und die Arbeitsorganisation verbessern (aP, sP, Kh)	Schloz 2008, Daxberger et al. 2018, Keasberry et al. 2017
- digitale Technologien können das Zeitmanagement verbessern (Kh)	Eden et al. 2020
- robotische Systeme zur Medikamentenstellung und digitale Monitoringtechnologien können die zeitlichen Spielräume vergrößern (und so der direkten Interaktion mit Pflegebedürftigen zu Gute kommen) (Kh)	Kangasniemi et al. 2019*
- vernetzte Verwaltungs- und Abrechnungsstruktur kann die Kommunikation im Team verbessern und zeitliche Freiheitsgrade ermöglichen (aP)	Schloz 2008
- Reduktion von Wegzeiten durch Videotechnologien o. ä. kann der Interaktion zu Gute kommen; mobile Pflegetechnologien können die Kommunikation zwischen Pflegenden und Pflegebedürftigen verbessern (aP)	Odendaal et al. 2020*
- mobile Pflegetechnologien können Arbeitsaufgaben und den Tätigkeitsspielraum optimieren	Odendaal et al. 2020*
- Sensortechnik in Verbindung mit künstlicher Intelligenz kann den Zeitaufwand und kritische Situationen (aggressives Verhalten gegenüber Pflegenden) während der Nachtschicht in der akutpsychiatrischen Pflege reduzieren	Barrera et al. 2020
- mobile Health (mHealth) und digitale Entscheidungsunterstützungssysteme können die Pflegediagnostik und (fachliche) Entscheidungsfindung erleichtern (aP, Kh)	Odendaal et al. 2020*, Liao et al. 2015, Thoma-Lürken et al. 2018
- mobile Pflegetechnologien können mit zusätzlichem Arbeitsaufwand und Informationsflut verbunden sein (aP, kH)	Odendaal et al. 2020*, Butler et al. 2019
- digitale Technologien können zu neu auszuhandelnden Schnittstellen innerhalb des Pflegeteams führen, z. T. auch zu Rollenambiguität	Bergey et al. 2019
- digitale Entscheidungsunterstützungssysteme können die Fachlichkeit Pflegender und ihre Entscheidungsspielräume schmälern	Barbosa et al. 2016
- Telecare kann mit neuen kommunikativen Anforderungen für Pflegende verbunden sein (Vertrauensaufbau, sorgfältiges Zuhören ohne nonverbale Ebene etc.)	Barbosa et al. 2016
- mHealth und andere digitale Technologien können die Interaktion beeinträchtigen (weniger Zeit mit der oder dem Pflegebedürftigen, weniger direkte Zuwendung und Augenkontakt) (aP, Kh)	Odendaal et al. 2020*, Bergey et al. 2019
- Einführung eines sozialen Roboters führte während der Implementierungsphase nicht zu einem Zugewinn zeitlicher Spielräume für Pflegende (sP)	Melkas et al. 2020

◘ Tab. 12.1 (Fortsetzung)	
Physikalische Arbeitsumgebung	
- Einsatz von Desinfektionsrobotern kann den Arbeitsaufwand für Pflegende erhöhen (Einarbeitung, Begleitung der Technik etc.)	Doll et al. 2018
Anmerkungen: aP = ambulante Pflege, sP = stationäre Pflege, Kh = Krankenhaus; * = Übersichtsarbeit, in welcher mehrere Studienergebnisse mit unterschiedlichem Technologieeinsatz zusammengefasst werden	

gende und Pflegeeinrichtungen werden hingegen erst mit einiger zeitlicher Verzögerung erkennbar sein.

Auf Ebene der Beschäftigten bilden sich die Auswirkungen des Technologieeinsatzes in kurz-, mittel- und langfristigen Beanspruchungsfolgen[2] ab. So fanden Tröster et al. (2020) bei Laborversuchen zum Patient*innentransfer bzw. zur Umbettung im OP-Bereich, dass ein aktives Exoskelett[3] die muskuloskelettale Beanspruchung im Schulter- und unteren Rückbereich deutlich reduzieren konnte.

Eine andere, im Zusammenhang mit dem Technologieeinsatz mehrfach untersuchte Beanspruchungsfolge ist der auf frühe Arbeiten von Craig Brod (1984) zurückgehende „Technostress". Salanova et al. (2013) verstehen darunter einen negativen psychischen Zustand in Verbindung mit der Nutzung moderner Informations- und Kommunikationstechnologien [IKT]. Deren tatsächlicher wie auch antizipierter Einsatz kann mit Erschöpfung, Ermüdung oder Ängstlichkeit einhergehen. Ebenso wird im Zusammenhang mit Technostress diskutiert, in welchem Ausmaß ständige digitalvermittelte Signale in der stationären Pflege zu sog. „Alarm-Fatigue" und diese wiederum zu Fehlern führen kann. Inwieweit mit „Technostress" tatsächlich ein für digitale Technologien spezifisches Konzept adressiert wird, muss derzeit offenbleiben.

Vehko et al. (2019) befragten mehr als 3000 finnische Pflegende zur Implementierung der elektronischen Patientenakte. Dabei berichteten die Befragten häufiger von Beeinträchtigungen des psychischen Befindens, wenn die Technologie unzuverlässig war oder die Zusammenarbeit im Team nur wenig unterstützte. Odendaal et al. (2020) fanden, dass die Grenze zwischen Arbeit und anderen Lebensbereichen durch mobile Pflegetechnologien schnell verwischen und dies Pflegende belasten kann.

Zu den mittel- und langfristigen Beanspruchungsfolgen beim Einsatz digitaler Pflegetechnologien (z. B. Lernen und Kompetenzerwerb; Zufriedenheit mit der Pflegearbeit; gesundheitliches befinden bis hin zu Krankheiten oder psychischen Störungen) liegen nach Kenntnis der Autorinnen derzeit noch keine qualitätsgesicherten Studien vor.

---

2 Auswirkungen der Arbeitsanforderungen auf den arbeitenden Menschen (vgl. DIN EN ISO 10075-1).
3 An dieser Stelle sei auf die S2K-Leitlinie „Einsatz von Exoskeletten im beruflichen Kontext zur Primär-, Sekundär- und Tertiärprävention von arbeitsassoziierten muskuloskelettalen Beschwerden" hingewiesen. Diese beinhaltet auch allgemeine Empfehlungen zur Nutzung und Implementierung von Exoskeletten sowie zur Gefährdungsbeurteilung.

Technologieeinsatz bei personenbezogener Arbeit gut gestalten: Empfehlungen aus arbeitspsychologischer Sicht

Was kann aus den dargestellten Informationen und weiteren Forschungsergebnissen[4] für die Gestaltung personenbezogener Arbeit in einer zunehmend digitalisierten Welt abgeleitet werden? Die anschließend aufgeführten Empfehlungen folgen dem Arbeitsgestaltungsmodell von Parker et al. und adressieren die hier enthaltenen Ebenen: vorgelagerte Bedingungen, Arbeitsmerkmale sowie Einflussfaktoren der Organisation, Gruppe und des Individuums (vgl. ◘ Abb. 12.2). Der Schwerpunkt liegt in diesem Beitrag auf den Arbeitsmerkmalen- und damit einer arbeitspsychologischen Betrachtung.

Gestaltungsempfehlungen zu den vorgelagerten Bedingungen

Einige der externen organisationalen Faktoren werden in den Beiträgen von Tausch und Adolph sowie Nissen und Jent in diesem Band aufgegriffen und sollen daher hier nicht weiter behandelt werden. Stattdessen gehen wir in Kürze auf die internen organisationalen Faktoren ein.

Jede Arbeitstätigkeit ist eingebettet in eine Organisation. Bei personenbezogener Arbeit kann dies eine Schule, ein Krankenhaus, ein Pflegedienst oder beispielsweise eine Praxis sein. Die Merkmale und Prozesse dieser Organisation wiederum können das Gelingen der Technologieimplementierung erleichtern oder erschweren.

> Zu den erleichternden organisationalen Faktoren gehören:
> - eine veränderungssensitive Organisationskultur
> - die Entwicklung einer Innovations- oder Digitalisierungsstrategie auf Ebene der Trägerorganisation oder der Einrichtung bzw. des Unternehmens[5]
> - Führungskräfte auf den verschieden Leitungsebenen, die technischen Innovationen gegenüber aufgeschlossen sind und über entsprechende Grundkenntnisse verfügen
> - eine gelebte Beteiligung der Mitarbeiter*innen.[6]

Ein auf organisationaler Ebene vorangetriebener Austausch zu Fragen der Art und Weise des Technologieeinsatzes hilft, die Perspektiven aller Beteiligten einzubinden. Da sich personenbezogene Arbeit unmittelbar auf ihren Arbeitsgegenstand- den Menschen- auswirkt, ist dies zwingend notwendig. Die Arbeit in Pflegeeinrichtungen macht dies besonders deutlich: Pflegende übernehmen in zahlreichen sehr persönlichen und

---

4 Nachzulesen u. a. bei Bleses et al. (2020), Odendaal et al. (2020), Strohm et al. (2020), WHO (2019).
5 Kubek und Eierdanz (2020) beschreiben eine mögliche Herangehensweise zur Entwicklung einer Digitalisierungsstrategie in Pflegeeinrichtungen.
6 Diese wurde bereits 2007 in der Luxemburger Deklaration als erste Leitlinie für erfolgreiche betriebliche Gesundheitsförderung definiert.

individuellen Belangen Verantwortung für Pflegebedürftige und die Erfassung der individuellen Bedürfnisse ist dem Arbeitsauftrag der Pflegenden inhärent (vgl. Ethikkodex für Pflegende des International Council of Nurses [ICN] 2012). Dabei können situative Asymmetrien entstehen. Beispielsweise kann eine Seitenlagerung zur Verhinderung eines Dekubitus von einem einwilligungsfähigen pflegebedürftigen Menschen aus Gründen der Privatheit abgelehnt werden. Pflegende können dadurch in Situationen kommen, in denen sie die eigene Verantwortung für das physische Wohlergehen der Gepflegten gegen deren Selbstbestimmung abwägen müssen. Ziel hier ist meist eine – aus pflegerischer bzw. ärztlicher Sicht tragbare – Kompromissfindung.

Sollten Bedürfnisse von Gepflegten nun zunehmend durch Technologien erfasst werden, verschärft sich das Spannungsfeld. Neben der Chance einer stärker bedarfsorientierten Pflege wäre zu befürchten, dass der Mensch in seiner Individualität über das empirisch Erfassbare hinaus graduell aus dem Blickfeld gerät – und damit möglicherweise auch die Selbstbestimmung der Pflegebedürftigen. Entscheidend ist, dass solche Risiken nicht aus der Technik an sich, sondern aus deren Zusammenspiel mit sozialen Handlungszusammenhängen wie dem gesamten Pflegearrangement erwachsen (vgl. Grunwald 2013). Neben der daraus ableitbaren Forderung, die Perspektive aller am Pflegeprozess Beteiligten sowohl bei der Bedarfserhebung als auch bei der konkreten Technologiegestaltung und -implementierung einzubeziehen, bedarf es eines einrichtungsinternen Diskurses,[7] um unterschiedliche und ggf. konfligierende Ziele und Wertvorstellungen offenzulegen. Über diesen Weg kann eine erfolgreiche Integration der Technologie in die Arbeitsprozesse der Anwender*innen sowie in die Organisationspraxis unterstützt werden (Bleses et al. 2020).

Gestaltungsempfehlungen auf Ebene der Arbeitsmerkmale

Eine zu Beginn dieses Beitrags herausgearbeitete Erkenntnis ist, dass es *die* personenbezogene Arbeit aus anforderungsanalytischer Sicht nicht gibt. Stattdessen ist von einer großen Vielfalt an Merkmalskombinationen und -ausprägungen auszugehen. Ein erster Ankerpunkt für deren Gestaltung sind allgemeinverbindliche Arbeitsgestaltungsziele, wie sie anhand der in internationalen Normen geforderten „Merkmale gut gestalteter Aufgaben" (DIN EN ISO 6385:2016-12; DIN EN ISO 9241-1:2002-02; DIN EN 614-2:2018-12) formuliert sind.[8] Hierzu gehören Benutzerorientierung, Vielseitigkeit, Ganzheitlichkeit, Bedeutsamkeit, Handlungsspielraum, Rückmeldung und Entwicklungsmöglichkeiten.

Aus diesen generischen Zielen können noch keine konkreten Gestaltungsempfehlungen abgeleitet werden. Sie sind jedoch unerlässlicher Ausgangspunkt für eine gelingende Integration digitaler Technologien in Arbeitsprozesse, denn es ist beispielsweise ein Unterschied, ob die digitale Patientenakte bei einem kleinen ambulanten Pflegedienst oder in einem Rehabilitationszentrum eingeführt wird. Bevor eine

---

7 Eine Handlungshilfe hierfür bietet das Modell zur ethischen Evaluation sozio-technischer Arrangements (Manzeschke 2015). Es leitet zu einer strukturierten Reflexion und Evaluation ethischer Fragen in Bezug auf innovative Pflegetechnologien an und berücksichtigt individuelle, organisationale und gesellschaftliche Aspekte.

8 Eine Erweiterung um neue, in der digitalisierten Arbeitswelt an Relevanz gewinnende Kriterien wird derzeit durch die Bundesanstalt für Arbeitsschutz und Arbeitsmedizin geprüft.

neue Technologie implementiert werden kann, müssen daher – und das ist ein zweiter Ankerpunkt – die Anforderungen am konkreten Arbeitsplatz Beachtung finden und analysiert werden. Erst auf dieser Grundlage kann über die Auswahl und das Vorgehen bei der Technologieimplementierung entschieden werden. Unterstützung bietet hier die gesetzlich geforderte Gefährdungsbeurteilung.[9] Dabei müssen auch tätigkeitsspezifische Besonderheiten erfasst werden. Bei personenbezogener Arbeit ergeben sich diese vor allem aus der Interaktion mit Klient*innen, Patient*innen oder Kund*innen und umfassen:

- physische, z. B. Transfer eines Patienten vom Pflegebett in den Rollstuhl
- emotionale, etwa das Zeigen von Freundlichkeit und Zuwendung oder auch das Unterdrücken von Ärger
- kognitive, z. B. das Entwickeln eines mentalen Modells von den aktuellen Bedürfnissen einer Pflegebedürftigen mit Demenz oder eines trotzenden Kindergartenkindes und
- sprachliche Anforderungen, z. B. beim Erklären eines Schülerexperimentes.

▶ Die Kriterien der menschengerechten Arbeitsgestaltung formulieren allgemeine Gestaltungsziele, die auch für die personenbezogene Arbeit in der digitalisierten Arbeitswelt gelten. Um die für die betriebliche Umsetzung notwendige Handlungsnähe herzustellen, ist eine tätigkeitsspezifische Analyse der jeweiligen Anforderungen wichtig. Dabei müssen zwingend jene Anforderungen einbezogen werden, die sich aus der Interaktion – als Kern personenbezogener Arbeit – ergeben.

Zu prüfen ist anschließend, hinsichtlich welcher Anforderungen konkreter Gestaltungsbedarf besteht und inwiefern digitale Technologien hier potenziell zu einer Verbesserung beitragen können. Ein Beispiel: Von hoher Arbeitsintensität, die gerade bei der hier exemplarisch behandelten pflegerischen Arbeit seit Jahrzehnten vorliegt, ist aus der Forschung bekannt, dass diese u. a. mit Burnout, Arbeitsunzufriedenheit und Kündigungsabsicht in Zusammenhang steht (vgl. z. B. Shin et al. 2018). Ein Argument für die Auswahl einer Technologie besteht deshalb in deren Potenzial, hier zu Verbesserungen beizutragen. Während dies zum Beispiel elektronische Dokumentationssysteme durch eine verbesserte Verfügbarkeit von Patient*innendaten (u. a. Heilmann 2020) erwarten lassen, ist etwa der Einsatz von Datenbrillen, die Pflegende mit detaillierten Vorgaben durch pflegerische Prozesse navigieren und so möglicherweise zu einer Reduktion der Arbeitsintensität beitragen, kritisch zu prüfen. Würden die Datenbrillen dazu führen, dass für Pflegende nur noch primär ausführende Tätigkeiten mit geringen kognitiven Anforderungen verbleiben, wäre ein Aspekt der menschengerechter Arbeitsgestaltung- in diesem Fall die Lernförderlichkeit- gefährdet.

▶ Anforderungen, die den menschlichen Leistungsvoraussetzungen zuträglich sind, sollten beim Einsatz digitaler Technologien erhalten bleiben oder gestärkt werden. Dies kann u. U. auch bedeuten, von einem möglichen Technologieeinsatz abzusehen. Hingegen sollten Anforderungen, von denen ungünstige Wirkungen auf den Menschen bekannt sind, primärer Ansatzpunkt für den Einsatz digitaler Technologien sein.

---

9 Eine umfassende Handlungshilfe stellt die Bundesanstalt für Arbeitsschutz und Arbeitsmedizin zur Verfügung (▶ www.baua.de/dok/8824410; DOI: 10.21934/baua:fachbuch20210127).

Arbeitsmerkmale, die als Ressourcen wirken, tragen zu positiven Ausprägungen von Gesundheit bei (Bakker und Demerouti 2007) und sollten deshalb durch den Einsatz digitaler Technik gestärkt, mindestens aber erhalten werden. Beispiele hierfür sind die erlebte Bedeutsamkeit der eigenen Arbeit oder gute soziale Beziehungen am Arbeitsplatz. Eine wesentliche Besonderheit personenbezogener Arbeit – wenn nicht gar *das* Spezifikum dieser schlechthin – besteht darin, dass diese sozialen Kontakte nicht nur zu Kolleginnen und Kollegen bestehen, sondern auch zu jenen Menschen, die nicht Teil der Organisation sind und deren Existenz die Tätigkeit überhaupt erst begründet: Den Empfängerinnen und Empfängern der Dienstleistung. Da diese wesentlicher Bestandteil erlebter positiver sozialer Beziehungen sein können, sollte eine weitere Prämisse beim Technologieeinsatz darin bestehen, die Qualität dieser Kontakte nicht zu gefährden oder diese gar zu eliminieren, sondern zu fördern. Ginge dieser (Kern-)Aspekt personenbezogener Arbeit verloren, dürfte dies nicht nur erhebliche negative Folgen für die Anforderungsvielfalt der Pflegetätigkeit oder die Motivation der Beschäftigten haben. Auch die Attraktivität des Berufes für den (gerade in der Pflege dringend benötigten) Nachwuchs würde sich vermutlich erheblich schmälern und das Berufsbild in seinen Grundfesten verändern. Unser Interviewpartner in Praxisbeispiel 2 hat dies wie folgt formuliert: „Die ureigene Tätigkeit der Altenpflege hat erst mal nichts mit Technologie zu tun, sondern ist rein soziale Interaktion. Beim Einsatz digitaler Technik sollte erst mal das ‚Paket drum herum' angefasst werden und die Interaktionsarbeit unangetastet bleiben."

Dennoch gibt es interaktionsbezogene Tätigkeiten, für die der Einsatz moderner Technologien hilfreich sein kann. Bei der Durchführung der Körper- und im Besonderen der Intimpflege oder der Unterstützung von Toilettengängen können technische Anwendungen dazu beitragen, dem Empfinden von Scham entgegen zu wirken und so die Interaktion zwischen Pflegenden und Pflegebedürftigen in Teilen zu erleichtern.

> Ein wesentliches Kriterium für den Technologieeinsatz bei personenbezogener Arbeit müssen dessen potenziell positive Wirkungen auf die Interaktion, d. h. auf die Beziehungsarbeit mit Klient*innen, Patient*innen oder Kund*innen sein.

Gestaltungsempfehlungen zu möglichen Einflussfaktoren

Wenn auf den beiden vorgenannten Ebenen die Weichen für eine gelingende Technologieimplementierung gestellt, d. h. die vorgelagerten Bedingungen und Arbeitsmerkmale optimal gestaltet sind, ist bereits viel erreicht. Es müssen dennoch weitere Einflussfaktoren beachtet werden. Hierzu gehört das konkrete Vorgehen bei der Technologieeinführung (vgl. ◘ Abb. 12.2, mögliche Einflüsse, organisational, Implementierungsprozess). Es handelt sich dabei um einen organisationalen Veränderungsprozess und damit um eine spezifische Form betrieblicher Interventionen – mit allen Herausforderungen, Dynamiken und Nebenwirkungen, die solche Transformationen mit sich bringen (Kotter 2011; Rösler under review). Diese Prozesse benötigen Zeit und Ressourcen, die vorab bedacht und gewährleistet sein müssen. Einen Eindruck hiervon gibt das folgende Praxisbeispiel.

> ▶ **Ein Blick in die Praxis**
>
> Ein kommunaler Träger mehrerer Altenpflegeeinrichtungen im ländlichen Raum hatte zunehmend Schwierigkeiten bei der Nachbesetzung von Stellen. Die vorhandenen Mitarbeiterinnen und Mitarbeiter sollten daher durch digitale Technologien unterstützt werden. Diese Aufgabe wurde Herrn K., Referent für Digitalisierung und Datenschutzbeauftragter übertragen. Eine Möglichkeit zur Umsetzung ergab sich mit der Teilnahme an einem Förderprojekt, in welchem die Einrichtungen zwischen vier Anwendungen wählen konnten: digitaler Dokumentation (z. B. Smartphones und Tablets am Bewohnerbett); „intelligenten Pflegebetten", die u. a. Vitalparameter messen können; Telematik zur besseren Vernetzung (z. B. mit Hausärzten) und digitale Formate zur Unterhaltung der Bewohnerinnen und Bewohner. Das Projekt hatte zum Ziel, betriebliche Akteur*innen bei der Aneignung des hierfür erforderlichen Wissens zu unterstützen und betriebliche Gestaltungskompetenz zu erweitern. Wir haben Herrn K. gefragt, was er Einrichtungen empfehlen würde, die vorhaben, digitale Technologien einzusetzen:
>
> „Zunächst einmal sollten sich Einrichtungen, die sich mit diesem Gedanken tragen, bewusstmachen, dass Digitalisierung kein kurzfristiger Prozess ist und kurzfristige Erfolge eher nicht zu erwarten sind. Es braucht also Geduld. Sehr hilfreich waren die im Rahmen des Projektes organisierten ‚Lernreisen'. Das waren Treffen mit Vertretern anderer Einrichtungen, in denen wir Erfahrungen mit der Technikeinführung ausgetauscht haben, also zum Beispiel Herausforderungen, vor denen wir standen und Wege, wie wir damit umgegangen sind. Auch der Input von außen, d. h. von den wissenschaftlichen Projektpartnern mit ihrer Methoden- und Fachkompetenz war sehr hilfreich. Gut war zudem, dass immer ein technisch versierter Ansprechpartner vor Ort war. So konnten kleinere Schwierigkeiten schnell gelöst werden." ◀

Die Technologieimplementierung ist nicht nur für die Organisation bzw. Einrichtung ein (Veränderungs-) Prozess, sondern auch für das Team und die Mitarbeiter*innen selbst. Studienergebnisse zeigen, dass die folgenden Bedingungen diesen Prozess unterstützen können:
- Inanspruchnahme passgenauer Fort- und Weiterbildungen sowie Workshops und Trainings zum Thema digitale Technologien bei personenbezogener Arbeit für die künftigen Nutzer*innen- mit dem Ziel Wissen und Kompetenzen aufzubauen und Erfahrungen auszutauschen (dieser Einflussfaktor wird auch unter dem Schlagwort „digital literacy" diskutiert und umfasst technische ebenso wie kommunikative und ethische Aspekte)
- Gewährleistung von ausreichend (Arbeits-) Zeit, damit sich Pflegende, Lehrende, Verkäufer*innen etc. mit dem Thema sowie konkreten digitalen Anwendungen vertraut machen können
- Training on the job, d. h. (technisch) begleitete Erprobungen der neuen Technologien direkt im Arbeitsalltag, um deren Aneignung und Integration gewohnte Arbeitsabläufe zu unterstützen (vgl. Praxisbeispiel)
- Offenheit des Teams für neue Technologien und kollegiale Unterstützung im Implementierungsprozess.

▶ Die Implementierung digitaler Technologien muss unter Berücksichtigung organisationaler Strukturen erfolgen und sowohl auf Team- als auch individueller Ebene gut vorbereitet sein sowie begleitet werden. Damit einher geht i. d. R. ein komplexer organisationaler Veränderungsprozess.

Fazit

Eine Vielzahl an Studien belegt personelle Engpässe bei personenbezogener Arbeit, etwa in der Pflege, der Lehre oder im Einzelhandel. Diese Lücken durch „digitale Vollzeitäquivalente" schließen oder den Menschen im Arbeitsprozess ersetzen zu wollen, wäre falsch und in vielen Fällen schlicht nicht möglich. Digitale Technologien können jedoch substanziell für Entlastung sorgen und in einer demografiebedingt angespannten Arbeitsmarktsituation zur menschengerechten Gestaltung von Arbeit beitragen.

Inwieweit oder unter welchen Bedingungen diese Erwartungen bei personenbezogener Arbeit tatsächlich erfüllt werden, muss die Erprobung der Technologien in der betrieblichen Praxis zeigen. Erste Forschungsergebnisse hierzu liegen vor. Es werden in naher Zukunft jedoch weitere, wissenschaftlich begleitete Studien notwendig sein, um zu belastbaren Erkenntnissen und in deren Folge verlässlichen Empfehlungen für die Praxis zu gelangen. Ein zentrales Thema muss dabei die Interaktion mit dem Arbeitsgegenstand Mensch – als Kern personenbezogener Arbeit – sein.

Abschließend sei festgehalten, dass die Implementierung digitaler Technologien einer von zahlreichen Ansatzpunkten ist, um personenbezogene Arbeit menschengerecht zu gestalten. Eine systemische Herangehensweise an diese Aufgabe ist notwendige Bedingung für deren Gelingen. Das in diesem Beitrag referierte, umfassende Arbeitsgestaltungsmodell verdeutlicht dies einmal mehr.

Literatur

Bainbridge L (1983) Ironies of Automation. Automatica 19(6):775–779.
Bakker AB, Demerouti E (2007) The Job Demands-Resources model: State of the art. Journal of Managerial Psychology 22(3):309–328. https://doi.org/10.1108/02683940710733115.
Barbosa IA, Silva KCCD, Silva VA, Silva MJP (2016) The communication process in Telenursing: integrative review. Revista Brasileira de Enfermagem 69(4):718–725. https://doi.org/10.1590/0034-7167.2016690421i
Barrera A, Gee C, Wood A, Gibson O, Bayley D, Geddes J (2020) Introducing artificial intelligence in acute psychiatric inpatient care: qualitative study of its use to conduct nursing observations. Evidence Based Mental Health 23:34–38. https://doi.org/10.1136/ebmental-2019-300136
Bergey MR, Goldsack JC, Robinson EJ (2019) Invisible work and changing roles: Health information technology implementation and reorganization of work practices for the inpatient nursing team. Social Science & Medicine 235(112387). https://doi.org/10.1016/j.socscimed.2019.112387
Bleses P, Friemer A & Busse B (2020) Beteiligungsorientierte Digitalisierung der Pflegearbeit: Das Beispiel „digitaler Tourenbegleiter". In Kubek V, Velten S, Eierdanz F & Blaudszun-Lahm A (Hrsg.) Digitalisierung in der Pflege (S. 49–62). Springer Vieweg.
Böhle F, Weihrich M (2020) Das Konzept der Interaktionsarbeit. Zeitschrift für Arbeitswissenschaft 74:9–22. https://doi.org/10.1007/s41449-020-00190-2
Brod C (1984) Technostress – The Human Cost of the Computer Revolution. Massachusetts: Addison-Wesley.
Bundesagentur für Arbeit (2019). Statistik der Bundesagentur für Arbeit (2019). Tabellen, Beschäftigte nach Berufen (KldB 2010) (Quartalszahlen). Stichtag 30.06.2019. Nürnberg, Januar 2020.
Butler L, Whitfill T, Wong AH, Gawel M, Crispino L, Auerbach M (2019) The Impact of Telemedicine on Teamwork and Workload in Pediatric Resuscitation: A Simulation-Based, Randomized Controlled Study. Telemedicine and e-Health 25(3):205–212. https://doi.org/10.1089/tmj.2018.0017
Cha JS, Monfared S, Stefanidis D, Nussbaum MA, Yu D (2020) Supporting Surgical Teams: Identifying Needs and Barriers for Exoskeleton Implementation in the Operating Room. Human Factors 62(3):377–390. https://doi.org/10.1177/0018720819879271

Daxberger S, Wirth LM, Siemer M, Hülsken-Giesler M (2018) Ambulante Pflege: Entlastung durch Smartphones? Die Schwester/Der Pfleger 8:26.

Doll M, Stevens M, Bearman G (2018) Environmental cleaning and disinfection of patient areas. International Journal of Infectious Diseases 67:52–57. https://doi.org/10.1016/j.ijid.2017.10.014

Eden R, Burton-Jones A, Grant J, Collins R, Staib A, Sullivan C (2020) Digitising an Australian university hospital: qualitative analysis of staff-reported impacts. Australian Health Review 44(5):677–689. https://doi.org/10.1071/AH18218

Friesacher H (2010) Pflege und Technik – eine kritische Analyse. Pflege & Gesellschaft 15(4):293–313.

Grunwald A (2013) Einleitung. In Grunwald A (Hrsg.) Handbuch Technikethik (S. 1–11). Stuttgart: Metzler.

Hacker W (2009) Arbeitsgegenstand Mensch: Psychologie dialogisch-interaktiver Erwerbsarbeit. Lengerich: Pabst Science Publishers.

Hacker W, Sachse P (2014) Allgemeine Arbeitspsychologie: Psychische Regulation von Arbeitstätigkeiten. Göttingen: Hogrefe.

Heilmann T (2020) Aufwertung der Krankenpflege – Welchen Beitrag kann die Digitalisierung leisten? Institut Arbeit und Qualifikation an der Fakultät für Gesellschaftswissenschaften Universität Duisburg-Essen. https://www.iaq.uni-due.de/iaq-report/2020/report2020-02.pdf. Zugegriffen: 22. Oktober 2020

International Council of Nurses (2012) ICN-Ethikkodex für Pflegende. Deutscher Berufsverband für Pflegeberufe. https://www.dbfk.de/media/docs/download/Allgemein/ICN-Ethikkodex-2012-deutsch.pdf. Zugegriffen: 12. Oktober 2020

Kangasniemi M, Karki S, Colley N, Voutilainen A (2019) The use of robots and other automated devices in nurses' work: an integrative review. International Journal of Nursing Practice 25(4). https://doi.org/10.1111/ijn.12739

Keasberry J, Scott IA, Sullivan C, Staib A, Ashby R (2017) Going digital: a narrative overview of the clinical and organisational impacts of eHealth technologies in hospital practice. Australian Health Review 41:646–664. https://doi.org/10.1071/AH16233

Kotter JP (2011) Leading Change. München: Verlag Franz Vahlen.

Kubek V, Eierdanz F (2020) Partizipative und bedarfsorientierte Strategien zur Digitalisierung in Pflegeeinrichtungen. In Kubek V, Velten S, Eierdanz F & Blaudszun-Lahm A (Hrsg.) Digitalisierung in der Pflege (S. 21–30). Springer Vieweg.

Liao PH, Hsu PT, Chu W, Chu WC (2015) Applying artificial intelligence technology to support decisionmaking in nursing: A case study in Taiwan. Health Informatics Journal 21(2):137–148. https://doi.org/10.1177/1460458213509806

Manzeschke A (2015) MEESTAR: Ein Modell angewandter Ethik im Bereich assistiver Technologien. In Weber K (Hrsg.) Technisierung des Alltags. Beitrag für ein gutes Leben? (S. 263–283). Stuttgart: Steiner.

Melkas H, Hennalaa L, Pekkarinena S, Kyrkib V (2020) Impacts of robot implementation on care personnel and clients in elderlycare institutions. International Journal of Medical Informatics 134. https://doi.org/10.1016/j.ijmedinf.2019.104041

Melzer M (2020) Arbeitssituation und Gesundheit beruflich Pflegender. In Bundesanstalt für Arbeitsschutz und Arbeitsmedizin (Hrsg.) Stressreport Deutschland 2019. Psychische Anforderungen, Ressourcen und Befinden (S. 136–145) (1. Aufl.). Dortmund.

Odendaal WA, Anstey Watkins J, Leon N, Goudge J, Griffiths F, Tomlinson M, Daniels K (2020) Health workers' perceptions and experiences of using mHealth technologies to deliver primary healthcare services: a qualitative evidence synthesis (Review). Cochrane Database of Systematic Review 3. https://doi.org/10.1002/14651858.CD011942.pub2

Parker SK, Wall TD, Cordery JL (2001) Future work design research and practice: Towards an elaborated model of work design. Journal of Occupational and Organizational Psychology 74:413–440. https://doi.org/10.1348/096317901167460

Rösler U (2021) Förderliche Bedingungen und Faktoren für die Implementierung betrieblicher Interventionen und deren Nachhaltigkeit. In Michel A, Hoppe, A (Hrsg.) Handbuch Interventionen zur betrieblichen Gesundheitsförderung. Springer.

Rothe I, Wischniewski S, Tegtmeier P, Tisch A (2019) Arbeiten in der digitalen Transformation – Chancen und Risiken für die menschengerechte Arbeitsgestaltung. Zeitschrift für Arbeitswissenschaft 73:246–251.

Salanova M, Llorens S, Cifre E (2013) The dark side of technologies: Technostress among users of information and communication technologies, International Journal of Psychology 48(3):422–436. https://doi.org/10.1080/00207594.2012.680460

Schlicht L, Melzer M & Rösler U (2021). Personenbezogene Tätigkeiten im digitalen Wandel: Arbeitsmerkmale und Technologieeinsatz. Dortmund: Bundesanstalt für Arbeitsschutz und Arbeitsmedizin.

Schloz W (2008) Das intelligente Heim – Ablaufoptimierung, kurze Wege, Entbürokratisierung. Bundesministerium für Familie, Senioren, Frauen und Jugend, https://www.bmfsfj.de/blob/93470/15f3aa231bd02212daeb9dac08c65418/das-intelligente-heim-broschuere-data.pdf. Zugegriffen: 8. Dezember 2020

Settembre N, Maurice P, Paysant J, Theurel J, Claudon L, Kimmoun A, Levy B, (…), Ivaldi S (2020) The use of exoskeletons to help with prone positioning in the intensive care unit during COVID-19. Annals of Physical and Rehabilitation Medicine 63:379–382. https://doi.org/10.1016/j.rehab.2020.05.004

Shin S, Park JH, Bae SH (2018). Nurse staffing and nurse outcomes: A systematic review and meta-analysis. Nursing outlook, 66(3), 273–282. https://doi.org/10.1016/j.outlook.2017.12.002

Strohm O, Ulich E (1997) Unternehmen arbeitspsychologisch bewerten. Ein Mehr-Ebenen-Ansatz unter besonderer Berücksichtigung von Mensch, Technik, Organisation. Zürich: vdf Hochschulverlag

Thoma-Lürken T, Lexis MAS, Bleijlevens MHC, Hamers JPH (2018) Perceived added value of a decision support App for formal caregivers in community-based dementia care. Journal of Clinical Nursing 28:173–181. https://doi.org/10.1111/jocn.14647

Tröster M, Wagner D, Müller-Graf F, Maufroy C, Schneider U, Bauernhansl T (2020). Biomechanical Model-Based Development of an Active Occupational Upper-Limb Exoskeleton to Support Healthcare Workers in the Surgery Waiting Room. International Journal of Environmental Research and Public Health, 17(14), 5140. MDPI AG. Retrieved from http://dx.doi.org/10.3390/ijerph17145140

Ulich E (1997). Mensch, Technik, Organisation: ein europäisches Produktionskonzept. In Strohm O & Ulich E (Hrsg.), Unternehmen arbeitspsychologisch bewerten (S. 5–17). Schriftenreihe Mensch, Technik, Organisation (Hrsg. Ulich E), Band 10. Zürich: vdf Hochschulverlag

Vehko T, Hyppönen H, Puttonen S, Kujala S, Ketola E, Tuukkanen J, Aalto AM, Heponiemi T (2019) Experienced time pressure and stress: electronic health records usability and information technology competence play a role. BMC Medical Informatics and Decision Making 19(1):1–9. https://doi.org/10.1186/s12911-019-0891-z

World Health Organization (2019) Recommendations on digital interventions for health system strengthening. https://apps.who.int/iris/bitstream/handle/10665/311941/9789241550505-eng.pdf. Zugegriffen: 5. Oktober 2020

Dr. Marlen Melzer

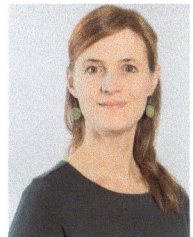

Studium der Psychologie an der Technischen Universität Dresden. Nach Diplom wissenschaftliche Mitarbeiterin in der Arbeitsgruppe „Wissen-Denken-Handeln" unter der Leitung von Sen.-Prof. Dr. Winfried Hacker an der Technischen Universität Dresden. 2008 Promotion zu „‚Merkmale(n) gut gestalteter Aufgaben' bei interaktiven Arbeitstätigkeiten im Einzelhandel". Ab 2010 Leiterin der Abteilung „Anwendungsforschung" am Institut für Pädagogische Psychologie und Entwicklungspsychologie. Seit 2014 wissenschaftliche Mitarbeiterin der Bundesanstalt für Arbeitsschutz und Arbeitsmedizin, aktuell in der Fachgruppe 3.3. Arbeitsschwerpunkte: Arbeitsgestaltung im Gesundheitswesen, betriebliche Interventionen, digitale Technologien in der Pflege.

Dr. Ulrike Rösler

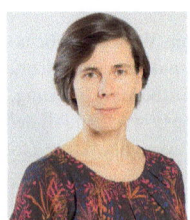

Studium der Psychologie an der Technischen Universität Dresden. Nach Abschluss wissenschaftliche Mitarbeiterin am Lehrstuhl für Arbeits- und Organisationspsychologie von Frau Prof. Renate Rau an der Philipps-Universität Marburg. 2010 Promotion zum Thema „Arbeitsbedingte Risikofaktoren für die Entstehung und Aufrechterhaltung von Depression". Seit 2008 wissenschaftliche Mitarbeiterin der Bundesanstalt für Arbeitsschutz und Arbeitsmedizin, seit 2012 im Schwerpunkt Gesundheitswesen, aktuell Leiterin der Fachgruppe 3.3. Arbeitsschwerpunkte: Arbeit und Gesundheit bei personenbezogenen Dienstleistungen, betriebliche Interventionen, digitale Transformation.

Larissa Schlicht

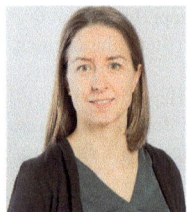

Studium der Fächer „Philosophy & Economics" (B.A.) und „Cognitive Science" (M.Sc.) an der Universität Bayreuth und der Universität Osnabrück. Berufliche Stationen: Projektmanagerin in der Bertelsmann Stiftung; seit 2019 Wissenschaftliche Mitarbeiterin sowie Doktorandin an der Bundesanstalt für Arbeitsschutz und Arbeitsmedizin im Projekt „Personenbezogene Tätigkeiten" als Teil des Schwerpunktprogramms „Sicherheit und Gesundheit in der digitalen Arbeitswelt". Arbeitsschwerpunkte: Arbeitsgestaltung bei personenbezogenen Dienstleistungen, Technikethik, digitale Transformation.

Entwicklung und Gestaltung von Digitaler Arbeit in Forst- und Agrarwirtschaft

Fabian Müller und Janna Luisa Pieper

Inhaltsverzeichnis

Einleitung – 169

Entwicklung der Landwirtschaft – von der Subsistenz zur Marktorientierung – 170
Landwirtschaft heute – 170
Frauen in der Landwirtschaft – 171
Digitale Arbeit in der Landwirtschaft – 171
Digitalisierung in der Tierhaltung – 172
Digitalisierung in der Pflanzenproduktion – 172
Chancen und Risiken digitaler Arbeit
in der Landwirtschaft – 173
Auswirkungen auf die in der Landwirtschaft Tätigen – 173
Strukturwandel – 173
Datensouveränität – 174
Ressourcenmanagement – 174
Tierwohl – 174

Die Bewirtschaftung des Waldes im Wandel der Zeit – 175
Forstwirtschaftliche Beschäftigte – 175
Altersstruktur im Forstsektor – 176
Bewirtschaftung des Waldes – früher und heute – 176
Technologisierung forstwirtschaftlicher Arbeit – 177
Innovationsträger Forstwirtschaft? – 178

© Der/die Autor(en), exklusiv lizenziert durch Springer Fachmedien Wiesbaden GmbH, ein Teil von Springer Nature 2022
E. Bamberg et al. (Hrsg.), *Digitale Arbeit gestalten*, https://doi.org/10.1007/978-3-658-34647-8_13

Die Bedeutung gesundheitsfördernder Arbeitsbedingungen für Land- und Forstwirtschaft – 179

Ein Blick in die Zukunft der grünen Berufe – 179
Land- und Forstwirtschaft als Indikatoren ländlicher Entwicklung? – 179

Literatur – 181

Einleitung

Die Bedeutung der Land- und Forstwirtschaft für die deutsche Wirtschaft wird oftmals unterschätzt: Nach Angaben des Statistischen Bundesamtes (2020a) fiel der Anteil von Land- und Forstwirtschaft an der Bruttowertschöpfung aller Wirtschaftsbereiche im Jahr 2018 sehr gering aus. Mit rund 18,66 Mrd. Euro lag der prozentuale Anteil der Landwirtschaft bei 0,6 %. Der der Forstwirtschaft belief sich mit 3,38 Mrd. Euro auf 0,11 %. Unter Hinzunahme des Bereichs der Fischerei (0,27 Mrd. Euro), lässt sich ein Gesamtanteil von 0,72 % errechnen. Dieser sehr geringe Beitrag – wobei an dieser Stelle darauf zu verweisen ist, dass nachgelagerte Bereiche der Produktion gesondert erfasst worden sind – soll an dieser Stelle in Bezug zur bewirtschafteten Fläche gesetzt werden, um ein differenziertes Bild beider Wirtschaftsbereiche zu erzeugen. Die folgende Abbildung zeigt die Flächennutzung in Deutschland für das Jahr 2018 und die jeweiligen prozentualen Anteile der Land- und Forstwirtschaft sowie weiterer Nutzungsarten (s. Abbildung).

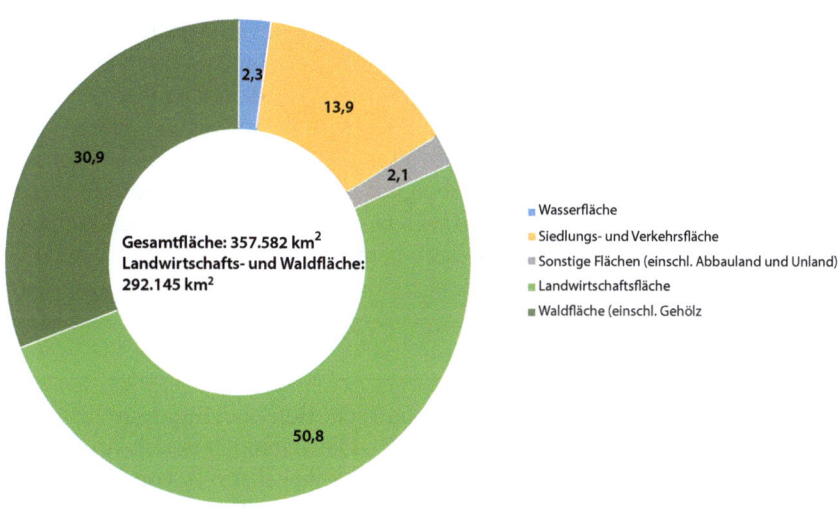

Quelle: Eigene Darstellung, in Anlehnung an Bundesministerium für Ernährung und Landwirtschaft 2020

Laut Angaben des Bundesministeriums für Ernährung und Landwirtschaft (2020) entfallen auf die Bereiche Land- und Forstwirtschaft 81,7 % der Gesamtfläche des Bundesgebiets. Das bedeutet eine Nutzfläche von rund 292.145 km² – gut 181.652 km² für die Landwirtschaft und 110.493 km² in forstwirtschaftlicher Nutzung. Aus diesen beiden Blickwinkeln wird deutlich, dass es sich bei der Land- und Forstwirtschaft um zwei Wirtschaftsbereiche handelt, welche zwar bei Betrachtung der Bruttowertschöpfung – genauso bzgl. der Beschäftigtenzahlen, wie im weiteren Verlauf des Beitrages noch aufgezeigt wird – eine untergeordnete Rolle einnehmen. Hinsichtlich der „territorialen" Zuständigkeiten jedoch – aber auch hinsichtlich der Verantwortung in Bezug auf die Gesellschaft und ökologische Nachhaltigkeit (Feindt et al. 2019) – handelt es sich um zwei große und bedeutende Wirtschaftszweige. Die Anzahl der nachgelagerten Branchen unterstreicht diese Tatsache zusätzlich.

Im Folgenden werden sowohl die Land- als auch die Forstwirtschaft genauer betrachtet. Dies soll anhand der Entwicklungen in den Bereichen technologischer Innovationen, Betriebs- und Beschäftigungszahlen sowie der wirtschaftszweigspezifischen Altersstruktur erfolgen.

Entwicklung der Landwirtschaft – von der Subsistenz zur Marktorientierung

Nach dem 2. Weltkrieg fand in der deutschen Landwirtschaft ein „Strukturbruch" (Lutz 1986) statt: Arbeitskraft wurde durch effizientere Arbeitsprozesse und den Einsatz von immer mehr Maschinen teilweise ersetzt, die Tierbestände stiegen an und chemische Hilfsmittel – wie mineralischer Dünger und Pestizide – ermöglichten höhere Erträge. Gleichzeitig stieg das allgemeine Lohnniveau und es wurde immer schwieriger Arbeitskräfte für schlechter bezahlte landwirtschaftliche Tätigkeiten zu finden. Dadurch stellte die Technisierung der Landwirtschaft auch eine Notwendigkeit dar, um Handarbeit zu ersetzen. Durch diesen technischen Fortschritt – ab Ende der 1950er-Jahre wurden die ersten Mähdrescher serienmäßig produziert – gerieten die Landwirt*innen aber auch unter Druck: Um Erträge zu geringen Kosten produzieren zu können, mussten sie möglichst früh in technische Innovationen investieren (Poppinga 2009). Nur so konnten die Landwirt*innen das damalige niedrige Preisniveau für landwirtschaftliche Produkte erreichen – das Prinzip der sog. Tretmühlentheorie (Cochrane 1958). In Folge dieser Entwicklungen gaben viele kleinere Betriebe die Landwirtschaft auf oder führten sie lediglich als Nebenerwerbsbetrieb weiter, wohingegen größere Betriebe eher am Markt bestehen konnten. Dieser landwirtschaftliche Strukturwandel vollzieht sich noch heute.

Landwirtschaft heute

In Deutschland gibt es rund 275.400 landwirtschaftliche Betriebe (Bundesministerium für Ernährung und Landwirtschaft [BMEL] 2017). Dabei handelt es sich vorwiegend um Familienbetriebe, das bedeutet, dass die meiste Arbeitskraft von den Eigentümer*innen und ihren Familienmitgliedern geleistet wird. Mehr als ein Drittel der landwirtschaftlich genutzten Fläche in Deutschland wird von 10 % der Betriebe bewirtschaftet. Diese 10 %, die nicht Familienbetriebe sind, werden als GmbH, Genossenschaft, Personengesellschaft oder AG geführt. Diese Betriebsformen sind in den ostdeutschen Bundesländern besonders verbreitet.

Die Familienarbeitskräfte bilden mit rund 449.100 Menschen den größten Anteil unter den Beschäftigten in der Landwirtschaft. Insgesamt sind rund 940.000 Personen in der Landwirtschaft angestellt; hinzu kommen 286.300 Saisonarbeitskräfte.

Der demografische Wandel macht auch vor der Landwirtschaft nicht Halt. Wie in Abbildung gut erkennbar, wird der Anteil der jungen in der Landwirtschaft Tätigen immer geringer. Viele Betriebsleiter*innen finden keine Nachfolge und auch die Suche nach Fachpersonal gestaltet sich oft schwierig, so dass in der Landwirtschaft ein regelrechter Fachkräftemangel herrscht (s. Abbildung).

Entwicklung und Gestaltung von Digitaler Arbeit in Forst- und Agrarwirtschaft

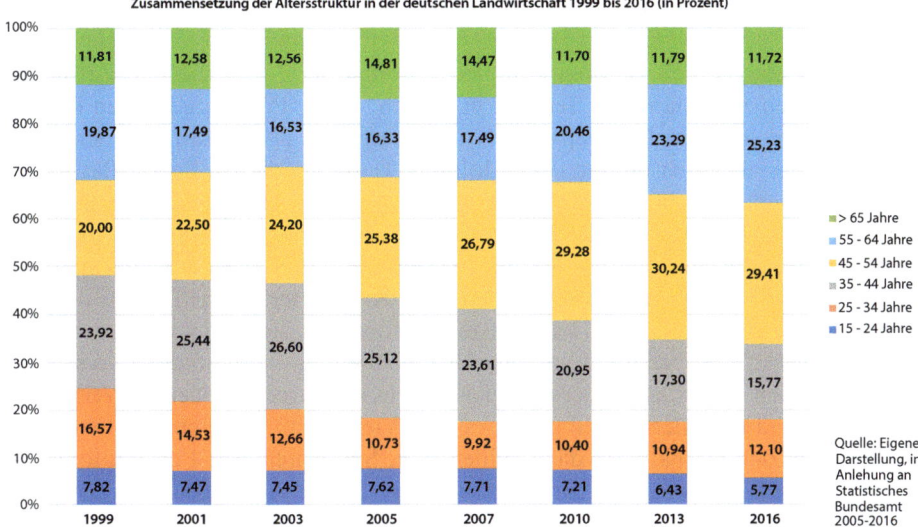

Frauen in der Landwirtschaft

Es leben und arbeiten ungefähr 520.000 Frauen auf landwirtschaftlichen Betrieben in Deutschland (Statistisches Bundesamt [DESTATIS] 2016; Sozialversicherung für Landwirtschaft, Forsten und Gartenbau [SVLFG] 2019). Ungefähr 36 % davon sind Angestellte, die meisten sind als Teilzeitarbeitskraft (42 %) und nur 23 % der Frauen sind in Vollzeit beschäftigt. Der Anteil der Frauen, die einen landwirtschaftlichen Betrieb leiten ist mit knapp 10 % sehr gering (ca. 26 000 Betriebsleiterinnen), insbesondere im europäischen Vergleich: Fast alle anderen EU-Staaten weisen einen höheren Frauenanteil auf, nur die Situation in Finnland, Dänemark und den Niederlanden ist eher mit der in Deutschland vergleichbar (Europäische Kommission 2019).

Digitale Arbeit in der Landwirtschaft

Im Jahr 2020 ist die Landwirtschaft nicht nur eine der am höchsten technisierten Branchen in Deutschland, auch die Digitalisierung hat in diesem Bereich Einzug gehalten. Die Digitalisierung hat in der Landwirtschaft mittlerweile eine sehr große Bedeutung: Über 50 % der Beschäftigten in der Landwirtschaft nutzen digitale Lösungen, wie eine repräsentative Befragung im Auftrag des Branchenverbands Bitkom unterstützt vom Deutschen Bauernverband zeigte (Bitkom 2017).

Digitale Lösungen ermöglichen die Automatisierung von Produktionsprozessen und erleichtern viele Arbeitsprozesse. Die Digitalisierung in der Landwirtschaft umfasst folgende Anwendungsbereiche:
- Sensorik
- Robotik
- Automation
- Künstliche Intelligenz
- Big Data

Digitalisierung in der Tierhaltung

Bereits seit einiger Zeit gehören komplett automatisierte Systeme und autonome Komponenten zum Stand der Technik in Ställen. Kühe, Pferde und Sauen können beispielsweise individuell angepasste Kraftfuttergaben über Abruffutterstationen bekommen (s. auch den Beitrag von Adolph u. Tausch in diesem Band). Betritt das Tier mit seinem Transponder-Halsband (oder Ohrmarke) den Kraftfutterstand, erkennt ein Sensor das Tier und gibt eine bestimmte Menge an Futter heraus. Diese bedarfsgerechte Fütterung bedeutet eine erhebliche Arbeitserleichterung, da nicht jedes einzelne Tier eine abgewogene Menge an Kraftfutter manuell zugefüttert bekommen muss. Zudem kann so sichergestellt werden, dass jedes Tier nicht mehr oder weniger Zusatzfutter bekommt, als eigentlich notwendig – somit handelt es sich bei dieser digitalen Arbeitserleichterung auch um ein ressourcenschonendes Verfahren. Neben der Transponderfütterung gibt es eine Vielzahl an weiteren automatischen Systemen in der Tierhaltung, dazu zählen u. a. Spaltenreiniger, Futterautomaten, Kälbertränken, automatische Brunsterkennung, Lüftungs- und Heizungssysteme (BMEL 2018).

▶ **Beispiel**

Ein besonders spektakuläres Beispiel für digitale Entwicklungen in der Landwirtschaft stellt das Automatische Melksystem (AMS), auch Melkroboter genannt, dar. Die Einführung des AMS in der 1990er-Jahren kann schon fast als eine kleine Revolution in der Milchwirtschaft bezeichnet werden. Die von den Melkzeiten (ein- bis dreimal täglich) strikt getakteten Arbeitsabläufe und Biorhythmen der Milchviehhalter*innen und Melker*innen werden durch die Installation eines AMS aufgehoben: Der Melkroboter ist für die Kühe zu jeder Tages- und Nachtzeit frei zugänglich und bedarf keiner Bedienung durch den Menschen, lediglich Wartungs- und Kontrollarbeiten fallen an. So ist es auch nicht weiter verwunderlich, dass laut verschiedener Studien vor allem soziale Gründe, wie flexiblere Arbeitszeiten und eine Verbesserung der Lebensqualität, für den Kauf eines AMS ausschlaggebend sind (Hunecke und Brümmer 2018). Mittlerweile machen AMS 50–70 % der neu installierten Melkanlagen in Deutschland aus (ebd.). ◀

Digitalisierung in der Pflanzenproduktion

Das Niveau der Technik bei Traktoren und anderen Feld- und Erntemaschinen ist sehr hoch. Die verbaute Elektronik ermöglicht eine zentimetergenaue Bewirtschaftung der Flächen mittels Spurführung und Lenkhilfen, dank GPS-Technologie. GPS-Empfänger sind in ca. 50 % der heutigen Mittelklasse Traktoren verbaut (BMEL 2018). Durch das sog. Precision Farming können Dünger oder Pestizide bedarfsgerecht und ohne Überlappungen auf die Flächen aufgebracht werden.

▸ Unter *Precision Farming* wird die präzise ackerbauliche Behandlung eines Feldes mittels intelligenter Elektronik bezeichnet. Hierbei werden z. B. Boden- und Klimadaten verwendet, um bedarfsgenaue Düngemengen auszubringen.

Auch bei der Grünlandbewirtschaftung finden digitale Arbeitserleichterungen Anwendung. So wurden beispielsweise für den Grasschnitt Drohnen mit Infrarot- und einer Farbkamera entwickelt, die mit Hilfe einer speziellen Erkennungssoftware Wildtiere, die sich in der Wiese verbergen, orten können.

Chancen und Risiken digitaler Arbeit in der Landwirtschaft

Die digitale Transformation der Landwirtschaft bringt viele Veränderungen und Umbruchprozesse mit sich, die noch nicht vollständig absehbar sind. Bereits heute lassen sich allerdings Tendenzen erkennen, welche Herausforderungen und Chancen der digitale Fortschritt in der Landwirtschaft birgt.

Auswirkungen auf die in der Landwirtschaft Tätigen

Der Einsatz digitaler Technologien in der Landwirtschaft bedeutet für die dort tätigen Menschen vielfach eine große – insbesondere körperliche – Arbeitserleichterung. Körperlich anstrengende Tätigkeiten, wie z. B. Melken, Füttern oder die Reinigung von Bodenbelägen, können heutzutage von automatisierten Systemen übernommen werden. Insbesondere im direkten Umgang mit Tieren passieren in der Landwirtschaft die meisten Unfälle.

> [Im Jahr 2019 kam es zu 16.127 Unfällen in Zusammenhang mit Tieren, davon 21 mit tödlichem Ausgang (SVLFG 2020). Technologien, die den direkten Umgang mit Tieren ersetzen, bedeuten daher erheblich mehr Arbeitssicherheit.]

Andererseits sieht sich die immer älter werdende Gruppe der Landwirt*innen mit stetig neuen technologischen und digitalen Entwicklungen konfrontiert, was auch zu Gefühlen von Überforderung und Frustration führen kann. Die Bedienung der digitalen Helfer muss erlernt werden und bedarf stetiger Weiterbildung. Aufgrund dieser steigenden Kompetenzanforderungen wird angenommen, dass die Berufsaussichten für höherqualifizierte Arbeitskräfte steigen werden und die Landwirtschaft langfristig kein Arbeitsfeld für Menschen mit geringer Qualifikation darstellen könnte (BMEL 2018).

Strukturwandel

Die Anschaffungskosten für digitale Technik sind mitunter sehr hoch. Einschätzungen des Bundesministeriums für Ernährung und Landwirtschaft (BMEL) zufolge lohnt sich die Anschaffung von Hightech-Landmaschinen erst ab einer Betriebsgröße von über 250 ha (BMEL 2018). Daher können sich vor allem große Betriebe bzw. wirtschaftlich sehr erfolgreiche Landwirt*innen die Investition in moderne Technik leisten. Hierdurch kann der Strukturwandel in der Landwirtschaft weiter befördert werden, da kleinere Betriebe durch weniger automatisierte Arbeitsabläufe ggf. einen Wettbewerbsnachteil haben.

Datensouveränität

Es gibt bis dato keinen gesetzlichen Datenschutz von Betriebs- und Geschäftsdaten (Deutsche Landwirtschafts-Gesellschaft e.V. [DLG] 2018). Viele Anbieter von Precision-Farming-Produkten erhalten die Eigentumsrechte der durch die Maschinen genutzten und erfassten Daten wie z. B. über den Boden und die Pflanzen. Diese Praxis steht stark in der Kritik, da Landwirt*innen befürchten, dass ihre Daten zu ihrem Nachteil verwendet werden könnten. Die Agrartechnikunternehmen könnten die Landwirtschaftsdaten nutzen, um sie an Dritte wie Akteur*innen der Finanz- und Versicherungswirtschaft zu verkaufen. Zudem steht die Befürchtung im Raum, dass die ohnehin schon konzentrierte Agrarbranche mit Agrarchemie und -technik Großkonzernen ihre Marktmacht auch in den Dienstleistungsbereich ausdehnen könnte. Die Abhängigkeit der Landwirt*innen von Agrar-Großkonzernen würde dadurch weiter verstärkt werden. Daher fordern einige Landwirtschafts- und Umweltverbände, dass die Landwirt*innen die Eigentumsrechte an ihren Daten erhalten und nicht die Landmaschinenunternehmen (DLG 2018; INKOTA-netzwerk e.V. 2020).

Ressourcenmanagement

Digitale Technologien können in einem bestimmten Umfang Verbesserungen im Bereich des Ressourcenschutzes ermöglichen: Die präzise Bemessung und Ausbringung von Dünger und Pflanzenschutzprodukten, angepasst an die standortspezifischen Bodenverhältnisse und das Wasservorkommen sowie die Wetterdaten, ermöglicht einen sparsamen Verbrauch von Betriebsmitteln. Ebenso kann durch automatisierte Lenksysteme ein mehrfaches Überfahren von Flächenabschnitten vermieden werden, wodurch der Boden weniger verdichtet wird – um nur einige Beispiele für die Vorteile der digitalen Landbewirtschaftung zu nennen.

Allerdings ist absehbar, dass digitale Lösungen nicht die Antwort auf alle (Umwelt-) Probleme in der Landwirtschaft darstellen. Zwar ist eine bedarfsgerechte Ausbringung von Dünger möglich, jedoch besteht weiterhin das Problem des Nährstoff- bzw. Gülleüberschusses: Die lokal konzentrierten Überschüsse an Wirtschaftsdünger (Gärreste aus Biogasanlagen und Gülle) müssen gelagert bzw. andernorts (in Mangelgebieten) ausgebracht werden.

Tierwohl

Die computerbasierte Erfassung tierwohlrelevanter Daten durch Sensoren wie z. B. Pedometer, kann die direkte Tierbeobachtung sinnvoll ergänzen und bereits frühzeitig Hinweise auf Erkrankungen liefern. Als ebenso positiv ist die größere Selbstbestimmung der Tiere zu bewerten, die durch die eigenständige Nutzung von beispielsweise Melkrobotern und Kraftfutterstationen ermöglicht wird. Die digitalen Technologien können die intensive Tierbeobachtung und -betreuung allerdings nicht ersetzen, sondern nur ergänzen. Die Gefahr bei fortschreitender Digitalisierung der Tierhaltung besteht, dass eine Entfremdung zwischen Tier und Mensch stattfinden könnte, in deren Folge das Tier zunehmend als eine von Kennzahlen bestimmte Einheit betrachtet werden könnte.

Die Bewirtschaftung des Waldes im Wandel der Zeit

Forstwirtschaft wird von der Menschheit bereits seit frühesten Zeiten betrieben. Sie kann also als eine bedürfnisorientierte Nutzung des Waldes bzw. seiner Ressource Holz verstanden werden (Moog und Oesten 2014). Holz war für die Menschen schon immer ein Rohstoff, welchem eine hohe Bedeutung beigemessen wurde. So dient es nach wie vor als Baustoff – bspw. im Haus- aber auch im Möbelbau – sowie als Energieträger. Eine geregelte Forstwirtschaft etablierte sich zu Beginn der Industrialisierung, mit der Notwendigkeit der kontinuierlichen Versorgung der Wirtschaft – also ähnlich wie in der Situation der Landwirtschaft, von einer Subsistenzwirtschaft zu einem marktorientierten Ansatz. Um diese intensive Nutzung der Wälder auch auf Dauer gewährleisten zu können, gehört neben den Fällarbeiten auch die Wiederaufforstung zu den Aufgabenbereichen der Forstwirtschaft.

Seit jeher galt die Arbeit in der Forstwirtschaft als eine körperlich anstrengende, aber auch gefährliche Tätigkeit. Arbeitsunfälle nahmen und nehmen häufiger – ähnlich wie in der Landwirtschaft – einen tödlichen Ausgang als in anderen Branchen. Die Sozialversicherung für Landwirtschaft, Forsten und Gartenbau (SVLFG) verzeichnete für das Jahr 2020 insgesamt 68.064 meldepflichtige Arbeitsunfälle, von denen 132 (8,3 %) tödlich endeten. Somit entfallen 43,5 % aller in der Bundesrepublik verzeichneten tödlichen Arbeitsunfälle auf grüne Berufe (Kunze 2020).

Forstwirtschaftliche Beschäftigte

Eine Betrachtung der Beschäftigungszahlen sowie der Altersstruktur in der Forstwirtschaft und deren Entwicklungen erlaubt einen Einblick in die forstwirtschaftlichen Betriebe der Bundesrepublik. Auf Grundlage der Clusterstatistik Forst und Holz – einer jährlichen Berechnung verschiedener Kennzahlen durch das Johann Heinrich von Thünen-Institut – ergibt sich die folgende Entwicklung der Beschäftigungszahlen der Forstwirtschaft (s. Abbildung).

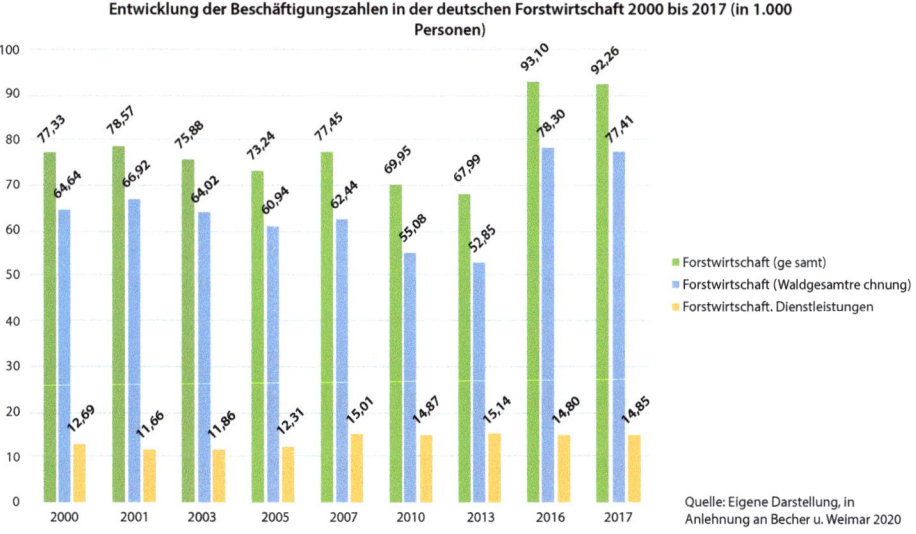

Quelle: Eigene Darstellung, in Anlehnung an Becher u. Weimar 2020

Es zeigt sich ein Anstieg der Beschäftigten im Jahr 2016, welcher aber bereits wieder stagniert bzw. sogar leicht rückläufig ist. Betrachtet man alle nachgelagerten Wirtschaftsbereiche ergibt sich eine relativ konstante Beschäftigtenzahl (BMEL 2017). Es wird deutlich, dass es sich bei der Forstwirtschaft vor allem um einen bedeutenden Rohstofflieferanten und somit für eine vorgelagerte Branche für die Produktion handelt.

Altersstruktur im Forstsektor

Die nachfolgende Abbildung gibt Einblicke in die Altersstruktur in der deutschen Forstwirtschaft. Die Datenlage für einen gesamten Überblick ist undurchsichtig, da in der Mehrheit der geführten Statistiken, Land- und Forstwirtschaft – sowie zusätzlich die Fischerei – gemeinsam erfasst werden. Eine Studie der Friedrich-Ebert-Stiftung ermittelte, dass im Jahr 2008, im Bereich Land- und Forstwirtschaft, Fischerei rund 170.000 Soloselbstständige und rund 107.000 Selbstständige mir Beschäftigten gemeldet waren (Koch et al. 2011) (s. Abbildung)

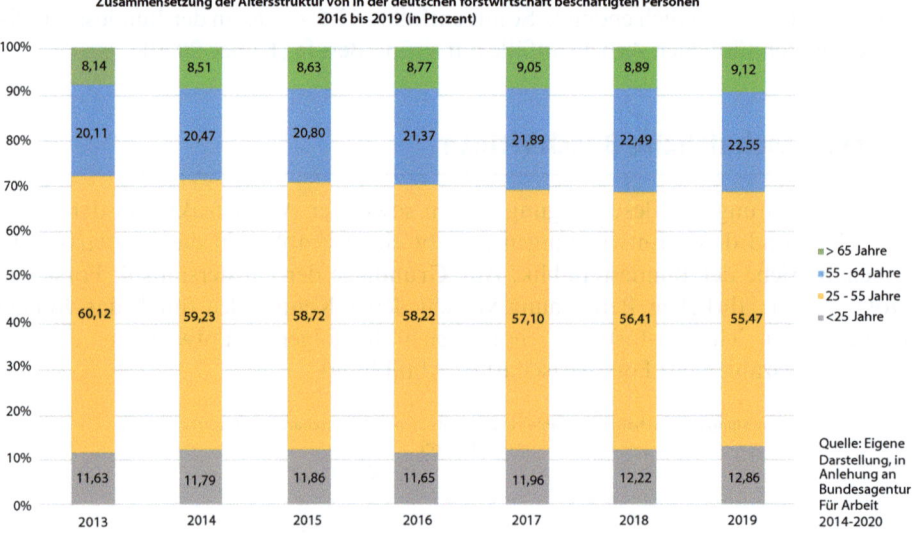

Zu erkennen ist ein leichter Anstieg des prozentualen Anteils von Beschäftigten im Alter von 55 Jahren und älter. Es wird deutlich, dass der bereits erwähnte demographische Wandel der Gesellschaft ebenfalls in der Forstwirtschaft angekommen ist. Dies macht – über kurz oder lang – ein Umdenken sowie eine Neuausrichtung der Arbeit dieser Branche notwendig. Zunehmende Technologisierung und Digitalisierung ebnen hier den Weg für einen solchen Wandel.

Bewirtschaftung des Waldes – früher und heute

Betrachtet man die traditionelle Bewirtschaftung des Waldes, wird besonders eines schnell klar: Es handelte sich um eine körperlich schwer anstrengende Tätigkeit, welche zudem noch sehr gefährlich war (Moog und Oesten 2014). Gefährlich ist die

Arbeit in der Forstwirtschaft zum Teil heute noch. Vor allem bei Fällarbeiten kann es schnell zu Unfällen kommen, welche verheerende Folgen haben können. Aber auch die Arbeitsweise in einem lebendigen Arbeitsumfeld und unter andauerndem Witterungseinfluss macht diese so risikoreich. Technische Innovationen minimieren manche Gefahrenquellen, lassen auf der anderen Seite aber auch neue entstehen (Reeh 2004). So sind Unfallrisiken aufgrund von Stürzen, wegen des zum Teil unwegsamen Geländes, herabfallenden Gegenständen – z. B. Äste oder dergleichen – und weitere naturbedingte Ursachen nur schwer zu beeinflussen. Maschinen wiederum können durch bestimmte Schutzmaßnahmen oder -vorrichtungen bis zu einem gewissen Maße sicher konzipiert werden. Jedoch stellen Maschinen, wie bspw. Kettensägen, Holzzerkleinerer, Stammholzschlepper oder Holz- bzw. Waldvollernter (sog. Harvester), die erwähnten neuen Gefahrenquellen dar.

Technologisierung forstwirtschaftlicher Arbeit

Die zunehmende Technologisierung und Digitalisierung bergen demnach Chancen und Risiken in sich. Beiden Bereichen muss eine Optimierung von Arbeitsabläufen, die Entlastung der Arbeitskräfte sowie die Steigerung der Wirtschaftlichkeit zugesprochen werden. Maschinen haben die Forstarbeit zumindest in Teilen weniger anstrengend werden lassen. So erzielt ein einzelner Harvester am Tag die Arbeitsleistung von in etwa zehn Forstarbeiter*innen. Verschiedene Herstellerangaben sprechen hier von einer Produktionsmenge von mindestens 100 Festmetern Holz, was ungefähr 200 Bäumen entspricht. Die Arbeit kann von einer einzelnen Person geleistet werden – für nachfolgende Arbeitsschritte, wie das Verladen oder der Transport, werde weitere Arbeitskräfte benötigt – und zwar vorwiegend sitzend. Aber auch weitere Forstarbeiten, neben der Rohstoffgewinnung, unterliegen einem Wandel durch innovative Technologien. Im Bereich der Digitalisierung kommen vor allem GIS-gestützte Verfahren zum Einsatz. Geographische Informationssysteme (GIS) dienen der Erfassung, Bearbeitung, Verwaltung und Analyse räumlicher Daten. Diese Möglichkeit zur Kartierung findet in der forstwirtschaftlichen Arbeit – sowie auch im landwirtschaftlichen Arbeitsalltag – vielseitig Anwendung (Hinck et al. 2015). Die Datenerfassung im Wald sowie Vermessungen und andere Aufgaben können heutzutage deutlich zeiteffizienter und zum Teil genauer erfolgen.

> ▶ Beispiel
>
> Eine solche moderne Waldinventur wird mittels modernster Technik durchgeführt. Zum Einsatz kommen hier Drohnen – unbemannte (Klein-) Luftfahrzeuge bzw. unmanned aerial vehicles (UAV) – und Feldcomputer. Die UAVs machen Luftaufnahmen des Waldgebietes, erfassen hierbei Baumbestände, Bewaldungsdichte, Rückegassen und weitere Informationen. Diese Daten werden dann per globalem Positionsbestimmungssystem (GPS) übermittelt und können am Computer weiterbearbeitet werden. ◀

Zusätzlich ergeben sich durch die Nutzung von GPS weitere Möglichkeiten, wie bspw. die digitale Erfassung von Geoevents. Dies kann die Kennzeichnung von Bäumen sein oder auch die digitale Holzerfassung. Ersteres ist eine Kombination aus einer manuellen Tätigkeit und einer digitalen Erfassung. Kennzeichnungen werden mit einer Sprühdose vorgenommen, diese kann durch einen GPS-Tracker ergänzt werden. Dieser erkennt die Markierung durch die Sprühdose und gibt den Standort sowie Informationen zum aktuellen Handlungsbedarf weiter. Die digitale Holzerfassung funktioniert ähnlich wie die digitale Waldinventur. Eine bzw. mehrere Aufnahmen des jeweiligen Holzpolsters können mit Hilfe einer App analysiert werden. Berechnet werden hierbei Fest- und Raummeter, Stammdurchmesser und weitere Daten. Auch der Bereich der Arbeitssicherheit kann mittels GPS mitbedient werden. Hier kommen satellitenbasierte Tracker, mit integriertem Notrufsystem, zum Einsatz. Bei einem Unfall kann ein Notruf abgesetzt werden, welcher zudem die exakte Position der verunglückten Person übermittelt. Diese Geräte können im Notfall durch Knopfdruck aktiviert werden. Einige verfügen ebenfalls über Sensoren, welche mittels der Aufzeichnung von Bewegungsdaten registrieren, ob eine Person sich in einer Notlage befindet, so dass der Notruf – im Falle einer Bewusstlosigkeit – automatisch abgesetzt wird.

Innovationsträger Forstwirtschaft?

Die angeführten Praxisbeispiele machen eines deutlich: In der Forstwirtschaft bewegt sich etwas und Innovationen sind dabei ein fester Bestandteil. Aber auch Vor- und Nachteile fallen oftmals sofort auf. Wie in anderen wirtschaftlichen Branchen bedeutet auch in der Forstwirtschaft technologischer Fortschritt, dass Maschinen gewisse Aufgaben übernehmen, die bisher von Menschenhand verrichtet worden sind und somit Arbeitsplätze gefährdet sein können. Jedoch wird die Arbeit deutlich vereinfacht und kostet deutlich weniger Kraft und Zeit. Wie soll der Fortschritt nun letztlich bewertet werden? Eine Antwort auf diese Frage möchte der vorliegende Beitrag nicht bieten. Es kann aber darauf verwiesen werden, dass mit Technologisierung häufig – oder sogar in der Regel – ein gewisses Maß an Freisetzungsprozessen einhergeht. Allerdings werden auch häufig andere, neue Tätigkeitsfelder geschaffen. An dieser Stelle soll jedoch weiter auf Chancen und Grenzen eingegangen werden. Ein weiterer wichtiger Aspekt, der sowohl positiv als auch negativ bewertet werden kann, ist in der Transparenz zu sehen, welche durch die Digitalisierung geschaffen wird. Einerseits dient diese der Effizienzsteigerung sowie der Verbesserung von Organisation, aber auch der Steigerung der Arbeitssicherheit. Andererseits begibt man sich auch hier auf einen schmalen Grat zwischen dem zwar offensichtlichen Nutzen, aber ebenso der Gefahr der Kontrolle und Überwachung. Allerdings steht und fällt im Bereich der Digitalisierung nahezu alles mit der Netzabdeckung. Datenübermittlungen erfordern in den meisten Fällen eine gute und solide Bandbreite. Ist diese nicht gewährleistet, nutzt die sinnvollste und beste Technik nicht, da sie in ihrer Funktion entweder eingeschränkt wird oder gar nicht funktioniert. Ähnlich wie in der Landwirtschaft lässt sich hier eine Abhängigkeit zum Ausbau von Infrastrukturen in ländlichen Räumen und dem Abbau regionaler Disparitäten erkennen.

Die Bedeutung gesundheitsfördernder Arbeitsbedingungen für Land- und Forstwirtschaft

Gesundheitsfördernde Arbeitsbedingungen sind differenziert zu betrachten. Es muss stets aus einem spezifischen Blickwinkel und unter besonderer Berücksichtigung der jeweiligen Tätigkeiten einer Person angegangen werden. Allgemein ist sie jedoch als das Produkt des betrieblichen Gesundheitsmanagements, aus der Summe unterschiedlicher gesundheitsfördernder Maßnahmen am Arbeitsplatz, zu verstehen (Badura et al. 2010; Pfannstiel und Mehlich 2016). Diese Maßnahmen unterliegen gewissen Standards, welche sich aus branchenspezifischen Erfahrungen ableiten. Wieso sind ein betriebliches Gesundheitsmanagement bzw. gesundheitsfördernde Arbeitsbedingungen jedoch von so großer Bedeutung? Hinsichtlich der immer noch zum Teil schweren körperlichen Arbeit und der zunehmenden Verschiebung der Altersstruktur in der Land- und Forstwirtschaft sind Betriebe gut beraten, wenn sie ihre Belegschaften – im Sinne des Human Ressource Ansatzes – pflegend behandeln und Unfällen sowie spezifischen Berufskrankheiten versuchen vorzubeugen (Hetzel et al. 2016).

> ▶ **Beispiel**
> Ein exemplarisches Beispiel stellt ein Projekt der Niedersächsischen Landesforsten dar. Bei „Fit im Forst" (FiF) handelt es sich um einen intervenierenden und präventiven Ansatz. Spezielle regelmäßige Trainings sollen vor allem einen Ausgleich zu monotonen und oftmals sehr belastenden Waldarbeiten bilden (Bischoff und Stanaj 2017). Sie bestehen aus Übungen zur Mobilisation, Kräftigung, Dehnung und Entspannung. Generell ist ein solches Angebot als Hilfestellung zu verstehen, da Forstarbeiter*innen für ihre Gesundheit selbst verantwortlich sind. ◀

Ein Blick in die Zukunft der grünen Berufe

Alternde Belegschaften sind bereits seit einigen Jahren ein Thema, das Politik, Wissenschaft und Praxis gleichermaßen beschäftigt (Bellmann et al. 2007; Klinger et al. 2016). Betriebe sind auf ältere Beschäftigte als Arbeitskräfte angewiesen (Naegele und Sporket 2009). Die Frage, die in Unternehmen aus betriebswirtschaftlicher Sicht häufig gestellt wird, ist die der Bewertung alternder Belegschaften. Stellen diese eine wertvolle betriebliche Ressource dar oder sind sie eher als Belastungen hinsichtlich der Produktivität und Wirtschaftlichkeit zu sehen (Nienhüser 2002)?

Land- und Forstwirtschaft als Indikatoren ländlicher Entwicklung?

Die Zukunftsfähigkeit grüner Berufe – ebenso wie die der ländlichen Räume, in denen die Branchen vorwiegend agieren – wird in innovativen Entwicklungen gesehen. Das Bundesministerium für Ernährung und Landwirtschaft (2019) benennt diese konkret: Eine Digitalisierungs- und Innovationsoffensive soll die Wettbewerbsfähigkeit, mit dem Blick auf Nachhaltigkeit und Zukunftsfähigkeit, sicherstellen. Dies sind Kerninhalte des Agrarpolitischen Berichts der Bundesregierung 2019.

Aber wie zielführend bzw. umsetzbar sind diese Ziele? Die wahrscheinlich größte Barriere für eine gelingende Umsetzung dieses Ansatzes liegt in der Digitalisierung ländlicher Räume. Breitbandausbau und Mobilfunkstandards – vor allem der flächendeckende Ausbau des LTE- bzw. 5G-Netzes – sind die entscheidenden Schlagworte. Eine Herausforderung, die weitestgehend bekannt und bisher noch nicht ausreichend gelöst wurde, sind die regionalen Unterschiede in der Versorgung mit Highspeed-Internet (Williger und Wojtech 2018). Es bestehen weiterhin eklatante Unterschiede in der Digitalisierung sowie dem Netzausbau – als Bereiche daseinsvorsorgender Infrastrukturen ein bedeutender Aspekt regionaler Disparitäten – städtischer und ländlicher Regionen. Aber auch hinsichtlich der sich verändernden Altersstruktur kann die Digitalisierung auf Grenzen und Herausforderungen stoßen. Gemeint ist an dieser Stelle die Fähigkeit zur Techniknutzung und vor allem die Technikakzeptanz älterer Menschen (Kolland et al. 2019) – sowohl im Allgemeinen als auch speziell im Hinblick auf in der Land- und Forstwirtschaft tätige Personen. In beruflichen Kontexten lassen sich Vermutungen in Bezug auf Akzeptanz und Nutzung neuer Technologien aus der allgemeinen Forschung ableiten. Der technische Fortschritt im Alltag wirkt sich demnach positiv bzgl. Akzeptanz und Nutzung neuer Technologien dieser Altersgruppe aus (Rasche et al. 2016). Mit Blick in die Zukunft wird es in Anbetracht der sich stark verändernden Arbeitsanforderungen in der Land- und Forstwirtschaft von besonderer Bedeutung sein, die Curricula bei den Ausbildungen auf digitale Arbeit hin anzupassen und auch älteren Landwirt*innen die niederschwellige Möglichkeit zu bieten, sich in diesem Bereich weiterzubilden.

> **Fazit**
> Wie bereits an einigen Stellen dieses Beitrags aufgezeigt wurde, lassen sich beim Einzug von Technologisierung und Digitalisierung in Land- und Forstwirtschaft sowohl Chancen als auch Risiken erkennen. Die besonderen Vorteile liegen vor allem in der körperlichen Entlastung, der Minimierung von Gefahrenquellen sowie der Effizienzsteigerung. Bisher typische Berufserkrankungen werden weniger und die Anzahl schwerer oder sogar tödlicher Unfälle geht zurück. Der Einsatz von Melkrobotern, Fütterungsautomaten oder Holzvollerntern bringt aber auch Nachteile mit sich. Vordergründig ist die Tatsache zu nennen, dass menschliche Arbeitsleistung zu großen Teilen durch maschinelle ersetzt wird, was einen Rückgang von Arbeitsplätzen bedeutet. Zudem wird zwar schwere körperliche Arbeit verringert, dafür bringt die Bedienung von Automaten und Maschinen oftmals monotone Bewegungsabläufe und Belastungen mit sich. Dies wiederum kann mit neuen Berufserkrankungen in Verbindung gebracht werden. Eine weitere Befürchtung in Zusammenhang mit Digitalisierungsprozessen besteht in der Entgrenzung von Arbeitszeiten sowie der Zunahme von Stressfaktoren. Den vielen Chancen, die der Einzug der Digitalisierung in Land- und Forstwirtschaft bietet, steht ein elementares Risiko gegenüber: Die Vielfältigkeit der land- und forstwirtschaftlichen Arbeit könnte durch die fortschreitende Digitalisierung einer monotonen Computer- und Maschinenbedienung weichen. Das Gespür für Tier und Pflanze wird – oftmals bereits heutzutage – durch die Analyse von Daten ersetzt. Damit stellt sich die Frage, inwieweit diese – eigentlich sehr ursprünglichen – primären Produktionssektoren überhaupt noch den Faktor Mensch benötigen, und ob Land- und Forstwirtschaft nicht erst durch die enge Zusammenarbeit von Pflanzen, Tieren, Menschen (und Maschinen) möglich ist. Wenn nun der Mensch, mit seinem Gespür und seiner individuellen Bewirtschaftungsphilosophie, aus dieser Glei-

chung ausgeklammert werden sollte, welchen Einfluss hat das dann auf die Produktion unserer Lebensmittel? Oder die (nachhaltige) Nutzung der vorhandenen Ressourcen und den Umgang mit Tieren und Pflanzen? Für die in der Land- und Forstwirtschaft tätigen Menschen ist die enge Zusammenarbeit mit der Natur oftmals eine besondere Bereicherung, die sie als sinnstiftend empfinden. Wenn dieser Aspekt durch zunehmende Technisierung und Digitalisierung in den Hintergrund rücken sollte, könnten die Arbeitsbedingungen auf Höfen und im Forst zukünftig weniger zufriedenstellend für die dort Beschäftigten sein.

Abschließend kann festgehalten werden, dass Technologisierung und Digitalisierung immer gleichermaßen Chancen und Risiken bzw. Limitationen mit sich bringen. Unerlässlich ist – wenn man sich mit der Digitalisierung befasst – die Netzabdeckung in der Fläche. Dies ist jedoch ein politisches Aufgabenfeld. Außerdem sind Schulungen im Umgang mit neuen Technologien zur Schaffung von Akzeptanz relevant. An dieser Stelle sind sowohl Hersteller*innen und Betriebe als auch die Beschäftigten in der Pflicht.

Literatur

Badura B, Walter U, Hehlmann T (2010) Standards des Betrieblichen Gesundheitsmanagements. In Badura B, Walter U, Helhmann T (Hrsg.) Betriebliche Gesundheitspolitik. Der Weg zur gesunden Organisation (S. 147–161). Berlin: Springer. doi:https://doi.org/10.1007/978-3-642-04337-6

Becher G, Weimar H (2020) Branchen des Clusters entwickeln sich meist positiv. Stand der Clusterstatistik für das Jahr 2017 und Entwicklung für den Zeitraum 2000 bis 2017. Holz-Zentralblatt 146(6):132–133.

Bellmann L, Kistler E, Wahse J (2007) Demographischer Wandel: Betriebe müssen sich auf alternde Belegschaften einstellen. IAB-Kurzbericht 21. Nürnberg: Institut für Arbeitsmarkt- und Berufsforschung (IAB).

Bischoff B, Stanaj G (2017) Betriebliches Gesundheitsmanagement in den Niedersächsischen Landesforsten. BDF aktuell 58(9): 3–4.

Bitkom (2017) Digitalisierung erhöht Akzeptanz für moderne Landwirtschaft. https://www.bitkom.org/Presse/Presseinformation/Digitalisierung-erhoeht-Akzeptanz-fuer-moderne-Landwirtschaft.html. Zugegriffen: 5. Oktober 2020

Bundesagentur für Arbeit (2014–2020) Beschäftigte nach Berufen (KldB 2010) (Quartalszahlen). Deutschland. https://statistik.arbeitsagentur.de/SiteGlobals/Forms/Suche/Einzelheftsuche_Formular.html?topic_f=beschaeftigung-sozbe-bo-heft&dateOfRevision=199912-202010. Zugegriffen: 22. September 2020.

Bundesministerium für Ernährung und Landwirtschaft (2017) Daten und Fakten. Land-, Forst- und Ernährungswirtschaft mit Fischerei und Wein- und Gartenbau. Berlin: Bundesministerium für Ernährung und Landwirtschaft (BMEL).

Bundesministerium für Ernährung und Landwirtschaft (2018) Digitalisierung in der Landwirtschaft. Chancen nutzen – Risiken minimieren. https://www.bmel.de/SharedDocs/Downloads/DE/Broschueren/digitalpolitik-landwirtschaft.pdf?__blob=publicationFile&v=8. Zugegriffen: 12.Oktober 2020

Bundesministerium für Ernährung und Landwirtschaft (2019) Agrarpolitischer Bericht der Bundesregierung 2019. Berlin: Bundesministerium für Ernährung und Landwirtschaft (BMEL).

Bundesministerium für Ernährung und Landwirtschaft (2020) Landwirtschaftliche Flächenverluste. https://www.bmel.de/DE/themen/landwirtschaft/flaechennutzung-und-bodenmarkt/flaechenverluste-landwirtschaft.html. Zugegriffen: 30. September 2020.

Cochrane WW (1958) Farm prices – myth and reality. Minneapolis: University of Minnesota Press.

Deutsche Landwirtschafts-Gesellschaft e.V. (2018) Digitale Landwirtschaft. Ein Positionspapier der DLG. https://www.dlg.org/fileadmin/downloads/landwirtschaft/themen/ausschuesse_facharbeit/DLG_Position_Digitalisierung.pdf. Zugegriffen: 05. Oktober 2020.

Europäische Kommission (Hrsg.) (2019) Females in the field: more women managing farms across Europe. https://ec.europa.eu/info/news/queens-frontage-women-farming-2019-mar-08_en. Zugegriffen: 03. September 2020

Feindt PH, Krämer C, Früh-Müller A, Heißenhuber A, Pahl-Wostl C, Purnhagen KP, Thomas F, (…), Wolters V (2019) Ein neuer Gesellschaftsvertrag für eine nachhaltige Landwirtschaft. Wege zu einer integrativen Politik für den Agrarsektor. Berlin: Springer. https://doi.org/10.1007/978-3-662-58656-3

Hetzel C, Koch E, Holzer M (2016) Gesundheitsangebote für kleine und mittlere Betriebe im ländlichen Raum: Ansätze der SVLFG. In Pfannstiel MA, Mehlich H (Hrsg.) Betriebliches Gesundheitsmanagement. Konzepte, Maßnahmen, Evaluation (S. 33–48). Wiesbaden: Springer Gabler. https://doi.org/10.1007/978-3-658-11581-4_3

Hunecke C, Brümmer B (2018) Faktoren zur Verbreitung von automatischen Melksystemen in Deutschland. https://www.milchtrends.de/fileadmin/milchtrends/5_Aktuelles/18-06_Melkroboter.pdf. Zugegriffen: 20. September 2020

Hinck S, Kolata H, Emeis N, Müller K (2015) GIS-gestützte Verfahren zur Erstellung einer kleinräumigen Feldbodenkarte für die teilflächenspezifische Nutzung. In Ruckelshausen A, Schwarz HP, Theuvsen B (Hrsg.) Informatik in der Land-, Forst- und Ernährungswirtschaft 2015 (S. 69–72). Bonn: Gesellschaft für Informatik e. V.

INKOTA-netzwerk e.V. (2020) Positionspapier Landwirtschaft 4.0. Politische Leitplanken für eine sozial gerechte und ökologisch verträgliche digitale Landwirtschaft. https://www.bund.net/fileadmin/user_upload_bund/publikationen/landwirtschaft/landwirtschaft_positionspapier_digitale_landwirtschaft.pdf. Zugegriffen: 02. Oktober 2020.

Klinger C, Stracke S, Müller C, Nerdinger FW (2016) Innovativ und leistungsfähig mit alternden Belegschaften. In Nerdinger FW, Wilke P, Stracke S, Drews U (Hrsg.) Innovation und Personalarbeit im demografischen Wandel (S. 27–37). Wiesbaden: Springer Gabler. https://doi.org/10.1007/978-3-658-09028-9_3

Koch A, Rosemann M, Späth J, Beurer AK, Potjagailo G (2011) Soloselbstständige in Deutschland. Strukturen, Entwicklungen und soziale Sicherung bei Arbeitslosigkeit. In WISO Diskurs. Expertisen und Dokumentationen zur Wirtschafts- und Sozialpolitik. https://library.fes.de/pdf-files/wiso/07831-20110309.pdf. Zugegriffen: 07. Oktober 2020.

Kolland F, Wanka A, Gallistl V (2019) Technik und Alter – Digitalisierung und die Ko-Konstitution von Alter(n) und Technologien. In Schröter KR, Vogel C, Künemund H (Hrsg.) Handbuch Soziologie des Alter(n)s (S. 1–19). Wiesbaden: Springer VS. https://doi.org/10.1007/978-3-658-09630-4

Kunze J (2020, 16. Juni) Unterschätzte Gefahren bei der Arbeit. In Schwäbische Post, S. 15.

Lutz B (1986) Die Bauern und die Industrialisierung. Ein Beitrag zur Erklärung von Diskontinuität der Entwicklung in industriell-kapitalistische Gesellschaften. In Soziale Welt Sonderband 4. Göttingen: Nomos.

Moog M, Oesten G (2014) Forstwirtschaft in Wirtschaft und Gesellschaft. In Konold W, Böcker R, Hampicke U (Hrsg.) Handbuch Naturschutz und Landschaftspflege. Kompendium zu Schutz und Entwicklung von Lebensräumen und Landschaften (Kap. VIII-7.1., S. 1–20). Landsberg: ecomed.

Naegele G, Sporket M (2009) Altern in der Arbeitswelt. Zeitschrift für Gerontologie und Geriatrie 42(4):279–280.

Nienhüser W (2002) Alternde Belegschaften – betriebliche Ressource oder Belastung? In Behrend C (Hrsg.) Chancen für die Erwerbsarbeit im Alter. Betriebliche Personalpolitik und ältere Erwerbstätige (S. 63–85). Wiesbaden: Springer VS. https://doi.org/10.1007/978-3-663-09481-4_4

Pfannstiel MA, Mehlich H (2016) Betriebliches Gesundheitsmanagement. Konzepte, Maßnahmen, Evaluation. Wiesbaden: Springer Gabler. https://doi.org/10.1007/978-3-658-11581-4

Poppinga O (2009) Industrialisierung der Landwirtschaft. „Ersatz von Arbeit durch Kapital". https://www.bpb.de/gesellschaft/umwelt/dossier-umwelt/61261/industrialisierung?p=all. Zugegriffen: 12. September 2020

Rasche P, Schäfer K, Theis S, Böhl C, Wille M, Schlick CM, Jakobs EM, Mertens A (2016) Wandel von Technikakzeptanz und -nutzung im hohen Alter – Change of Technology Acceptance and Use in old Age. Zeitschrift für Gerontologie und Geriatrie 49(Sonderheft 1):130.

Reeh G (2004) Arbeitssicherheit in land- und forstwirtschaftlichen Betrieben. Ländlicher Raum 4(3). https://www.bmlrt.gv.at/dam/jcr:47cc4abc-51d3-49e9-98b7-bab43aae16ef/Reeh_Gerhard%5B1%5D.pdf. Zugegriffen: 12. Oktober 2020.

Statistisches Bundesamt (2005–2016) Fachserie 3 – Land- und Forstwirtschaft, Fischerei. 2 Betriebs-, Arbeits- und Einkommensverhältnisse. 1 Betriebe, Agrarstrukturerhebung. 8 Arbeitskräfte. https://www.destatis.de/DE/Service/Bibliothek/_publikationen-fachserienliste-3.html?nn=206136. Zugegriffen: 24. September 2020.

Statistisches Bundesamt (2016) Arbeitskräfte und Berufsbildung der Betriebsleiter/ Geschäftsführer. Land- und Forstwirtschaft, Fischerei. Agrarstrukturerhebung. Fachserie 3 Reihe 2.1.8. Wiesbaden: Bundesamt für Statistik.

Statistisches Bundesamt (2020a) Volkswirtschaftliche Gesamtrechnungen. Inlandsproduktberechnung. Detaillierte Jahresergebnisse 2019. https://www.destatis.de/DE/Themen/Wirtschaft/Volkswirtschaftliche-Gesamtrechnungen-Inlandsprodukt/Publikationen/Downloads-Inlandsprodukt/inlandsprodukt-endgueltig-pdf-2180140.pdf?__blob=publicationFile. Zugegriffen: 02. Oktober 2020.

Statistisches Bundesamt (2020b) Arbeitszeiten 2018: Längste Arbeitszeiten in der Land- und Forstwirtschaft, kürzeste im Verarbeitenden Gewerbe. https://www.destatis.de/DE/Presse/Pressemitteilungen/2020/03/PD20_071_133.html. Zugegriffen: 03. Oktober 2020.

Sozialversicherung für Landwirtschaft, Forsten und Gartenbau (2019) Quartalsstatistik der landwirtschaftlichen Alterskasse. Alterssicherung der Landwirte (AdL). II. Quartal 2019. https://cdn.svlfg.de/fiona8-blobs/public/svlfgonpremiseproduction/33dd721417334c0c/1e5f82f2cc78/quartalsstatistik-adl-2018-04.pdf. Zugegriffen: 06. September 2020

Sozialversicherung für Landwirtschaft, Forsten und Gartenbau (2020) Weniger Unfälle aber mehr Unfalltote. https://cdn.svlfg.de/fiona8-blobs/public/svlfgonpremiseproduction/b300e3ca372086d9/c0d306c6d321/pm-unfallstatistik-20200515.pdf. Zugegriffen: 09. Oktober 2020.

Williger B, Wojtech A (2018) Digitalisierung im ländlichen Raum. Status Quo & Chancen für Gemeinden. Erlangen: Fraunhofer-Institut für Integrierte Schaltungen (IIS).

Fabian Müller

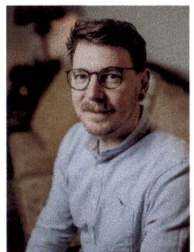

Studierte Gerontologie mit Ausrichtung Soziologie und einem Schwerpunkt auf Alter(n) in ländlichen Räumen an der Universität Vechta. Derzeit arbeitet er als wissenschaftlicher Mitarbeiter am Lehrstuhl für Soziologie ländlicher Räume am Institut für Agrarwissenschaften der Georg-August-Universität Göttingen sowie als Tutor im Masterstudiengang Angewandte Gerontologie der APOLLON Hochschule für Gesundheitswirtschaft in Bremen. In seiner Promotion beschäftigt er sich mit dem Thema Altersarmut in ländlichen Räumen. Diese ist eingebettet in ein durch das niedersächsische Ministerium für Wissenschaft und Kultur (MWK) gefördertes Projekt mit dem Titel: Altersarmut in ländlichen Räumen Niedersachsens. Eine qualitative Untersuchung zu sozialer Teilhabe im Alter. Sein Forschungsinteressen bzw. –Schwerpunkt liegt in den folgenden Themenfeldern: (Alters-) Armut, Alter(n) in ländlichen Räumen, Daseinsvorsorge sowie Gleichwertigkeit von Lebensverhältnissen.

Janna Luisa Pieper

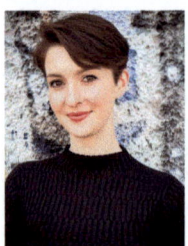

Studium der Agrarwissenschaften in Göttingen und Wageningen (Niederlande). Seit 2019 arbeitet sie am Lehrstuhl für Soziologie Ländlicher Räume der Georg-August-Universität Göttingen. Dort leitet sie den Göttinger Teil des vom deutschen Bundesministerium für Ernährung und Landwirtschaft geförderten Projekts zur Lebenssituation von Frauen auf landwirtschaftlichen Betrieben in Deutschland. In ihrer Forschung beschäftigt sie sich mit Geschlechterverhältnissen in der Landwirtschaft, nachhaltigen Landwirtschaftssystemen, Existenzgründer*innen in der Landwirtschaft, Peasant Farming sowie landwirtschaftlichen Protestbewegungen und qualitativen Methoden in den Agrarwissenschaften.

Digitale Unterstützung von BGM: Potentiale und Probleme

Inhaltsverzeichnis

Digital unterstütztes betriebliches Gesundheitsmanagement (dBGM) – 187

Digitale Arbeit braucht Schutz – Arbeitsschutz wird digital? – 199

Digitale Gefährdungsbeurteilung psychischer Belastungen – 213

Digitale Interventionen zur individuellen Prävention und Gesundheitsförderung – 225

Technologien und Methoden und ihr Einsatz – 251

Online-Coaching – 267

Verhältnisprävention digital umsetzen: Integrative Plattformen als Weg für eine umfassende Gesundheitsförderung – 281

Gemeinsame Verantwortung realisieren – Betriebliches Gesundheitsmanagement in Netzwerken und in der Wertschöpfungskette – 297

VI

Digital unterstütztes betriebliches Gesundheitsmanagement (dBGM)

Antje Ducki

Inhaltsverzeichnis

E-Health und digitales BGM – 188

Kriterien zur Bestimmung der Qualität digitaler Anwendungen – 190

Digitalisierte Arbeit im Fokus des dBGM – 192
Das Beispiel Technostress – 193
Das Beispiel Mensch-Roboter-Zusammenarbeit – 194

Literatur – 196

Betriebliches Gesundheitsmanagement (BGM) wird, wie die Arbeit selbst und wie Gesundheitsdienstleistungen allgemein, digitalisiert. Das betrifft den gesamten BGM-Prozess von der Analyse bis hin zu einzelnen Interventionen und umschließt den Arbeitsschutz, die Prävention und Gesundheitsförderung und das betriebliche Wiedereingliederungsmanagement. Unter digitalem Betrieblichen Gesundheitsmanagement (dBGM) wird nach Kaiser und Matusiewicz (2018) „der Einsatz von digitalen Methoden und Instrumente-n im Betrieblichen Gesundheitsmanagement verstanden" (ebd., S. 2). Dabei wird der Umfang der zum Einsatz kommenden digitalen Methoden nicht weiter spezifiziert. Das Spektrum an digitalen Methoden ist breit, wie die folgenden Beiträge zeigen. Es reicht von Online-Befragungstools über Apps, Wearables oder Sensoren in Kleidungsstücken hin zu Online-Trainings im Bereich der Verhaltens- und Verhältnisprävention, Onlinecoachings und digitalen Assistenzsystemen. Digitale Angebote können als Einzelmaßnahme angeboten oder auf Plattformen als integriertes Angebot aufbereitet werden. Sie können analoge Maßnahmen ergänzen oder auch ersetzen. Die Einsatzmöglichkeiten digitaler Tools reichen von der Aufzeichnung gesundheitsbezogener Daten, der Verknüpfung von Daten aus unterschiedlichen Datenbeständen, (individualisiertem) Feedback bis hin zu konkreten Vorschlägen zur Verhaltens- und oder Verhältnisänderung. Einen ausführlichen Überblick über Methoden und ihre Einsatzmöglichkeiten geben Nissen und Jent in diesem Teil des Bandes.

Da das BGM immer auf eine Verbesserung der *realen* Arbeitssituation und oder des menschlichen Arbeitsverhaltens abzielt, was gleichzeitig den Endpunkt eines BGM-Prozesses markiert, kann nicht von vollständig digitalisierten Prozessen ausgegangen werden. Faktisch ist dBGM ein Prozess, der mehr oder weniger digitalisiert erfolgen kann und in dem sich Interventionen und Maßnahmen in Präsenz mit digitalen Interventionen abwechseln (siehe hierzu auch den Beitrag von Tanner, Ducki und Steinke in diesem Teil). Insofern sollte besser von *digital unterstütztem betrieblichen Gesundheitsmanagement* gesprochen werden. Im Folgenden wird mit dem Kürzel dBGM somit auf digital unterstütztes betriebliches Gesundheitsmanagement referenziert.

Da zunehmend an verschiedenen Stellen im BGM-Prozess eine Vielzahl digitaler Tools und Methoden zum Einsatz kommen, stellt sich die Frage nach Qualitätsstandards, die erfüllt sein sollten, wenn sie im BGM eingesetzt werden. Zur Beantwortung dieser Frage finden sich im vergleichsweise neuen Forschungsgebiet ‚E-Health' hilfreiche Hinweise.

E-Health und digitales BGM

E-Health ist ein Oberbegriff, innerhalb dessen jeglicher Einsatz von Informations- und Kommunikationstechnologien (IKT) für Gesundheit subsumiert wird (WHO 2012, zitiert nach Dockweiler 2020). E-Health Anwendungen sind darauf ausgerichtet, Wissen, Motivation und Handlungskompetenzen der Nutzenden zu erhöhen, um letztlich bessere gesundheitsbezogene Entscheidungen sowohl im Feld der Prävention und der Gesundheitsförderung, der Krankheitsbewältigung und Kuration als auch in der Nachsorge eigenverantwortlich zu treffen (Dockweiler 2020, S. 503). Damit ist E-Health ein Instrument zur Erhöhung der informationellen gesundheitlichen Selbstbestimmung, dient dem gesundheitsbezogenen Empowerment und der Verbreitung gesundheitsbezogener Chancengerechtigkeit. Ähnliche

Digital unterstütztes betriebliches Gesundheitsmanagement (dBGM)

◘ Tab. 14.1 Themenbereiche von E-Health Leistungen mit Beispielen nach Dockweiler (2020, S. 496)

Nr.	Themenfeld	Beispiel
1	Inhalte	Informationsdatenbanken, Webseiten, soziale Netzwerke, Ärzteverzeichnisse, Informationen zu Aus- und Fortbildungen sowie Bewertungsportale für Leistungen
2	Ökonomie	Online-Apotheken und elektronische Leistungsabrechnung
3	Vernetzung von Akteuren	E-Gesundheitscard und forschungsbezogene Anwendungen (zum Beispiel Big Data)
4	Mobile Gesundheit	Gesundheits-Applikationen für mobile Endgeräte
5	Versorgung	Telemedizin sowie Online-Therapie

Ziele werden auch im GKV-Leitfaden für digitale Prävention und Gesundheitsförderung genannt (GKV 2020). E-Health-Leistungen lassen sich laut Dockweiler (2020, S. 496) fünf verschiedenen Themenbereichen zuordnen (vgl. ◘ Tab. 14.1).

In allen Themenbereichen erfolgen aktuell intensive Entwicklungs- und Forschungsarbeiten. So ist beispielsweise die wissenschaftliche Einordnung von Gesundheitsapplikationen, sogenannten Gesundheits-Apps, ein neues Forschungsfeld. Allein die Fülle an Gesundheits-Apps macht es notwendig, sie thematisch zu gruppieren und wissenschaftlich abgesicherte Empfehlungen zu geben, welche Anwendung für welches gesundheitliche Anliegen sinnvoll genutzt werden kann und welche Gefahren und Risiken beim Einsatz bestehen können.

Drei Viertel der Smartphone-Besitzer*innen in Deutschland verwenden bereits jetzt frei verfügbare Fitness-, Ernährungs- oder Health-Apps (Bitkom 2020). 2016 konnte eine Studie allein für die iOS- und Android Betriebssysteme über 80.000 Apps in den Kategorien Medizin und Gesundheit und Fitness ermitteln (Albrecht 2016). Diese Apps decken das gesamte Themenspektrum von Gesundheit ab. Es reicht von Fitness-Trackern und allgemeinen Wellness-Angeboten über Apps, die an die Einnahme von Medikamenten erinnern, bis hin zu Anwendungen, bei denen es um die Feststellung, Heilung oder Linderung von Krankheiten, Leiden und Körperschäden geht. Letztere sind der Medizin und Heilkunde zuzurechnen und müssen als Medizinprodukt äußerst aufwändige wissenschaftliche Wirksamkeits- und Datenschutznachweise erbringen, um am Markt platziert werden zu dürfen. Aber auch der weniger stark reglementierte Bereich der Prävention und Gesundheitsförderung ist mittlerweile stark ausdifferenziert. Thranberend et al. (2016) nennen sieben Anwendungstypen für Gesundheits-Apps, die von der Stärkung der Gesundheitskompetenz über die Analyse bis zu Einkaufs- und Versorgungszwecken reichen (vgl. ◘ Tab. 14.2):

Die Breite des Anwendungsfeldes macht deutlich, dass sich Qualitätsanforderungen stark nach Einsatzfeld unterscheiden müssen. Eine reine Informations-App muss z. B. die Aktualität, Wahrhaftigkeit, Relevanz, Hinlänglichkeit und Verständlichkeit der dargebotenen Informationen nachweisen, wohingegen ein Online Training zur Verhaltensänderung darüber hinaus neben höheren Datenschutzstandards umfangreichere wissenschaftliche Nachweise zur Wirksamkeit des Trainings in zweifacher

Tab. 14.2 Anwendungstypen für Gesundheits-Apps mit Beispielen (nach Rapp 2020, S. 73)

Nr.	Themenfeld	Beispiel
1	Stärkung der Gesundheitskompetenz	Informationen in Bezug auf Gesundheits- oder Krankheitsanliegen, z. B. Gesundheitsportale
2	Analyse und Erkenntnis	Punktuelle Erfassung und Auswertung gesundheitsbezogener Informationen, z. B. Symptom-Checker
3	Indirekte Intervention: Förderung der Selbstwirksamkeit, Adhärenz und Sicherheit	Kontinuierliche Erfassung und Auswertung gesundheitsbezogener Informationen, z. B. Medikamenten-Reminder
4	Direkte Intervention: Veränderung von Fähigkeiten, Verhalten & Zuständen	Prävention oder Therapie, z. B. Online-Kurse, Smartphones als Hörgeräte
5	Dokumentation von Gesundheits- und Krankengeschichte	Speicherung und Verwaltung von Daten und Befunden, z. B. die elektronische Patientenakte (ePA)
6	Organisation und Verwaltung	Prozessmanagement im Gesundheitswesen, z. B. Terminvereinbarung
7	Einkauf und Versorgung	Einkauf von Produkten, z. B. Online-Apotheken

Richtung vorlegen muss. Zum einen muss die Wirksamkeit des Trainings an sich nachgewiesen werden, zum anderen muss die digitale Darreichungsform wirksamkeitsgeprüft sein (siehe GKV 2020 sowie Lehr und Boß im folgenden Teil). Ein digitales Daten-Verwaltungsprogramm muss wiederum vorrangig Usability-Standards und hohe Datenschutzvorgaben einhalten.

Doch auch wenn sich für jeden Anwendungstypen Anforderungen von hervorgehobener Bedeutung benennen lassen, gibt es für alle digitalen Angebote übergeordnete Qualitätsstandards, die folgend dargelegt werden.

Kriterien zur Bestimmung der Qualität digitaler Anwendungen

Zu den übergeordneten Qualitätskriterien zählt z. B. die *Zielgruppenerreichbarkeit*, d. h. die Absicherung, dass die digitale Anwendung für jene, die den Bedarf haben, über alle Schicht- und Altersgrenzen hinweg in Lebens- und Arbeitswelt erreichbar ist. Ebenfalls von übergeordneter Bedeutung ist die generelle *Wirksamkeit* in Bezug auf die intendierten Ziele der Anwendung, sowie die *Sicherheit*, dass durch die Anwendung den Nutzer*innen kein Schaden entsteht, z. B. durch falsch positive oder falsch negative Diagnosehinweise. Das letzte übergeordnete Qualitätskriterium digitaler Anwendungen ist die *Datensicherheit*, d. h. dass die Persönlichkeitsrechte der Nutzer*innen jederzeit gewahrt sein müssen (Kramer 2017).

Diese Globalkriterien müssen konkretisiert und ausdifferenziert werden, wenn sie je nach Einsatzgebiet, Anwender*in, Zielgruppe etc. unterschiedlich gewichtet werden sollen. Daher wurden hierauf aufbauend umfangreichere Kriterienkataloge entwickelt, die nach dem Baukastenprinzip zu ‚individuellen' Kriterienkatalogen zusammengestellt werden können. Der vom Bundesministerium für Gesundheit geförderte Meta-Kriterienkatalog für die Beschreibung und Bewertung von Gesundheits-Apps (APPKRI) des Fraunhofer-Instituts liefert beispielsweise für insgesamt 35 Themenbereiche ca. 290 Kriterien. Im Kasten sind beispielhafte Themenbereiche des APPKRI-Kataloges abgebildet (Fraunhofer FOKUS 2021).

> ▶ **Kernset- Fragen zur Beurteilung der Qualität von Gesundheits-Apps**
>
> **Datenschutz:**
> - Wie werden regulative Anforderungen an den Datenschutz umgesetzt?
> - Werden Einwilligungen der Anwender datenschutzfreundlich abgefragt?
> - Ob und wie wird die Privatheit des Anwenders geschützt?
> - Wie wird das Gebot der Datensparsamkeit eingehalten?
>
> **Informationssicherheit:**
> - Kann der Anbieter einer Gesundheits-App die Sicherheit von Daten gewährleisten?
> - Ist die Vertraulichkeit personenbezogener Daten durch den Einsatz aktueller Verschlüsselungstechnologien gewährleistet?
>
> **Interoperabilität:**
> - Welche Möglichkeit zum Datenexport bestehen für den Anwender?
> - Sind standardisierte Schnittstellen und Optionen zur Interaktion mit anderen digitalen Anwendungen verfügbar?
>
> **Verbraucherschutz und Fairness:**
> - Liegen aussagekräftige App-Informationen im App-Store vor?
> - Sind die Nutzungsbedingungen verbraucherfreundlich gestaltet?
>
> **Technische Qualität:**
> - Wie ist die Qualität medizinisch-technischer Funktionen?
> - Wie robust ist die App gegen Störungen und Fehlbedienungen?
>
> **Verwendung in Deutschland:**
> - Wie anschlussfähig ist die App an die Spezifika des deutschen Gesundheitssystems, beispielsweise durch Interaktion mit (künftigen) E-Health-Diensten der Telematik-Infrastruktur?
>
> **Information und Motivation:**
> - Ist die Nutzbarkeit der Gesundheits-App leicht und intuitiv?
> - Ist sie individualisierbar?
> - Enthält sie motivierende Elemente?
> - Sind anleitende Maßnahmen im Alltag umsetzbar?
> - Wird der Anwender mit geeigneten Gesundheitsinformationen unterstützt?
>
> **Medizinische Qualität und Nutzen:**
> - Welche Kriterien zur medizinischen Wissensgrundlage einer Anwendung werden berücksichtigt?
> - Welche zur Patientensicherheit?
> - Welche zur medizinischen Wirksamkeit?
> - Welche zum Nutzen einer Gesundheits-App für die intendierte Zielgruppe? ◀

Welche Kriterien am Ende für welche Anwendung verbindlich festgelegt werden, ist aktuell noch nicht entschieden. Auch ist die Diskussion um die Nachweispflicht noch nicht abgeschlossen. In jedem Fall gibt dieser Katalog schon jetzt bei der Entwicklung und Nutzung von digitalen Anwendungen eine hilfreiche Orientierung. Dies gilt für allgemeine Gesundheits-Apps genauso wie für spezifische digitale Angebote im Rahmen des dBGM. Besonders für digitale Plattformen, auf denen Analysetools, Self-Assessments und Onlinetrainings kombiniert für individuelle, aber auch für betriebliche Zwecke angeboten werden, stellen die Kriterienkataloge für Entwickler*innen und Anbieter*innen im Sinne einer Selbstverpflichtung eine hilfreiche Prüfsystematik zur Qualitätssicherung zur Verfügung (siehe auch Beitrag von Tanner, Ducki und Steinke in diesem Teil).

Die Beispiele zeigen, dass eine dauerhafte Integration digitaler Anwendungen in die Gesundheitsversorgung und Prävention eine sorgfältige wissenschaftliche Überprüfung erforderlich macht. Viele Fragen sind zu klären; sie reichen von technologischen über fachspezifische hin zu rechtlichen Themenfeldern. Für digitale Anwendungen im Kontext von betrieblicher Gesundheitsförderung und Prävention hat der GKV-Präventionsleitfaden mit den Kriterien zur Zertifizierung digitaler Präventions- und Gesundheitsforderungsangebote eine erste Grundlage geschaffen (GKV 2020). Allerdings bedarf es auch hier einer kontinuierlichen Weiterentwicklung, die neben dem aktuellen Stand der Technik auch die besonderen Bedingungen betrieblicher Settings berücksichtigen sollte (siehe auch Teil V in diesem Band). Unstrittig ist, dass im Fokus eines dBGM die Wirkungen der Digitalisierung der Arbeit auf die Gesundheit stehen muss.

Digitalisierte Arbeit im Fokus des dBGM

In allen Wirtschaftsbereichen und Unternehmen werden Arbeits- und Geschäftsprozesse digitalisiert, was Teil I und II in diesem Band anschaulich zeigen. Stichworte sind hier das Homeoffice, virtuelle Zusammenarbeit, agile Projektarbeit, mobile Arbeit, virtuelle Führung und Entgrenzung. Ob sich durch diese Veränderungen gesundheitsförderliche oder -schädigende Effekte ergeben, ist wesentlich von der konkreten Gestaltung der Arbeit abhängig. Arbeitsverdichtung und -intensivierung, Zeitdruck oder Multitasking nehmen kontinuierlich zu (Badura et al. 2019). Entgrenzung kann Lebensbalancen belasten, das Abschalten erschweren und Phänomene der interessierten Selbstgefährdung fördern, Technostress wird ein neues Forschungsfeld. Rau und Hoppe (2020) geben einen Überblick über wesentliche Veränderungen psychischer Anforderungen und Belastungen in der digitalen Arbeitswelt.

Vorrangige Aufgaben des dBGM bestehen darin, Belastungen, die sich aus der digitalen Arbeit für die Gesundheit von Beschäftigten ergeben, zu identifizieren und abzubauen und gleichzeitig positive Aspekte der Arbeit, sog. gesundheitliche Ressourcen zu stärken. Dabei muss dBGM auf aktuelle Forschungserkenntnisse zurückgreifen, da Nutzen und Risiken digitalisierter Arbeit manchmal sehr nah beieinander liegen, was am Beispiel des Technostresses deutlich gemacht werden kann.

Das Beispiel Technostress

Mit dem Begriff *Technostress* wurden zunächst überwiegend negative Folgen einer entgrenzten IKT-Nutzung beschrieben, die besonders dann auftreten, wenn Anwender*innen den Anforderungen durch die IKT-Nutzung nicht gerecht werden können bzw. glauben, es nicht zu können. Nach Tarafdar et al. (2007) sind Auslöser von Technostress Informationsüberlastung, ständige Erreichbarkeit, Multitasking-Anforderungen, häufige Systemupgrades und daraus resultierende Unsicherheiten, kontinuierliches Umlernen und damit verbundene berufsbedingte Unsicherheiten sowie technische Probleme im Zusammenhang mit der organisatorischen Nutzung von IKT (Rau und Hoppe 2020). Gleichzeitig kann die IKT-Nutzung aber auch positive Effekte haben, indem sie zum Beispiel einen flexibleren Umgang mit beruflichen und privaten Anforderungen ermöglicht, die Koordination von verschiedenen Aufgaben erleichtert und es ermöglicht, dass Aufgaben erfolgreich abgeschlossen und damit auch gedanklich beendet werden können (z.B. Ohly und Latour 2014).

Welche gesundheitlichen Wirkungen der Einsatz und Nutzen von IKT haben, ist von diversen Ausführungsbedingungen der Arbeit und den individuellen Leistungsvoraussetzungen der Nutzenden bestimmt. So spielen auf der Seite der Bedingungen die Qualität der Informationen (Vollständigkeit, Verständlichkeit, Relevanz etc.), die Systemqualität (Verfügbarkeit, Zuverlässigkeit oder Reaktionsgeschwindigkeit) und die Servicequalität der Administration und Rechenzentren eine zentrale Rolle (Rau und Hoppe 2020, S. 24 f.). Darüber hinaus entscheiden die individuelle digitale Kompetenz und die Nutzungsmotivation darüber, ob und wie sich entgrenzte IKT- Nutzung gesundheitlich auswirkt. Die Wirkungen einer arbeitsbezogenen IKT-Nutzung nach Feierabend beispielsweise ist daher meist ein komplexes Zusammenspiel verschiedener Faktoren: Ist es eine selbstgewählte Entscheidung, nach Feierabend noch erreichbar zu sein, oder besteht ein betrieblicher Erwartungsdruck? Kann durch die IKT-Nutzung eine Aufgabe abgeschlossen werden? Werden positiv oder negativ besetzte Themen durch die IKT-Nutzung behandelt? Erfolgt die Nutzung nach Arbeitsende dauerhaft und regelmäßig oder nur punktuell? Kann die Person kompetent mit den IKT umgehen? Funktioniert die IKT störungsfrei und sicher? Alles zusammen entscheidet darüber, wie eine arbeitsbezogene IKT-Nutzung nach Feierabend gesundheitlich wirkt.

Die aufgeworfenen Fragen machen deutlich, dass sich aus der aktuellen Forschung zum Thema Technostress differenzierte Gestaltungsvorschläge für die Arbeit mit IKT ableiten lassen, die die Hardware, die Software, die organisatorische Rahmung, die Arbeitsinhalte selbst sowie die Kompetenz der Nutzenden betreffen. dBGM muss die jeweiligen Bedingungskonstellationen einer gesundheitsförderlichen IKT-Nutzung fallbezogen analysieren, um daraus alltagstaugliche Empfehlungen abzuleiten. Pauschale Antworten wie Serverabschaltungen nach Feierabend sind vor diesem Hintergrund weder zweckdienlich noch arbeitspsychologisch sinnvoll (ausführlicher zum Thema Gestaltung digitaler Arbeit siehe Teil V in diesem Band).

Das Beispiel Mensch-Roboter-Zusammenarbeit

Ein weiteres neues Handlungsfeld für das dBGM ist die *Mensch-Roboter-Interaktion*. Menschen und Roboter arbeiten immer enger zusammen, in ‚cyber-physischen Systemen (CPS)' können Gegenstände durch Vernetzung selbstständig ohne die Hilfe von Menschen Informationen verarbeiten, austauschen und damit eigenständig Bearbeitungsschritte auslösen. Gemäß Hacker (2016) folgt daraus, dass CPS Tätigkeiten übernehmen können, die die Zustandserfassung, die Kommunikation oder das Veranlassen von Bearbeitungsvorgängen umfassen. In vielen Berufen wie z. B. in der Lagerhaltung, oder der Logistik können Teile oder auch die ganze Tätigkeit von Maschinen ersetzt werden (Rau und Hoppe 2020, S. 40).

Unter der Perspektive einer *humanzentrierten Gestaltung* (Ulich 2011) ist bei der Gestaltung der zukünftigen Mensch-Maschine-Kollaboration daher vor allem darauf zu achten, dass repetitive Aufgabenbestandteile Maschinen zugeordnet werden und planerisch komplexe Aufgabenbestandteile beim Menschen verbleiben, um Steuerungs- und Regulationskompetenzen für den Menschen auch weiterhin zu erhalten (Ducki und Kötter 2022). Es stellt eine große Herausforderung dar, CPS so zu strukturieren, dass Aufgaben für den Menschen zyklisch und hierarchisch vollständig bleiben (vgl. Robelski 2016; Wischmann und Hartmann 2017). Geschieht dies nicht, entsteht die paradoxe Situation, die auch als ‚ironies of automation' (Bainbridge 1983) bezeichnet wird: Besonders hochautomatisierte Prozesse erzeugen aufgrund ihres hohen Routinecharakters bei Störungen nur schwer zu bewältigende Arbeitssituationen (siehe auch den Beitrag von Kötter in Teil II in diesem Band). Zu ihrer Beseitigung sind menschliche Qualifikationen erforderlich, die im automatisierten Routinebetrieb aber nicht mehr abgefordert und durch fehlende Anwendung verlernt werden (Hirsch-Kreinsen 2014). KFZ-Mechatroniker*innen verlieren durch die vollautomatisierte Auslesung von Fehlern die Fachexpertise, Fehler eigenständig zu erkennen. Piloten müssen zunehmend im Simulator üben, Flugzeuge auch bei schwerwiegenden technischen Störungen manuell zu landen. Gleichzeitig werden derartige manuelle Notoperationen durch die vollautomatisierten Prozesse an sich erschwert, weil die technischen Systeme im manuellen Modus nicht sicher reagieren.

Weiterer Forschungsbedarf besteht hinsichtlich der Frage, welche Art der Mensch-Maschine-Kollaboration die Gesundheit der Menschen positiv beeinflusst und welche ihr schadet. Robelski (2016) hat Studienbelege dafür gefunden, dass gerade die Verteilung der Handlungs- und Entscheidungsspielräume zwischen Mensch und Maschine gesundheitswirksam werden kann. So wird die Einschränkung der Autonomie in der Mensch-Maschine-Interaktion als stressend empfunden, die Möglichkeit, in automatisierte Prozesse eingreifen zu können, hingegen als entlastend und bereichernd erlebt, da hier Fähigkeiten abgefragt werden. Digitales BGM wird zukünftig auch wissenschaftlich fundiert Stellung zur Arbeitsteilung von Mensch und Maschine beziehen müssen.

Zusammengefasst kann festgehalten werden: Technologiegetriebene Änderungen der Lebens- und Arbeitsformen, Arbeitsbedingungen und Arbeitsumgebungen treffen auf Menschen als leib-seelische, aktive und soziale Wesen. Sie verfügen über Grundkompetenzen, wie z. B. Denken, Planen und Handlungen zielgerichtet organisieren, sowie Grundbedürfnisse, z. B. nach Wachstum, Anerkennung und sozialer Verbundenheit. Die menschlichen Stärken bestehen in der einzigartigen Kombination und Wechselwirkung aus körperlichen, kognitiven und emotionalen Komponenten. Diese Kombination ermöglicht es, beliebige Situationen zielgerichtet aktiv zu gestalten, Gefahren frühzeitig zu erkennen, Handlungspläne flexibel anzupassen oder auch bei grundlegenden Umfeldveränderungen zu verwerfen. Menschen werden aufgrund dieser Einzigartigkeit noch lange Zeit technischen intelligenten Systemen überlegen sein. Allerdings muss auch gewährleistet bleiben, dass diese Verknüpfungen von Körper, Geist und Emotion im Alltagshandeln abgefordert werden und zur Anwendung kommen. Digitales BGM muss daher die humanzentrierte Arbeitsgestaltung voranbringen und Arbeitsbedingungen mit individuellen Fähigkeiten und Kompetenzen sowie emotionalen Aspekten des Arbeitens so abstimmen, dass ‚gute' Arbeit für Menschen im doppelten Sinne erhalten bleibt: Gute Arbeit im Sinne guter Ausführungsbedingungen und gute Arbeit im Sinne des Erhalts komplexer und anforderungsreicher Tätigkeiten (siehe auch Teil V in diesem Band).

Die folgenden Beiträge sollen eine faktenreiche Grundlage für ein wissenschaftlich abgesichertes dBGM liefern. Es werden technische und methodische Grundlagen, verschiedene Aufgaben und Handlungsfelder sowie Potentiale und Risiken eines digital unterstützten BGMs aufgezeigt. Folgende Themen werden behandelt:

Robelski und Sommer zeigen neue digitale Unterstützungs- und Einsatzmöglichkeiten im betrieblichen Arbeitsschutz auf, die die Chance bieten, betriebliche Arbeitsschutzprozesse mit weiteren organisationalen Prozessen ganzheitlich zu verknüpfen und betriebsspezifische Lösungen besser umzusetzen als bisher. Gleichzeitig können IKT nur dann ihre Potenziale entfalten, wenn die betriebliche Umsetzung strukturiert und unter Berücksichtigung der Bedürfnisse der Anwender*innen erfolgt.

Diebig setzt sich mit den Chancen sowie potentiellen Hindernissen einer vollständig digitalisierten Durchführung von Gefährdungsbeurteilungen psychischer Belastungen auseinander und stellt eine digitale Variante der Gefährdungsbeurteilung psychischer Belastung dar, die sich dadurch auszeichnet, dass Informationen zur Belastungsmessung wie auch Ableitung von Maßnahmen per Online-Verfahren von den Beschäftigten generiert werden, um so Belastungen an ihrer Quelle zu bekämpfen.

Lehr und Boß geben einen Überblick über das neue Themenfeld ‚Occupational e-Mental Health'. Mit Blick auf den deutschen Sprachraum wird eine Übersicht zu Internet-Trainings und mobilen Anwendungen für Berufstätige sowie zu deren gesundheitlicher Wirksamkeit gegeben. Die großen Unterschiede zwischen den Trainings verdeutlichen, dass jede Internet-Intervention und jede mobile Anwendung separat bewertet werden muss, um digitale Prävention und betriebliche Gesundheitsförderung evidenzbasiert und verantwortungsbewusst gestalten zu können. Schließlich werden mögliche Risiken und Nebenwirkungen diskutiert.

Nissen und Jent stellen die technologischen Grundlagen eines digitalen BGM vor. Sie geben einen *Überblick* über verschiedene digitale Anwendungen, systematisieren diese, erläutern ihren Nutzen und liefern Hinweise zu Qualitätsanforderungen aus Nutzer*innenperspektive. Vorgestellt werden Online-Plattformen und Apps, außerdem werden neuere Technologien wie Smartwatches und virtuelle Realitäten detaillierter betrachtet. Betont wird, dass bei allen Technologien, die zum Einsatz kommen können, das Thema Datenschutz berücksichtigt werden muss.

Busch und Dreyer stellen in ihrem Beitrag erfolgreiche Strategien zur Gestaltung von Erholung und Work Life Balance und ein darauf abzielendes Blended Gesundheitscoaching für Paare vor und berichten Ergebnisse einer Evaluation

Tanner, Ducki und Steinke geben eine Übersicht über Möglichkeiten, digitale Angebote im Bereich der Verhältnisprävention einzusetzen. Sie beschreiben wie die Besonderheiten der Verhältnisprävention bei der Gestaltung digitaler Angebote berücksichtigt werden können. Basierend auf einer Recherche zu digital integrativen Plattformen wird aufgezeigt, inwieweit vorgestellte Empfehlungen bereits Anwendung finden.

Bamberg und Tanner stellen eine besondere Variante von BGM-Netzwerken vor, die sich aus den Beteiligten einer Wertschöpfungskette, einschließlich der Kund*innen, zusammensetzt. Solche Netzwerke können in der digitalen Welt insbesondere für Kleinunternehmen wichtige Anregungen und Hilfestellungen liefern, wie Standards guter Arbeit praktisch umgesetzt werden können.

Literatur

Albrecht UV (Hrsg.) (2016) Chancen und Risiken von Gesundheits-Apps (CHARISMHA). https://publikationsserver.tu-braunschweig.de/receive/dbbs_mods_00060000. Zugegriffen: 13.04.2021.

Badura B, Ducki A, Schröder H, Klose J, Meyer M (Hrsg.) (2019) Fehlzeiten-Report 2019: Digitalisierung und Gesundheit. Berlin/Heidelberg: Springer. https://doi.org/10.1007/978-3-662-59044-7

Bainbridge L (1983) Ironies of automation. Automatica 19(6):775–779. https://doi.org/10.1016/0005-1098(83)90046-8

Bitkom (2020) Digital Health https://www.bitkom.org/Presse/Presseinformation/Deutschlands-Patienten-fordern-mehr-digitale-Gesundheitsangebote Zugegriffen: 13.11.2021

Dockweiler C (2020) Electronic Public Health. In Razum O, Kolip P (Hrsg.) (2020) Handbuch Gesundheitswissenschaften (7. Aufl.) (S. 493–512). Weinheim/Basel: Beltz Juventa.

Ducki A, Kötter W (2022) Aufgabengestaltung. In Michel A, Hoppe A (Hrsg.) Handbuch: Interventionen zur Gesundheitsförderung bei der Arbeit. Berlin/Heidelberg: Springer.

Fraunhofer FOKUS (Hrsg.) (2021) AppKri Kriterien für Gesundheits-Apps. Berlin. https://ehealth-services.fokus.fraunhofer.de/BMG-APPS/. Zugegriffen: 04. Januar 2021

GKV (2020). Präventionsleitfaden. https://www.gkv-spitzenverband.de/krankenversicherung/praevention_selbsthilfe_beratung/praevention_und_bgf/leitfaden_praevention/leitfaden_praevention.jsp. Zugegriffen: 02. Februar 2021

Hacker W (2016) Vernetzte künstliche Intelligenz/Internet der Dinge am deregulierten Arbeitsmarkt: Psychische Arbeitsanforderungen. Psychologie des Alltagshandelns 9(2):4–21.

Hirsch-Kreinsen H (2014) Wandel von Produktionsarbeit – „Industrie 4.0". WSI Mitteilungen 67(6):421–429. https://doi.org/10.5771/0342-300X-2014-6-421

Kaiser L, Matusiewicz D (2018) Effekte der Digitalisierung auf das Betriebliche Gesundheitsmanagement (BGM). In Kaiser L, Matusiewicz D (Hrsg.) (2018) Digitales Betriebliches Gesundheitsmanagement (S. 1–34). Wiesbaden: Springer Gabler.

Kramer U (2017) Wie gut sind Gesundheits-Apps. Aktuelle Ernährungsmedizin 42(03):193–205. https://www.thieme-connect.com/products/ejournals/pdf/10.1055/s-0043-109130.pdf. Zugegriffen: 07. Januar 2022

Ohly S, Latour A (2014) Work-Related Smartphone Use and Well-Being in the Evening: The Role of Autonomous and Controlled Motivation. Journal of Personnel Psychology 13(4):174–183. https://doi.org/10.1027/1866-5888/a000114

Rapp F (2020) Die Veränderung der Gesundheitsbranche im Zuge der Digitalisierung. Unveröffentlichte Masterarbeit, Beuth Hochschule für Technik Berlin.

Rau R, Hoppe J (2020) Neue Technologien und Digitalisierung in der Arbeitswelt. Erkenntnisse für die Prävention und Betriebliche Gesundheitsförderung. iga.Report 41. Dresden: iga. https://www.iga-info.de/fileadmin/redakteur/Veroeffentlichungen/iga_Reporte/Dokumente/iga-Report_41_Digitalisierung.pdf, Zugegriffen: 13.02.2021

Robelski S (2016) Psychische Gesundheit in der Arbeitswelt – Mensch-Maschine-Interaktion. Dortmund: Bundesanstalt für Arbeitsschutz und Arbeitsmedizin. https://doi.org/10.21934/baua:bericht20160713/4d

Tarafdar M, Tu Q, Ragu-Nathan BS, Ragu-Nathan TS (2007) The Impact of Technostress on Role Stress and Productivity. Journal of Management Information Systems 24(1):301–328. https://doi.org/10.2753/MIS0742-1222240109

Thranberend T, Knöppler K, Neisecke T (2016) Gesundheits-Apps. Bedeutender Hebel für Patienten Empowerment – Potential jedoch bislang kaum genutzt. Spotlight Gesundheit 2. https://www.bertelsmann-stiftung.de/fileadmin/files/BSt/Publikationen/GrauePublikationen/SpotGes_Gesundheits-Apps_dt_final_web.pdf. Zugegriffen: 04. Januar 2022

Ulich E (2011) Arbeitspsychologie (7. Aufl.). Zürich: vdf Hochschulverlag.

Wischmann S, Hartmann EA (2017) Zukunft der Arbeit – Eine praxisnahe Betrachtung. Berlin/Heidelberg: Springer Vieweg. https://doi.org/10.1007/978-3-662-49266-6

Prof. Dr. Antje Ducki

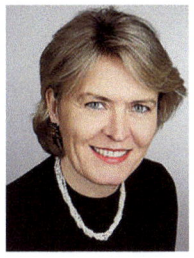

ist seit 2002 Professorin für Arbeits- und Organisationspsychologie an der Berliner Hochschule für Technik von 2010 bis 2021 Leiterin des Gender- und Technik-Zentrums. Ihre Arbeitsschwerpunkte: Arbeit und Gesundheit, Gender und Gesundheit, Mobilität und Gesundheit, Stressmanagement, Betriebliche Gesundheitsförderung, digitales betriebliches Gesundheitsmanagement.

Digitale Arbeit braucht Schutz – Arbeitsschutz wird digital?

Swantje Robelski und Sabine Sommer

Inhaltsverzeichnis

Die Organisation des betrieblichen Arbeitsschutzes – 200

Herausforderungen im betrieblichen Arbeitsschutz und Digitalisierung als Chance – welches Potenzial steckt in e-Arbeitsschutz? – 201
Probleme des „analogen" Arbeitsschutzes – 201
Digitalisierung als Herausforderung und Chance für den Arbeitsschutz – 202

Was kann e-Arbeitsschutz leisten? – 203

Marktrecherche e-Arbeitsschutz: Produkte, Verbreitung, Anbieter und inhaltliches Spektrum im deutschsprachigen Raum – 205

Rahmenbedingungen und Voraussetzungen für die betriebliche Umsetzung von e-OSH – 208

Fazit und Ausblick – 209

Literatur – 210

© Der/die Autor(en), exklusiv lizenziert durch Springer Fachmedien Wiesbaden GmbH, ein Teil von Springer Nature 2022
E. Bamberg et al. (Hrsg.), *Digitale Arbeit gestalten*, https://doi.org/10.1007/978-3-658-34647-8_15

Die Organisation des betrieblichen Arbeitsschutzes

Arbeit sicher und gesund zu gestalten, ist eine grundlegende betriebliche Aufgabe. Um Arbeitsunfälle und arbeitsbedingte Erkrankungen zu verhüten sowie Arbeitsbedingungen menschengerecht zu gestalten, müssen Arbeitgeber nach § 3 (2) ArbSchG (vgl. auch § 2 (3) DGUV Vorschrift 1) für eine geeignete Organisation zur Planung und Durchführung der Maßnahmen des Arbeitsschutzes sorgen. Entsprechende Strukturen und Prozesse sollen sicherstellen, dass Arbeitsschutz in betriebliche Führungsstrukturen eingebunden ist, die Beschäftigten bei allen Tätigkeiten die festgelegten Arbeitsschutzmaßnahmen beachten und sie ihren Mitwirkungspflichten nachkommen können.

Die betriebliche Organisation von Sicherheit und Gesundheitsschutz benötigt also wie andere betriebliche Aufgaben auch sowohl Elemente der Aufbau- als auch der Ablauforganisation. Die Art und Weise wie Arbeit und somit auch der Arbeitsschutz betrieblich organisiert werden, ist immer auch beeinflusst von Veränderungen in der Arbeitswelt. Der gegenwärtige und fortschreitende digitale Wandel ist ein starker Treiber für Veränderungen in Betrieben, wobei der Einsatz von Technik in unmittelbarem Zusammenhang mit der Organisation von Arbeit steht.

Digitale Technologien ermöglichen eine große Bandbreite von Arbeitsorganisationsformen. Menschliche Fähigkeiten bei der Steuerung von Arbeitsprozessen sind zunehmend durch Echtzeitsysteme ersetzbar, die autonom agieren können. Dies kann sowohl bei der Fabriksteuerung als auch in Produktionsprozessen beobachtet werden. Auch Personalauswahlprozesse werden heute schon z. T. durch Mustererkennungssysteme und Algorithmen unterstützt. Gleichzeitig ermöglicht die Digitalisierung es, Aufgaben und Prozesse, die bisher eine physische Präsenz vor Ort erforderten oder für deren Bearbeitung Daten nur begrenzt zur Verfügung standen oder nur in begrenztem Umfang genutzt werden konnten, mittels technischer Optionen, wie z. B. kommunikativer Vernetzung, Big-Data-Anwendungen und lernenden Systemen passgenauer oder auch wirksamer umzusetzen.

Im Zuge der Digitalisierung von Arbeitsprozessen verändern sich somit einerseits die Handlungs- und Wirkbedingungen der innerbetrieblichen Arbeitsschutzorganisation. Andererseits kann eine Digitalisierung der Arbeitsschutzorganisation auch zu effektiven und effizienten Sicherheits- und Gesundheitsschutzmaßnahmen beitragen.

Der vorliegende Beitrag fokussiert Potenziale und Voraussetzungen für den Einsatz von digitalen Anwendungen bei der Umsetzung des betrieblichen Arbeitsschutzes. Zunächst wird aufgezeigt, worin Probleme des „analogen" Arbeitsschutzes bestehen und wo Ansatzpunkte für digitalen Arbeitsschutz liegen. In der Folge wird ein beispielhafter Überblick über digitale Möglichkeiten gegeben, an den sich die Darstellung der Ergebnisse einer internetgestützten Marktrecherche anschließt. Das Ziel der Marktrecherche war es, deutschsprachige, digitale Arbeitsschutzinstrumente zu identifizieren. Treiber und Hemmnisse für die betriebliche Integration digitaler Tools in den Arbeitsschutz werden erläutert. Ein Ausblick fasst abschließend die Erkenntnisse zusammen.

Herausforderungen im betrieblichen Arbeitsschutz und Digitalisierung als Chance – welches Potenzial steckt in e-Arbeitsschutz?

Probleme des „analogen" Arbeitsschutzes

Der Anteil der Betriebe in Deutschland, der den gesetzlichen Verpflichtungen des Arbeitsschutzes in vollem Umfang folgt, ist derzeit zu gering. Dies zeigen insbesondere die Ergebnisse der im Rahmen der Gemeinsamen Deutschen Arbeitsschutzstrategie durchgeführten repräsentativen Befragungen von Betrieben (Hägele 2019) sowie auch die Ergebnisse der ESENER 3 Studie der Europäischen Agentur für Sicherheit und Gesundheit bei der Arbeit (European Agency for Safety and Health at Work [EU-OSHA] 2020a).

Auf der betrieblichen Ebene zeigen sich qualitative Probleme des Arbeitsschutzes vor allem in mangelnder Compliance mit dem geltenden Regelwerk insbesondere in Bezug auf die Durchführung einer angemessenen Gefährdungsbeurteilung und der Etablierung einer geeigneten Arbeitsschutzorganisation, aber auch einer mangelnden Kenntnis dessen (Hägele 2019). Von Seiten der Gemeinsamen Deutschen Arbeitsschutzstrategie (GDA) werden in der Leitlinie „Organisation des betrieblichen Arbeitsschutzes" die rechtlichen Verpflichtungen der Betriebe zur Arbeitsschutzorganisation anhand von 15 Elementen beschrieben. Die Leitlinie greift dabei Vorschriften aus dem Arbeitsschutzgesetz und dem Arbeitssicherheitsgesetz auf und betrachtet zudem Aspekte der Aufbau- und Ablauforganisation, wie beispielsweise Planungs- und Beschaffungsprozesse (Geschäftsstelle der Nationalen Arbeitsschutzkonferenz 2017). Im GDA-ORGAcheck sind die 15 Elemente für die betriebliche Umsetzung aufbereitet (GDA 2013)

> Die 15 Elemente der betrieblichen Arbeitsschutzorganisation:
> 1. Verantwortung und Aufgabenübertragung
> 2. Überwachung der Einhaltung der übertragenen Pflichten und Kontrolle der Aufgabenerledigung
> 3. Erfüllung der Organisationspflichten aus dem Arbeitssicherheitsgesetz (ASiG)
> 4. Sicherstellung notwendiger Qualifikationen für den Arbeitsschutz bei Führungskräften, Funktionsträgern und Beschäftigten mit bestimmten Aufgaben
> 5. Organisation der Durchführung der Gefährdungsbeurteilung
> 6. Geeignete Regelungen für die Durchführung und Dokumentation von Unterweisungen
> 7. Umgang mit behördlichen Auflagen, z. B. Genehmigungen, Erlaubnisse, Besichtigungsschreiben
> 8. Handhabung der Rechtsvorschriften sowie des technischen und betrieblichen Regelwerks, insbesondere bei Änderungen der Rechtsvorschriften
> 9. Einbeziehung der besonderen Funktionsträger
> 10. Kommunikation des Arbeitsschutzes
> 11. Organisation der arbeitsmedizinischen Vorsorge
> 12. Regelungen zur Planung und Beschaffung
> 13. Information und Einbindung von Fremdfirmen

> 14. Integration von zeitlich befristet Beschäftigten (z. B. Zeitarbeitnehmer*innen, Praktikant*innen)
> 15. Organisation von Notfallmaßnahmen/Erste Hilfe
>
> Während die Elemente 1 bis 6 den Mindestprüfumfang für die Aufsichtsbehörden der Länder darstellen, beschreiben die Elemente 7 bis 15 ergänzende Anforderungen, die abhängig von der betrieblichen Situation angewendet werden können.

Anhand der Daten der GDA-Betriebsbefragung konnten Informationen zur quantitativen Umsetzung dieser zu prüfenden Elemente abgeleitet werden, indem ein sinngemäßer Abgleich erfolgte. Wie in der GDA-Dachevaluation berichtet, wurden elf Items bzw. Kriterien in einem Index „Arbeitsschutzorganisation" zusammengefasst (Institut für Sozialforschung und Gesellschaftspolitik 2018). Die Auswertung der Daten verdeutlicht einen sehr geringen Umsetzungsgrad im Hinblick auf den Index: Zwar gibt es so gut wie keine Betriebe, die keines oder nur wenige Kriterien erfüllen, aber auch nur 2,7 % der Betriebe erfüllen alle 11 Kriterien des gebildeten Index'. Kriterien, die von nahezu allen Betrieben umgesetzt wurden, umfassten beispielsweise die Unterweisung oder die Kooperation mit dem Betriebsrat. Deutlich geringere Umsetzungsquoten fanden sich bei der Integration betriebsärztlicher Tätigkeiten, der Schulung von Führungskräften oder dem Kriterium einer „guten" Gefährdungsbeurteilung (Sommer 2018). Diese Ergebnisse verdeutlichen, dass die Arbeitsschutzorganisation in Betrieben derzeit wenig integrativ erfolgt und häufig auf Einzellösungen basiert.

Insbesondere in Kleinst- und Kleinbetrieben wird von fehlenden Mitteln für Präventionsmaßnahmen und unzureichendem Arbeitsschutzmanagement berichtet (Walters et al. 2018). Kleine Betriebe verweisen zudem auf Probleme, eine Betreuung durch Sicherheitsfachkräfte oder Arbeitsmediziner gewährleisten zu können (Steinke et al. 2019). Sowohl im Bereich der Gewerbeärzte*innen (Gyo et al. 2016) als auch bei den Arbeitsmediziner*innen (Barth et al. 2014) gibt es Kapazitätsengpässe und Betreuungslücken. Zudem zeigte sich, dass nicht alle Beschäftigten in den Betrieben gleichermaßen die Chance auf einen Kontakt zum Arbeits- oder Betriebsmediziner haben (Schnee et al. 2012). Daraus lässt sich schließen, dass die Umsetzung des betrieblichen Arbeitsschutzes sowohl ressourcenbedingte als auch strukturelle Mängel aufweist.

Digitalisierung als Herausforderung und Chance für den Arbeitsschutz

Mit der zunehmenden Digitalisierung ergeben sich neue Herausforderungen für den betrieblichen Arbeitsschutz, da derzeitige Regelungen und Anforderungen überwiegend vor dem Hintergrund einer Perspektive auf „Normalarbeitsverhältnisse" formuliert wurden und historisch gewachsen sind. Die Erfassung von Gefährdungen und die Ableitung von Schutzmaßnahmen beziehen sich besonders auf Beschäftigte, die vor Ort auf dem Betriebsgelände tätig sind. Im Zuge der Digitalisierung ist nun eine Zunahme an orts- und zeitflexibel durchgeführten Tätigkeiten zu verzeichnen

(Backhaus et al. 2020). Weiterhin wandeln sich Tätigkeiten durch die Einführung neuer komplexer und vernetzter Technologien sowohl im Dienstleistungs- als auch im produzierenden Sektor.

Eine veränderte Arbeitsorganisation, das Verschwimmen von Lebensbereichen, zunehmend digitalisiertes und Algorithmen gestütztes Management sowie die Weiterentwicklung von Informations- und Kommunikationstechnologien gehen mit verschiedenen Implikationen für die Gestaltung des betrieblichen Arbeitsschutzes einher. Eine zentrale Herausforderung besteht darin, angemessen auf diese Veränderungen zu reagieren und gleichzeitig die Kontinuität des Arbeitsschutzes aufrecht zu erhalten (Stacey et al. 2018). Dabei zeigt sich, dass alte Probleme des Arbeitsschutzes eine neue Dynamik erhalten und sogar verstärkt werden können. Es lassen sich zwei Wirkrichtungen erkennen: 1) Arbeitgeber*innen, Führungskräfte sowie die betrieblichen Arbeitsschutzfachleute (Sicherheitsfachkräfte, Betriebsärzte*innen) sind mit der Herausforderung konfrontiert, die Vorschriften des Arbeitsschutzes umzusetzen, wenn Arbeit zunehmend „unsichtbar" wird und Beschäftigte im Zuge der Digitalisierung zunehmend in dezentralen, vernetzten und von festen Strukturen unabhängigen Arbeitsformen tätig werden. Gleichzeitig gilt, dass 2) Beschäftigte, die außerhalb des Normalarbeitsverhältnisses tätig sind, nur noch erschwert Zugang zum Arbeitsschutzsystem haben. Sowohl die bekannten als auch die neuen, digitalisierungsbedingten Probleme des Arbeitsschutzes lassen sich jedoch nicht durch ein „Mehr desselben" lösen (Janda und Guhleman 2019; Sommer 2020). Vielmehr sind neue Lösungsansätze erforderlich, z. B. durch eine stärkere Beteiligung der Beschäftigten oder durch die Nutzung von Gestaltungspotenzialen, die mit der Digitalisierung einhergehen. Im Folgenden sollen daher verschiedene Ansätze vorgestellt werden, die die Chancen und Risiken eines vermehrt digitalen Arbeitsschutzes verdeutlichen.

Was kann e-Arbeitsschutz leisten?

Elektronische bzw. digital-gestützte Instrumente des Arbeitsschutzes werden von der EU-OSHA als e-OSH Tools bezeichnet und sind definiert als „an electronic, interactive tool, that receives data and provides an output tailored for the end-user that focusses on health and safety issues." (EU-OSHA 2020b). Laut Definition sind e-OSH Tools somit elektronische, interaktive Instrumente, die Daten empfangen und individuell zugeschnittene Ausgaben zu Aspekten von Gesundheit und Sicherheit ermöglichen. Die darin beschriebene Abkehr von „one-fits-all" Lösungen stellt eines der größten Potenziale von e-OSH Anwendungen dar. Wie auch im Bereich e-health ist eine hohe Bandbreite an Technologien denkbar, die unter anderem internetbasierte Anwendungen, Anwendungen auf mobilen Geräten wie Apps, serious gaming/Gamification, Anwendungen über Soziale Medien, Tele-/Video und Instant-Messaging-basierte Anwendungen sowie VR-Anwendungen umfasst.

Die Einsatzmöglichkeiten interaktiver e-OSH-Anwendungen sind breit gefächert und umfassen beispielsweise Dokumentation, Training, Risikobeurteilung und Gefährdungsbeurteilung, Überwachung der Arbeitsumgebung oder Informationsbereitstellung. Digitale Anwendungen können die betriebliche Organisation des

Arbeitsschutzes unterstützen, indem sie bei der Ausgestaltung von Strukturen und Prozessen zum Einsatz kommen oder als Maßnahmen dienen. Die nachfolgenden Beispiele vermitteln einen Eindruck, welche Einsatzmöglichkeiten derzeit wissenschaftlich und praktisch erprobt werden.

In der betrieblichen Prävention und Gesundheitsförderung finden sich zahlreiche digitale Maßnahmen für Beschäftigte. Der bereits etablierte Begriff *occupational e-mental health* umfasst laut der Definition von Lehr et al. (2016) die Nutzung von Informations- und Kommunikationstechnologien mit dem Ziel, die psychische Gesundheit von Berufstätigen zu verbessern. Die Einsatzmöglichkeiten sind dabei vielfältig und reichen von Bildungsangeboten über Screenings bis hin zu diagnostischen Instrumenten sowie der betriebsärztlichen Versorgung. Analog dazu können im Bereich des Arbeitsschutzes weitere Maßnahmen angeführt werden, wie beispielsweise die (kontinuierliche und echtzeitbasierte) Analyse physischer Belastungsmerkmale über Sensoren in Geräten und/oder Kleidung, wodurch Warnfunktionen realisiert werden können. Derartige Anwendungen werden beispielsweise bei Rettungskräften wie Feuerwehrleuten eingesetzt. Auch die Ortung von Personen in Hochrisikogebieten wird durch den Einsatz intelligenter Schutzkleidung möglich. Doch nicht nur Individualdaten können von den Sensoren erfasst und verarbeitet werden sondern auch Informationen über die Umwelt, wie beispielsweise die Konzentration von giftigen Gasen an Einsatz- oder Unfallorten (Podgorski et al. 2017). Ein aktuelles Forschungsprojekt thematisiert den Einsatz von Sensoren in Kleidung bei Handwerker*innen, zur Analyse und Prävention von Muskelskeletterkrankungen (BauPrevent 2020).

Darüber hinaus bietet die betriebliche Organisation des Arbeitsschutzes besonderes Potenzial für den Einsatz digitaler Technologien. Bereits die Planung von Arbeitssystemen kann durch VR-Techniken (Virtuelle Realität) unterstützt werden, um ergonomische Fragestellungen frühzeitig zu berücksichtigen (Nickel et al. 2018). Auch die Identifikation von Gefährdungen, Training oder Sicherheitsüberprüfungen – beispielsweise auf Baustellen – können von Verfahren der virtuellen oder erweiterten Realität profitieren (Li et al. 2018). Weitere Anwendungsmöglichkeiten können in der individuell angepassten und automatischen Steuerung von Arbeitsumgebungsparametern wie Raumklima und Licht gesehen werden (Cernavin 2014).

Im Rahmen betrieblicher Prozesse zeigte eine Befragung unter Betriebsberatern aus dem Jahr 2016, dass derzeit besonders die digitale Datenerfassung für die Gefährdungsbeurteilung, digitale Unterweisungen sowie die digitale Erfassung von Daten zu Arbeitsabläufen praktiziert werden. In diesen Bereichen wurde auch Potenzial für zukünftige oder bereits geplante Anwendungen gesehen. Einen besonderen Zuwachs erwarteten die Berater zudem im Bereich der digitalen Assistenzmöglichkeiten (Prävention 4.0 o.J.).

Die Ausführungen zeigen, dass eine Vielzahl von Anwendungsmöglichkeiten für digitalen Arbeitsschutz existiert. Es stellt sich jedoch die Frage, inwieweit diese Möglichkeiten bereits mit konkreten IKT-basierten (Informations- und Kommunikationstechnologien) Lösungen verbunden sind. Zur Beantwortung dieser Frage wurde eine internetgestützte Marktrecherche durchgeführt, deren Ergebnisse nachfolgend dargestellt werden.

Marktrecherche e-Arbeitsschutz: Produkte, Verbreitung, Anbieter und inhaltliches Spektrum im deutschsprachigen Raum

Die internetbasierte Marktrecherche fand im Zeitraum vom 06.01.2020 bis 15.04.2020 statt. Etwa 50 Schlüsselwörter, die sich an den 15 Elementen der GDA Leitlinie „Organisation des betrieblichen Arbeitsschutzes" orientierten, wurden systematisch variiert. Als Suchmaschine diente Google. Es wurden jeweils die ersten sechs Seiten der Trefferlisten verschiedener Stichwortsuchen geprüft, um Anwendungen und Softwareprogramme für den digitalen betrieblichen Arbeitsschutz zu identifizieren und zu einer Einschätzung über Potenziale und Chancen des Einsatzes digitaler Technologien bei der Organisation des betrieblichen Arbeitsschutzes zu gelangen. Im Ergebnis lagen 245 Produkte vor, von denen 202 IKT-gestützt waren.

Neben der Internetrecherche wurden auch explorative, halbstrukturierte Interviews mit 18 Anwender*innen und 3 Anbieter*innen geführt. Aus den Interviews konnten unterstützende Hinweise zu Bedarfen und Anforderungen an IKT-Anwendungen abgeleitet werden.

Im Rahmen der Marktrecherche konnten 245 Produkte von 91 Anbieter*innen auf dem deutschsprachigen Markt identifiziert werden. Davon stellen 202 Produkte IKT-gestützte Anwendungen dar, die nachfolgend anhand übergeordneter Charakteristika beschrieben werden sollen (Schenke et al. 2020).

Die Anbieter*innen IKT-gestützter Anwendungen im Bereich des betrieblichen Arbeitsschutzes sind vielfältig. Softwareentwickler*innen bieten 48 % der in der Marktrecherche identifizierten Produkte an und stellen somit den größten Anteil. Ein weiteres Drittel der Produkte wird von Dienstleister*innen/Betreuung (16,3 %) ebenso wie von Verlagen (15,3 %) angeboten. Unternehmensberatungen (10,9 %) und Arbeitsschutzinstitutionen (8,4 %) weisen einen kleineren Anteil unter den Anbieter*innen auf (◘ Abb. 15.1).

Inhaltlich lassen sich die IKT-gestützten Anwendungen in 14 Kategorien unterteilen. Die Mehrzahl der Produkte kann zu den elektronischen Managementsystemen (34 %) gezählt werden. Weitere 32 % der Produkte stellen Tools für Unterweisungen oder e-learning dar. Die Gefährdungsbeurteilung wird von 11 % der Produkte aufgegriffen und 4 % der Produkte stellen Anwendungen im Bereich der Telemedizin bereit.

Das Spektrum an IKT-gestützten Anwendungen, in denen Informationen elektronisch verarbeitet und über sichere Datenverbindungen ausgetauscht werden können, kann in drei Kategorien gefasst werden:

- **Kommunikation** beinhaltet den Austausch von Informationen zwischen zwei Beteiligten ohne direkte und zeitnahe Reaktion des Kommunikationspartners (z. B. Online-Beratung).
- **Interaktion** bezieht sich auf den Austausch von Informationen oder Daten zwischen Beteiligten mit unmittelbarer Reaktion des Kommunikationspartners (z. B. Telemedizin)
- **Transaktion** umfasst den gezielten Datenaustausch zwischen verschiedenen Partnern, mit dem Ziel die Erbringung, Abstimmung und Steuerung von Aufgaben und Leistungen beim betrieblichen Arbeitsschutz zusammenzuführen und vollständig elektronisch abzubilden und für die Beteiligten transparent machen zu können (z. B. elektronisches Arbeitsschutz-Management).

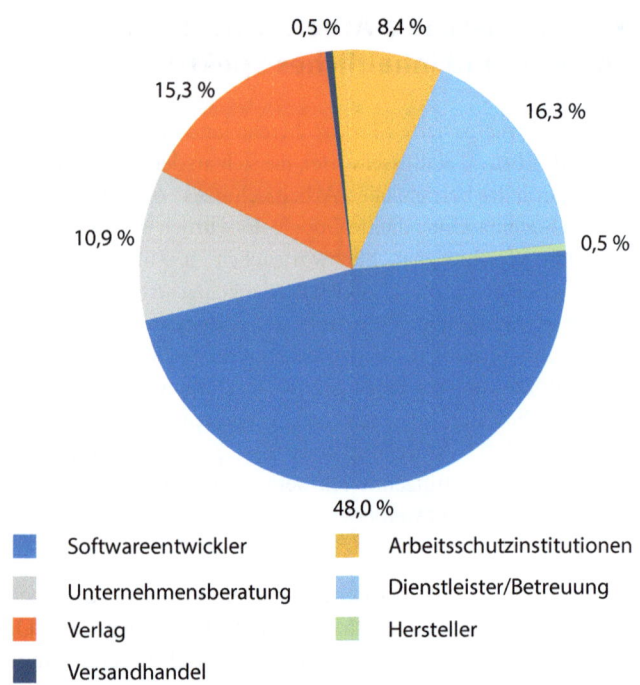

◘ Abb. 15.1 Anbieter digitaler Arbeitsschutzprodukte (aus Schenke et al. 2020)

Hier zeigt die Analyse, dass 50 % der identifizierten IKT-gestützten Anwendungen eine Form der Transaktion unterstützen. Weitere 10 % der Produkte fokussieren eine Interaktion und 1 % der Produkte dient der Kommunikation. Darüber hinaus finden sich Kombinationen der drei Interaktionsformen, wobei unter den identifizierten Produkten die Kombination aus Transaktion und Kommunikation mit 31 % am häufigsten auftritt (◘ Abb. 15.2).

In der gemeinsamen Betrachtung der verschiedenen Anwendungsformen der Produkte und der Produktart zeigt sich, dass insbesondere Unterweisungen, elektronische Managementsysteme und Produkte zur Unterstützung von Gefährdungsbeurteilungen transaktive Anwendungen darstellen, häufig in Form von Webanwendungen, die einen ständigen Austausch von Daten zwischen Anwender und Anwendung ermöglichen. Produkte mit interaktiven Funktionen sind ebenfalls häufig bei elektronischen Managementsystemen und Unterweisungen zu finden, jedoch auch im Bereich der Telemedizin, wo beispielsweise Chatfunktionen genutzt werden können.

Als weitere Analyseebene wurde die GDA Leitlinie „Organisation des betrieblichen Arbeitsschutzes" mit ihren 15 Elementen herangezogen. Die Analyse zeigt, dass 190 Produkte die elektronische Umsetzung von mindestens einem Element ermöglichen. Inhaltliche Schwerpunkte finden sich im Bereich „geeignete Regelungen für die Durchführung und Dokumentation von Unterweisungen" (n = 123 Produkte) sowie bei der „Organisation der Durchführung der Gefährdungsbeurteilung" (n = 96 Produkte). Hierbei kann es sich beispielsweise um browserbasierte Webanwendungen

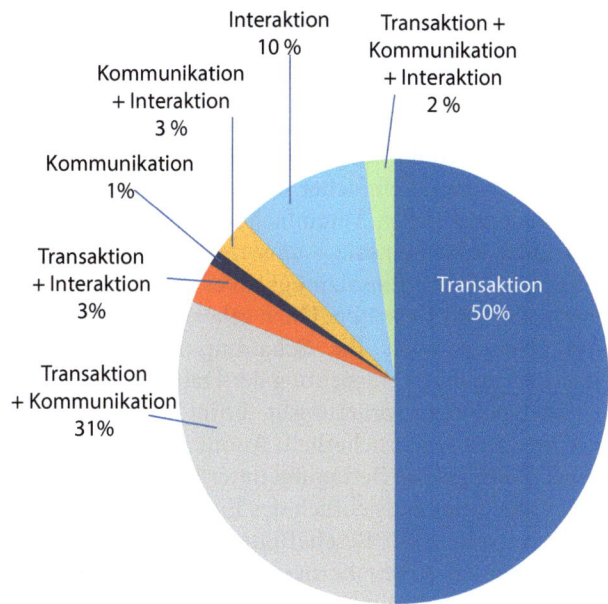

◘ Abb. 15.2 Anteile der Anwendungsformen (aus Schenke et al. 2020)

handeln, die Lerninhalte für die Unterweisung zentral bereitstellen, über die notwendigen Durchführungen benachrichtigen und erlangte Qualifikationen hinterlegen. Gefährdungsbeurteilungen werden elektronisch unterstützt, indem z. B. Mustervorlagen vorgehalten und Verantwortliche zugewiesen werden oder der Status der Maßnahmenumsetzung angezeigt wird. Die meisten IKT-gestützten Produkte können nur zur Umsetzung eines Elements genutzt werden, auch zwei und drei Elemente werden von einigen Produkten angeboten. Die Umsetzung von allen 15 Elementen findet sich nur bei wenigen Produkten. Dabei handelt es sich vorrangig um elektronische Managementsysteme (EMS). Diese stellen Möglichkeiten zur Erfassung, Verarbeitung, Speicherung und Ausgabe von arbeitsschutzrelevanten Daten dar. Auch Dokumentenmanagement, Möglichkeiten zur Zusammenarbeit und zum Austausch oder Portale können Bestandteile von EMS sein, die somit zur Planung, Datenanalyse und Entscheidungsfindung im Arbeitsschutz beitragen.

Insgesamt zeigt die Marktrecherche ein breites Spektrum an IKT-gestützten Anwendungen auf, das Betriebe bei der Organisation und Umsetzung ihres Arbeitsschutzauftrags unterstützen kann. Die Marktrecherche verdeutlicht jedoch auch, dass viele Produkte Einzellösungen mit einer spezifischen Funktion darstellen. Somit gestaltet sich eine ganzheitliche Umsetzung des Arbeitsschutzes für Betriebe schwierig. Dennoch bieten insbesondere Produkte mit einem transaktiven Anteil die Möglichkeit, Daten und Informationen passgenau auszutauschen, was einen Vorteil für den betrieblichen Arbeitsschutz darstellen kann. Produkte, die auf Grundlage der Transaktion fungieren, erlauben neben dem Datenaustausch auch die Möglichkeit, erbrachte Leistungen elektronisch abzubilden und abzuwickeln (vgl. elektronische Gesundheitskarte). Auch kostenfreie und branchenspezifische Angebote existieren. Diese werden vornehmlich von Unfallversicherungsträgern bereitgestellt. Die aktuelle Marktrecherche zeigt zudem, dass neue digitale Tools, die beispielsweise mit dem Prinzip der virtuellen Realität arbeiten, bisher selten die Marktreife erreicht haben und somit nur wenig zu finden sind.

Rahmenbedingungen und Voraussetzungen für die betriebliche Umsetzung von e-OSH

Die Einführung von elektronischen Arbeitsschutzinstrumenten im Betrieb sollte sorgsam vorbereitet, begleitet und abgestimmt werden. Dazu gehört beispielsweise auch die Auswahl einfacher und kostengünstiger IKT-gestützter Produkte, die das Ziel einer deutlichen Vereinfachung bisheriger Verfahren – etwa im Hinblick auf Zeit- oder Kosteneinsatz – umsetzen (EU-OSHA 2020b). Auch technische Voraussetzungen, die die Einsatzmöglichkeiten digitaler Technologien im Arbeitsschutz beeinflussen, sind zu prüfen. Dazu gehört beispielsweise eine flächendeckende Internetverfügbarkeit sowie die Schaffung von Voraussetzungen für die betriebliche Speicherung und Verarbeitung der Daten (z. B. Cloud)

Weitere Herausforderungen, die im betrieblichen Umfeld gemeistert werden müssen, betreffen Datensicherheit, Anonymität sowie zeitliche Ressourcen (Phillips et al. 2019). So zeigt eine Befragung unter Sicherheitsingenieur*innen beispielsweise, dass die größte Sorge hinsichtlich des Einsatzes von tragbaren Sensoren am Arbeitsplatz der Privatsphäre der Beschäftigten gilt (Schall et al. 2018). Zum Schutz der Privatsphäre bei der arbeitsbezogenen Anwendung von Sensortechnologien mit Überwachungsmöglichkeiten wird empfohlen, nur validierte und geprüfte Technologien einzusetzen, die freiwillige Teilnahme der Beschäftigten zuzusichern, die Datensammlung außerhalb des Arbeitsplatzes auszusetzen, die jeweilige Datennutzung offen zu legen und die sichere Speicherung der Daten zu gewährleisten (Tamers et al. 2020). Die Bedeutsamkeit des Themas wird auch in den Umsetzungshilfen Arbeit 4.0 deutlich herausgestellt und erläutert (Prävention 4.0 2019).

Grundsätzlich gilt, dass eine sorgfältige Planungsphase zentral ist. Darüber hinaus sollten die Einführung und der Betrieb der Technologien in enger Abstimmung mit den Beschäftigten, Führungskräften und Interessenvertretungen erfolgen. Fragen des Datenschutzes und der Datennutzung spielen dabei ebenso eine Rolle wie Softwareergonomie (Prävention 4.0 2019). Weitere Erfolgsfaktoren guter Praxis im Arbeitsschutz sind sowohl im Bereich struktureller Elemente (z. B. angemessene Organisation und Strukturen, systematisches Vorgehen sowie die organisatorische Bereitschaft für Veränderungen) als auch bei Kultur-Elementen (Aktivierung des Humankapitals, Organisationsklima sowie Kommunikation) zu finden (Elke et al. 2015). Diese Aspekte können die Implementierung digitaler Arbeitsschutztools unterstützen. Dabei sollten Instrumente und Prozesse des Arbeitsschutzes mit weiteren betrieblichen Prozessen ganzheitlich integriert werden (Frick 2014). In diesem Sinne kann auch das Rahmenmodell von Hale und Borys (2013) angeführt werden, das komplexe Steuerungsprozesse im Kontext des Arbeitsschutzmanagements sowohl durch explizite Regeln als auch durch implizite, erfahrungsbasierte Regeln bedient. Ein zentrales Element stellen die Mitwirkung und Anpassbarkeit an die Regeln dar (Hale und Borys 2013).

Zudem kommt der Akzeptanz durch die Beschäftigten eine zentrale Bedeutung zu. Aktuelle Umfrageergebnisse zeigen, dass Erwerbstätige grundsätzlich positiv gegenüber der digitalen Transformation von Unternehmen gestimmt sind. So bestätigen 65 % der Befragten in einer Studie der Bertelsmann Stiftung, dass ihr Arbeitsumfeld neuen Technologien und digitalen Arbeitsweisen gegenüber sehr aufgeschlossen ist. Zudem erwarten 61 % der Befragten mehr positive als negative Veränderungen in der Arbeitswelt (Grzymek und Wintermann 2020). Mit dem Einsatz neuer Technologien geht jedoch oftmals eine betrieblich gesteuerte Flexibilität einher, im Rahmen derer die Verantwortung – auch für den Arbeitsschutz – zunehmend auf die Beschäftigten verlagert wird. Damit die Beschäftigten diese Verantwortung wahrnehmen können, benötigen sie nicht nur Ressourcen und Kompetenzen, sondern auch Handlungsmöglichkeiten, um Gefährdungen und Fehlbelastungen vermeiden zu können (Sommer 2020). Darüber hinaus ist auch zu beachten, dass mit den Technologien selbst neue Belastungen entstehen können. Als Belastungsfaktoren der digitalen Arbeit wurden beispielweise Leistungskontrolle, aber auch Unzuverlässigkeit und Unterbrechungen identifiziert (Gimpel et al. 2019). Hier zeigt sich insbesondere in Bezug auf digitale Arbeitsschutzmaßnahmen, die Vital- oder Leistungsdaten verarbeiten, ein kritisch zu hinterfragendes Spannungsfeld.

Potenziale	Risiken
Anwendungsmöglichkeiten sowohl im Bereich der Organisation des Arbeitsschutzes als auch in der Umsetzung konkreter Maßnahmen	Isolierte Betrachtung außerhalb weiterer betrieblicher Prozesse (Einzellösungen)
Individuelle Anapassbarkeit an betriebliche Voraussetzungen	Anwendung von elektronischen Produkten ohne klares Ziel (mangelnde Ist- und Soll-Bestimmung) und Wirksamkeitsüberprüfung
Integration verschiedener Betriebsdaten möglich (z. B. Auftragsdaten, Personaldaten)	Unzureichende Zusicherung hinsichtlich Datenschutz und Privatsphäre der Beschäftigten
Zugang zu Arbeitsschutzangeboten auch außerhalb klassischer Betriebsstrukturen (z. B. Tele(arbeits)medizin)	Einführung von digital-gestützten Arbeitsschutzelementen ohne vorherige Beteiligung der Beschäftigten (Akzeptanz)

Fazit und Ausblick

Die vorangestellten Beispiele zeigen, dass das Potenzial digitaler Anwendungen im Rahmen des betrieblichen Arbeitsschutzes groß ist. Sofern Arbeitsschutz jedoch losgelöst von weiteren betrieblichen Prozessen betrachtet wird, bleiben auch digitale Lösungen hinter ihren Möglichkeiten zurück. Die digitale Arbeitswelt erfordert einen integrierten Arbeitsschutz, der in allen Prozessen mitgedacht wird. Im Hinblick auf den derzeitigen Umsetzungsstand zeigt sich, dass das bestehende Potenzial (noch) nicht genutzt wird. Wie die Marktrecherche verdeutlicht, liegt eine mögliche Begründung darin, dass viele digitale Produkte die Möglichkeit, Arbeitsschutz integrativ und vernetzt in der betrieblichen Arbeitsorganisation zu verankern, nicht abbilden. Zudem sind verschiedene Voraussetzungen und Risiken bei der Einführung digitaler Arbeitsschutzanwendungen zu beachten. Insbesondere bei der Anwendung von e-OSH Tools im Bereich der Maßnahmen können digitale Belastungsfaktoren wie Leistungsüberwachung eine Rolle spielen und sollten daher im engen Dialog mit den Beteiligten eingeführt werden. So gilt nicht nur für digitale, sondern für alle neu einzuführenden Maßnahmen des Arbeitsschutzes, dass neben der sozialen Prozessgestaltung wie Commitment des Managements und Einbindung der

Führungskräfte auch weitere moderierende Einflüsse wie die Sicherheits- und Gesundheitskultur sowie Strukturen der Arbeitsschutzorganisation und Ressourcen systematisch untersucht werden sollten. Das heißt, die gesamte Wirkungskette der Intervention sollte in den Blick genommen werden. Zusätzlich ist zu eruieren, wie Maßnahmen nachhaltig im Unternehmen zu verankern sind (Elke et al. 2015). In diesem Zusammenhang zeigen die Daten der ESENER 3 Befragung, dass bei der Einführung von neuen Technologien nur selten Anforderungen an Sicherheit und Gesundheit berücksichtigt werden (EU-OSHA 2020a). Vor dem Hintergrund, dass mit dem Einsatz digitaler Technologien auch Belastungspotenziale verbunden sind (Gimpel et al. 2019), ist dies kritisch zu betrachten und sollte daher auch bei e-OSH Instrumenten Beachtung finden. Insgesamt kann davon ausgegangen werden, dass digitale Arbeitsschutzprodukte weiter an Bedeutung gewinnen werden (Prävention 4.0 o.J.), wodurch auch die Rollen der beteiligten Arbeitsschutzakteure wie Sicherheitsfachkräfte oder Führungskräfte beeinflusst werden.

Ein weiterer Aspekt, der in Zukunft für Verantwortliche im Betrieb von hohem Nutzen sein kann, ist die Vernetzung des betrieblichen und institutionellen Arbeitsschutzes wie beispielsweise im Hinblick auf den Austausch von Daten. Hier finden sich im europäischen Raum, beispielsweise in Dänemark, bereits Vorreiterprojekte, die mit Hilfe von digitalen Lösungen Betriebe in Themen von Sicherheit und Gesundheit unterstützen sowie leichteren Zugang zum Vorschriften- und Regelwerk ermöglichen (Lißner 2020). Auch in Deutschland sind die gesetzlichen Rahmenbedingungen durch das Online-Zugangs-Gesetz vorbereitet. Dennoch gilt, dass eine digitale Arbeitswelt einen integrierten Arbeitsschutz erfordert, der in allen Prozessen mitgedacht wird.

> **Ersatz**
> Digitale Tools können Betriebe bei einer verbesserten Umsetzung des Arbeitsschutzes unterstützen. Dabei gilt jedoch, wie bei allen betrieblichen Veränderungsprozessen, dass eine klare Zieldefinition erforderlich ist. Eine Abwägung, welche IKT-gestützten Produkte in welchem Umfang, welche Funktionen übernehmen sollen, muss klar definiert sein. Weiterhin kommt der Kommunikation zwischen den betrieblichen Funktionsgruppen eine bedeutende Rolle zu. Planung, Einführung und Betrieb IKT-gestützter Produkte für Sicherheit und Gesundheit sollten gemeinsam im Betrieb gestaltet werden.

Literatur

Backhaus N, Wöhrmann A, Tisch A (2020) BAuA Arbeitszeitbefragung: Telearbeit in Deutschland. baua: Bericht kompakt, 2. Auflage. Dortmund: Bundesanstalt für Arbeitsschutz und Arbeitsmedizin.
Barth C, Hamacher W, Eickholt C (2014) Arbeitsmedizinischer Betreuungsbedarf in Deutschland. Dortmund: Bundesanstalt für Arbeitsschutz und Arbeitsmedizin.
BauPrevent (2020) BauPrevent. https://bauprevent.de/. Zugegriffen: 16. November 2020
Cernavin O (2014) Industrie 4.0 und Prävention. Sicherheitsingenieur 45(6):18–21.
Elke G, Gurt J, Möltner H, Externbrink K (2015) Arbeitsschutz und betriebliche Gesundheitsförderung – vergleichende Analyse der Prädiktoren und Moderatoren guter Praxis. Dortmund: Bundesanstalt für Arbeitsschutz und Arbeitsmedizin.
European Agency for Safety and Health at Work (2020a) ESENER 2019 – What does it tell us about safety and health in Europe's workplaces? Luxemburg: European Agency for Safety and Health at Work.
European Agency for Safety and Health at Work (2020b) E-Tools für Sicherheit und Gesundheitsschutz am Arbeitsplatz. https://osha.europa.eu/de/themes/osh-e-tools. Zugegriffen: 8. Juli 2020
Frick K (2014) The 50/50 implementation of Sweden's mandatory systematic work environment management. Policy and Practice in Health Safety Science 12(2):23–46.

Gemeinsame Deutsche Arbeitsschutzstrategie (2013) GDA-ORGAcheck. Berlin: Leitung des Arbeitsprogramms Organisation. https://www.gda-orgacheck.de/pdf/gda_orgacheck.pdf. Zugegriffen: 3. Dezember 2020

Geschäftsstelle der Nationalen Arbeitsschutzkonferenz (2017) Leitlinie Organisation des betrieblichen Arbeitsschutzes. Berlin: Bundesanstalt für Arbeitsschutz und Arbeitsmedizin.

Gimpel H, Lanzl J, Regal C, Urbach N, Wischniewski S, Tegtmeier P, Kreilos M, (…), Derra ND (2019) Gesund digital arbeiten?! Eine Studie zu digitalem Stress in Deutschland. St. Augustin: Projektgruppe Wirtschaftsinformatik des Fraunhofer FIT.

Grzymek V, Wintermann O (2020) Wie digital sind die Unternehmen in Deutschland? Ergebnisse einer repräsentativen Befragung unter Erwerbstätigen. Gütersloh/Berlin: Bertelsmann Stiftung/KANTAR.

Gyo C, Boll M, Brüggmann D, Klingelhöfer D, Quarcoo D, Groneberg DA (2016) Imbalances in the German public health system-numbers of state-certified occupational physicians and relation to socioeconomic data. J Occup Med Toxicol 11(1):47.

Hägele H (2019) Abschlussbericht zur Dachevaluation der Gemeinsamen Deutschen Arbeitsschutzstrategie. 2. Strategieperiode. Berlin: Geschäftsstelle der Nationalen Arbeitsschutzkonferenz (NAKGS).

Hale A, Borys D (2013) Working to rule or working safely? Part 2: The management of safety rules and procedures. Safety Science 55:222–231.

Institut für Sozialforschung und Gesellschaftspolitik (2018) 1. Zwischenbericht – Auswertung der Betriebs- und Beschäftigtenbefragung. Berlin: Geschäftsstelle der Nationalen Arbeitsschutzkonferenz (NAKGS).

Janda V, Guhleman K (2019) Sichtbarkeit und Umsetzung – die Digitalisierung verstärkt bekannte und erzeugt neue Herausforderungen für den Arbeitsschutz. Dortmund: Bundesanstalt für Arbeitsschutz und Arbeitsmedizin.

Lehr D, Heber E, Sieland B, Hillert A, Funk B, Ebert DD (2016) „Occupational eMental Health" in der Lehrergesundheit. Prävention Und Gesundheitsförderung 11:182–192

Li X, Yi W, Chi HL, Wang X, Chan APC (2018) A critical review of virtual and augmented reality (VR/AR) applications in construction safety. Automation in Construction 86:150–162.

Lißner L (2020) OSH system at national level – Denmark. https://oshwiki.eu/wiki/OSH_system_at_national_level_-_Denmark. Zugegriffen: 17. November 2020

Nickel P, Janning M, Wachholz T, Pröger E (2018) Shaping future work systems by OSH risk assessments early on. In Bagnara S, Tartaglia R, Albolino S, Alexander T, Fujita Y (Hrsg.) Proceedings of the 20th Congress of the International Ergonomics Association (IEA 2018). IEA 2018. Advances in Intelligent Systems and Computing 819:247–256. Springer, Cham. https://doi.org/10.1007/978-3-319-96089-0_27

Phillips EA, Gordeev VS, Schreyögg J (2019) Effectiveness of occupational e-mental health interventions: a systematic review and meta-analysis of randomized controlled trials. Scandinavian Journal of Work, Environment and Health 45(6):560–576.

Podgorski D, Majchrzycka K, Dąbrowska A, Gralewicz G, Okrasa M (2017) Towards a conceptual framework of OSH risk management in smart working environments based on smart PPE, ambient intelligence and the Internet of Things technologies. International Journal of Occupational Safety and Ergonomics 23(1):1–20.

Prävention 4.0 (2019) Umsetzungshilfen Arbeit 4.0. Heidelberg: Offensive Mittelstand – Gut für Deutschland.

Prävention 4.0 (o.J.) Ergebnisse der Beraterbefragung. http://www.praevention40.de/produkte-und-handlungsfelder/befragungsergebnisse/. Zugegriffen: 6. Mai 2020

Schall MC, Sesek RF, Cavuoto LA (2018) Barriers to the Adoption of Wearable Sensors in the Workplace: A Survey of Occupational Safety and Health Professionals. Human Factors 60(3):351–362.

Schenke T, Blank H, Becker G (2020) Marktrecherche zu deutschsprachigen internetgestützten Anwendungen zur Umsetzung von organisatorischen Regelungen des betrieblichen Arbeitsschutzes („E-Arbeitsschutz"). Dortmund: Bundesanstalt für Arbeitsschutz und Arbeitsmedizin.

Schnee M, Mosebach K, Groneberg DA (2012) Welche Erwerbstätigen haben Kontakt zu Betriebsärzten? Zentralblatt für Arbeitsmedizin, Arbeitsschutz und Ergonomie 62(2):98–103.

Sommer S (2018) Organisation des betrieblichen Arbeitsschutzes – Ein Blick auf aktuelle Daten. Sicher ist Sicher 69(3):118–120.

Sommer S (2020). Digitalisierung. Flexibilisierung. Arbeitsschutz. Unsichtbarkeit. Sicher ist Sicher 71(05):235–237.

Stacey N, Ellwood P, Bradbrook S, Reynolds J, Williams H, Lye D (2018) Foresight on new and emerging occupational safety and health risks associated with digitalisation by 2025. Bilbao: European Agency for Safety and Health at Work.

Steinke S, Ohnesorge T, Schedlbauer G, Schablon A, Nienhaus A (2019) Betriebsärztliche und sicherheitstechnische Betreuung in Kleinbetrieben der Gesundheitsbranche. Zentralblatt für Arbeitsmedizin, Arbeitsschutz und Ergonomie 69(2):79–85.

Tamers SL, Streit J, Pana-Cryan R, Tapas R, Syron L, Flynn MA, Castillo D, (…), Howard J (2020) Envisioning the future of work to safeguard the safety, health, and well-being of the workforce: A perspective from the CDC's National Institute for Occupational Safety and Health. Am J Ind Med 63:1065–1084.

Walters D, Wadsworth E, Hasle P, Refslund B, Ramioul M (2018) Sicherheit und Gesundheit in Klein- und Kleinstunternehmen in der EU: Abschlussbericht des dreijährigen Projekts SESAME. Bilbao: European Agency for Safety and Health at Work.

Swantje Robelski

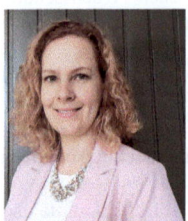

Bundesanstalt für Arbeitsschutz und Arbeitsmedizin Wissenschaftliche Mitarbeiterin Fachgruppe „Strukturen und Strategien im Arbeitsschutz, NAK-Geschäftsstelle" Berlin

Studium der Wirtschaftspsychologie sowie Management and Engineering an der Leuphana Universität in Lüneburg mit anschließender Tätigkeit als wissenschaftliche Mitarbeiterin. Tätigkeiten mit dem Schwerpunkt psychische Gesundheit an der Bundesanstalt für Arbeitsschutz und Arbeitsmedizin (BAuA) in Dortmund sowie am Zentralinstitut für Arbeitsmedizin und Maritime Medizin in Hamburg. Seit 2020 wissenschaftliche Mitarbeiterin in der BAuA Berlin mit Arbeitsschwerpunkt im Bereich Digitalisierung

Sabine Sommer

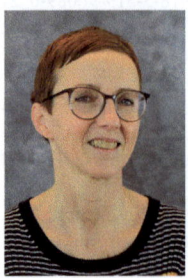

Bundesanstalt für Arbeitsschutz und Arbeitsmedizin Leiterin der Fachgruppe „Strukturen und Strategien im Arbeitsschutz, NAK-Geschäftsstelle" Berlin

Im Anschluss an das Studium der Verfahrenstechnik an der TU Clausthal Beschäftigung in der niedersächsischen Arbeits- und Umweltschutzverwaltung, zunächst als Aufsichtsbeamtin beim Gewerbeaufsichtsamt Hannover, später dann als Referentin im Umweltministerium (1993–2002). Nach Auslandsstationen bei der Europäischen Kommission in Brüssel (Generaldirektion Umwelt) und bei der Europäischen Agentur für Sicherheit und Gesundheitsschutz am Arbeitsplatz in Bilbao seit 2008 bei der Bundesanstalt für Arbeitsschutz und Arbeitsmedizin am Standort Berlin tätig als Leiterin der Fachgruppe „Strukturen und Strategien im Arbeitsschutz, NAK-Geschäftsstelle"

Arbeitsschwerpunkte: Forschung, Entwicklung und Politikberatung zu Rahmenbedingungen, Strukturen und Instrumenten der betrieblichen und überbetrieblichen Organisation von Sicherheit und Gesundheit am Arbeitsplatz.

Digitale Gefährdungsbeurteilung psychischer Belastungen

Mathias Diebig

Inhaltsverzeichnis

Einleitung – 214

Grundlagen zur Gefährdungsbeurteilung psychischer Belastung – 214

Chancen und Herausforderungen der digitalen Gefährdungsbeurteilung psychischer Belastung – 217

Die digitale Gefährdungsbeurteilung psychischer Belastung – Das Beispiel DYNAMIK – 219

Förderhinweis – 223

Literatur – 223

© Der/die Autor(en), exklusiv lizenziert durch Springer Fachmedien Wiesbaden GmbH, ein Teil von Springer Nature 2022
E. Bamberg et al. (Hrsg.), *Digitale Arbeit gestalten*, https://doi.org/10.1007/978-3-658-34647-8_16

Einleitung

Ein zentrales Instrument der betrieblichen Prävention ist die Gefährdungsbeurteilung mit Fokus auf psychische Belastungen (GBP). Ziel der GBP ist es, arbeitsbedingte psychische Belastungen zu erfassen, diese hinsichtlich ihres Gefährdungspotentials zu beurteilen, darauf aufbauend verhältnisorientierte Verbesserungsmaßnahmen zu entwickeln und diese auf ihre Wirksamkeit hin zu überprüfen. In Deutschland sind Betriebe verpflichtet (Arbeitsschutzgesetz §5 Abs. 3 Nr. 6) die GBP durchzuführen, um Sicherheit und Gesundheitsschutz der Beschäftigten sicherzustellen. Die Erfassung psychischer Belastungen bei der Arbeit – wie u. a. übermäßiger Zeitdruck, geringe Kontrolle über die eigene Arbeit, lange Arbeitszeiten sowie mangelnde Unterstützung durch Vorgesetzte oder Kolleg*innen – ist aufgrund der potentiellen Folgen für die Gesundheit der Beschäftigten von zentraler Bedeutung für den Arbeits- und Gesundheitsschutz. Epidemiologische Studien zeigen, dass ungünstig gestaltete Arbeitsbedingungen zu negativen gesundheitlichen Konsequenzen führen können. Dies gilt vor allem für die Entstehung von koronaren Herzerkrankungen (Kivimäki et al. 2012), psychischen Erkrankungen im Allgemeinen (Stansfeld und Candy 2006) und Depression (Theorell et al. 2015) im Besonderen.

In der aktuellen betrieblichen Praxis werden bereits digitale Verfahren, wie Online-Fragebögen, genutzt, um vorhandene Belastungen zu analysieren und anschließend zu beurteilen. In jüngerer Zeit rücken jedoch auch Verfahren in den Vordergrund, die software-gestützt nicht nur einzelne Elemente, sondern gleich die gesamte GBP abdecken. Ziel des vorliegenden Beitrages ist es, zunächst einen kurzen Überblick über die Vorgehensweise bei der Methode GBP zu geben, anschließend die Chancen einer digitalen Umsetzung zu thematisieren aber gleichzeitig auch zentrale Herausforderungen zu benennen. Ebenso wird ein beispielhaftes Verfahren vorgestellt, welches den gesamten Prozess der GBP digital unterstützt.

Grundlagen zur Gefährdungsbeurteilung psychischer Belastung

Die GPB ist ein mehrstufiger Prozess, der sich aus den sieben Prozessschritten Vorbereitung, Analyse, Beurteilung, Maßnahmenentwicklung, Maßnahmenumsetzung, Wirksamkeitskontrolle und Dokumentation zusammensetzt. In der Vorbereitung wird das konkrete Vorgehen im Betrieb geplant. Dabei wird ein zentraler Lenkungskreis im Betrieb gebildet – bspw. der Arbeitsschutzausschuss – welcher alle relevanten Beteiligten vereint (Arbeitgeber*innen, Arbeitsschutzexpert*innen, betriebliche Interessenvertretung, u. a.), die die Durchführung der GBP unterstützen und überwachen. Der Lenkungskreis stimmt sich über die eingesetzten Methoden ab und legt einen Zeitplan für den Ablauf der GBP fest. Der Lenkungskreis sollte ebenso die Beschäftigten kontinuierlich über die geplanten Abläufe und deren spezifischen Nutzen informieren (vgl. Container: Nutzen der GBP). Da der Prozess der GBP mit hohen Erwartungen (Optimierung der Arbeitsbedingungen) wie auch mit möglichen Vorbehalten (z. B. die psychische Gesundheit der Beschäftigten steht im Vordergrund und nicht die Arbeitsbedingungen) verbunden sein kann, ist eine transparente Informationsweitergabe an die Beschäftigten von besonderer Bedeutung. Zusätzlich sollten die Beschäftigten frühzeitig in die wesentlichen Arbeitsschritte eingebunden werden, um Transparenz über Ziele und Methoden zu schaffen und Akzeptanz zu fördern.

> **Nutzen der GBP**
> Die Ergebnisse der Betriebsbefragung der Gemeinsamen Deutschen Arbeitsschutzstrategie (GDA) aus dem Jahr 2015, in welcher Vertreter*innen aus 6500 Betrieben zur Gefährdungsbeurteilung befragt wurden, zeigen, dass nur 21 % der Betriebe psychische Belastungen in der Gefährdungsbeurteilung berücksichtigen. Dabei kommt der Betriebsgröße eine besondere Rolle zu: 23 % der Großunternehmen (> 250 Mitarbeiter) führen eine vollständige GBP durch, wohingegen dies bei nur 7 % der kleinen Unternehmen (10 bis 49 Mitarbeiter) und 4 % der Kleinstunternehmen (1 bis 9 Mitarbeiter) der Fall ist (Beck und Lenhardt 2019). Wesentliche Gründe für die Nicht-Durchführung der GBP sind, dass die betrieblichen Verantwortlichen annehmen, dass (1) keine nennenswerten Gefährdungen existieren, (2) Mitarbeiter mögliche Sicherheitsdefizite selber erkennen und beseitigen sowie (3) der Nutzen der GBP unklar bleibt (Sommer et al. 2018). Hieraus ergibt sich, dass die Kommunikation des Nutzens der GBP wirtschaftliche wie auch gesundheitliche Argumente umfassen sollte, um den Betrieben die Notwendigkeit einer Durchführung besser zu veranschaulichen.
>
> Zentrale wirtschaftliche Argumente könnten bspw. lauten: Die Förderung der Gesundheit der Beschäftigten anhand der GBP fördert Motivation, Produktivität und Mitarbeiterbindung, reduziert krankheitsbedingte Fehlzeiten, verringert Ausfallkosten und Leistungseinbußen und stärkt das Arbeitgeberprofil.
>
> Zentrale gesundheitsbezogene Argumente könnten bspw. lauten: Die GBP fördert Gesundheit, Wohlbefinden und Lebensfreude, beugt arbeitsbedingten Gesundheitsgefahren vor, zeigt Wertschätzung für die Beschäftigten und steigert Motivation und Zufriedenheit.

Die Beschreibung der Arbeitsbedingungen sowie die Beurteilung des psychischen Gefährdungspotenzials findet in den folgenden beiden Prozessschritten der GBP statt. Die Analyse der psychischen Belastungen erfolgt anhand von drei möglichen Verfahrensgruppen: Beobachtung, Analyseworkshop oder Fragebogen. Diese Verfahren unterscheiden sich hinsichtlich Analysetiefe und Aufwand bei der Durchführung und haben spezifische Vor- bzw. Nachteile (eine genaue Beschreibung der unterschiedlichen Verfahren findet sich bspw. in BAuA 2014). Hierbei sollte im Vordergrund stehen, dass die eingesetzten Analyseverfahren den Kriterien guter wissenschaftlicher Praxis (Objektivität, Reliabilität und Validität) entsprechen. Die Beurteilung, ob eine gesundheitsrelevante Belastung vorliegt, kann über die Betrachtung kritischer Schwellenwerte, über eine Beurteilung im Workshop oder die Nutzung von empirischen Vergleichswerten erfolgen (vgl. Container: Beurteilung des Gestaltungsbedarfs bei der GBP). Ziel der Beurteilung ist es, zu identifizieren, wo Gestaltungsbedarf besteht und für welche Arbeitsmerkmale Verbesserungsmaßnahmen entwickelt werden sollten. In der Phase Maßnahmenentwicklung und -umsetzung werden aufbauend auf den Ergebnissen der Beurteilung Arbeitsschutzmaßnahmen ausgearbeitet, um die vorhandene Gefährdung an ihrer Quelle zu bekämpfen. Die Beteiligung der Beschäftigten bei der Ausarbeitung der Maßnahmen und der Festlegung eines Umsetzungsplans ist wichtig, um Akzeptanz zu schaffen und das Wissen der Beschäftigten zielbringend zu nutzen. Die Beschäftigten können bspw. an Maßnahmenworkshops teilnehmen, in denen zunächst die Ergebnisse der Beurteilung besprochen und anschließend passende Lösungsvorschläge erarbeitet werden.

❯ Beurteilung des Gestaltungsbedarfs bei der GBP

Bei fragebogenbasierten Belastungsmessungen im Rahmen der GBP werden Befragungsergebnisse in den meisten Fällen mittels skalenorientierter Lageparameter (z. B. Mittelwert) oder auch branchenspezifischer Vergleichswerte, sog. Benchmarks, interpretiert. Diese beiden genannten Interpretationsansätze erlauben allerdings nur einen Vergleich zwischen branchenspezifischen Belastungswerten. Es fehlt jedoch eine begründete Aussage, warum es kritisch sein sollte, wenn ein Ergebnis über oder unter dem Mittelwert in einer Stichprobe bzw. einer Vergleichsgruppe liegt. Problematisch wird dieses Vorgehen, wenn sich in einigen Arbeitsbereichen bestimmte Belastungen so verstärken, dass die Mehrheit der Beschäftigten beeinträchtigt wird. In diesem Fall wäre bereits der Mittelwert der Referenzstichprobe als kritisch einzuschätzen (Mustapha und Rau 2019).

Für die Bewertung von Arbeitsmerkmalen sind daher Cut-Off-Werte wünschenswert, die bei der Frage unterstützen, ab wann ein Arbeitsplatz ungünstig gestaltet ist bzw. warum es kritisch ist, wenn ein Befragungsergebnis einen bestimmten Wert aufweist. Diese Cut-Off-Werte können Hinweise auf die klinische Relevanz einer vorhandenen Belastung geben und ermöglichen eine valide Quantifizierung eines erhöhten Risikos für bestimmte Erkrankungen. Ebenso wird durch das Überschreiten eines empirischen Cut-Off-Wertes aufgezeigt, ab wann eine Intervention angebracht und notwendig ist (Diebig und Angerer 2020). Cut-Off-Werte können empirisch (mit der Receiver-Operating-Characteristics-Analyse) berechnet werden, indem neben einem Fragebogeninstrument zur Belastungsmessung auch gleichzeitig objektive Beobachtungsverfahren zur Beschreibung einer Tätigkeit eingesetzt werden. So kann dann die objektive Beobachtung genutzt werden, um zu entscheiden, ob Gestaltungsbedarf zur Reduktion einer vorhandenen Belastung besteht. Mittels statistischer Analysen lassen sich anschließend empirische Cut-Off-Werte für den eingesetzten Fragebogen zur Belastungsmessung berechnen. Diese Cut-Off-Werte eignen sich bei zukünftigen Durchführungen sehr gut, um zu entscheiden, ab welchem beobachteten Wert in der Befragung die Arbeitsbedingungen optimiert werden sollten.

Während der Wirksamkeitskontrolle der umgesetzten Maßnahmen wird geprüft, ob diese Maßnahmen tatsächlich zu einer Reduzierung der psychischen Belastungssituation beitragen. Die Überprüfung kann über eine erneute Messung der Belastung oder eine direkte Nutzenbewertung der Maßnahmen erfolgen. Es empfiehlt sich, dass Maßnahmen priorisiert und nicht alle ausgearbeiteten Lösungsvorschläge gleichzeitig umgesetzt werden, um zu gewährleisten, dass die Wirksamkeit von Maßnahmen zu verschiedenen Merkmalsbereichen unabhängig voneinander beurteilt werden kann. Erweisen sich Maßnahmen als unwirksam, müssen neue Maßnahmen konzipiert, umgesetzt und abschließend evaluiert werden. Der gesamte Prozess der GBP ist schriftlich zu dokumentieren, indem das Ergebnis der Gefährdungsbeurteilung, die festgelegten Maßnahmen sowie das Ergebnis ihrer Überprüfung festgehalten werden.

Chancen und Herausforderungen der digitalen Gefährdungsbeurteilung psychischer Belastung

Empirische Forschung zum Nutzen einer vollständig digitalen GBP wurde bisher kaum wissenschaftlich publiziert. Dies liegt vor allem daran, dass bisher nur sehr wenige Verfahren existieren, die rein digital den kompletten Zyklus der GBP abbilden. Erste Untersuchungen deuten darauf hin, dass hohe Übereinstimmung zwischen elektronischen Formen der Belastungsmessung (u. a. Nutzung von sog. Electronic Voting Systems) und klassischen Papier-und-Bleistift-Verfahren bestehen (Prümper und Schneeberg 2020). Diese Befunde bekräftigen, dass das Ergebnis der Belastungsmessung unabhängig vom eingesetzten Modus des Messinstruments zu sein scheint. Neuere Forschung zur GBP zeigt auch, dass eingesetzte Verfahren orts- und zeitunabhängig sein sollten, um möglichst alle Beschäftigten einer Organisation einzubeziehen (Diebig et al. 2018). Diese Flexibilität bei der Belastungsmessung ist besonders wichtig, da der Anteil der Beschäftigten, die im Home-Office arbeiten, aufgrund der Coronavirus-Pandemie gestiegen und eine Verstetigen zu erwarten ist. Für die Akzeptanz und den Erfolg der GBP ist eine organisationsweite Teilnahme möglichst aller Beschäftigten wünschenswert, da Partizipation ein Schlüsselfaktor für eine erfolgreiche Umsetzung von gesundheitsbezogenen Maßnahmen ist (Nielsen et al. 2010). So konnte in experimentellen Studien gezeigt werden, dass partizipative Interventionen zur Neugestaltung von Arbeitsplätzen die Wahrnehmung von Arbeitsplatzmerkmalen durch die Beschäftigten positiv beeinflussen und so das Wohlbefinden am Arbeitsplatz steigern (Holman et al. 2010).

Ein häufiges Problem bei Online-Befragungen in Organisationen sind jedoch geringe Rücklaufquoten bzw. Teilnehmerzahlen (Englisches Schlagwort: survey non-response). Es wäre wünschenswert, wenn sich alle Beschäftigten einer Organisationseinheit auch an der Belastungsmessung beteiligen (100 % Teilnahmequote). Dieses Szenario kann jedoch in den meisten Fällen nicht erfüllt werden und scheint auch in der organisationalen Praxis wenig realistisch (Nesterkin und Ganster 2015). Das Problem bei geringen Teilnahmequoten ist, dass wenn nur einige Mitglieder einer organisatorischen Einheit eine Umfrage ausfüllen, es fraglich ist, ob die gewonnenen Daten die Beschreibung der gesamten Einheit adäquat repräsentieren. Eine unvollständige Repräsentation aller Mitglieder der organisatorischen Einheit führt möglicherweise zu verzerrten Ergebnissen in der Belastungsmessung (Hirschfeld et al. 2013).

In der Forschung zu geringen Teilnahmequoten wird beschrieben, dass es grundlegende Unterschiede zwischen denjenigen Personen gibt, die sich *aktiv* gegen eine Teilnahme entscheiden (z. B. sich klar gegen eine Teilnahme aussprechen) und denjenigen, die aus eher *passiven* Gründen nicht teilnehmen (z. B. die Umfrage vergessen haben). Insgesamt stellen Personen, die aus passiven Gründen nicht an der Befragung teilnehmen, die Mehrheit in organisationalen Befragungen dar. Diese Personen unterscheiden sich nicht von den Personen, die sich an der Befragung beteiligt haben (Rogelberg et al. 2003; Halbesleben und Whitman 2013). Jedoch unterscheiden sich Personen, die sich aktiv gegen eine Teilnahme entscheiden, von den übrigen Befragten. Ist der Anteil der Personen gering, die sich aktiv gegen eine Teilnahme entscheiden (z. B. unter 15 Prozent), ist es unwahrscheinlich, dass diese Nicht-Teilnahme einen signifikanten Einfluss auf die Ergebnisse der Belastungsmessung hat (Newman und Sin 2009). Insgesamt ist es wünschenswert mit denjenigen Personen in Kontakt zu treten, die sich aktiv gegen eine Teilnahme entschieden haben, um deren Beweggründe zu erörtern, da sich deren Einschätzung der

Belastungsmessung von den anderen Einschätzungen wahrscheinlich unterscheidet. Es ist jedoch fraglich, dass man Zugang zu diesen Personen erhält, da häufig negative Einstellungen zu Verfahrensweisen wie bei der GBP bestehen. Geeignete Verfahren zur Kontaktaufnahme dieser Personen wären bspw. kurze Interviews oder Fokusgruppen mit allen Personen einer organisatorischen Einheit (Halbesleben und Whitman 2013).

Strategien zur Erhöhung der Teilnahmezahlen, um ggf. Personen zu erreichen, die aus passiven Gründen nicht an der Belastungsmessung teilnehmen, sind in ◘ Tab. 16.1 dargestellt. Um möglichst alle beteiligten Personen zur Teilnahme an der Befragung zu motivieren, ist es hilfreich, die genannten Aspekte bereits in der Vorbereitung der GBP zu berücksichtigen und fest in den individuellen Zeitplan zu integrieren. So

◘ **Tab. 16.1** Strategien zur Erhöhung der Teilnehmerzahlen in der Belastungsmessung

Strategie	Zusammenfassung
GBP ankündigen	Vorbereitung potenzieller Teilnehmer*innen auf die GBP, indem persönlich darüber informiert wird, dass in naher Zukunft eine Umfrage zur Belastungsmessung gestartet wird.
Informationen zur GBP veröffentlichen	Aktive Bekanntmachung der Belastungsmessung (z. B. E-Mails, Videos, Texte im Intranet). Information über den Zweck der Belastungsmessung und Verwendung der Ergebnisse (z. B. Aktionsplanung) veröffentlichen.
Anreize schaffen	Schaffung von Anreizen über bspw. Coupons am Ende der Belastungsmessung zur Erhöhung der Rücklaufquoten (bspw. kostenfreier Zugang zu Essen oder Getränken, Werbeartikeln, etc.).
Dauer der Belastungsmessung kontrollieren	Verwendung eines theoriegeleiteten Ansatzes zur Bestimmung kritischer Bereiche, welche im Rahmen der GBP behandelt werden sollten, anstatt Einbezug von zu vielen Inhalten.
Erinnerungen verschicken	Versendung von Erinnerungsnachrichten ab ca. drei bis sieben Tagen nach der Verbreitung der Zugangsdaten an potenzielle Teilnehmer*innen.
Möglichkeiten zur Teilnahme schaffen	Sicherstellung, dass alle Personen die Möglichkeit erhalten, sich zu beteiligen (z. B. Zeit für Beschäftigte während der Arbeitszeit einplanen; Dauer der Befragung so planen, dass Urlaubszeiten berücksichtigt werden).
Teilnahmequoten regelmäßig überprüfen	Überwachung der Rücklaufquoten, damit Bereiche mit geringen Rücklaufquoten identifiziert werden können. Feedback an die Bereiche geben und ggf. freundschaftlichen Wettbewerb zwischen den Bereichen fördern.
Wichtigkeit der Teilnahme kommunizieren	Verständnis für die Bedeutung der Antworten der Beschäftigten aufzeigen und vermitteln, dass eine Teilnahme dazu beiträgt, die Arbeitsbedingungen mitzugestalten und ggf. zu verbessern.
Commitment für Partizipation fördern	Einbezug verschiedener Personen aus der Belegschaft schon während des Planungsprozesses der GBP.
Ergebnisse kommunizieren	Ergebnisbericht nach Abschluss der Belastungsmessung an die Belegschaft versenden (Papierform) und kontinuierlich Information über den Projektverlauf geben (z. B. auf einer eigens eingerichteten Website).

Anmerkung: Zusammenfassung der Strategien in Anlehnung an Rogelberg und Stanton (2007)

kann sichergestellt werden, dass man bspw. während der Belastungsmessung wichtige Informationen streut, um möglichst alle potenziellen Teilnehmer*innen zu erreichen.

Die digitale Gefährdungsbeurteilung psychischer Belastung – Das Beispiel DYNAMIK

Bisher existieren wenig Verfahren, die den gesamten Prozess der GBP rein digital abbilden. Ein digitales Angebot wurde im Rahmen eines BMBF-geförderten Verbundprojektes an der Heinrich-Heine-Universität Düsseldorf entwickelt (Angerer et al. 2018; ▶ www.dynamik40.de). Das Verfahren unterstützt den gesamten Prozess der GBP von der Vorbereitung über die Analyse bis hin zur Evaluation und Dokumentation (Dragano et al. 2019; vgl. ◘ Abb. 16.1).

Das System DYNAMIK soll eine webbasierte sowie möglichst einfache, selbsterklärende Durchführung der GBP ermöglichen. Hierzu wird ein besonderer Fokus auf die Partizipation der Beschäftigten gelegt, die im Rahmen einer Online-Befragung wesentliche Informationen zur Analyse der vorhandenen Gefährdungen geben, als auch zur Entwicklung von notwendigen Arbeitsschutzmaßnahmen.

Das System DYNAMIK wird über eine zentrale Steuerungsseite von einer Hauptperson bedient, welche die Durchführung der GBP leitet. Auf der Steuerungsseite kann der aktuelle Stand bei der GBP eingesehen werden und in die wesentlichen Menüpunkte gewechselt werden. In der Vorbereitung werden Informationen über die Hauptansprechpartner*innen zur GBP in einer Organisation gesammelt. Diese Informationen können anschließend auf einer eigenen Internetseite für die Beschäftigten zugänglich gemacht werden. Neben den Informationen zu den Ansprechpartner*innen ist es auch möglich, aktuelle Mitteilungen an die Beschäftigten zu veröffentlichen. Hier bietet es sich an, zum Start der GBP kleine Videos zu erstellen,

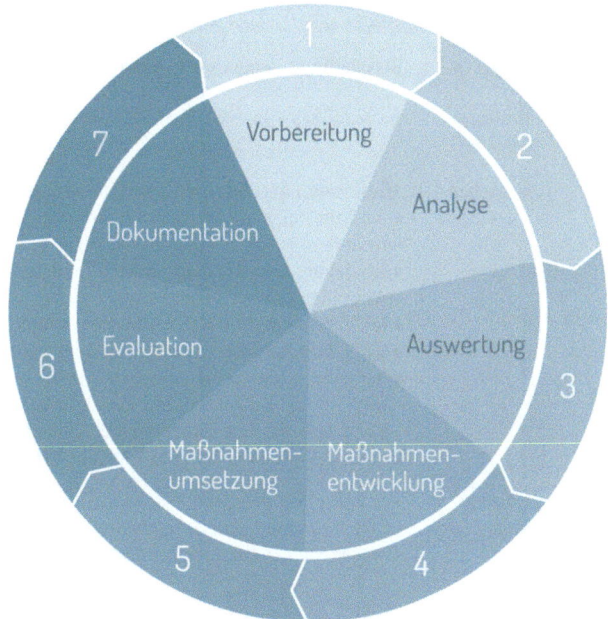

◘ **Abb. 16.1** Prozessmodell der GBP

in denen die Handelnden einer Organisation in kurzen Beiträgen wesentliche Fragen zum Prozess der GBP beantworten. Diese Form der Informationsvermittlung kann Präsenzveranstaltungen in großen Gruppen, wie bspw. bei Kick-Off-Veranstaltungen, ersetzen. Der Vorteil so einer zentralen Informationsseite ist es, dass sich die Beschäftigten unabhängig von Präsenzveranstaltungen über die GBP informieren können und transparent über den aktuellen Stand der Dinge in Kenntnis gesetzt werden.

Das Kernelement des Systems DYNAMIK ist die ausführliche Belastungsmessung mit integrierter Maßnahmenentwicklung. Hierzu kann ein individueller Fragebogen erstellt werden, der die Vorgaben der GDA erfüllt. Dieser Fragebogen besteht aus drei Fragetypen: (1) Problemfrage, (2) Ursachenfrage und (3) Lösungsfrage (vgl. Container: Beispiel zur Fragebogenstruktur in DYNAMIK). Die Beschäftigten schätzen zunächst ein, ob eine bestimmte Belastung (u. a. geringer Handlungsspielraum) in kritischem Maße vorhanden ist (Problemfrage).

Trifft dies zu, wird detailliert die Ursache für das Auftreten dieser Belastung exploriert (Ursachenfrage). Bei der Ursachenfrage kann eine vorgegebene Ursache ausgewählt werden, die theoretische Annahmen über vorhandene Belastungen beschreibt. Es kann zusätzlich auch eine Freitextantwort auf die Ursachenfrage gegeben werden, damit die Beschäftigten individuelle Ursachen für vorhandene Belastungen angeben können. Diese Information ist besonders wichtig, um Belastungen an ihrer Quelle zu bekämpfen, da so bereits im Rahmen der Belastungsmessung genau diese Information gewonnen werden kann. Außerdem ermöglicht dieses Vorgehen auch Ursachen zu berücksichtigen, die bisher nicht in validierten Verfahren abgebildet sind, wie bspw. sich ändernde Arbeitsbedingungen im Zuge der Coronavirus-Pandemie.

Um die Expertise der Beschäftigten bei der GBP vollständig zu nutzen wird über eine Lösungsfrage direkt nach passenden Arbeitsschutzmaßnahmen zur Reduktion vorhandener Belastungen gefragt. Diese Maßnahmenvorschläge lassen sich bei entsprechender Qualität möglicherweise direkt umsetzen oder können in einer Expertenrunde konkretisiert werden.

▶ **Beispiel zur Fragebogenstruktur in DYNAMIK**

Fragetyp	Beispielfrage „Angst vor Coronavirus"
Problemfrage	*Ich habe Angst vor einer Infektion mit dem Coronavirus (COVID-19).*
Ursachenfrage	*Wieso haben Sie Angst vor dem Coronavirus?* ▪ Ich habe Angst davor, *mich* am Arbeitsplatz mit dem Coronavirus zu infizieren. ▪ Ich gehöre einer Risikogruppe an (z. B. aufgrund einer Vorerkrankung, Alter über 60). ▪ Ich habe Angst vor einem schweren Krankheitsverlauf. ▪ Ich habe Angst davor, *andere* mit dem Coronavirus zu infizieren. ▪ Ich habe Angst vor den möglichen sonstigen Folgen einer Corona-Infektion (z. B. Quarantäne, Folgeerkrankungen, wirtschaftliche Folgen, Arbeitsplatzverlust, Probleme bei Kinderbetreuung). ▪ Sonstiges: [Mein Grund ist nicht dabei! Hier ist Platz für meinen Grund.]
Lösungsfrage	*Wir haben Sie im letzten Abschnitt zum Einfluss der Coronavirus-Pandemie (COVID-19) auf Ihre Arbeit befragt. Wie könnte Ihrer Meinung nach der Umgang mit der Pandemie verbessert werden?*

Zusammenfassend hilft dieses dreistufige Vorgehen, dass Problembereiche identifiziert und Vorschläge für Maßnahmen gesammelt werden, um vorhandene Belastungen abwenden zu können. Dieses Online-Vorgehen eignet sich dazu, Präsenzworkshops mit den Beschäftigten zu ersetzen, da diese so intensiv in die GBP eingebunden werden können.

Das System DYNAMIK fasst die Ergebnisse automatisch zusammen und erstellt intuitiv interpretierbare Ergebnisgrafiken (vgl. ◘ Tab. 16.2). Zentrales Kriterium für die Auswertung der Daten ist die Anonymität – einzelne Antworten dürfen nicht auf die Befragungsteilnehmenden rückführbar sein. Das System DYNAMIK stellt dies

◘ **Tab. 16.2** Darstellung der Ergebnisauswertung bei der GBP

Risiko einer Infektion
An meinem aktuellen Arbeitsplatz besteht ein Risiko sich mit dem Coronavirus (COVID-19) zu infizieren.
Teilnehmende: 58 von 59
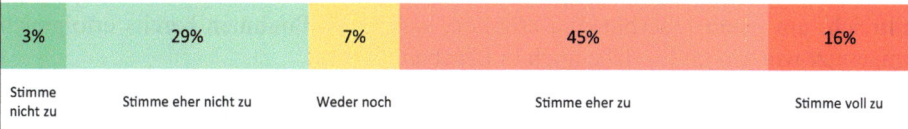
Stimme nicht zu — 3% Stimme eher nicht zu — 29% Weder noch — 7% Stimme eher zu — 45% Stimme voll zu — 16%
Wieso besteht ein Risiko für eine Infektion? • An meinem Arbeitsplatz können Sicherheitsabstände zu anderen Personen (mind. 1,5 Meter) nicht eingehalten werden: $N = 29$ • Andere Personen, mit denen ich bei meiner Arbeit zu tun habe, halten sich nicht an die geltenden Sicherheitsbestimmungen: $N = 19$ • Ich habe trotz Risiko keinen Zugang zu professioneller persönlicher Schutzausrüstung: $N = 7$ • Ich fühle mich schlecht informiert, wie ich mich vor einer Infektion am Arbeitsplatz schützen kann: $N = 3$ • Abstrichentnahme: $N = 1$ • Arbeit im Krankenhaus: $N = 1$ • Die PSA bietet keinen absoluten Schutz: $N = 1$ • Die zu untersuchenden MA könnten infiziert sein und bei manchen Untersuchungen kann man die Abstandsregelungen nicht einhalten. Dennoch eher unwahrscheinlich aufgrund der Schutzmaßnahmen: $N = 1$
Maßnahmenvorschläge: • klarere bundesweite Vorgaben bzgl. Arbeitsschutz/Arbeitssicherheit/Arbeitsmedizin • Die Regelungen für das Arbeiten im Betrieb sind nicht allen Personen klar. Bessere und einheitliche Kommunikation wünschenswert. • bessere Organisation des Schutzes • Aufgrund meines Fachwissens (Arzt) habe ich wenig Angst vor einer Ansteckung/Erkrankung, weiter gehöre ich keiner Risikogruppe an

sicher, indem ausschließlich gruppenspezifische Mittelwerte über mindestens fünf Personen dargestellt werden. Die Ergebnisse werden in Form farbkodierter gestapelter Balken angezeigt. Jeder Balken stellt die Antworten auf eine Frage dar, wobei innerhalb jedes Balkens die Häufigkeit der unterschiedlichen Antworten auf die jeweilige Frage in verschiedenen Farben dargestellt ist. Diese Darstellung ermöglicht es, die Antworthäufigkeiten innerhalb einer Frage, aber auch über verschiedene Fragen hinweg, zu vergleichen und kritische Bereiche zu identifizieren. Hierbei steht grün für: Kein Handlungsbedarf. Die Arbeitsbedingungen werden positiv bewertet. Stressoren treten nie oder selten auf. Gelb steht für: Bereich im Auge behalten. Stressoren treten gelegentlich auf. Anpassungen der Arbeitsbedingungen sind in der Regel nicht erforderlich, ggf. lassen sich die Arbeitsbedingungen durch kleinere Anpassungen weiter verbessern. Rot steht für: Dringender Handlungsbedarf. Stressoren treten oft oder immer auf. Anpassungen der Arbeitsbedingungen sind erforderlich. Die Ergebnisse werden automatisch im Bereich Dokumentation gespeichert und bleiben somit langfristig verfügbar. Ebenso lassen sich die Ergebnisse als editierbare Datei exportieren.

Das System DYNAMIK bietet zusätzlich die Möglichkeit Arbeitsschutzmaßnahmen zu protokollieren sowie ihren Umsetzungsstand zu überwachen. Dies ist hilfreich, um einen Überblick zu erhalten, welche Maßnahmen bereits erfolgreich umgesetzt wurden und welche noch in Bearbeitung sind.

Abschließend können die umgesetzten Maßnahmen evaluiert werden. Hierzu kann entweder eine erneute standardisierte Befragung der Beschäftigten durchgeführt werden oder alternativ im Rahmen einer Online-Diskussionsrunde Feedback von den Beschäftigten eingeholt werden. Ziel der Diskussionsrunde sollte sein, dass der Grad der Zielerreichung der einzelnen Maßnahmen bestimmt wird und deren Nutzen und Wirksamkeit so abgeleitet werden können. Abschließend erfolgt im System DYNAMIK eine automatisierte Dokumentation aller vorangegangener Schritte im Prozess der GBP. Diese Dokumentation hilft, die angemessene Beschreibung der GBP festzuhalten und kontinuierlich verfügbar zu haben.

Schlussfolgerung

Eine weitestgehend digitale Unterstützung bei der GBP bringt viele Vorteile mit sich. Es ist dabei allerdings zu beachten, dass den Beschäftigten auch während ihrer Arbeitszeit Zugang zu sicheren Endgeräten gewährt werden muss. Außerdem sollte dem Thema Datenschutz und -sicherheit große Aufmerksamkeit geschenkt werden. Zum einen, da bei der GBP sehr sensible Daten erfasst werden, zum anderen wird die Akzeptanz digitaler Verfahren durch hohes Vertrauen in den Datenschutz maßgeblich beeinflusst. Bei der Planung der digitalen GBP sollte zusätzlich vorab geprüft werden, ob eine digitale Vorgehensweise auch von den Beschäftigten einer Organisation akzeptiert wird. Ohne die Akzeptanz und das Vertrauen der Beschäftigten in die gewählte Vorgehensweise kann das erfolgreiche Gelingen der GBP stark eingeschränkt werden. Es zeigt sich ebenso, dass eine hohe Teilnahmequote seitens der Beschäftigten nur erreicht werden kann, wenn den Beschäftigten während der Arbeitszeit eine Gelegenheit zur Teilnahme an der Befragung ermöglicht wird. Ebenso sind besonders persönliche Ansprachen durch die direkten Vorgesetzten förderlich, um die Motivation der Beschäftigten zu steigern. Bei einer ablehnenden Haltung seitens der Führungsebene werden die Beschäftigten in der Methode GBP wohl kaum eine Möglichkeit zur Verbesserung der Arbeitsbedingungen erkennen. Somit sind auch bei einer digitalen

Vorgehensweise der GBP die Unterstützung und das positive Fürsprechen der oberen Managementebene einer Organisation ein notwendiger Erfolgsfaktor für das Gelingen der GBP in der betrieblichen Praxis.

Insgesamt ermöglicht eine digitale GBP eine effiziente und großflächige Gesundheitsförderung, bei der die Beschäftigten vollständig in den gesamten Prozess der GBP eingebunden werden können. Bisher wird das gesamte Potenzial einer digitalen GBP in der Praxis noch nicht abgerufen. Es existieren jedoch bereits erste digitale Verfahren, die in diesem Kontext Anwendung finden. Ebenso liefert neuste Forschung zahlreiche Erkenntnisse darüber, wie potenziellen Hindernissen bei einer rein digitalen Vorgehensweise begegnet werden kann.

Förderhinweis

Die in diesem Beitrag vorgestellten Erkenntnisse entstanden im Rahmen von zwei durch das Bundesministerium für Bildung und Forschung (BMBF) geförderten Forschungs- und Entwicklungsprojekten: Dynamik 4.0 („Ein dynamisches System zur Erfassung und Prävention psychischer Arbeitsbelastungen in kleinen und mittleren Unternehmen der Industrie 4.0", Förderkennzeichen 01FA15092) und PragmatiKK („Pragmatische Lösungen für die Implementation von Maßnahmen zur Stressprävention in Kleinst- und Kleinbetrieben", Förderkennzeichen 02L16D020), welche vom Projektträger Karlsruhe (PTKA) betreut werden. Die Verantwortung für den Inhalt dieser Veröffentlichung liegt beim Autor.

Literatur

Angerer P, Müller A, Süß S, Lehr D, Buchner A, Dragano N (2018) Gefährdungsbeurteilung psychischer Belastung für die digitalisierte Arbeit: Das System DYNAMIK 4.0. ASU Arbeitsmedizin Sozialmedizin Umweltmedizin 53:718–722.
BAuA (2014) Gefährdungsbeurteilung psychischer Belastung. Erfahrungen und Empfehlungen. Berlin: Erich Schmidt.
Beck D, Lenhardt U (2019) Consideration of psychosocial factors in workplace risk assessments: findings from a company survey in Germany. International Archives of Occupational and Environmental Health 92(3):435–451. doi:https://doi.org/10.1007/s00420-019-01416-5
Diebig M, Angerer P (2020) Description and application of a method to quantify criterion-related cut-off values for questionnaire-based psychosocial risk assessment. International Archives of Occupational and Environmental Health. doi:https://doi.org/10.1007/s00420-020-01597-4
Diebig M, Jungmann F, Müller A, Wulf IC (2018) Inhalts- und prozessbezogene Anforderungen an die Gefährdungsbeurteilung psychischer Belastung im Kontext Industrie 4.0. Zeitschrift für Arbeits- und Organisationspsychologie 62(2):53–67. doi:https://doi.org/10.1026/0932-4089/a000265
Dragano N, Wulf IC, Diebig M (2019) Digitale Gefährdungsbeurteilung psychischer Belastung. In Badura B, Ducki A, Schröder H (Hrsg.) Fehlzeiten-Report 2019 (S. 111–125). Berlin: Springer.
Halbesleben JRB, Whitman MV (2013) Evaluating survey quality in health services research: a decision framework for assessing nonresponse bias. Health Services Research 48(3):913–930. doi:https://doi.org/10.1111/1475-6773.12002
Hirschfeld RR, Cole MS, Bernerth JB, Rizzuto TE (2013) Voluntary survey completion among team members: implications of noncompliance and missing data for multilevel research. Journal of Applied Psychology 98(3):454–468. doi:https://doi.org/10.1037/a0031909
Holman DJ, Axtell CM, Sprigg CA, Totterdell P, Wall TD (2010) The mediating role of job characteristics in job redesign interventions: A serendipitous quasi-experiment. Journal of Organizational Behavior 31(1):84–105. doi:https://doi.org/10.1002/job.631

Kivimäki M, Nyberg ST, Batty GD et al (2012) Job strain as a risk factor for coronary heart disease. A collaborative meta-analysis of individual participant data. The Lancet 380(9852):1491–1497. doi:https://doi.org/10.1016/S0140-6736(12)60994-5

Mustapha V, Rau R (2019) Kriteriumsbezogene Cut-Off-Werte für Tätigkeitsspielraum und Arbeitsintensität. Diagnostica 65:179–190. doi:https://doi.org/10.1026/0012-1924/a000226

Nesterkin DA, Ganster DC (2015) The effects of nonresponse rates on group-level correlations. Journal of Management 41(3):789–807. doi:https://doi.org/10.1177/0149206311433853

Newman DA, Sin H-P (2009) How do missing data bias estimates of within-group agreement? Sensitivity of SD WG , CV WG , r WG(J) , r WG(J) * , and ICC to systematic nonresponse. Organizational Research Methods 12(1):113–147. doi:https://doi.org/10.1177/1094428106298969

Nielsen K, Randall R, Holten AL, González ER (2010) Conducting organizational-level occupational health interventions. What works? Work and Stress 24(3):234–259. doi:https://doi.org/10.1080/02678373.2010.515393

Prümper J, Schneeberg T (2020) Validierung eines interaktiven Abstimmungssystems zur Diagnose psychischer Belastung mittels KFZA. Diagnostica. doi:https://doi.org/10.1026/0012-1924/a000245

Rogelberg SG, Stanton JM (2007) Introduction. Understanding and dealing with organizational survey nonresponse. Organizational Research Methods 10(2):195–209. doi:https://doi.org/10.1177/1094428106294693

Rogelberg SG, Conway JM, Sederburg ME, Spitzmuller C, Aziz S, Knight WE (2003) Profiling active and passive nonrespondents to an organizational survey. Journal of Applied Psychology 88(6):1104–1114. doi:https://doi.org/10.1037/0021-9010.88.6.1104

Sommer S, Kerschek R, Lenhardt U (2018) Gefährdungsbeurteilung in der betrieblichen Praxis: Ergebnisse der GDA-Betriebsbefragungen 2011 und 2015. baua:Fokus. Dortmund: Bundesanstalt für Arbeitsschutz und Arbeitsmedizin. doi:10.21934/baua:fokus20180905

Stansfeld S, Candy B (2006) Psychosocial work environment and mental health – A meta-analytic review. Scandinavian Journal of Work, Environment & Health 32(6):443–462. doi:https://doi.org/10.5271/sjweh.1050

Theorell T, Hammarstrom A, Aronsson G, Traskman Bendz L, Grape T, Hogstedt C, Marteinsdottir I, (…), Hall C (2015) A systematic review including meta-analysis of work environment and depressive symptoms. BMC Public Health 15(1):738. doi:https://doi.org/10.1186/s12889-015-1954-4

Dr. Mathias Diebig

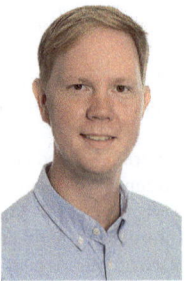

Dipl.-Psych., ist seit 2016 wissenschaftlicher Mitarbeiter am Institut für Arbeits-, Sozial- und Umweltmedizin an der Heinrich-Heine-Universität in Düsseldorf. Zuvor promovierte er am Lehrstuhl für Personalentwicklung und Veränderungsmanagement am Zentrum für HochschulBildung der TU Dortmund zum Thema Führung und Gesundheit. Seine Forschungsschwerpunkte liegen vor allem im Bereich Arbeit und Gesundheit, insb. Prävention psychischer Fehlbelastung und der Methode Gefährdungsbeurteilung psychischer Belastung.

Digitale Interventionen zur individuellen Prävention und Gesundheitsförderung

Dirk Lehr und Leif Boß

Inhaltsverzeichnis

Messung von Arbeit und Gesundheit – 227
Fokus Arbeitsplatz – 227
Fokus Gesundheit – 228

Internet-Interventionen und Apps zur individuellen Gesundheitsförderung, Prävention und Behandlung – 229
Internet-Interventionen – 230
Mobile Health – 231
Interventionsformate und Implikationen zur Gestaltung von Interventionen – 232
Wirksamkeit – 233
Heterogenität metaanalytischer Befunde und die Herausforderung einer evidenzbasierten Prävention – 234
Übersicht zu Inhalten und Aufbau internetbasierter Trainings für Berufstätige – 235

Potenzielle Risiken und negative Effekte – 243

Fazit und Ausblick – 244

Literatur – 246

© Der/die Autor(en), exklusiv lizenziert durch Springer Fachmedien Wiesbaden GmbH, ein Teil von Springer Nature 2022
E. Bamberg et al. (Hrsg.), *Digitale Arbeit gestalten*, https://doi.org/10.1007/978-3-658-34647-8_17

Digitalisierung verändert die berufliche Arbeit grundlegend und sie beginnt ebenso die Art und Weise zu verändern, wie Prävention und betriebliche Gesundheitsförderung gestaltet werden. Zu den vielen Facetten der Digitalisierung gehört, dass sie in der Arbeitswelt eine Quelle von Stress sein kann und gleichzeitig die Entwicklung neuer Angebote der Stressprävention und der Gesundheitsförderung ermöglicht. In diesem Beitrag wird schwerpunktmäßig die psychische Gesundheit thematisiert, jedoch auch auf weitere Aspekte von Gesundheit eingegangen. Für das Schnittfeld von psychischer Gesundheit, Arbeitswelt und digitalen Anwendungen wurde der Begriff „Occupational e-Mental Health" eingeführt. Dabei geht es um die Nutzung von Informations- und Kommunikationstechnologien – insbesondere Technologien, die das Internet betreffen – mit dem Ziel, die psychische Gesundheit von Berufstätigen zu verbessern. Die Anwendungsbereiche für Occupational e-Mental Health umfassen die Edukation, die Messung psychischer Belastungen und Beanspruchung sowie das Screening und die Diagnostik psychischer Störungen, die Gesundheitsförderung, die universell-, selektiv- und indiziert-präventiven Interventionen, die Behandlung, die Rückfallprophylaxe und die Rückkehr zum Arbeitsplatz. Neben Maßnahmen, die primär digital umgesetzt werden, zielt Occupational e-Mental Health ebenso darauf ab, den Arbeitsschutz, die betriebliche Gesundheitsförderung, die betriebsärztliche Versorgung, die Fortbildung sowie die Forschung zu Arbeit und Gesundheit durch den begleitenden Einsatz von Informations- und Kommunikationstechnologien zu verbessern. Dabei beinhaltet Occupational e-Mental Health sowohl verhaltens- als auch verhältnisorientierte Ansätze (Lehr et al. 2016a, b). Die zentralen Anwendungsbereiche sind in ◘ Abb. 17.1 dargestellt.

Digitale Instrumente zur Messung von Gesundheit und Arbeit sind ein eigenständiger Anwendungsbereich und können zugleich in Kombination mit digitalen Interventionen zur Gesundheitsförderung, Prävention sowie zur Behandlung von Berufstätigen eingesetzt werden.

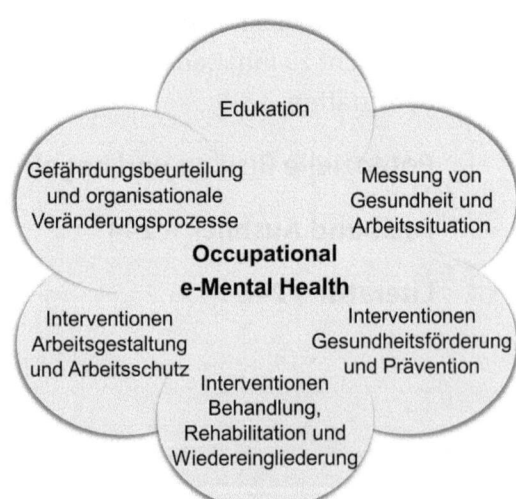

◘ Abb. 17.1 Zentrale Anwendungsbereiche Occupational e-Mental Health

Messung von Arbeit und Gesundheit

Digitale Anwendungen, insbesondere Befragungen, ermöglichen eine vergleichsweise einfache Erfassung von gesundheitlich bedeutsamen Merkmalen des Arbeitsplatzes, von Gesundheitsverhalten und Beschwerden. Die Ergebnisse können unmittelbar zurückgemeldet werden. Abgestimmte digitale Interventionen eröffnen unmittelbare Handlungsmöglichkeiten und eine enge Verknüpfung von Analysen und Maßnahmen.

Fokus Arbeitsplatz

Im Rahmen der Gefährdungsbeurteilung-Psyche werden potenzielle Gefährdungen für die Gesundheit durch den Arbeitsinhalt bzw. die Arbeitsaufgabe (z. B. Ausmaß des Handlungsspielraums), die Arbeitsorganisation (z. B. Arbeitszeit), soziale Beziehungen (z. B. zu Kollegen, Vorgesetzten), die Arbeitsumgebung (z. B. Ausstattung mit Werkzeug oder Computern) oder Merkmale neuer Arbeitsformen (z. B. zeitliche Flexibilisierung, reduzierte Abgrenzung zwischen Arbeit und Privatleben) erfasst. Die Nutzung digitaler Mitarbeiterumfragen zur Messung dieser Merkmale der Arbeitssituation ist effizient und erlaubt die Analyse sowie Rückmeldung von Daten in Echtzeit. So lassen sich beispielsweise vergleichsweise einfach Datenbanken mit Vergleichswerten aufbauen, die für die Interpretation der Ergebnisse herangezogen werden können.

Die Nutzung von sozialen Vergleichswerten im Sinne eines Benchmarks ist in der betriebswirtschaftlichen Praxis üblich und es ist daher naheliegend gesundheitsrelevante Daten ebenfalls entsprechend aufzubereiten. Anbieter im Bereich der Gefährdungsbeurteilung werben mit der Größe von Referenzdatenbanken. Eine Information darüber, wie die erhobenen Merkmale in der einen Abteilung des Unternehmens im Vergleich zu anderen Abteilungen oder Unternehmen ausgeprägt sind, mag interessant sein, jedoch sind soziale Vergleiche im Bereich der Gesundheit problematisch. Gesundheitliche Risiken folgen oft einer Logik von Schwellenwerten, Dosis, Dauer und Intensität, mit denen Personen einem schädlichen Einfluss ausgesetzt sind, wobei Grenzwerte für unterschiedliche Personengruppen je nach Vulnerabilität unterschiedlich ausfallen können. Soziale Vergleichsnormen können gesundheitlich sogar schädlich sein, wie die Fieberanalogie deutlich macht: Das Fieberthermometer zeigt für die Personalabteilung 39 Grad Celsius an, während es für die Finanzabteilung 40 Grad anzeigt. Die Logik des Benchmarkings stellt Handlungsbedarf für die Finanzabteilung fest und gibt zum Schaden der Beschäftigten in der Personalabteilung Entwarnung, in der jedoch ein erhebliches Gesundheitsproblem vorliegt. Das Fieberthermometer für die IT-Abteilung zeigt 35 Grad an und in der Kommunikationsabteilung werden 37 Grad gemessen. In der Logik des Benchmarkings besteht nun Handlungsbedarf in der Kommunikationsabteilung. In Folge dessen werden finanzielle, zeitliche und personelle Ressourcen in einem Bereich investiert, der sich bester Gesundheit erfreut. Die Fieberanalogie soll verdeutlichen, dass für die sinnvolle Interpretation von gesundheitsbezogenen Daten validierte Grenzwerte unerlässlich sind. Solche Grenzwerte fehlen jedoch oft, worin ein erheblicher Nachholbedarf für die Forschung besteht.

Bedeutsam sind die Gütekriterien der eingesetzten Messinstrumente, wobei der nachgewiesene Zusammenhang zwischen dem Messergebnis und der (psychischen) Gesundheit in diesem Kontext das wichtigste Gütekriterium ist (kriteriumsbezogene Validität). Dabei kann die Frage von Interesse sein, wie die gemessenen Merkmale der Arbeitssituation mit der gegenwärtigen gesundheitlichen Situation (diagnostischer Fokus) und / oder mit der gesundheitlichen Entwicklung (prognostischer Fokus) zusammenhängen, z. B. wenn keine Präventionsmaßnahmen eingeleitet werden. Für die Interpretation und Rückmeldung der erhobenen Daten ist die Nutzung einer evidenzbasierten Grundlage wichtig. Bei einem diagnostischen Fokus stammt die stärkste Evidenz aus Studien, in denen der Zusammenhang der gemessenen Merkmale der Arbeitssituation mit dem Goldstandard zur Messung des gesundheitlichen Merkmals bestimmt wird. Ein Beispiel für eine solche Studie sind die für den Fragebogen zur beruflichen Gratifikationskrise ermittelten Grenzwerte für das gegenwärtige Risiko einer depressiven Erkrankung (Lehr et al. 2010). Für prognostische Aussagen stammt die stärkste Evidenz aus prospektiven Kohortenstudien mit einer geringen Rate von Studienabbrechern. In der Praxis liegt hohe Evidenz jedoch häufig nicht vor. Die geringste Evidenzstufe umfasst einen Konsens von Expertenmeinungen, der in einem transparenten und nachvollziehbaren Verfahren gefunden wurde.

Schließlich ist der pragmatische Ansatz zu nennen. In diesem erfolgt die Messung der Merkmale der Arbeitssituation nicht mit dem primären Interesse gesundheitsrelevante Aussagen abzuleiten. Die Messung und Rückmeldung von Ergebnissen dient primär der Herstellung einer strukturierten Gesprächsgrundlage zwischen den betrieblichen Akteuren und soll es ihnen erleichtern, den betrieblichen Gesundheitsförderungsprozess zu initiieren.

Fokus Gesundheit

Im Unterschied zur Messung von gesundheitsrelevanten Merkmalen des Arbeitsplatzes bezeichnet das Health Risk Assessment die Erhebung von gesundheitsbezogenen Daten, bei der eine Zuordnung zu einem bestimmten Risikostatus erfolgt (z. B. ein individuell erhöhtes Stressniveau). Dieser Risikostatus wird in einer Form zurückgemeldet, die zu einer Veränderung des Gesundheitsverhaltens motivieren soll. Solche Health Risk Assessments können mit Trainingsprogrammen kombiniert werden. Dies kann z. B. ein Fragebogen zum Ausmaß von (beruflichem) Stress sein, der einer Gesundheitsmaßnahme vorgeschaltet ist. Ein solches Vorgehen kann dazu dienen, die Aufmerksamkeit und Motivation zur Inanspruchnahme der Maßnahme zu fördern und so einen niedrigschwelligen Einstieg in umfangreichere Gesundheitsinterventionen bieten (Choi et al. 2018; Imamura et al. 2018). Darüber hinaus ermöglicht die Messung verschiedener Indikatoren der Gesundheit (z. B. Messung von Stress, Schlafproblemen, depressiven Beschwerden oder gesundheitsbezogenen Verhaltensweisen) den Nutzerinnen und Nutzern eine unmittelbare Rückmeldung darüber, in welchem Bereich Handlungsbedarf besteht. Es können individualisierte Empfehlungen für Gesundheitsinterventionen generiert werden, die auf den speziellen Bedarf einzelner Personen zugeschnitten sind (Bolier et al. 2014). Ein Praxisbeispiel für diese Kombination aus Assessment und darauf abgestimmte digitale Interventionen ist Digi-Exist, eine Plattformlösung für digitale betriebliche Gesundheitsförderung (Ducki et al. 2019). Online Health Risk Assessments bzw. Gesundheits-

Screenings mit automatisierten individuellen Rückmeldungen können auch als eigenständige Intervention eingesetzt werden. Metaanalytische Befunde zeigen, dass solche Interventionen z. B. in der Reduktion des Alkoholkonsums wirksam sein können (Riper et al. 2018). Während bislang Problembereiche im Fokus standen, sei darauf verwiesen, dass ebenso persönliche Stärken und Ressourcen erfasst und direkt zurückgemeldet werden können, wie das z. B. beim Values-In-Action Inventory of Strengths (▶ https://www.viacharacter.org/) der Fall ist.

Neben der Verwendung von Fragebögen erlauben Wearables, z. T. in Verbindung mit Smartphones, die Erfassung von gesundheitlichen Daten mittels verschiedenster Sensoren (z. B. Anzahl der Schritte am Tag, Blutzuckerspiegel, Herzfrequenz, Schlafphasen). Ein Beispiel für solche Interventionen stellt das webbasierte Training Healingo Fit dar, das in Kombination mit einem Fitness-Tracker in der Belegschaft eines Unternehmens der Automobilindustrie eingesetzt wurde, um verschiedene bewegungsbezogene Gesundheitsaspekte zu verbessern (Dadaczynski et al. 2017). Im Vergleich zu einer Wartekontrollgruppe der Belegschaft zeigte die Gruppe der Trainingsteilnehmenden nach sechs Wochen sowohl ein gesteigertes Gesundheitsbewusstsein als auch eine höhere körperliche Aktivität. Ein ähnliches Ergebnis konnten auch Lennefer et al. (2020) für Beschäftigte in der Mobilitätsbranche finden.

Ein Problem vieler Wearables und Apps ist deren Intransparenz in Bezug auf die verwendeten Algorithmen zur Datenerfassung, Analyse, Aufbereitung und Rückmeldung der Daten. Werden Algorithmen als „Geschäftsgeheimnis" deklariert, wird die Verhinderung von Nebenwirkungen erschwert, z. B. falsche Rückmeldungen zum Gesundheitszustand. Sind Algorithmen intransparent, entziehen sich die entsprechenden Anwendungen einer wissenschaftlichen und unabhängigen Überprüfung ihrer Validität. Die Rückmeldung nicht valider Gesundheitsdaten kann Nutzerinnen und Nutzern ein Sicherheitsgefühl geben, obwohl in Wahrheit ein gesundheitliches Problem besteht oder jemanden in Aufregung versetzen, obwohl tatsächlich kein Grund zur Sorge besteht. Eine weitere potenzielle Nebenwirkung besteht in der eigentlichen Rückmeldung. Selbst wenn die diagnostischen Daten z. B. von der App völlig korrekt zurückgemeldet werden, kann dies Ängste und Sorgen auslösen. Damit ist die betroffene Person zunächst alleine, da die Rückmeldung nicht in ein persönliches Gespräch eingebettet ist, in dem mögliche Krisen aufgefangen werden könnten. Rückmeldungen zum gesundheitlichen Zustand sind zudem in vielen Fällen mit einer substanziellen messbedingten Unsicherheit behaftet und stellen Wahrscheinlichkeitsaussagen dar. Diese verständlich zu kommunizieren, ist eine weitere Herausforderung. Eine Möglichkeit, dieser Unsicherheit zu begegnen, besteht in der Angabe eines Konfidenzintervalls um den jeweiligen Messwert. Empfehlungen zur Datenerhebung mittels Smartphones, Wearables und Sensoren gibt der Rat für Sozial- und Wirtschaftsdaten (2020).

Internet-Interventionen und Apps zur individuellen Gesundheitsförderung, Prävention und Behandlung

In den folgenden Abschnitten werden Interventionen zur individuellen Gesundheitsförderung und Prävention sowie Behandlung und Rehabilitation vorgestellt. Diese haben allgemein zum Ziel, gesundheitsförderliche Verhaltensweisen von Berufstätigen zu unterstützen.

Internet-Interventionen

Internet-Interventionen, die auch als Online-Gesundheitstrainings bezeichnet werden, wurden folgendermaßen beschrieben: „typically behaviorally or cognitive-behaviorally-based treatments that have been operationalized and transformed for delivery via the Internet. Usually, they are highly structured; self- or semi-self-guided; based on effective face-to-face interventions; personalized to the user; interactive; enhanced by graphics, animations, audio, and possibly video; and tailored to provide follow-up and feedback" (Ritterband und Thorndike 2006). Typischerweise handelt es sich dabei um Trainings- bzw. Therapieprogramme, die zwischen vier bis zehn Einheiten umfassen und in der Regel wöchentlich, meist an einem Laptop oder Desktop-Computer absolviert werden. Online-Gesundheitstrainings können in unterschiedlicher Intensität persönlicher Unterstützung angeboten werden (◘ Abb. 17.2). Während die technische Anwendung prinzipiell einer beliebig großen Zahl von Nutzenden angeboten werden kann, bestimmt in der Praxis der Ressourceneinsatz im Bereich der persönlichen Unterstützung die Reichweite einer Internet-Intervention. Selbsthilfetrainings werden entweder mit Unterstützung bei technischen Fragen oder ohne jegliche Unterstützung angeboten. Beim Format der „Unterstützung auf Anfrage" (auch Minimal Guidance oder Adhärenz-fokussierte Unterstützung) steht den Nutzenden bei Bedarf ein e-Coach bzw. Therapeut zur Verfügung, z. B. wenn die Nutzenden mit bestimmten Übungen des Trainings nicht zurechtkommen. Oft erinnert der e-Coach in diesem Format auch daran, mit dem Training fortzufahren, wenn die Nutzenden länger nicht mehr im Training aktiv waren. Nach dem „Efficiency Model of Support" (Schueller et al. 2017) sollte ein e-Coach die Nutzenden v. a. bei der Handhabung einer Intervention unterstützen (Usability herstellen), sie zur regelmäßigen Nutzung des Trainings motivieren, darauf achten, dass die Intervention tatsächlich zu den Bedürfnissen und Problemen passt, bei der korrekten Bearbeitung und Durchführung von Übungen unterstützen sowie helfen, neue Gesundheitsverhaltensweisen im Alltag zu verankern.

Bei der intensiven Unterstützung geht die Aktivität stärker vom e-Coach aus, z. B. in Form einer Rückmeldung nach jeder absolvierten Trainingseinheit. Die erfolgt meistens durch eine Nachricht innerhalb der Trainingsumgebung oder via

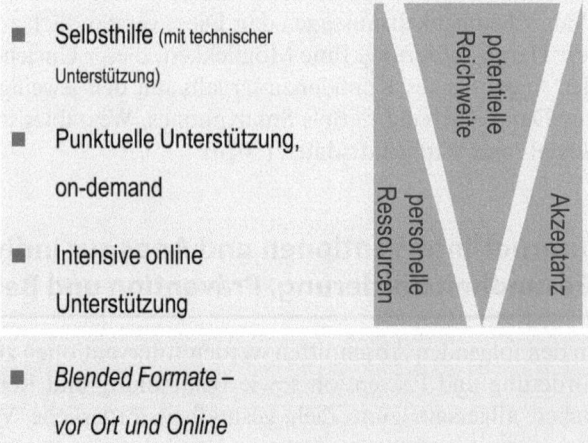

◘ Abb. 17.2 Formate von Internetbasierten Interventionen

E-Mail. Möglich sind aber auch Kontakte in Echtzeit, z. B. mittels Videochat. Bei gemischten Formaten (Blended Trainings) werden einige Teile des Trainings online absolviert und andere Teile finden zu festen Terminen vor Ort statt (z. B. Gruppenveranstaltungen zu Beginn und zum Abschluss eines Trainings). Ob gemischte Formate das Beste aus zwei Welten vereinen, ist empirisch noch nicht beantwortet. Möglich ist ebenso, dass Personen, die z. B. das Individuelle von internetbasierten Trainings bevorzugen, die Gruppenanteile des Angebots ablehnen oder umgekehrt, d. h. es könnte eine Kombination von Nachteilen stattfinden.

Ein Beispiel für ein besonders intensiv erforschtes Internet-Training für Berufstätige ist „Fit im Stress" (z. B. Heber et al. 2016), das in einer berufsgruppenübergreifenden Variante vorliegt. Das Training wurde auch für spezifische Gruppen angepasst, wie Beschäftigte in Startups (Ducki et al. 2019), in der Landwirtschaft oder unter dem Namen „Gelassen im Referendariat" für Berufseinsteiger im Lehramt. In zahlreichen eigenen Studien geben 80 % bis 90 % der Teilnehmenden an internetbasierten Trainings an, dass sie bislang keine Erfahrungen mit klassischen Formaten der Prävention und betrieblichen Gesundheitsförderung haben (Boß et al. 2018; Heber et al. 2016; Thiart et al. 2015).

Neben Internet-Interventionen für beruflichen Stress finden sich Angebote, die, zum Teil in Kombination mit dem Einsatz von Fitness-Trackern, auf die Steigerung der körperlichen Bewegung und / oder Reduktion sitzender Tätigkeit abzielen (Dadaczynski et al. 2017; Lennefer et al. 2020).

Mobile Health

Ein sehr großes Potenzial besitzen Mobile Health Applications bzw. mobile Anwendungen, da die meisten Menschen ein Mobiltelefon oder Smartphone nutzen. Mobile Health Applications werden oft als Gesundheits-Apps bezeichnet. Gesundheits-Apps im engeren Sinne zeichnen sich dadurch aus, dass sie Interventionen unter Alltagsbedingungen, in Echtzeit, kostengünstig und in sehr großer Reichweite zur Verfügung stellen (Ecological Momentary Interventions). Dies lässt sich zudem mit einer alltagsnahen, kontinuierlichen und zunehmend nutzungsfreundlichen Messung des Gesundheitszustandes verbinden (Ecological Momentary Assessments). Mobile Health Applications können für sich stehen oder auch in Kombination mit Internet-Interventionen angewendet werden. Bislang konzentrieren sich gesundheitswissenschaftliche Forschungsarbeiten auf Internet-Interventionen. Doch auch im Bereich der Entwicklung von Mobile Health Applications lässt sich eine steigende Zahl ran-domisiert-kontrollierter Studien beobachten. Die größte Evidenz liegt hier für Apps zur Reduktion depressiver Beschwerden vor (Firth et al. 2017). Daneben liegen auch positive Effekte mobiler Interventionen zur Reduktion des Alkoholkonsums vor, die meisten darunter setzten in der Vergangenheit auf die Nutzung von SMS (Kazemi et al. 2017; Song et al. 2019). Erste Studien untersuchten Apps, die sich an die Allgemeinbevölkerung richten (siehe ◘ Tab. 17.1 zu „Headspace"), während andere Apps speziell für Berufstätige entwickelt wurden.

Mit der gamifizierten Erholungs-App „Holidaily" wurde ein Trainingsprogramm entwickelt, das auf die Förderung der gedanklichen Distanzierung von beruflichen Problemen sowie die Förderung von Entspannung, Kompetenzerleben, sozialer Verbundenheit, Autonomie und Sinnerleben abzielt (Smyth et al. 2018, 2020). Dabei kommen Gamification-Techniken wie die Nutzung von Avataren und Belohnungspunkten zum Einsatz. In einer Studie zeigte sich, dass die User Experience im Umgang mit der App der wichtigste Prädiktor für deren gesundheitlichen Effekt war (Smyth et al. 2018).

Interventionsformate und Implikationen zur Gestaltung von Interventionen

Die verschiedenen Formate von Interventionen, wie klassische Gruppentrainings, Online-Trainings oder mobile Anwendungen bieten jeweils eigene Potentiale, die es bei der Gestaltung von Maßnahmen und im Hinblick auf die jeweilige Zielgruppe zu berücksichtigen gilt. In klassischen Gruppentrainings verbringen die Teilnehmenden oft längere Zeit miteinander, was insbesondere (neue) soziale Kontakte ermöglicht. Im Unterschied dazu erlauben Online-Trainings eine individuell flexiblere zeitliche und örtliche Nutzung. Eine ausführliche vergleichende Übersicht zu Merkmalen von internetbasierten Interventionen und klassischen Gruppentrainings geben Lehr und Boß (2019).

Im Vergleich der genutzten Endgeräte können sich Nutzungsdauer und Häufigkeit deutlich unterscheiden (◘ Abb. 17.3). Entsprechend scheinen Laptop, PC oder Tablet gut geeignet für Trainingskonzepte, in denen die Bearbeitung von komplexeren Inhalten, z. B. Reflektion von Vor- und Nachteilen für Veränderungen, Entwicklung von Strategien zur Verhaltensänderung, wichtige Elemente sind oder die Bearbeitungsmodalitäten einen Fokus auf Lesen und Schreiben setzen. Entsprechende Trainingskonzepte umfassen meist eine begrenzte Zahl von Trainingseinheiten, die nach eigenen Wochen abgeschlossen sind. Mobile Endgeräte könnten ihr Potenzial v. a. dann entfalten, wenn eine Maßnahme auf ein eng umschriebenes und ein täglich zu praktizierendes Gesundheitsverhalten abzielt, z. B. regelmäßiges

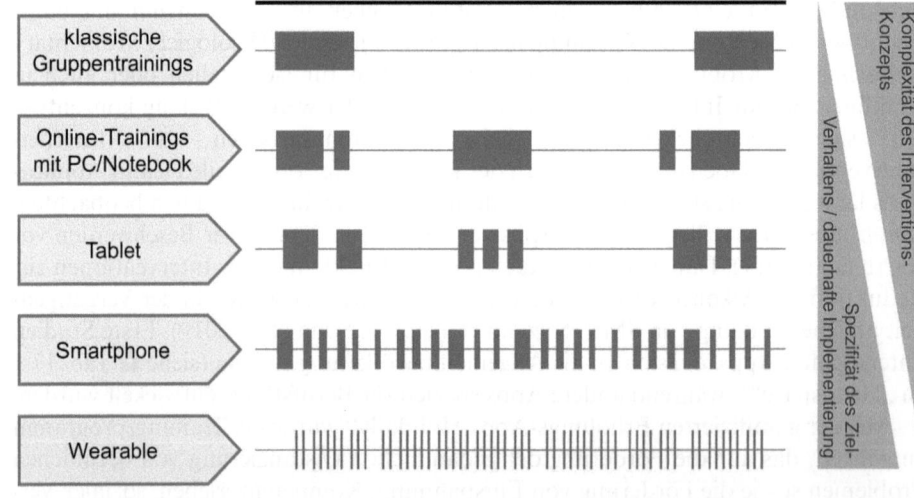

◘ Abb. 17.3 Zusammenspiel von Endgerät, Nutzungsmuster und Konzeption einer Intervention

Durchführen von progressiver Muskelentspannung oder Meditation. Da die Implementierung des Zielverhaltens im Alltag dauerhaft sein soll, ist meist eine dauerhafte Nutzung der mobilen Anwendung vorgesehen, d. h. es existiert kein natürliches Trainingsende. Die Nutzung von Wearables bietet sich bei Trainingskonzepten an, die auf eine Veränderung von hochfrequenten Verhaltensweisen abzielen (z. B. Anzahl der Schritte pro Tag) bzw. Verhaltensweisen ansprechen, die mit kontinuierlich zu erfassenden Merkmalen assoziiert sind (z. B. Ernährungsverhalten und Blutzucker; Entspannungsübung und Muskeltonus).

Diese Überlegungen zeigen, dass kein digitales Format per se zu bevorzugen ist. Bei der Konzeption von digitalen Interventionen sollte daher die Passung von Trainingskonzept und den Endgerät-typischen Nutzungsmustern beachtet werden. Entsprechend sind bei hybriden Konzepten einige Teile einer Intervention für die Nutzung auf einem PC optimiert, während andere Teile mit täglich-übendem Charakter mobile Endgeräte nutzen (z. B. Heckendorf et al. 2019). Schließlich ist die Verfügbarkeit der jeweiligen Endgeräte in der Zielgruppe zu berücksichtigen.

Wirksamkeit

Eine Metaanalyse über 23 randomisiert-kontrollierte Studien zur Wirksamkeit von Internet-Interventionen zur Stressbewältigung zeigte, dass sie wirksam Stress (Cohen's d = 0,43), depressive Beschwerden (d = 0,33) und Angst (d = 0,32) reduzieren (Heber et al. 2017). Ein Großteil der Studien richtete sich an Berufstätige. Dabei zeigte sich, dass auch Internet-Interventionen als reine Selbsthilfe wirksam sind (d = 0,33; gemittelter Effekt auf Stress, Depressivität und Angst), jedoch Interventionen mit persönlicher Unterstützung deutlich effektiver sind (d = 0,64). In einer Metaanalyse zur Wirksamkeit von traditionellen Trainings zur Stressbewältigung bei Berufstätigen berichten Richardson und Rothstein (2008) von vergleichbaren Effekten (d = 0,53), wobei Trainings auf kognitiv-behavioraler Grundlage einen Effekt von d = 0,68 erreichten. Dies legt die Annahme nahe, dass die beiden Formate von Stressbewältigungstrainings, internetbasierte Trainings und Trainings in Gruppen, in einem vergleichbaren Ausmaß wirken.

In einer weiteren Metaanalyse wurden Internet-Interventionen für Berufstätige untersucht, die Trainings zum Stressmanagement einschloss, aber auch weitere Interventionen berücksichtigte (Stratton et al. 2017). Auch hier fanden sich positive Effekte auf ein kombiniertes Maß psychischer Beschwerden (Stress, Depressivität, Angst). Dabei zeigten sich achtsamkeitsbasierte Interventionen besonders wirksam, ein Befund, der sich in der Studie von Heber et al. (2017) jedoch nicht fand. Carolan et al. (2017) berichten in ihrer Metaanalyse ähnliche Effekte von Internet-Interventionen für Berufstätige in Bezug auf das Wohlbefinden, was durch ein kombiniertes Maß von Stress und Depressivität gemessen wurde. Diese Studie konnte zudem zeigen, dass sich auch die Arbeitsproduktivität verbesserte, die u. a. im Sinne eines erhöhten Work-Engagements und beruflicher Selbstwirksamkeitserwartung erfasst wurde. Die neuste Metaanalyse zu Occupational e-Mental Health Interventions wurde von Phillips et al. (2019) vorgelegt. Dabei wurden insgesamt 34 randomisiert-kontrollierte Studien eingeschlossen, die auf unterschiedliche gesundheitliche Probleme abzielen. Es konnten positive Effekte in Bezug auf Stress, Burnout, Depressivität, Angst, Wohlbefinden und Achtsamkeit nachgewiesen werden. Die Ergebnisse für eine Reduktion von Alkoholkonsum waren uneinheitlich und im Durchschnitt nicht signifikant. Die stärksten Effekte fanden sich für die Verbesserung des Schlafes.

In einer Übersichtsarbeit zur Wirksamkeit von Internet-Interventionen zur Resilienzförderung, die überwiegend an Berufstätigen untersucht wurden, fanden sich heterogene Befunde. Internet-Interventionen mit dem Ziel der Resilienzförderung zeigten geringe bis hin zu ausgeprägten Effekten auf Maße der psychischen Gesundheit und des Wohlbefindens (Lehr et al. 2018). Die Unterschiedlichkeit könnte Ausdruck eines heterogenen Verständnisses von Resilienz sein, das sich in ganz unterschiedlichen Trainingskonzepten ausdrückt.

Während die Metaanalysen fast ausschließlich laptop- bzw. desktop-basierte Trainings einschließen konnten, zeigten erste Studien, dass auch rein mobile Anwendungen (z. B. per Smartphone-App) effektiv zur Reduktion von Stress und Depressivität sein können (Bostock et al. 2019; Ly et al. 2014).

Basierend auf den beiden Metaanalysen von Heber et al. (2017), Carolan et al. (2017) sowie Phillips et al. (2019) lässt sich ableiten, dass internetbasierte Trainings zur Stressbewältigung dann wirksamer sind, wenn sie mit der Möglichkeit einer persönlichen Unterstützung angeboten werden, fünf bis acht Wochen dauern (was i. d. R. fünf bis acht Trainingseinheiten entspricht, die in einem wöchentlichen Rhythmus absolviert werden), sich gezielt an Menschen mit erhöhtem Beschwerde-Level richten, sich nicht auf eine Rekrutierung innerhalb des Unternehmens beschränken und stattdessen Berufstätige unternehmensübergreifend ansprechen, einen weiteren Kommunikationskanal für die Steigerung des User-Engagements nutzen (z. B. E-Mails oder Textnachrichten), auf die Bedürfnisse der jeweiligen Zielgruppe zugeschnitten sind und die Möglichkeit zum Selbst-Monitoring (z. B. tägliche Erfassung des Wohlbefindens) bieten.

Inzwischen liegen zu einzelnen Trainings auch erste gesundheitsökonomische Untersuchungen bei Berufstätigen vor, die einen positiven Effekt auf das Kosten-Nutzen-Verhältnis im Vergleich zu Wartekontrollbedingungen zeigen (Ebert et al. 2018; Thiart et al. 2016).

Heterogenität metaanalytischer Befunde und die Herausforderung einer evidenzbasierten Prävention

Unabhängig vom Trainingsformat zeigen die Metaanalysen, dass es erhebliche Unterschiede zwischen den untersuchten Trainings zur Stressbewältigung gibt. Die dargestellten Effekte auf die psychische Gesundheit stellen Durchschnittswerte dar. Dahinter verbergen sich Trainings, die sehr wirksam sind, im Durchschnitt liegen oder sogar negative Effekte aufweisen. In der Metaanalyse von Phillips et al. (2019) lag das 95 %-Konfidenzintervall für lediglich 11 der 22 untersuchten Trainings zur Stressbewältigung über einem Effekt von Null. Zu beachten ist, dass metaanalytische Befunde als Marketingargument leicht missbräuchlich kommuniziert werden können. Dies geschieht dann, wenn metaanalytische Befunde zur Begründung der Wirksamkeit von neuen, nicht evaluierten, Interventionen herangezogen werden. Beispielsweise stellt der Befund, dass Internettrainings zur Stressreduktion, die auf einem kognitiv-behavioralen Ansatz basieren, wirksam sind (Heber et al. 2017), keine Begründung dafür dar, dass ein neues Internettraining, das demselben Ansatz folgt, ebenfalls wirksam ist. Unzulässig wäre auch die Schlussfolgerung, dass Trainings, die in einem klassischen Gruppenformat wirksam sind, deshalb auch in einer anderen „Darreichungsform" als Internettraining oder als App wirksam sind. Derartige implizite und explizite Argumentationsfiguren zur Wirksamkeit umgehen die Forderung nach einem Wirksamkeitsnachweis durch Studien. Sie sind zunehmend auf dem Markt zu beobachten und stellen letztlich unbegründete Gesundheit dar und sollten als unzulässige Health Claims gekennzeichnet werden. Evidenzbasierte Prävention und Gesundheitsförderung hat das Ziel, den berufstätigen Nutzenden von Internet- und mobilen Interventionen bestmögliche Information zur Wirksamkeit zur Verfügung zu stellen. Dazu sind für jede Intervention die Angaben zur Wirksamkeit in einer eigenen Studie nachzuweisen und hohe methodische Standards einzuhalten (Klein et al. 2018).

Übersicht zu Inhalten und Aufbau internetbasierter Trainings für Berufstätige

In ◘ Tab. 17.1 sind die zentralen Ergebnisse von Studien zu internet- und mobilen Interventionen für Berufstätige dargestellt, die in Deutschland durchgeführt wurden oder in deutschsprachigen Versionen verfügbar sind. Die Übersicht erhebt keinen Anspruch auf Vollständigkeit, da sie sich auf den Bereich der psychischen Gesundheit beschränkt und nur Trainings enthält, für die Evidenz aus randomisiert-kontrollierten Studien vorliegt und die einen beruflichen Fokus haben.

Während sich die Mehrzahl der Trainings allgemein an Berufstätige richtet, haben einzelne Trainings spezifische Zielgruppen, wie Pflegekräfte (Clauss et al. 2018), Berufstätige mit Schlafstörungen (Thiart et al. 2015) oder Berufstätige in der Wiedereingliederungsphase nach stationärer Rehabilitation (Zwerenz et al. 2017). Inhaltlich finden sich Trainings, die Achtsamkeit mittels Smartphone-App (Bostock et al. 2019; Möltner et al. 2018), in Form eines Trainings per E-Mail (Rexroth et al. 2017) oder mittels internetbasiertem Training (Pauls et al. 2016) fokussieren. Andere Trainings haben einen positiv-psychologischen Hintergrund, wie das PERMA-Training (Neumeier et al. 2017), das Glückstraining (Feicht et al. 2013), das Dankbarkeitstraining (Heckendorf et al. 2019; Lehr et al. eingereicht) oder das Training zur positiven Reflektion der eigenen Arbeit (Clauss et al. 2018). Das Stresstraining „Fit im Stress" nutzt das aus Gruppentrainings bekannte systematische Problemlösen sowie Methoden der Emotionsregulation und der Selbstunterstützung (Heber et al. 2016), die im Training „Clever weniger trinken" mit Methoden der Motivierenden Gesprächsführung kombiniert werden (Boß et al. 2018). Das ebenfalls in Gruppentrainings bewährte Stressimpfungstraining nach Meichenbaum wird in den beiden Studien von Domes et al. (2019) und Stächele et al. (2020) als internetbasierte Variante genutzt. Das Regenerationstraining umfasst Elemente aus der kognitiven Verhaltenstherapie des nicht-erholsamen Schlafes, die mit verschiedenen Übungen zur Förderung der gedanklichen Distanzierungsfähigkeit gegenüber beruflichen Problemen kombiniert sind (Thiart et al. 2015; Behrendt et al. 2020). Schließlich zeigt das Training von Zwerenz et al. (2017), dass auch psychodynamische Konzepte in einem internetbasierten Training angeboten werden können. Einzig in der Studie von Neumeier et al. (2017) werden zwei internetbasierte Trainings miteinander verglichen,

Tab. 17.1 Übersicht zu ausgewählten Internet- und mobilen Interventionen

Zielgruppe	Intervention	Durchführung	Kontrolle	Fallzahl[1]	Zeitpunkte[2]	Ergebnis[3] (Cohen's d)[4]	Studie	Anmerkung
Berufstätige	„Healingo Fit" zur Förderung von Bewegung im Alltag	Online-Training; 4 Einheiten über 6 Wochen; zusätzlicher digitaler Schrittzähler	Wartegruppe	232/144	6 W	Bewegung: d = 0,40*	Dadaczynski et al. 2017	Studie an Berufstätigen eines Unternehmens der Automobilindustrie
Berufstätige	Online-Coach mit Aktivitäts-Tracker zur Bewegungsförderung	Online-Training; 4 Einheiten mit Instruktionen zu Verhaltensplanung und Zielsetzung	Wartegruppe	59/57	3 W	Körperliche Aktivität d = 0,26*	Lenneffer et al. 2020	Studie an Berufstätigen eines Unternehmens der Mobilitätsbranche
Berufstätige mit beruflichem Stress	„Headspace"	Smartphone-App; 45 Meditationseinheiten à 10–20 Minuten	Wartegruppe	128/110	8 W 16 W	Wohlbefinden: d = 0,41* (Post)	Bostock et al. 2019	Studie an Berufstätigen zweier Unternehmen in Großbritannien, deutschsprachige App-Version vorhanden; Förderung der Studie durch Headspace.

	Intervention	Beschreibung	Kontrollgruppe	N (T1/T2)	Dauer	Effekte	Quelle	Anmerkung
Berufstätige	PERMA Training zum Wohlbefinden basierend auf positiv psychologischem Ansatz zum „Flourish"	Online-Training; 7 Übungen à 5–10 Minuten	Wartegruppe	288/218	2 W	Wohlbefinden: $d = 0{,}30*$	Neumeier et al. 2017	Internationale Studie mit 13 % Teilnehmenden aus Deutschland. PERMA Training und Dankbarkeit sind der Kontrollgruppe überlegen. Es gibt keine Unterschiede zwischen beide Trainings, d. h. sie wirken vergleichbar stark.
		Dankbarkeitstagebuch		287/175	2 W	Wohlbefinden: $d = -0{,}18$		
Berufstätige	Achtsamkeit mit Training zur Gestaltung der Grenzen zwischen Arbeit und anderen Lebensbereichen	3 Trainingseinheiten über 3 Wochen; Edukation + verschiedene Übungen per E-Mail und herunterladbare Audio-Dateien.	Wartegruppe	412/246	3 W 5 W	Emotionale Erschöpfung: $d = 0{,}45*$ (Post) $d = 0{,}26*$ (FU)	Rexroth et al. 2017	Studie mit Beschäftigten aus Unternehmen in Süddeutschland.
Pflegekräfte	Positive Reflexion von Erlebnissen im Beruf, die bedeutsam waren und positive Gefühle ausgelöst haben.	Online-Training; Tägliche Reflexion in Kombination mit kurzen Achtsamkeitsübungen à 5–10 Minuten pro Tag.	Wartegruppe	88/73	2 W 4 W	Emotionale Erschöpfung: $d = 0{,}24$ (Post) $d = 0{,}53*$ (FU)	Clauss et al. 2018	Studie mit Beschäftigten in Pflege- und Senioreneinrichtungen und mobilem Pflegedienst; Vorstellung der Studie im persönlichen Kontakt vor Ort.

(Fortsetzung)

Tab. 17.1 (Fortsetzung)

Zielgruppe	Intervention	Durchführung	Kontrolle	Fallzahl[1]	Zeitpunkte[2]	Ergebnis[3] (Cohen's d)[4]	Studie	Anmerkung
Berufstätige	Kurzes Achtsamkeitstraining zur Resilienzförderung	Online-Training; Tägliche Übungen über 5 Tage	Attention Control	113/72	/	Berechnung nicht möglich	Pauls et al. 2016	In der Studie wurde der Einfluss von Achtsamkeit auf resilientes Verhalten und emotionale Erschöpfung mit Teilnehmenden verschiedener deutscher Unternehmen untersucht. Studie gefördert durch BMBF.
Berufstätige	Glückstraining bestehend aus verschiedenen Übungen nach dem Ansatz der Positiven Psychologie	Online-Training; 7 wöchentliche Einheiten	Wartegruppe	147/101	7 W 11 W	Stress: d = 0,64* (Post) d = 0,84* (FU) Freude: d = 0,93* (Post) d = 0,92* (FU)	Feicht et al. 2013	Studie mit Beschäftigten einer deutschen Krankenversicherung. Studie gefördert durch Stiftung „Humor hilft heilen"
Berufstätige mit Schlafbeschwerden	Regenerationstraining zur Förderung von erholsamem Schlaf, gedanklicher Distanzierung von der Arbeit und Erholungsverhalten	Online-Training; 6 wöchentliche Einheiten, Feedback durch e-Coach nach jeder Einheit	Wartegruppe	128/128	8 W 6 M	Schlafbeschwerden: d = 1,45* (Post) d = 1,43* (FU)	Thiart et al. 2015	Untersucht wurde eine berufsgruppenspezifische Version des Trainings für Lehrkräfte. Studie gefördert im Innovations-Inkubator durch EU (EFRE: CCI 2007DE161PR001), unterstützt UK NRW

Berufstätige in universeller Prävention	Regenerationstraining zur Förderung von erholsamem Schlaf, gedanklicher Distanzierung von der Arbeit und Erholungsverhalten	Online-Training; 6 wöchentliche Einheiten	Wartegruppe	88/89	8 W 3 M	Schlafbeschwerden: $d = 0{,}97*$ (Post) $d = 0{,}86*$ (FU)	Behrendt et al. 2020	Studie gefördert durch BMBF.
Berufstätige mit riskantem Alkoholkonsum	„Clever weniger trinken" zur Reduktion von problematischem Alkoholkonsum	Online-Training; 5 Einheiten über 7 Wochen; regelmäßige persönliche Erinnerungen; Feedback durch e-Coach auf Anfrage	Wartegruppe	288/286	6 W 6 M	Alkoholkonsum: $d = 0{,}38*$ (Post) $d = 0{,}38*$ (FU)	Boß et al. 2018	Es finden sich keine Unterschiede zwischen Selbsthilfe und dem Angebot der Unterstützung durch e-Coach. Studie gefördert im Leuphana Innovations-Inkubator durch EU (EFRE: CCI 2007DE161PR001).
		… ohne Erinnerungen und e-Coach		290/290		Alkoholkonsum: $d = 0{,}25*$ (Post) $d = 0{,}45*$ (FU)		

(Fortsetzung)

◘ Tab. 17.1 (Fortsetzung)

Zielgruppe	Intervention	Durchführung	Kontrolle	Fallzahl[1]	Zeit-punkte[2]	Ergebnis[3] (Cohen's d)[4]	Studie	Anmerkung
(berufstätige) Personen mit Neigung zu kreisenden negativen Gedanken	Dankbarkeitstraining zur Förderung der Wahrnehmung und Wertschätzung positiver Erlebnisse sowie Reduktion von arbeitsbezogenem Grübeln und Sorgen	Online-Training; 5 wöchentliche Einheiten; zusätzliche App für tägliche Übungen	Wartegruppe	262/262	8 W 3 M	Ruminieren: d = 0,61* (Post) d = 0,75* (FU)	Heckendorf et al. 2019	Studie gefördert im Leuphana Innovations-Inkubator durch EU (EFRE: CCI 2007DE161PR001)
Berufstätige mit chronischem beruflichem Stress	„Fit im Stress"; systematisches Problemlösen, Emotionsregulation inkl. Entspannung und Selbstunterstützung	Online-Training; 7 Einheiten à 45–60 Minuten; Feedback durch e-Coach nach jeder Einheit	Wartegruppe	264/264	6 W 6 M	Stress: d = 0,83* (Post) d = 1,02* (FU)	Heber et al. 2016	Studien gefördert im Leuphana Innovations-Inkubator durch EU (EFRE: CCI 2007DE161PR001), unterstützt durch BARMER
		… Feedback durch e-Coach auf Anfrage	Wartegruppe	264/263		Stress: d = 0,79* (Post) d = 0,85* (FU)	Ebert et al. 2016a	
		… ohne e-Coach	Wartegruppe	264/263		Stress: d = 0,96* (Post) d = 0,65* (FU)	Ebert et al. 2016b	

Zielgruppe	Intervention	Kontrolle	N	Dauer	Effekte	Quelle	Bemerkungen
Berufstätigen nach stationärer Rehabilitation in Wiedereingliederung	Förderung der Auseinandersetzung mit beruflichen interpersonellen Beziehungen nach psychodynamischem Ansatz	Online-Training; 12 wöchentliche Einheiten à 45 Minuten, mit e-Coach	Attention Control	646/632	3 M 12 M	Depressivität: d = 0,18* (Post) d = 0,18* (FU)	Zwerenz et al. 2017	Studie mit Patienten aus psychosomatischer, orthopädischer, kardiologischer Rehabilitation. Studie gefördert durch Deutsche Rentenversicherung Bund.
Berufstätige	Achtsamkeits-App „7mind"; audio-geleitete Meditationsübungen inkl. Erklärungsvideos zu verschiedenen Sitzpositionen	Smartphone-App; 7 Übungseinheiten zur Meditation à jeweils 7 Minuten	Wartegruppe	306/nicht angegeben	2 W	Emotionale Erschöpfung: d = 0,60*	Möltner et al. 2018	Berufstätige wurden einzeln via Website und über den Kontakt zu einzelnen Unternehmen rekrutiert.
Berufstätige	„Kelaa" Mental Resilience App; Messung von stressbezogenen Verhaltensweisen, Kognitionen und Emotionen inkl. personalisierter Rückmeldung der Ergebnisse; Psychoedukation; Auswahl täglicher Verhaltensziele zur Förderung von Resilienz	Smartphone-App; max. 28 Übungseinheiten (1 pro Tag)	Wartegruppe	678/532	4 W 6 W	Stress: d = 0,32* (Post) d = 0,14* (FU)	Weber et al. 2019	Europaweite Rekrutierung über 6 größere Unternehmen

(Fortsetzung)

Tab. 17.1 (Fortsetzung)

Zielgruppe	Intervention	Durchführung	Kontrolle	Fallzahl[1]	Zeit-punkte[2]	Ergebnis[3] (Cohen's d)[4]	Studie	Anmerkung
Berufstätige Männer	Stressbewältigung nach dem Ansatz des Stress-impfungstrainings von Meichenbaum: Psychoedukation, kognitive Umstrukturierung, systematisches Problemlösen, Zeitmanagement	Online-Training; 6 wöchentliche Einheiten	Progressive Muskelentspannung nach Jacobson	42/33	6 W	Stress: nicht signifikant	Domes et al. 2019	Eine der wenigen Studien mit begleitender bio-psychologische Evaluation. Eingesetzt wurde der Trier Social Stress Test mit Erhebung von Herzrate und Speichel-Cortisol.
			Wartegruppe	42/33	6 W	Stress: signifikant [5]		
Berufstätige	Stressbewältigung nach dem Ansatz des Stress-impfungstrainings von Meichenbaum: Psychoedukation, kognitive Umstrukturierung, systematisches Problemlösen, Zeitmanagement	Online-Training; 6 wöchentliche Einheiten	Wartegruppe	230/134	6 W	Stress:signifikant [5]	Stächele et al. 2020	Das Training wurde als reine Selbsthilfeversion angeboten, was in dieser wie in anderen Studien mit substanziellem Dropout verbunden ist und auf die Bedeutung von adhärenzfördernden Maßnahmen verweist.

Legende: [1] Anzahl randomisierter/ analysierter Studienteilnehmer; [2] Darstellung der Zeiträume der Wirksamkeitsmessungen im Verhältnis zur Messung vor dem Beginn der Intervention. P: Post-Intervention, FU: Follow-Up, M: Monat; W: Woche; [3] Angegeben ist das jeweils primäre Studienergebnis, das aufgrund der in den Publikationen genannten Mittelwerte berechnet wurde; [4] Cohen's = standardisierte Differenz der Mittelwerte zwischen Gruppen; positive Werte von Cohen's d: Interventionsgruppe zeigt bessere Ergebnisse als die Kontrollgruppe (z. B. größere Reduktion von Stresserleben); negative Werte von Cohen's d: Interventionsgruppe zeigt schlechtere Ergebnisse als die Kontrollgruppe in diesem Endpunkt (z. B. geringere Reduktion von Stresserleben); * Gruppenunterschied ist statistisch signifikant; PERMA-Ansatz: Förderung des Wohlbefindens durch Positive Emotions, Engagement, Relationships, Meaning and Accomplishment. [5] Da keine numerische Angabe zu Mittelwerten und Standardabweichungen vorhanden waren, wurde keine Effektstärke berechnet.

wobei das PERMA-Training und ein Dankbarkeitstagebuch im gleichen Ausmaß zu Verbesserungen führten. Tab. 2 zeigt ausgewählte Angaben zu den gesundheitlichen Effekten, die eine gute Orientierung bieten. Es ist jedoch zu beachten, dass Trainings oft bei einigen gesundheitlichen Merkmalen positive Effekte zeigen und gleichzeitig bei anderen Merkmalen keine Wirkung nachgewiesen werden kann. Beispielsweise finden sich für eine Achtsamkeits-App (Bostock et al. 2019) positive Effekte in Bezug auf die Reduktion depressiver Beschwerden, jedoch keine Effekte auf den Blutdruck. Entsprechend sollte gegenüber potenziellen Nutzenden deutlich gemacht werden, in welchen Bereichen eine Wirksamkeit erhofft werden kann und in welchen nicht. Damit in Forschungsarbeiten eine selektive Darstellung von positiven Befunden ausgeschlossen werden kann, ist zudem darauf zu achten, dass Studien zu gesundheitlichen Effekten in öffentlich einsehbaren Registern (z. B. Deutsches Register Klinischer Studien [DRKS]) veröffentlicht sind (vgl. Klein et al. 2018), was nur auf einen Teil der in ◘ Tab. 17.1 dargestellten Trainings, zutrifft.

Die dynamische Entwicklung im Bereich Occupational e-Mental Health hat zu einer erfreulichen Vielfalt an Trainings geführt, die sich sicherlich in den kommenden Jahren noch erweitern wird. Entsprechend ist es bereits aktuell möglich, Berufstätigen je nach persönlichem Bedürfnis oder Präferenz unterschiedliche evidenzbasierte Trainingsmöglichkeiten anzubieten. Beispielsweise wurde im Projekt Digi-Exist (Ducki et al. 2019) eine Plattform entwickelt, die internetbasiertes Health Risk Assessment mit darauf abgestimmten evidenz-basierten Internet-Interventionen kombiniert. Auf diese Weise konnten das Stresstraining „Fit im Stress" (Heber et al. 2016), „Clever weniger trinken" (Boß et al. 2018), das Regenerationstraining (Thiart et al. 2015; Behrendt et al. 2020) und das Dankbarkeitstraining (Heckendorf et al. 2019; Lehr et al. eingereicht) in ein Gesamtangebot für die Zielgruppe der Beschäftigten in jungen Unternehmen integriert werden.

Die jetzige Forschung erlaubt zwar Aussagen dazu, ob digitale Angebote wirksam sind oder nicht, jedoch gibt es wenige Erkenntnisse darüber, was im Einzelnen die wirksamen Bestandteile eines Trainings sind. Dies setzt jedoch voraus, dass die potenziell wirksamen Bestandteile von Trainings einheitlich beschrieben und dokumentiert werden, z. B. sich Verhaltensziele setzen, Überprüfen der Zielerreichung, Rückmeldungen zum Verhalten bekommen, Vor- und Nachteile abwägen, Selbstbelohnung. Einen vielversprechenden Ansatz für eine einheitliche Beschreibung der in einem Training eingesetzten Methoden zur Verhaltensänderung (Behaviour Change Techniques) haben Michie et al. (2015) vorgestellt. Diese Taxonomie wird international bereits oft berücksichtigt und könnte sich auch in Deutschland etablieren. Als Beispiel kann die Studie von Christmann et al. dienen (2017), die Apps zur Stressbewältigung im Hinblick auf die eingesetzten Veränderungstechniken analysiert haben.

Potenzielle Risiken und negative Effekte

Für jeden Anwendungsbereich können spezifische Risiken und negative Effekte identifiziert werden. Für das Messen von Arbeitsbedingungen und Gesundheit können Risiken aus der einseitigen Verwendung sozialer Vergleichswerte (Benchmarking), dem fehlenden Bezug auf evidenzbasierte Grenzwerte, der nicht validen

Messung von Gesundheit oder einer nicht angemessenen Rückmeldung von problematischem Gesundheitsverhalten und gesundheitlichen Risiken entstehen. Fehlende Grenzwerte und nicht valide Messungen können zur Unterschätzung von gesundheitlichen Problemen ebenso führen, wie zu einer falschen Beunruhigung gesunder Berufstätiger. Ängste und Sorgen können durch eine nicht angemessene Rückmeldung von gesundheitlichen Risiken oder Verdachtsdiagnosen ausgelöst werden.

Im Bereich der Interventionen besteht eine zentrale Schwierigkeit in der mangelnden Unterscheidbarkeit von evidenzbasierten und nicht evidenzbasierten Angeboten digitaler betrieblicher Gesundheitsförderung. Insbesondere im Bereich der Gesundheits-Apps herrscht eine unübersichtliche Fülle und große Heterogenität der Angebote in Bezug auf das jeweilige Anwendungskonzept und ihre wissenschaftliche Evidenz (Bakker et al. 2016; Albrecht 2016). Erfüllen sich die Gesundheitsversprechen nicht, sind Enttäuschungen wahrscheinlich, die sich negativ auf die zukünftige Inanspruchnahme notwendiger Behandlungsangebote auswirken können.

Die meisten digitalen Anwendungen unterstützen das Selbstmanagement der Nutzenden und übertragen diesen die Verantwortung für die eigene gesundheitliche Situation oder die von anderen. Damit stellt sich die Frage, ob nur solche Berufstätige von diesen Angeboten profitieren, die über entsprechende Fähigkeiten verfügen, z. B. hohe Selbstmanagementkompetenzen, um einen gesundheitlichen Vorteil aus der Nutzung solcher Anwendungen ziehen zu können. Müller et al. (2020) bezeichnen dies als tertiären Digital Divide, wodurch vorhandene gesellschaftliche Ungleichheiten verstärkt werden könnten.

Die hohe Dynamik in der Entwicklung und Forschung sowie die ausgeprägten Effekte von Interventionen für das Individuum bergen das Risiko, dass Gesundheit im Betrieb einseitig individualisiert wird. Dies kann dazu führen, dass strukturelle und organisatorische Maßnahmen zur gesundheitsförderlichen Gestaltung der Arbeit vernachlässigt werden.

Schließlich bringen digitale Anwendungen das Risiko mit sich, dass Berufstätige die Autonomie über ihre Gesundheitsdaten verlieren. Zahlen Berufstätige die Nutzung digitaler Anwendungen mit ihren Gesundheitsdaten, birgt dies die Gefahr, dass die eigenen Daten in einer Art und Weise verarbeitet werden, die mittel- und langfristig zum eigenen Nachteil ist (z. B. höhere Prämien bei der Versicherung gesundheitlicher Risiken). Eine Übersicht zu unerwünschten Effekten digitaler Gesundheitstechnologien geben Schüz und Urban (2020).

Fazit und Ausblick

Die bisherige Forschung zeigt, dass die Digitalisierung neue und wirksame Möglichkeiten bietet, einen Beitrag zur psychischen Gesundheit von Berufstätigen zu leisten. Dies gilt insbesondere für Internet-Interventionen, die auch als Online-Gesundheitstrainings bezeichnet werden. Diese haben das Potenzial die Gesundheit zu fördern (z. B. durch die Stärkung von Resilienz), Risikofaktoren zu mindern (z. B. durch den Abbau von chronischem Stress) oder vorhandene psychische Beschwerden wirksam zu reduzieren (z. B. Schlafstörungen oder depressive Beschwerden). Zwar liegen Hinweise vor, dass auch mobile Anwendungen (Gesundheits-Apps) dieses Potenzial besitzen, jedoch ist hier die Studienlage noch zu klein, um verlässliche Aussagen treffen zu können. Gleichzeitig ist zu beachten, dass die Wirksamkeit der vorliegenden Interventionen im Durchschnitt zwar positiv zu bewerten ist, die Befunde zwischen den Interventionen sich jedoch stark unterscheiden können. Für manche Interventionen wird zwar eine Wirksamkeit behauptet, aber nicht durch entsprechende Studien belegt. Dies macht die Bedeutung der Qualitätssicherung deutlich und fordert zu einer sorgsamen Auswahl von digitalen Interventionen heraus, die im Rahmen der betrieblichen Gesundheitsförderung und Prävention eingesetzt oder empfohlen werden.

Während die Forschung zur Wirksamkeit von Interventionen für Individuen relativ umfangreich ist, gilt dies nicht für die Forschung zu digitalen Interventionen für Organisationen, inklusive aller Interventionen, die auf die gesundheitsförderliche Gestaltung von Arbeitsbedingungen abzielen. An dieser Stelle besteht umfangreicher Forschungsbedarf, insbesondere um dem Eindruck entgegenzuwirken, dass das Angebot von Trainings für die einzelnen Berufstätigen ausreiche, um die Gesundheit von Berufstätigen zu fördern. Letztlich hat das Anliegen, die Gesundheit von Berufstätigen zu fördern, nur dann eine nachhaltige Chance auf Erfolg, wenn verhaltensorientierte Interventionen so kreativ angeboten werden, als ob keine Verhältnisprävention existiere und gleichzeitig die Arbeitsverhältnisse so intensiv gesundheitsförderlich umgestaltet werden, als ob keine Verhaltensprävention existiere.

Eine zentrale Herausforderung für die kommenden Jahre ist es, erfolgreiche Implementierungsstrategien für digitale Interventionen zur Prävention und Gesundheitsförderung zu entwickeln. Dazu zählt beispielsweise die Frage, über welche Kommunikationskanäle und Strategien auf digitale Interventionen hingewiesen werden sollte, welche Rolle das jeweilige Unternehmen dabei spielt und wie die Bereitschaft zur Inanspruchnahme ziel- und bedarfsgerecht gefördert werden kann.

- **Einhaltung ethischer Richtlinien**

Anzeige von Interessenkonflikten. DL erhielt Forschungsgelder von BMBF, BARMER, AOK und Unfallkasse NRW. DL und LB waren an der Entwicklung und Evaluation einer Reihe hier beschriebenen digitalen Interventionen beteiligt. DL ist Minderheitsgesellschafter der GET.ON Institut GmbH, einer Ausgründung der Leuphana Universität, deren Ziel es ist evidenzbasierte internetbasierte Interventionen in der Regelversorgung verfügbar zu machen.

- **Quellenhinweise**

Teile dieses Beitrages, insbesondere die Abschnitte Internet-Interventionen, Mobile Health, Wirksamkeit, Heterogenität metaanalytischer Befunde, Übersicht zu Inhalten und Aufbau internetbasierter Trainings sind dem folgenden Beitrag entnommen bzw. stellen ein Update der dort berichteten Befunde dar:

Lehr, D. & Boß, L. (2019). Occupational e-Mental Health – eine Übersicht zu Ansätzen, Evidenz und Implementierung. In B. Badura, A. Ducki, H. Schröder, J. Klose & M. Meyer (Hrsg.), Fehlzeiten-Report 2019: Digitalisierung (S. 155–178). Berlin: Springer Verlag.

Literatur

Albrecht UV (2016) Chancen und Risiken von Gesundheits-Apps (CHARISMHA). http://www.digibib.tu-bs.de/?docid=00060000 Zugegriffen: 19. Februar 2021

Bakker D, Kazantzis N, Rickwood D, Rickard N (2016) Mental Health Smartphone Apps: Review and Evidence-Based Recommendations for Future Developments. JMIR Mental Health 1;3(1):e7. https://doi.org/10.2196/mental.4984

Behrendt D, Ebert DD, Spiegelhalder K, Lehr D (2020) Efficacy of a self-help web-based recovery training in improving sleep in workers: Randomized controlled trial in the general working population. Journal of Medical Internet Research 22(1):e13346.

Bolier L, Ketelaar SM, Nieuwenhuijsen K, Smeets O, Gärtner FR, Sluiter JK (2014) Workplace mental health promotion online to enhance well-being of nurses and allied health professionals: A cluster-randomized controlled trial. Internet Interventions 1:196–204.

Boß L, Lehr D, Schaub MP, Paz Castro R, Riper H, Berking M, Ebert DD (2018) Efficacy of a web-based intervention with and without guidance for employees with risky drinking: Results of a three-arm randomized controlled trial. Addiction 113:635–646.

Bostock S, Crosswell AD, Prather AA, Steptoe A (2019) Mindfulness on-the-go: Effects of a mindfulness meditation app on work stress and well-being. Journal of Occupational Health Psychology 24:127–138.

Carolan S, Harris PR, Cavanagh K (2017) Improving employee well-being and effectiveness: Systematic review and meta-analysis of web-based psychological interventions delivered in the workplace. Journal of Medical Internet Research 19:e271.

Choi I, Milne DN, Deady M, Calvo RA, Harvey SB, Glozier N (2018) Impact of Mental Health Screening on Promoting Immediate Online Help-Seeking: Randomized Trial Comparing Normative Versus Humor-Driven Feedback. JMIR Mental Health 5;5(2):e26.

Christmann CA, Hoffmann A, Bleser G (2017) Stress management apps with regard to emotion-focused coping and behavior change techniques: A content analysis. JMIR mHealth and uHealth 5:e22.

Clauss E, Hoppe A, O'Shea D, González Morales MG, Steidle A, Michel A (2018) Promoting personal resources and reducing exhaustion through positive work reflection among caregivers. Journal of Occupational Health Psychology 23:127–140.

Müller AC, Wachtler B, Lampert T (2020) Digital Divide – Soziale Unterschiede in der Nutzung digitaler Gesundheitsangebote. Bundesgesundheitsblatt Gesundheitsforschung Gesundheitsschutz. 63(2):185–191.

Dadaczynski K, Schiemann S, Backhaus O (2017) Promoting physical activity in worksite settings: Results of a German pilot study of the online intervention Healingo Fit. BMC Public Health 17:696.

Domes G, Stächele T, von Dawans B, Heinrichs M (2019) Effects of internet-based stress management on acute cortisol stress reactivity: Preliminary evidence using the Trier Social Stress Test for Groups (TSST-G). Psychoneuroendocrinology 105:117–122.

Ducki A, Behrendt D, Boß L, Brandt M, Janneck M, Jent S, Kunze D, Lehr D (2019) Digi-Exist: Eine digitale Plattform zur Gesundheitsförderung für junge Unternehmen. In Badura B, Ducki A, Schröder H, Klose J, Meyer M (Hrsg.) Fehlzeiten-Report 2019 (S. 333–347). Berlin/Heidelberg: Springer.

Ebert DD, Lehr D, Heber E, Riper H, Cuijpers P, Berking M (2016a) Internet- and mobile-based stress management for employees with adherence-focused guidance: Efficacy and mechanism of change. Scandinavian Journal of Work, Environment & Health 42:382–394.

Ebert DD, Heber E, Berking M, Riper H, Cuijpers P, Funk B, Lehr D (2016b) Self-guided internet-based and mobile-based stress management for employees: Results of a randomised controlled trial. Occupational and Environmental Medicine 73:315–323.

Ebert DD, Kählke F, Buntrock C, Berking M, Smit F, Heber E, Baumeister H, (…), Lehr D (2018) A health economic outcome evaluation of an internet-based mobile-supported stress management intervention for employees. Scandinavian Journal of Work, Environment & Health 44:171–182.

Feicht T, Wittmann M, Jose G, Mock A, von Hirschhausen E, Esch T (2013) Evaluation of a seven-week web-based happiness training to improve psychological well-being, reduce stress, and enhance mindfulness and flourishing: A randomized controlled occupational health study. Evidence-Based Complementary and Alternative Medicine 2013:1–14.

Firth J, Torous J, Nicholas J, Carney R, Pratap A, Rosenbaum S, Sarris J (2017) The efficacy of smartphone-based mental health interventions for depressive symptoms: A meta-analysis of randomized controlled trials. World Psychiatry 16:287–298.

Heber E, Ebert DD, Lehr D, Cuijpers P, Berking M, Nobis S, Riper H (2017) The benefit of web- and computer-based interventions for stress: A systematic review and meta-analysis. Journal of Medical Internet Research 19:e32.

Heber E, Lehr D, Ebert DD, Berking M, Riper H (2016) Web-based and mobile stress management intervention for employees: A randomized controlled trial. Journal of Medical Internet Research 18:e21.

Heckendorf H, Lehr D, Ebert DD, Freund H (2019) Efficacy of an internet and app-based gratitude intervention in reducing repetitive negative thinking and mechanisms of change in the intervention's effect on anxiety and depression: Results from a randomized controlled trial. Behaviour Research and Therapy 119:103415.

Imamura K, Asai Y, Watanabe K, Tsutsumi A, Shimazu A, Inoue A, Hiro H, (…), Kawakami N (2018) Effect of the National Stress Check Program on mental health among workers in Japan: A 1-year retrospective cohort study. Journal of Occupational Health 25;60(4):298–306.

Kazemi DM, Borsari B, Levine MJ, Li S, Lamberson KA, Matta LA (2017) A systematic review of the mhealth interventions to prevent alcohol and substance abuse. Journal of Health Communication 22:413–432.

Klein JP, Knaevelsrud C, Bohus M, Ebert DD, Gerlinger G, Günther K, Jacobi C, (…), Hauth I (2018) Internetbasierte Selbstmanagementinterventionen. Der Nervenarzt 89:1277–1286.

Lehr D, Boß L (2019) Occupational e-Mental Health – eine Übersicht zu Ansätzen, Evidenz und Implementierung. In Badura B, Ducki A, Schröder H, Klose J, Meyer M (Hrsg.) Fehlzeiten-Report 2019 (S. 155–178). Berlin/Heidelberg: Springer.

Lehr D, Geraedts A, Asplund RP, Khadjesari Z, Heber E, de Bloom J, Ebert DD, (…), Funk B (2016a) Occupational e-mental health: Current approaches and promising perspectives for promoting mental health in workers. In Wiencke M, Cacace M, Fischer S (Hrsg.) Healthy at Work – Interdisciplinary perspectives (S. 257–281). Cham: Springer International Publishing.

Lehr D, Heber E, Sieland B, Hillert A, Funk B, Ebert DD (2016b) „Occupational eMental Health" in der Lehrergesundheit. Prävention Und Gesundheitsförderung 11:182–192.

Lehr D, Kunzler A, Helmreich I, Behrendt D, Chmitorz A, Lieb K (2018) Internetbasierte Resilienzförderung und Prävention psychischer Erkrankungen. Der Nervenarzt 89:766–772.

Lehr D, Freund H, Prieß N, Siekland B, Berking M, Riper H, Ebert DD (eingereicht). Efficacy of an internet- and smartphone-based gratitude training reducing perseverative thinking – a randomized controlled trial.

Lehr, D, Koch, S, Hillert, A (2010) Where is (im)balance? Necessity and construction of evaluated cut-off points for effort-reward imbalance and overcommitment. Journal of Occupational and Organizational Psychology 83:251–261.

Lennefer T, Lopper E, Wiedemann AU, Hess U, Hoppe A (2020) Improving employees' work-related well-being and physical health through a technology-based physical activity intervention: A randomized intervention-control group study. Journal of Occupational Health Psychology 25(2):143–158.

Ly KH, Asplund K, Andersson G (2014) Stress management for middle managers via an acceptance and commitment-based smartphone application: A randomized controlled trial. Internet Interventions 1:95–101.

Michie S, Wood CE, Johnston M, Abraham C, Francis JJ, Hardeman W (2015) Behaviour change techniques: the development and evaluation of a taxonomic method for reporting and describing behaviour change interventions (a suite of five studies involving consensus methods, randomised controlled trials and analysis of qualitative data). Health Technology Assessment 19(99):1–188.

Möltner H, Leve J, Esch T (2018) Burnout-Prävention und mobile Achtsamkeit: Evaluation eines app-basierten Gesundheitstrainings bei Berufstätigen. Das Gesundheitswesen 57:295–300.

Neumeier LM, Brook L, Ditchburn G, Sckopke, P (2017) Delivering your daily dose of well-being to the workplace: A randomized controlled trial of an online well-being programme for employees. European Journal of Work and Organizational Psychology 26:555–573.

Pauls N, Schlett C, Soucek R, Ziegler M, Frank N (2016) Resilienz durch Training personaler Ressourcen stärken: Evaluation einer web-basierten Achtsamkeits-intervention. Gruppe. Interaktion. Organisation. Zeitschrift Für Angewandte Organisationspsychologie (GIO) 47:105–117.

Phillips EA, Gordeev VS, Schreyögg J (2019) Effectiveness of occupational e-mental health interventions: A systematic review and meta-analysis of randomized controlled trials. Scandinavian Journal of Work, Environment & Health 45(6):560–576.

Rat für Sozial- und Wirtschaftsdaten (2020) Datenerhebung mit neuer Informationstechnologie. Empfehlungen zu Datenqualität und -management, Forschungsethik und Datenschutz. RatSWD Output 6(6). Berlin: Rat für Sozial- und Wirtschaftsdaten (RatSWD).

Rexroth M, Michel A, Bosch C (2017) Promoting well-being by teaching employees how to segment their life domains. Zeitschrift für Arbeits- Und Organisationspsychologie A&O 61:197–212.

Richardson KM, Rothstein HR (2008) Effects of occupational stress management intervention programs: A meta-analysis. Journal of Occupational Health Psychology 13:69–93.

Riper H, Hoogendoorn A, Cuijpers P, Karyotaki E, Boumparis N, Mira A, Andersson G, (…), Smit JH (2018) Effectiveness and treatment moderators of internet interventions for adult problem drinking: An individual patient data meta-analysis of 19 randomised controlled trials. PLOS Medicine 15:e1002714.

Ritterband LM, Thorndike F (2006) Internet interventions or patient education web sites? Journal of Medical Internet Research 8:e18.

Schueller SM, Tomasino KN, Mohr DC (2017) Integrating human support into behavioral intervention technologies: The efficiency model of support. Clinical Psychology: Science and Practice 24:27–45.

Schüz B, Urban M (2020) Unerwünschte Effekte digitaler Gesundheitstechnologien: Eine Public-Health-Perspektive. Bundesgesundheitsblatt Gesundheitsforschung Gesundheitsschutz 63(2):192–198.

Smyth A, Syrek C, Reins JA, Domin M, Janneck M, Lehr D (2018) User experience predicts the effectiveness of a gamified recovery app. Prävention und Gesundheitsförderung 13:319–326

Smyth A, de Bloom J, Syrek C, Domin M, Janneck M, Reins JA, Lehr D (2020) Efficacy of a smartphone-based intervention – „Holidaily" – promoting recovery behaviour in workers after a vacation: Study protocol for a randomised controlled trial. BMC Public Health 26;20(1):1286.

Song T, Qian S, Yu P (2019) Mobile health interventions for self-control of unhealthy alcohol use: Systematic review. JMIR MHealth and UHealth 7:e10899.

Stächele T, Domes G, Wekenborg M, Penz M, Kirschbaum C, Heinrichs M (2020) Effects of a 6-week internet-based stress management program on perceived stress, subjective coping skills, and sleep quality. Frontiers in Psychiatry 11:463.

Stratton E, Lampit A, Choi I, Calvo RA, Harvey SB, Glozier N (2017) Effectiveness of ehealth interventions for reducing mental health conditions in employees: A systematic review and meta-analysis. PLOS ONE 12:e0189904.

Thiart H, Ebert DD, Lehr D, Nobis S, Buntrock C, Berking M, Smit F, Riper H (2016) Internet-based cognitive behavioral therapy for insomnia: A health economic evaluation. SLEEP 39:1769–1778.

Thiart H, Lehr D, Ebert DD, Berking M, Riper H (2015) Log in and breathe out: Internet-based recovery training for sleepless employees with work-related strain – Results of a randomized controlled trial. Scandinavian Journal of Work, Environment & Health 41:164–74.

Weber S, Lorenz C, Hemmings N (2019) Improving stress and positive mental health at work via an app-based intervention: A large-scale multi-center randomized control trial. Frontiers in Psychology 10:2745.

Zwerenz R, Becker J, Gerzymisch K, Siepmann M, Holme M, Kiwus U, Spörl-Dönch S, Beutel ME (2017) Evaluation of a transdiagnostic psychodynamic online intervention to support return to work: A randomized controlled trial. PLOS ONE 12:e0176513.

Dirk Lehr

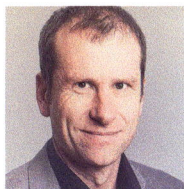

ist Professor für Gesundheitspsychologie und Angewandte Biologische Psychologie am Institut für Psychologie der Leuphana Universität Lüneburg. Er hat einen Hintergrund als Medizin-Psychologe und Psychologischer Psychotherapeut. Er ist Experte für Online-Trainings mit dem Schwerpunkt auf beruflicher Arbeit und Gesundheit. Das Thema Occupational Health bildet den Schwerpunkt seiner wissenschaftlichen Arbeit.

Leif Boß

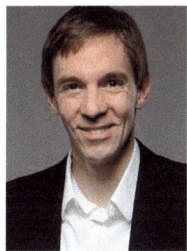

ist Informatikkaufmann und Psychologe und arbeitet als wissenschaftlicher Mitarbeiter in der Abteilung Gesundheitspsychologie und Angewandte Biologische Psychologie an der Leuphana Universität Lüneburg. Der Schwerpunkt seiner Forschung ist E-Mental-Health und dessen Implementierung in die Praxis betrieblicher Prävention und Gesundheitsförderung.

Technologien und Methoden und ihr Einsatz

Helge Nissen und Sophie Jent

Inhaltsverzeichnis

Einleitung – 252

Online-Plattformen – 252

Apps – 254

Smartwatches – 255

Virtuelle Realitäten – 257

Weitere Technologien und Methoden – 261

Ausblick – 262

Literatur – 263

© Der/die Autor(en), exklusiv lizenziert durch Springer Fachmedien Wiesbaden GmbH, ein Teil von Springer Nature 2022
E. Bamberg et al. (Hrsg.), *Digitale Arbeit gestalten*, https://doi.org/10.1007/978-3-658-34647-8_18

Einleitung

Ansätze zum digitalen betrieblichen Gesundheitsmanagement (dBGM) finden bislang kaum Anwendung, jedoch besteht durchaus die Bereitschaft, digitale Instrumente für die Gesundheitsförderung einzusetzen (Kaiser und Matusiewicz 2018).

Mit digital gestützten Gesundheitsangeboten können Menschen erreicht werden, die sonst aus verschiedenen Gründen, bspw. Sorge vor möglicher Stigmatisierung, nicht an ihren Beschwerden arbeiten würden. Sie erhalten durch die eher niedrigschwelligen Angebote einen Zugang zur Problemlösung. Auch eine örtliche Distanz zu Angeboten oder Zeitgründe können Probleme darstellen, die mithilfe der hohen Flexibilität von digitalen Gesundheitsprogrammen gelöst werden können. Prinzipiell kann auf diese Gesundheitsangebote zu jeder erdenklichen Uhrzeit und von jedem Ort aus zugegriffen werden, sofern Zugang zum Internet besteht. Das macht die Angebote besonders für Menschen interessant, die in dünn besiedelten Gebieten leben, in Schichtarbeit oder im Home-Office arbeiten oder beruflich viel unterwegs sind.

Die digitalen Angebote sind auch als Ergänzung zu analogen Maßnahmen denkbar. Darüber hinaus ermöglichen die digitale Erhebung, Speicherung und Bearbeitung von Gesundheitsdaten, dass gezielte und auf die Individuen angepasste Präventionen und Interventionen im Rahmen des BGM angeboten werden können.

Bei der Bereitstellung von digital gestützten Interventionen können verschiedene Technologien zum Einsatz kommen. Lange Zeit waren digitale Maßnahmen nur für die Nutzung am Desktop-Computer konzipiert. Erst später wurden mobile Geräte als Ergänzung eingesetzt, wie beispielsweise das von Heber und ihrem Team entwickelte erste hybride Online-Training zur Stressbewältigung. Bei der Durchführung des Trainings werden wöchentlich Einheiten am Desktop-Computer bearbeitet, die mithilfe der mobilen Komponente von täglichen Textnachrichten vertieft werden (Heber et al. 2013).

Die Instrumente und Technologien für das dBGM sind vielfältig und zeichnen sich dadurch aus, dass sie größtenteils orts- und zeitunabhängig eingesetzt werden können. Dazu gehören u. a. Online-Coaching-Plattformen, Gesundheits-Apps und tragbare Sensoren (Wearables) (vgl. Kaiser und Matusiewicz 2018; Hanke et al. 2015).

Im Rahmen dieses Beitrags werden die Technologien Online-Plattformen und Apps vorgestellt und die neueren Technologien Smartwatches und virtuelle Realitäten detaillierter betrachtet.

Online-Plattformen

Auf digitalen Online-Plattformen können unterschiedliche Gesundheitsangebote zur Verfügung gestellt werden, die von überall und zu jeder Zeit über das Internet abgerufen und genutzt werden können. Neben einfachen Informationsseiten zum Thema BGM können auch Assessments mit automatisiertem Feedback und umfangreiche Online-Trainings darüber angeboten werden.

Die Nutzung von Informations- und Kommunikationstechnologien, um die psychische Gesundheit von Berufstätigen zu verbessern, wird unter dem Begriff „Occupational eMental Health" zusammengefasst (Lehr et al. 2016). Eine der meist

Tab. 18.1 Vor- und Nachteile von Online-Plattformen

Vorteile	Nachteile
Zeitlich und örtlich flexible Nutzung	Internetverbindung muss vorhanden sein
Niederschwelliger und wenig stigmatisierender Zugang zu psychologischen Angeboten	Große Angebotsauswahl von Online-Trainings kann die Nutzenden überfordern
Hohe Skalierbarkeit und schnelle Anpassung von Online-Trainings	

erforschten Unterkategorien von Occupational eMental Health stellen Online-Gesundheitstrainings dar. Online-Gesundheitstrainings wurden anfänglich im Rahmen der Therapie von psychischen Erkrankungen entwickelt (Nobis et al. 2018), haben sich aber auch in anderen Gesundheitsbereichen als wirksam erwiesen (Richards und Richardson 2012). Die Vorteile von Online-Trainings werden neben der zeitlich und örtlich flexiblen Trainingsnutzung u. a. im niederschwellig und wenig stigmatisierenden Zugang zu psychologischen Angeboten gesehen. Auch die hohe Skalierbarkeit sowie die Möglichkeit neue Erkenntnisse und Evidenz zeitnah und schnell in Trainings einzubauen stellen Vorteile dar (Nobis et al. 2018). Als Nachteil kann gesehen werden, dass eine Verbindung zum Internet bestehen muss und eine große Angebotsauswahl von Online-Trainings die Nutzenden auch überfordern kann (vgl. ◘ Tab. 18.1).

Im Rahmen des Projekts Digi-Exist wurde eine digitale Plattform entwickelt, um junge Unternehmen für das Thema Gesundheitsförderung zu sensibilisieren und frühzeitig Hilfestellungen für eine gesundheitsgerechte Unternehmensentwicklung zu geben. Auf der Plattform werden verhaltens- und verhältnisbezogene Trainings angeboten, die jeweils aus mehreren Trainingseinheiten bestehen. Die Inhalte des Trainings werden mithilfe von Texten, Bildern, Videos, Audios, Schreibübungen und Minitests dargestellt und unterstützt. Zudem gibt es auf der Plattform Gesundheits-Checks, mithilfe derer die Nutzenden ihre gesundheitlichen Probleme identifizieren können und passende Trainings vom System vorgeschlagen werden (vgl. Ducki et al. 2019).

Digitale Plattformen bieten darüber hinaus die Möglichkeit, dass sich die Nutzenden einen eigenen Account anlegen und somit ihren aktuellen Trainingsstand und die Ergebnisse von Assessments speichern und abrufen können.

Online-Trainings können als reine Selbsthilfe eingesetzt werden, es gibt jedoch auch Varianten, in denen die Teilnehmenden durch Therapierende, sogenannte e-Coaches, begleitet werden. Eine gute therapeutische Beziehung kann als Grundlage für eine erfolgreiche Therapie betrachtet werden. Die therapeutische Beziehung in begleiteten Web-Anwendungen wird sogar als besser eingeschätzt als in Therapien mit unmittelbarem persönlichem Kontakt (Wagner und Maercker 2011). In Online-Plattformen können Chats sowie Funktionen für E-Mail- und SMS-Versand implementiert werden, um eine Kommunikation herzustellen. In technisch leistungsfähigen Plattformen können darüber hinaus entsprechende Möglichkeiten vorgesehen werden, mithilfe derer Therapierende die Trainingsergebnisse ihrer Klient*innen einsehen und unmittelbar darauf reagieren können.

Apps

Der Anstieg von Smartphone- und Tablet-Nutzenden hält an. Im Jahr 2019 gab es bereits ca. 58 Millionen Smartphone-Nutzende in Deutschland (Verbrauchs- und Medienanalyse [VuMA], zitiert nach ▶ de.statista.com 2020). Auch das Angebot und die Themenbreite an Gesundheits-Apps (engl.: Health-Apps) für Smartphones und Tablets sind in den letzten Jahren gestiegen. Zu den Gesundheits-Apps zählen Anwendungen, die zu Wellnesszwecken, für die Gesundheit und im Medizinbereich eingesetzt werden, um die Gesundheit zu stärken und Krankheiten sowie deren Folgen zu vermeiden oder zu mildern (Albrecht 2016).

Ein konkretes Beispiel stellt die App *Moodpath*[1] dar, die bei der Erkennung von Depressionen hilft. Die Nutzenden führen ein Stimmungstagebuch und müssen dreimal am Tag je vier Fragen mit einem Ja oder Nein beantworten. Bei einem Ja wird der Grad der Belastung abgefragt. Die Stimmung wird über die Zeit in einem Pfad (daher Moodpath) angezeigt. Die Dokumentation über einen Zeitraum von 14 Tagen vergegenwärtigt einem den eigenen psychischen Zustand und kann auch als Einstieg für ein Gespräch bei einem/einer Therapeut*in verwendet werden.

App-basierte Anwendungen bieten einen niedrigschwelligen Zugang zu gesundheitsfördernden Angeboten und können somit schon frühzeitig einen Anstoß zu präventiven Lebensstiländerungen geben (Albrecht 2016). Weitere Vorteile sind, dass die Apps ort- und zeitunabhängig genutzt werden können und davon ausgegangen werden kann, dass die Zielgruppe der jungen Beschäftigten (Hanke et al. 2015) sowie Personen, die beruflich viel unterwegs sind, hiermit besser erreicht werden können.

Darüber hinaus können mithilfe der Apps Daten dokumentiert, abgerufen und visualisiert werden sowie Informationen und Empfehlungen auf Basis von aktuellen Daten zurückgegeben werden. Die Möglichkeit der Datenerhebung wird auch für den Forschungskontext zunehmend interessant (Albrecht 2016).

Große Kritikpunkte an Gesundheits-Apps stellen oft der mangelnde Datenschutz sowie eine fehlende Datensicherheit dar (Albrecht 2016). Weitere Risiken haben Hussain et al. (2015) im Rahmen einer Literaturanalyse untersucht und herausgefunden, dass Nutzende von Gesundheits-Apps sich von Aufwand und Technik der Apps überfordert fühlen können. Auch dass einige Apps nur mit einer Internetverbindung funktionieren, stellt ein Problem dar (Hussain et al. 2015; vgl. ◘ Tab. 18.2). Daher sollten bei der Entwicklung von Gesundheits-Apps Usability-Aspekte berücksichtigt und Datenschutz- sowie Datensicherheitsmaßnahmen durchgeführt werden. Auch der Anwendungskontext sollte analysiert werden, um die richtige Umsetzungsart der App zu wählen. So bieten native, cross-plattform und hybride Apps im Vergleich zu Web-Apps die Möglichkeit der Offline-Verfügbarkeit. Web-Apps hingegen sind jedoch oftmals kostengünstiger und weniger zeitaufwendig in der Entwicklung.

Das Fraunhofer-Institut für Offene Kommunikationssysteme FOKUS hat im Rahmen eines vom Bundesministerium für Gesundheit geförderten Forschungsprojektes einen Meta-Kriterienkatalog für die Beschreibung und Bewertung von Gesundheits-Apps mit dem Namen AppKri entwickelt und als Webanwendung zur Verfügung gestellt.[2] Des Weiteren wurde im Forschungsprojekt AppQ ein

---

1 ▶ https://mymoodpath.com, Zugegriffen: 27. September 2020.
2 ▶ https://ehealth-services.fokus.fraunhofer.de/BMG-APPS, Zugegriffen: 19. Februar 2021.

Technologien und Methoden und ihr Einsatz

Tab. 18.2 Vor- und Nachteile von Apps

Vorteile	Nachteile
Zeitlich und örtlich flexible Nutzung	Datenschutz und -sicherheit teilweise unzureichend
Vielzahl an Apps für verschiedene Themenbereiche	Internetverbindung muss meistens vorhanden sein
Niedrigschwelliger Zugang zu gesundheitsfördernden Angeboten	Mögliche Überforderung der Nutzenden durch Aufwand und Technik der Apps
Gut geeignet für Personen, die beruflich viel unterwegs sind	

Gütekriterien-Kernset für digitale Gesundheitsanwendungen erstellt (Thranberend und Bittner 2019).

Smartwatches

Die Smartwatch wird von Henriksen et al. (2018) vereinfacht auch als eine am Handgelenk getragene Erweiterung des Smartphones bezeichnet. Smartwatches werden gegenwärtig als intelligente Sensoren für das Tracking von Vitaldaten eingesetzt. Dies macht sie besonders für Anwendungen im Fitness- und Sportbereich interessant. Neben dem standardmäßigen Beschleunigungsmesser haben einige Smartphones auch Gyroskope (Kreiselinstrument zur Anzeige der Richtung der Gravitationskraft), Magnetometer, Barometer und Höhenmesser verbaut (Henriksen et al. 2018). Generell kann zwischen Smartwatches, die über ein Touch-Screen bedient werden und über eine hohe Funktionalitätsvielfalt verfügen, und sogenannten Fitness-Trackern, die mit weitaus kostengünstigerer Hardware und weniger Sensoren ausgestattet sind, sich jedoch im Vergleich durch eine höhere Batterielaufzeit auszeichnen, unterschieden werden (Henriksen et al. 2018).

Auch zu gesundheitlichen Zwecken werden Smartwatches eingesetzt. Ein gesunder Schlaf gilt im Allgemeinen als wichtige Grundlage für ein psychisch und physisch gesundes Leben (Benham 2010; Irwin 2015; Ohlmann et al. 2009). Mit der Smartwatch kann das Schlafverhalten, mit dem Ziel eines tieferen, gesünderen oder erholsameren Schlafs, analysiert werden (Henriksen et al. 2018). Aufgrund von Daten, die über die Smartwatch gesammelt werden, lassen sich auch Rückschlüsse auf die Schlafqualität ziehen. Die Herzfrequenz und die Armbewegungen werden dazu gemessen und innerhalb eines lernenden Systems dokumentiert sowie weiterverarbeitet, um Aufschluss über das individuelle Schlafverhalten und schließlich die Schlafqualität zu erhalten (Alfeo et al. 2018).

In Kombination mit dem Smartphone lässt sich das Potenzial der Smartwatches für den medizinischen oder therapeutischen Einsatz besonders verdeutlichen, beispielsweise wenn bestimmte Daten mit der Uhr gemessen und auf dem leistungsfähigeren Smartphone schließlich weiterverarbeitet oder verschickt werden. Ein Beispiel dafür sind Daten über den Herzrhythmus, der auf der am Handgelenk getragenen Smartwatch mit entsprechenden Algorithmen überwacht wird (Bumgarner et al. 2018), wodurch ein Vorhofflimmern erkannt werden kann.[3] Im Notfall kann über entsprechende Apps[4] und das Smartphone sogar automatisch medizinische Hilfe kontaktiert werden.

Auch epileptische Anfälle können über Smartwatches erkannt werden, wodurch nicht mehr bewegungsfähigen Patient*innen schließlich dennoch frühzeitig geholfen werden kann. Dazu werden ruckartige Körperbewegungen von der Software als möglicher Anfall erkannt. Mit einer Vorlaufzeit von wenigen Sekunden, um bei versehentlichem Auslösen noch manuell abbrechen zu können, sendet die Anwendung automatisch einen Notruf inklusive der aktuellen Positionsdaten der betroffenen Person ab. Die Anwendung enthält außerdem einen Notfall-Button, der bei einem möglicherweise bevorstehenden Anfall betätigt werden kann.[5]

Weiterhin bietet die Smartwatch im Gesundheitsbereich ein großes Potenzial für Risikopatient*innen von Diabeteserkrankungen. Spezielle Smartwatches erlauben die kontinuierliche Messung des Blutzuckerspiegels. Damit ist es nicht mehr erforderlich, durch einen Stich in den Finger Blutstropfen für eine Messung zu gewinnen. Vielmehr sind Patient*innen mit der Smartwatch in der Lage, ihren Blutzuckerspiegel mit einem Blick auf das Handgelenk abzurufen.[6]

Für die Anwendungen zur Förderung der psychischen Gesundheit können Apps auf der Smartwatch ebenfalls einen Beitrag leisten. Beispielsweise können Pulsdaten und Herzrhythmusdaten verarbeitet werden und so Rückschlüsse auf eine Gefährdung durch Stress ermöglichen. Ist der Herzschlag unregelmäßig, kann dies auf ein hohes Stresslevel hinweisen. Dafür gibt es aber bislang noch keine zuverlässige, wissenschaftlich überprüfte Anwendung. Ein entsprechender Prototyp, mit dem auf Grundlage biometrischer Daten wie Herzfrequenz, elektrodermale Aktivität und Körpertemperatur in Echtzeit auf Stress gefolgert werden kann, wurde jedoch bereits entwickelt (Ciabattoni et al. 2017).

Eine Smartwatch App, die zum einen eine Selbsteinschätzung von Stimmung und Stress ermöglicht und zum anderen die Herzfrequenz, die körperliche Aktivität, die Armbewegungen und die Umgebungsgeräusche aufzeichnet, wird von Hänsel et al. (2016) vorgeschlagen. Die Anwendung auf der Smartwatch ist in diesem Fall Teil eines Gesamtsystems, in dem zusätzlich auf dem Smartphone weitere Befragungen durchgeführt werden. Die Daten werden in einer Datenbank abgespeichert und eine grafisch aufbereitete Auswertung ist über eine Website möglich.

Neben Stress sind Depressionen eine verbreitete psychische Erkrankung. Depressionen können beispielsweise über die Sprache von Betroffenen früh erkannt werden (Al-Mosaiwi und Johnstone 2018). Hier bieten die Smartwatch oder das Smartphone mit den eingebauten Mikrofonen möglicherweise Potenzial für zukünftige Forschung und Entwicklung, da über das integrierte Mikrofon bestimmte Sprachmuster aufgezeichnet und ausgewertet werden könnten. Eine entsprechende Anwendung existiert jedoch noch nicht.

---

3 ▶ https://www.aerzteblatt.de/nachrichten/97973/Apple-Watch-Kardiologen-bewerten-EKG-Funktionen, Zugegriffen: 26. Mai 2020.

4 ▶ https://play.google.com/store/apps/details?id=com.sjm.crmd.patientApp_Android_TUV&hl=de, Zugegriffen: 26. Mai 2020.

5 ▶ https://www.aerzteblatt.de/blog/65301/Epilepsie-Smartwatch-soll-drohenden-Anfall-erkennen, Zugegriffen: 26. Mai 2020.

6 ▶ https://www.diabsite.de/aktuelles/nachrichten/2020/200108.html, Zugegriffen: 26. Mai 2020.

Um die Akzeptanz einer Smartwatch App zur Selbsteinschätzung der psychischen Gesundheit zu erforschen, befindet sich eine Studie in Vorbereitung (Nadal et al. 2020), was die Aktualität des Einsatzes von Smartwatches im gesundheitlichen Kontext unterstreicht.

Weiterhin wird die Smartwatch-Applikation *foqus* als Intervention vorgeschlagen, um Erwachsene mit ADHS und Aufmerksamkeitsdefiziten zu unterstützen. Dibia (2016) stellt in einer dazu durchgeführten Usability-Studie fest, dass diese Smartwatch-Anwendung ein praktikables und allgegenwärtiges Instrument zur Behandlung psychischer Gesundheit und stressbedingter Zustände darstellt. Dies unterstreicht das Potenzial dieses Geräts, lässt jedoch konkrete Ergebnisse zur Wirksamkeit bislang offen.

Cheung et al. (2019) zeigen, dass die Überzeugung von der Wirksamkeit einer Smartwatch-Applikation und die Genauigkeit der darin dargebotenen Informationen im Zusammenhang mit der wahrgenommenen Nützlichkeit stehen und letztlich die Kaufabsicht begünstigen. Daraus ist abzuleiten, dass neue Technologie, wie in diesem Fall die Smartwatch, stets einen echten Mehrwert bieten muss, wenn sie für gesundheitliche Zwecke in Betracht gezogen werden soll.

Der Vorteil von Smartwatches für den Einsatz zu gesundheitlichen Zwecken ist, dass sie Smartphones vereinfacht gesagt um eine Vielzahl an Sensoren erweitern und mit diesen so ein den Körper überwachendes System bilden können, das im Notfall tatsächlich Leben retten kann. Daneben ist eine Smartwatch durch zahlreiche Apps nach persönlichen Vorstellungen erweiterbar und damit neben dem Therapiezweck bzw. der Gesundheitsüberwachung auch anderweitig nutzbar.

Gegen das Tragen von Smartwaches im Sinne einer Überwachung des Gesundheitszustandes spricht allerdings, dass ein Gerät offenkundig nur in den Zeiträumen zu diesem Zweck wirksam ist, wenn es auch tatsächlich am Handgelenk getragen wird. Dies kann aus persönlichen Gründen als störend empfunden werden oder ist beispielsweise nicht in jedem Beruf dauerhaft möglich. Weiterhin spricht aus technischer Sicht gegen Smartwatches, dass sie im Allgemeinen eine verhältnismäßig kurze Akkulaufzeit haben und dass das regelmäßig Aufladen einer Armbanduhr eher ungewöhnlich für diesen Gerätetyp ist, was der generellen Akzeptanz eher entgegenwirken kann. Die Vor- und Nachteile von Smartwatches sind in ◘ Tab. 18.3 gegenübergestellt.

Zudem sind Bedenken bezüglich des Datenschutzes stets ein Hindernis für die breite Akzeptanz von Smartwatches für den Einsatz im Gesundheitswesen (Gao et al. 2015).

Virtuelle Realitäten

Eine weitere Technologie, die zu Trainings- oder Präventionszwecken oder zur Behandlung von psychischen Erkrankungen eingesetzt werden kann, ist die virtuelle Realität (VR). Diese Technologie erfuhr in den vergangenen Jahren einen beträchtlichen Aufschwung,[7] da gleich mehrere große Konzerne in den Markt für Endverbraucher mit

---

7 ▶ https://www.marketsandmarkets.com/Market-Reports/reality-applications-market-458.html, Zugegriffen: 25. Mai 2020.

Tab. 18.3 Vor- und Nachteile von Smartwatches

Vorteile	Nachteile
Zahlreiche Einsatzmöglichkeiten (u. a. Fitness, Schlafverhalten, Herzfrequenz und -Rhythmus) durch vielfältige Sensorik	Echter Mehrwert oft nur in Verbindung mit dem Smartphone gegeben
Anpassung an individuelle Bedürfnisse durch Vielfalt an Apps	Je nach Modell z. T. hohe Anschaffungskosten
Ganzheitliche Überwachung körperlicher Funktionen möglich	Nicht geeignet für Personen, die ungern Uhren tragen oder z. B. berufsbedingt nicht tragen können.
Automatische Notfallfunktionalitäten	Muss regelmäßig geladen werden, was für Uhren zunächst ungewöhnlich ist.

eigenen Hardwareprodukten und entsprechenden Softwarelösungen einstiegen. Mithilfe von sogenannten Headsets, großen, die Augen gänzlich umschließenden Brillen, wird in zumeist am leistungsstarken Computer erzeugte virtuelle Welten eingetaucht. Die Wahrnehmung der virtuellen Welt als realitätsnah und das Eintauchen in diese, die sogenannte Immersion, hängt dabei entscheidend von der eingesetzten Hardware ab. So ist eine einfachere Immersion auch schon mit weniger Rechenleistung möglich und kann beispielsweise auch durch den Einsatz von Smartphones erreicht werden, die zu diesem Zweck mit entsprechenden Halterungen als Headset dienen.

Die VR-Technologie kann insbesondere bei psychischen Störungen im Rahmen einer Expositionstherapie eingesetzt werden. In einer solchen Therapie werden Patient*innen herkömmlicherweise den problematischen Situationen unmittelbar ausgesetzt, oder sie stellen sich diese bildlich vor. Die VR ermöglicht damit einen dritten Therapieansatz, indem Betroffene die Situationen virtuell erleben.[8]

In einer der ältesten Studien, die damit als Wegbereiter für die VR-basierten Therapiemethoden gelten kann, wurde die virtuelle Realität erfolgreich eingesetzt, um Höhenangst zu therapieren (Rothbaum et al. 1995). In virtuellen Umgebungen gelang es bei einem Angstpatienten unter Anwendung von Entspannungstechniken, die Verträglichkeit der wahrgenommenen Höhe zu steigern.

Auch bei sozialen Phobien kommt VR-Technologie zur Therapie zum Einsatz (Klinger et al. 2005). Die Betroffenen leiden unter Angstzuständen, die in alltäglichen Situationen und an Orten mit anderen Menschen auftreten können. In einem gesicherten Umfeld und ggf. unter psychologischer Begleitung können Betroffene im Sinne einer Konfrontationstherapie beispielsweise eine virtuelle Vortragssituation erleben, sich musternden Blicken ausgesetzt fühlen oder Small-Talk führen, ohne sich der Situation jedoch tatsächlich auszusetzen. So können reale Angstreaktionen im

---

8 ▶ https://www.aerzteblatt.de/archiv/128395/Virtuelle-Realitaeten-in-der-Behandlung-psychischer-Stoerungen-Eintauchen-ins-virtuelle-System, Zugegriffen: 25. Mai 2020.

virtuellen Raum hervorgerufen werden; es besteht allerdings stets die Sicherheit, dass die künstlich erzeugte Situation jederzeit, wenn erforderlich sogar unmittelbar, verlassen werden kann.

Am Universitätsklinikum Eppendorf kommt VR-Technologie in Studien zum Einsatz, um die Möglichkeiten der Therapie von Zwangsstörungen zu untersuchen.[9] Mithilfe eines VR-Headsets und entsprechend entwickelter Software erleben Patient*innen in diesem Therapieansatz alltägliche Situationen, die in der Realität ein zwanghaftes Verhalten auslösen würden. Die konkrete Situation kann je nach Ausprägung der Störung generiert werden. Beispielsweise kann bei einem Waschzwang eine verschmutzte Toilette oder bei einem Kontrollzwang eine Wohnung mit laufendem Wasserhahn, einer brennenden Kerze oder einem geöffneten Fenster in der virtuellen Realität erzeugt werden. Die Technologie hat zur Therapie von Zwangsstörungen also den entscheidenden Vorteil, dass ganz individuell auf die Betroffenen reagiert werden kann.

Auch zur Therapie von Suchterkrankungen wird die VR bereits eingesetzt. In den dafür entwickelten virtuellen Szenarien werden Betroffene Situationen ausgesetzt, in denen sie bestimmten Reizen widerstehen müssen. In der Therapie von Spielsucht mithilfe der VR zielt man beispielsweise darauf ab, Situationen zu erzeugen, in denen Betroffene entsprechenden Schlüsselreizen wie leuchtenden Spielautomaten, fallenden Würfeln oder den Blackjack-Karten ausgesetzt werden. Es wird dadurch im virtuellen Raum eine Situation erzeugt, in der die Patient*innen ein Verlangen nach Glücksspiel entwickeln und diesem widerstehen müssen.[10] Kanadische Wissenschaftler haben bereits gezeigt, dass der VR-Einsatz zu signifikanten therapeutischen Verbesserungen bei pathologischen Spieler*innen führen kann (Bouchard et al. 2014).

Des Weiteren kommt die VR-Technologie auch bei der Therapie von Essstörungen zur Anwendung. Die Frage der Einschätzung des eigenen Körpers ist in Studien zu Essstörungen besonders relevant, da sie zumeist darauf abzielen, eine Überbewertung des eigenen Körpers zu therapieren.[11] Die virtuelle Realität wird in Studien dazu genutzt, dass Teilnehmende ihre wahrgenommene und ihre gewünschte Körperform virtuell verändern und die Auswirkungen unmittelbar betrachten können (Mölbert et al. 2018). VR-Avatare, die auf Scans des Körpers basieren und damit ein virtuelles Abbild der Teilnehmenden darstellen, helfen dabei, die Selbstwahrnehmung zu verbessern (Thaler et al. 2018). Anders als in herkömmlichen Ansätzen, in denen die Körperdimensionen beispielsweise selbst eingeschätzt werden sollen, können mithilfe der VR realitätsnahe Situationen geschaffen werden, womit die Wahrnehmung des eigenen Körpers schließlich besser unterstützt wird.[12] In einer weiteren wissenschaftlichen Studie zur Behandlung von Essstörungen, bei der das Eintauchen in eine virtuelle Welt dazu genutzt wurde, das Bewusstsein für den eigenen Körper und die

---

9 ▶ https://www.uke.de/allgemein/mediathek/wissen-forschen/wissen-forschen-2019/kurzbeiträge/in-virtueller-realität-zwänge-behandeln/index.html, Zugegriffen: 25. Mai 2020.
10 ▶ https://www.forschung-und-wissen.de/nachrichten/medizin/virtual-reality-therapie-soll-spielsuechtigen-menschen-helfen-13373700, Zugegriffen: 25. Mai 2020.
11 ▶ https://www.mpg.de/12323568/magersucht-selbstwahrnehmung, Zugegriffen: 25. Mai 2020.
12 ▶ https://www.laborpraxis.vogel.de/magersucht-vor-dem-virtuellen-spiegel-a-765556/?p=2, Zugegriffen: 26. Mai 2020.

Diskrepanz zwischen Wunsch und Wirklichkeit zu verdeutlichen, zeigte sich die Therapie mit VR als wirksamer im Vergleich zu traditionellen Methoden – insbesondere bei der Verbesserung der Körperzufriedenheit, der Selbstwahrnehmung und der Motivation zur Veränderung (Riva et al. 2001).

VR-Anwendungen kommen nicht nur als eigenständige Lösungen für Therapien und Interventionen zum Einsatz, sondern ebenfalls als Ergänzung zu Online-Plattformen bzw. als Bestandteil eines entsprechend zusammengestellten Gesamtprogramms. So bietet die Plattform *Novego*[13] eine Entspannungsübung in der virtuellen Realität an. Mit dieser Technologie kann die Illusion des Abtauchens in eine andere Welt erschaffen und so eine möglichst entspannende Situation erzeugt werden, um Stress entgegenzuwirken.

Die VR-Technologie wird ebenfalls in integrierten Programmen zum betrieblichen Gesundheitsmanagement eingesetzt. Das Unternehmen *INTEGION* bietet beispielsweise im Rahmen von Gesundheits-Aktionen vor Ort eine VR-Applikation in Verbindung mit einem Trainingsgerät an, mit dem ein Krafttraining für den ganzen Körper durchgeführt wird. Die Nutzenden werden dazu in diesem Gerät in eine horizontale Position gebracht und können mithilfe einer VR-Brille z. B. in eine virtuelle Unterwasserwelt eintauchen und sich in dieser mit einer entsprechenden Verlagerung des Körperschwerpunkts bewegen. Während sie sich also schwimmend oder fliegend durch virtuelle Welten bewegen, wird die Rumpfmuskulatur aufgrund der horizontalen Stützposition trainiert. Weiterhin wirbt der Anbieter mit einer Erhöhung der Balance- und Konzentrationsfähigkeit und einer Verbesserung der Reflexe.[14]

Resümierend bleibt festzuhalten, dass der Einsatz von VR im Rahmen einer Expositionstherapie entscheidende Vorteile hat. Durch die nur virtuell erschaffene Umgebung entsteht ein hohes Maß an Kontrolle über die Situation, den Ablauf der Therapie und die zu setzenden Reize. Betroffene können die Situation daneben als sicherer empfinden, da sie dieser jederzeit durch Entfernen des VR-Headsets entkommen können. Im Vergleich zur Expositionstherapie in der realen Umgebung ist die Behandlung im virtuellen Raum außerdem mit deutlich geringerem finanziellen, zeitlichen und organisatorischen Aufwand verbunden. Nicht zuletzt ist als vorteilhaft anzuführen, dass die Therapien in der virtuellen Realität erfolgreich sein können. Als Nebenwirkung der Behandlung in virtuellen Realitäten kann es zu Schwindelgefühlen oder sogar in Einzelfällen zu Übelkeit kommen (Munafo et al. 2017). Außerdem ist die Behandlung im virtuellen Raum stets als Vorstufe zur eigentlichen Konfrontation mit der Situation zu verstehen und stellt damit keine eigenständige Therapie dar. Abschließend ist zu berücksichtigen, dass VR-Systeme noch immer verhältnismäßig kostenintensiv in der Anschaffung sind. Die Vor- und Nachteile von VR sind in ◘ Tab. 18.4 gegenübergestellt.

---

13 ▶ https://www.novego.de, Zugegriffen: 26. Mai 2020.
14 ▶ http://dev.integion.de/active-virtual-reality/active-virtual-reality-icaros.html, Zugegriffen: 19. Februar 2021.

Tab. 18.4 Vor- und Nachteile von VR

Vorteile	Nachteile
Vielfältige Einsatzmöglichkeiten (z. B. bei Angst- und Zwangsstörungen, Suchterkrankungen oder im BGM)	Hohe Anschaffungskosten
Hohe Kontrollierbarkeit der virtuell erzeugten Situation	Nebenwirkungen wie Schwindelgefühle und Übelkeit in Einzelfällen möglich
Geringerer zeitlicher und organisatorischer Aufwand als mit konventionellen Methoden	Kein eigenständiger Therapieansatz

Weitere Technologien und Methoden

Neben der virtuellen Realität (VR) bietet auch die augmentierte Realität (AR) Einsatzpotential in den Bereichen der Prävention und Behandlung von physischen und psychischen Beschwerden sowie bei der Unterstützung, das Wohlbefinden von gesunden Personen zu erhöhen (Machulla et al. 2019). AR kombiniert die Realität mit der Virtualität, indem die Realität in Echtzeit mit virtuellen Objekten ergänzt wird (Azuma 1997).

Auch die Telemedizin, mithilfe derer die zeitliche und räumliche Distanz zwischen Patient*innen und Ärzt*innen sowie Therapierenden überwunden werden kann, gewinnt immer mehr an Bedeutung. Besonders seit Beginn der Corona-Pandemie wird vermehrt auf Telefon- und Online-Sprechstunden-Angebote gesetzt, um medizinische Beratung anzubieten. Dies könnte auch für das bisherige Face-to-Face-Coaching im BGM relevant werden, wenn es eine räumliche Distanz zwischen Coach und Klient*in gibt. Zu den digitalen bzw. virtuellen Coaching Kanälen zählen neben den Online-Coaching-Plattformen auch Telefonate, E-Mails, Video-Konferenzen, Apps und Nachrichten über Messaging-Programme. Die unterschiedlichen Coaching-Formate haben Vor- und Nachteile, die Einfluss auf das Ergebnis des Coachings nehmen können. Bei Telefonaten kann es beispielsweise zu erzählerischen Ausschweifungen kommen und der Coach erhält durch die verbalgeprägte Kommunikation nur ein Teilbild des Coachees. Allerdings sind bei einem Telefonat die monetären und psychologischen Barrieren für die Klient*innen gering und es werden leichter und schneller Probleme angesprochen, was auch für die schriftliche Kommunikation (E-Mail und Nutzung von Messaging-Programmen) gilt. Die schriftliche Kommunikation kann dazu beitragen, dass der Fokus auf das Wesentliche gelegt wird, wenn die Nachrichten kurzgehalten werden. Auch kann der ausgedruckte Text für die (Selbst-) Controlling-Phase der Klient*innen genutzt werden. Jedoch können bei der schriftlichen Kommunikation keine nonverbalen Merkmale wahrgenommen werden. Bei Video-Konferenzen können sowohl verbale als auch nonverbale Merkmale der Kommunikation übermittelt werden. Es sollte aber darauf geachtet werden, dass die Verbindung stabil ist, da eine schlechte oder unterbrochene Verbindung den Coaching-Prozess sowie die Zielerreichung erheblich stören kann. Mithilfe von Coaching-Apps können alle digitalen Kommunikationskanäle kombiniert werden (Maler 2018).

Die Digitalisierung des betrieblichen Gesundheitsmanagements eröffnet auch die Möglichkeit, Gamification als Methode einzusetzen. Gamification beschreibt den

Einsatz von spieltypischen Elementen in einem spielfremden Kontext (Deterding et al. 2011) und bietet das Potential, einen positiven Effekt auf die Motivation und das Nutzer*innenerlebnis der Anwendenden auszuüben (Hamari et al. 2014). Im Gesundheitsbereich wird Gamification zum Beispiel in Form von Punkten, Abzeichen, Feedback, Bestenlisten und Leistungsgraphen zu therapeutischen Zwecken, zur Umstellung von Ernährungsweisen oder zur Förderung von sportlicher Betätigung eingesetzt und erzielt dabei positive Ergebnisse (Sailer 2016).

Ausblick

In diesem Artikel wurden die Technologien Online-Plattformen, Apps, Smartwatches und Virtuelle Realitäten näher betrachtet. Dabei zeigte sich, dass alle Technologien unterschiedliche Vor- und Nachteile mit sich bringen, jedoch großes Potential für den Einsatz im dBGM haben. Auch klassische Technologien wie Telefonie, Nachrichten in Textform oder Webkonferenzen sowie der Einsatz von Augmented Reality eignen sich für das dBGM.

Bei allen Technologien, die zum Einsatz kommen können, sollte das Thema Datenschutz berücksichtigt werden. Die Digitalisierung im Gesundheitswesen und die zunehmenden Datenströme bringen neben vielen Vorteilen auch Gefahren des Datenmissbrauchs mit sich, die es ohne sie nicht geben würde. Jörg (2018) stellt den Datenschutz auf eine Stufe mit der klassischen ärztlichen Schweigepflicht und zählt beides zu den höchsten, zu wahrenden Rechtsgütern. Immer wieder kommt es jedoch zu Datenlecks, wodurch Patient*innen in ihrem Recht auf informationelle Selbstbestimmung verletzt werden. Im Jahr 2019 wurde beispielsweise bekannt, dass radiologische Bilddatensätze über Jahre frei und ohne die grundlegendsten Schutzmaßnahmen online abgerufen werden konnten.[15] Auf die Frage nach dem größten Nachteil digitaler Anwendungen im Gesundheitswesen gaben 67 % der befragten Mediziner*innen den Missbrauch von Patient*innendaten an. Bei der Frage nach den Vor- und Nachteilen der elektronischen Patient*innenakte waren es sogar 75 % der Befragten, die die Gefahr des Datenmissbrauchs nannten (Rohleder und Reinhardt 2017).

Welche konkreten langfristigen Folgen ein einmaliges Datenleck haben kann, lässt sich nur spekulativ beantworten. Klar ist jedoch, dass einmal veröffentlichte Daten – wenn überhaupt – nur unter höchsten Anstrengungen wieder entfernt werden können. Bei sehr sensiblen gesundheitlichen Daten könnten neben Folgen für das persönliche Umfeld auch gravierende Folgen für das Berufsleben oder beispielsweise Nachteile bei Versicherungstarifen oder Bankkrediten auftreten.[16]

Die sichere Verarbeitung medizinischer Daten ist damit als größte Herausforderung und ebenso als größtes Hemmnis für das Voranschreiten der Digitalisierung im Gesundheitswesen anzusehen. Festzuhalten ist jedoch, dass die Digitalisierung insbesondere im medizinischen Kontext nicht um jeden Preis vorangetrieben werden sollte. Vielmehr sind der mögliche Nutzen und die potenziellen Risiken einer jeden Maßnahme stets sorgsam gegeneinander abzuwägen (Jörg 2018).

---

15 ▶ https://www.aerztezeitung.de/Wirtschaft/Millionen-Patientendaten-auf-ungesicherten-Servern-401247.html, Zugegriffen: 07. September 2020.

16 ▶ https://www.dr-datenschutz.de/datenleck-im-gesundheitswesen/, Zugegriffen: 07. September 2020.

Literatur

Albrecht UV (2016) Kapitel Kurzfassung. In Albrecht UV (Hrsg.) Chancen und Risiken von Gesundheits-Apps (CHARISMHA) (S. 14–47). Medizinische Hochschule Hannover.

Alfeo AL, Barsocchi P, Cimino MG, La Rosa D, Palumbo F, Vaglini G (2018) Sleep behavior assessment via smartwatch and stigmergic receptive fields. Personal and ubiquitous computing 22(2):227–243.

Al-Mosaiwi M, Johnstone T (2018) In an absolute state: Elevated use of absolutist words is a marker specific to anxiety, depression, and suicidal ideation. Clinical Psychological Science 6(4):529–542. doi:https://doi.org/10.1177/2167702617747074

Azuma R (1997) A Survey of augmented reality. Presence: Teleoperators and Virtual Environments 6(4):355–385.

Bumgarner JM, Lambert CT, Hussein AA, Cantillon DJ, Baranowski B, Wolski K, Lindsay BD, (…), Tarakji KG (2018) Smartwatch algorithm for automated detection of atrial fibrillation. Journal of the American College of Cardiology 71(21):2381–2388. doi:https://doi.org/10.1016/j.jacc.2018.03.003

Benham G (2010) Sleep: An important factor in stress-health models. Stress and Health 26(3):204–214. doi:https://doi.org/10.1002/smi.1304

Bouchard S, Loranger C, Giroux I, Jacques C, Robillard G (2014) Using virtual reality to provide a naturalistic setting for the treatment of pathological gambling. In Lanyi CS (Hrsg.) The Thousand Faces of Virtual Reality. IntechOpen. doi:https://doi.org/10.5772/59240

Cheung ML, Chau KY, Lam MHS, Tse G, Ho KY, Flint SW, Broom D, (…), Lee KY (2019) Examining consumers' adoption of wearable healthcare technology: The role of health attributes. International journal of environmental research and public health 16(13):2257. doi:https://doi.org/10.3390/ijerph16132257

Ciabattoni L, Ferracuti F, Longhi S, Pepa L, Romeo L, Verdini F (2017) Real-time mental stress detection based on smartwatch. In 2017 IEEE International Conference on Consumer Electronics (ICCE) (S. 110–111). IEEE.

Deterding S, Dixon D, Khaled R, Nacke L (2011) From game design elements to gamefulness: defining gamification. In Proceedings of the 15th international academic MindTrek conference: Envisioning future media environments (S. 9–15). doi:https://doi.org/10.1145/2181037.2181040

Dibia V (2016) Foqus: A smartwatch application for individuals with adhd and mental health challenges. In Proceedings of the 18th International ACM SIGACCESS Conference on Computers and Accessibility (S. 311–312). doi:https://doi.org/10.1145/2982142.2982207

Ducki A, Behrendt D, Boß L, Brandt M, Janneck M, Jent S, Kunze D, (…), Wappler P (2019) Digi-Exist: Eine digitale Plattform zur Gesundheitsförderung für junge Unternehmen. In Badura B, Ducki A, Schröder H, Klose J, Meyer M (Hrsg.) Fehlzeiten-Report 2019 (S. 333–347). Berlin/Heidelberg: Springer.

Gao Y, Li H, Luo Y (2015) An empirical study of wearable technology acceptance in healthcare. Industrial Management & Data Systems 115(9):1704–1723. doi:https://doi.org/10.1108/IMDS-03-2015-0087

Hamari J, Koivisto J, Sarsa H (2014) Does gamification work? A literature review of empirical studies on gamification. In Proceedings of the 47th Annual Hawaii International Conference on System Sciences. doi:https://doi.org/10.1109/HICSS.2014.377

Hanke J, Walter UN, Mess F (2015) Technologieorientierte Entwicklungen im Betrieblichen Gesundheitsmanagement (digitales BGM) – Chance oder Risiko? Zeitschrift für betriebliche Prävention und Unfallversicherung 127(12):540–544. doi:10.37307/j.2193-3308.2015.12.07

Hänsel K, Alomainy A, Haddadi H (2016) Large scale mood and stress self-assessments on a smartwatch. In Proceedings of the 2016 ACM International Joint Conference on Pervasive and Ubiquitous Computing: Adjunct (S. 1180–1184). doi:https://doi.org/10.1145/2968219.2968305

Heber E, Ebert DD, Lehr D, Nobis S, Berking M, Riper H (2013) Efficacy and cost-effectiveness of a web-based and mobile stress management intervention for employees: Design of a randomized controlled trial. BMC Public Health 13:655. doi:https://doi.org/10.1186/1471-2458-13-655

Henriksen A, Mikalsen MH, Woldaregay AZ, Muzny M, Hartvigsen G, Hopstock LA, Grimsgaard S (2018) Using fitness trackers and smartwatches to measure physical activity in research: analysis of consumer wrist-worn wearables. Journal of medical Internet research 20(3):e110. doi:https://doi.org/10.2196/jmir.9157

Hussain M, Al-Haiqi A, Zaidan AA, Zaidan BB, Kiah MLM, Anuar NB, Abdulnabi M (2015) The landscape of research on smartphone medical apps: Coherent taxonomy, motivations, open challenges and recommendations. Computer methods and programs in biomedicine 122:393–408. doi:https://doi.org/10.1016/j.cmpb.2015.08.015

Irwin MR (2015) Why sleep is important for health: a psychoneuroimmunology perspective. Annual review of psychology 66:143–172. doi:https://doi.org/10.1146/annurev-psych-010213-115205

Jörg J (2018) Folgen und Zukunftsvisionen der digitalisierten Medizin. In Digitalisierung in der Medizin (S. 113–132). Berlin/Heidelberg: Springer.

Kaiser L, Matusiewicz D (2018) Effekte der Digitalisierung auf das Betriebliche Gesundheitsmanagement (BGM). In Matusiewicz D, Kaiser L (Hrsg.) Digitales Betriebliches Gesundheitsmanagement (S. 1–34). Wiesbaden: Springer Gabler.

Klinger E, Bouchard S, Légeron P, Roy S, Lauer F, Chemin I, Nugues P (2005) Virtual reality therapy versus cognitive behavior therapy for social phobia: A preliminary controlled study. Cyberpsychology & behavior 8(1):76–88. doi:https://doi.org/10.1089/cpb.2005.8.76

Lehr D, Heber E, Sieland B, Hillert A, Funk B, Ebert DD (2016) „Occupational eMental Health" in der Lehrergesundheit. Prävention und Gesundheitsförderung 11(3):182–192. doi:https://doi.org/10.1007/s11553-016-0541-6

Machulla T, Treskunov A, Lang F, Rings S, Prasuhn C, Mostajeran F, Klapperich H, (...), Geiger C (2019) Virtuelle und Augmentierte Realität für Gesundheit und Wohlbefinden. Mensch und Computer 2019 – Workshopband. Bonn: Gesellschaft für Informatik e.V. doi:10.18420/muc2019-ws-318

Maler ZKF (2018) Lässt sich die Stressresilienz im betrieblichen Setting durch einen virtuellen Coach gewinnen und sogar erhöhen? In Matusiewicz D, Kaiser L (Hrsg.) Digitales Betriebliches Gesundheitsmanagement (S. 447–462). Wiesbaden: Springer Gabler.

Mölbert SC, Thaler A, Mohler BJ, Streuber S, Romero J, Black MJ, Zipfel S, (...), Giel KE (2018) Assessing body image in anorexia nervosa using biometric self-avatars in virtual reality: Attitudinal components rather than visual body size estimation are distorted. Psychological medicine 48(4):642–653. doi:https://doi.org/10.1017/S0033291717002008

Munafo J, Diedrick M, Stoffregen TA (2017) The virtual reality head-mounted display Oculus Rift induces motion sickness and is sexist in its effects. Experimental brain research 235(3):889–901. doi:https://doi.org/10.1007/s00221-016-4846-7

Nadal C, Sas C, Doherty G (2020) Acceptance of smartwatches for automated self-report in mental health interventions. In 25th annual international CyberPsychology, CyberTherapy & Social Networking Conference.

Nobis S, Heber E, Lehr D (2018) E-Mental Health im Betrieblichem Gesundheitsmanagement – das Potenzial von Online-Gesundheitstrainings am Beispiel von GET. ON Stress. In Matusiewicz D, Kaiser L (Hrsg.) Digitales Betriebliches Gesundheitsmanagement (S. 475–490). Wiesbaden: Springer Gabler.

Ohlmann KK, O'Sullivan MI, Berryman P, Lukes E (2009) The costs of short sleep. AAOHN Journal 57(9):381–387. doi:https://doi.org/10.3928/08910162-20090817-02

Richards D, Richardson T (2012) Computer-based psychological treatments for depression: a systematic review and meta-analysis. Clinical Psychological Review 32(4):329–342. doi:https://doi.org/10.1016/j.cpr.2012.02.004

Riva G, Bacchetta M, Baruffi M, Molinari E (2001) Virtual reality–based multidimensional therapy for the treatment of body image disturbances in obesity: a controlled study. Cyberpsychology & behavior 4(4):511–526. doi:https://doi.org/10.1089/109493101750527079

Rohleder B, Reinhardt K (2017) Gesundheit 4.0 – Wie Ärzte die digitale Zukunft sehen. https://www.hartmannbund.de/fileadmin/user_upload/Downloads/Umfragen/2017_HB-Bitkom_Start-ups.pdf. Zugegriffen: 01. Februar 2020

Rothbaum BO, Hodges LF, Kooper R, Opdyke D, Williford JS, North M (1995) Virtual reality graded exposure in the treatment of acrophobia: A case report. Behavior therapy 26(3):547–554. doi:https://doi.org/10.1016/S0005-7894(05)80100-5

Sailer M (2016) Die Wirkung von Gamification auf Motivation und Leistung. Wiesbaden: Springer Fachmedien.

Thaler A, Geuss MN, Mölbert SC, Giel KE, Streuber S, Romero J, Black M, Mohler BJ (2018) Body size estimation of self and others in females varying in BMI. PLOS ONE 13(2). doi:https://doi.org/10.1371/journal.pone.0192152

Thranberend T, Bittner J (2019) AppQ Gütekriterien-Kernset für mehr Qualitätstransparenz bei digitalen Gesundheitsanwendungen. Gütersloh: Bertelsmann Stiftung. https://www.bertelsmann-stiftung.de/fileadmin/files/BSt/Publikationen/GrauePublikationen/Studienbericht_AppQ_191028.pdf. Zugegriffen: 01. Februar 2020

Wagner B, Maercker A (2011) Psychotherapie im Internet–Wirksamkeit und Anwendungsbereiche. Psychotherapeutenjournal (1):34–43. doi:https://doi.org/10.5167/uzh-49734

Verbrauchs- und Medienanalyse (VuMa) (2020) Anzahl der Smartphone-Nutzer in Deutschland in den Jahren 2009 bis 2019. Zitiert nach de.statista.com. https://de.statista.com/statistik/daten/studie/585883/umfrage/anteil-der-smartphone-nutzer-in-deutschland. Zugegriffen: 28. September 2020

Helge Nissen

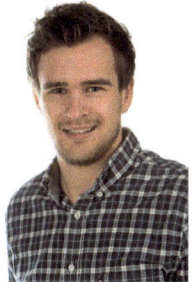

hat in Flensburg und Lübeck Medieninformatik studiert und ist als wissenschaftlicher Mitarbeiter an der Technischen Hochschule Lübeck tätig. Seitdem ist er im Rahmen verschiedener Forschungsprojekte an der Entwicklung von Online-Applikationen beteiligt. Seine Forschungsschwerpunkte liegen im Bereich der Mensch-Computer-Interaktion und insbesondere in den Themen Usability und User Experience mobiler Applikationen.

Sophie Jent

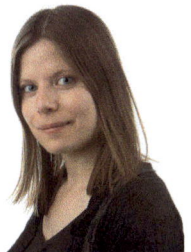

war nach dem Informatik-Studium als wissenschaftliche Mitarbeiterin an der Technischen Hochschule Lübeck und der Leuphana Universität Lüneburg tätig. In Forschungsprojekten arbeitete sie an der Entwicklung von Online-Applikationen zur Gesundheitsförderung sowie an der Umsetzung von Applikationen für blinde und sehbehinderte Menschen. Seit 2019 ist sie Lehrkraft für besondere Aufgaben an der Technischen Hochschule Lübeck am Fachbereich Elektrotechnik und Informatik.

Ihre Forschungsinteressen liegen im Bereich der Mensch-Computer-Interaktion mit den Schwerpunkten Gamification, User Experience, Usability und Barrierefreiheit.

Online-Coaching

Christine Busch und Romana Dreyer

Inhaltsverzeichnis

Definitionen, Wirkmechanismen und Prozessfaktoren – 268

Die Gestaltung von Erholung und WLB – 272

Blended Gesundheitscoaching für Paare – 273

Evaluation des Blended Gesundheitscoachings für Paare – 276

Zusammenfassung und Fazit – 277

Literatur – 277

© Der/die Autor(en), exklusiv lizenziert durch Springer Fachmedien Wiesbaden GmbH, ein Teil von Springer Nature 2022
E. Bamberg et al. (Hrsg.), *Digitale Arbeit gestalten*, https://doi.org/10.1007/978-3-658-34647-8_19

Definitionen, Wirkmechanismen und Prozessfaktoren

Online Coaching ist eine rasant anwachsende, personenbezogene Beratungsform in einer zunehmend digitalen Erwerbsarbeitswelt. Die Digitalisierung aller Lebensbereiche wird durch die Covid-19 Pandemie aktuell stark beschleunigt. Gerade für die betriebliche Gesundheitsförderung wird Online Coaching weiter an Bedeutung gewinnen, zum einen durch die weitere Zunahme an individualisierten und selbstgestalteten Arbeitstätigkeiten und technischen Neuerungen, zum anderen durch die Möglichkeiten, die die Digitalisierung der Beratung verschafft. Im Gesundheitscoaching können Klient*innen z. B. die gesundheitsförderliche Gestaltung ihrer Arbeit bei kontinuierlichen, technischen Veränderungen bearbeiten. Ein Online Coaching nutzt gleichzeitig die technischen Neuerungen und verändert sich selbst beständig mit den Neuerungen.

Die International Coaching Federation (ICF) definiert Coaching pragmatisch als „partnerschaftlichen und zum Nachdenken anregenden Prozess, der Menschen und Organisationen kreativ dabei unterstützt, ihr persönliches und professionelles Potential zu steigern" (ICF 2021). Greif (2008, S. 59) definiert Coaching wissenschaftlich als „eine intensive und systematische Förderung ergebnisorientierter Problem- und Selbstreflexion sowie Beratung von Personen oder Gruppen, um selbstkongruente Ziele oder die bewusste Selbstveränderung und Selbstentwicklung zu erreichen. Ausgenommen von Coaching ist die Beratung und Psychotherapie psychischer Störungen." Bisher wird weniger von Gesundheitscoaching als von Life Coaching gesprochen. Bei Life Coachings werden berufliche Aktivitäten im gesamten Lebenskontext bearbeitet. Dazu gehören Themen wie die Lebensgestaltung von Doppelkarriere-Paaren und die Vereinbarkeit von Beruf und Familie (Schreyögg 2013).

> Wir definieren arbeitsbezogenes Gesundheitscoaching als Coaching, das auf die gesundheitsförderliche Gestaltung der Arbeitstätigkeit und -organisation, gesundheitsförderliches Verhalten am Arbeitsplatz, Work-Life Balance und Erholung von der Arbeit zielt.

Online Coaching ist medial vermitteltes Coaching durch den Einsatz von Telekommunikation, wie Mail, Apps, Chat-Rooms, Internet-Plattformen mit mehr oder weniger interaktiven Onlinekursen, Online-Whiteboards und Videokonferenzsystemen (weiterführend Geißler 2018). Es reicht von face-to-face Coaching mit einigen Telefonaten oder Mails zur Umsetzungsunterstützung über ein videogestütztes Coaching bis hin zu einem Avatar-basierten Coaching in virtuellen Räumen. Ein Beispiel hierfür ist proreal.[1] Coaching unter Einsatz Künstlicher Intelligenz (KI) wird häufig von Online Coaching abgegrenzt und als KI Coaching bezeichnet. Ein Beispiel hierfür ist rocky.[2] Dabei geht es darum, dem*der Coach*in intelligent zu assistieren oder sogar den Menschen zu ersetzen. Interventionen, die auf ein eng umgrenztes, routinemäßiges Gesundheitsverhalten am Arbeitsplatz zielen, sind vollständig medial vermittelt sehr erfolgreich. Bei komplexeren Themen wie gesundheitsförderlicher Arbeitsgestaltung oder Verbesserung der Work-Life Balance (WLB)

---

1 Z. B. ▶ https://www.proreal.world/, Zugegriffen: 30. März 2021.
2 Z. B. ▶ https://www.rocky.ai/, Zugegriffen: 30. März 2021.

bieten sich teilweise medial vermittelnde Interventionen, sog. Blended Interventionen, an (Howarth et al. 2018).

Warum wirkt Coaching? Coaching wirkt durch (a) intensive und systematische sowie ergebnisorientierte Problem- und Selbstreflexion, (b) affektstarke Zielsetzung, (c) Ressourcenaktivierung, (d) detaillierte Handlungsplanung, (e) enge Umsetzungsbegleitung, (f) langfristige Festigung (g) auf der Basis einer guten Arbeitsbeziehung. Auf diese Wirkfaktoren von Coaching, ihre Bedeutung im Online Coaching und beispielhafte Apps bzw. Online Tools gehen wir im Folgenden ein:

(a) Coaching wirkt durch eine intensive, systematische und ergebnisorientierte Problem- und Selbstreflexion (Greif 2008). Selbstreflexion nimmt in einer von aufgelösten Traditionen und zunehmender Individualisierung und Digitalisierung gekennzeichneten Gesellschaft an Bedeutung zu. Selbstreflexion dient zum einen dazu, Zugang zu den eigenen, häufig unbewussten Bedürfnissen zu erhalten. Zum anderen kann die bewusste Motivlage durch Selbstreflexion geklärt werden. Für die Bedürfnis- und Motivklärung sind projektive Verfahren, Fragetechniken, Rollenspiele oder die Methode des Inneren Teams dienlich. Zahlreiche Online Tools stehen inzwischen zur Verfügung, die die Selbstreflexion anregen, z. B. das Online-Tool des Züricher Ressourcen Modells (ZRM, Storch und Krause 2017).[3] Auf das ZRM gehen wir auch bei den folgenden Wirkfaktoren ein, da es die Grundlage unseres später noch vorzustellenden Gesundheitscoachingkonzepts darstellt. Auch das Innere Team ist als Online Tool verfügbar.[4]

(b) Coaching wirkt durch affektstarke Zielsetzung. Die Bedeutung der Zielsetzung für die Selbstregulation haben Latham und Locke (1991) herausgearbeitet. Ziele sollen möglichst spezifisch, herausfordernd, aber realistisch und überprüfbar formuliert sein. Eine zielorientierte Arbeitsbeziehung ist nach Grant (2014) ein zentraler Wirkfaktor im Coaching, wobei die Zielsetzung für ein erfolgreiches Coaching stets durch die Klient*innen erfolgen muss (siehe auch [g] Arbeitsbeziehung). Für die Zielsetzung bietet das ZRM einen alternativen Ansatz, indem zunächst ein affektstarkes, situationsübergreifendes Haltungsziel entwickelt wird. Spezifische Ziele werden erst später aus dem Haltungsziel abgeleitet. Eine affektstarke, situationsübergreifende Zielsetzung ist motivationspsychologisch wesentlich, um von Motiven zur eindeutigen Intention zu gelangen bzw. ‚über den Rubikon zu schreiten'.

(c) Ein zentraler Wirkmechanismus im Coaching ist die Ressourcenaktivierung. Im Sinne der positiven Psychologie werden im Coaching mit Hilfe eines wertschätzenden Kommunikationsverhaltens des*der Coach*in die individuellen Stärken und die zur Verfügung stehenden umweltbezogenen Ressourcen der Klient*innen herausgearbeitet und weiterentwickelt, die die Klient*innen bei der Zielverfolgung unterstützen sollen. Unter Ressourcenaktivierung wird alternativ im ZRM auch das Entwickeln von Erinnerungshilfen verstanden, um die neuronale Bahnung eines neuen Verhaltens zu unterstützen. Für Ressourcenaktivierung

---

3 Z. B. ▸ https://ismz.ch/ZRM/7.html, Zugegriffen: 30. März 2021.
4 Z. B. ▸ https://coachingspace.net/, Zugegriffen: 30. März 2021.

im Online Coaching gilt dasselbe wie für die Zielsetzung: für Online Tools[5] steht eine wissenschaftliche Erprobung noch aus.

(d) Bei der detaillierten Handlungsplanung sind für den Erfolg mentales Kontrastieren und Ausführungsintentionen bzw. Wenn-dann Pläne von großer Bedeutung. Das ausschließliche positive Schwelgen im Ziel führt nicht zum Erfolg, sondern sogar zu Befindensbeeinträchtigungen. Erfolgreiche Verhaltensänderung erfordert es, mögliche Hindernisse vorwegzunehmen und Bewältigungsstrategien zu planen. Eine Kombination aus mentalem Kontrastieren mit Ausführungsintentionen bzw. Wenn-Dann Plänen ist besonders erfolgreich. In der Praxis wird von der WOOP-Methode gesprochen (Wish, Outcome, Obstacles, Plan) (Oettingen und Reininger 2016). Eine Web App zu WOOP existiert.[6]

(e) Die Umsetzungsbegleitung ist ein weiterer Erfolgsfaktor im Coaching. Sie wird häufig medial vermittelt vorgenommen, z. B. durch Instant Messaging Dienste wie Signal, Telegram oder WhatsApp. Den Klient*innen hilft die soziale Kontrolle durch den*die Coach*in bei der Umsetzung konkreter Ziele (Santarossa et al. 2018). Auch hier unterstützen diverse Apps.[7] In einer Studie zur Umsetzungsbegleitung durch e-Coach*innen bei einer online- und app-gestützten Resilienzintervention zeigte sich eine signifikante Stressreduktion bei den Klient*innen (Behrendt und Lehr 2019). Handelt es sich um ein Paar- oder Teamcoaching kann die soziale Kontrolle der anderen Klient*innen zur Umsetzungsbegleitung genutzt und unterstützt werden. Darauf gehen wir später ein, wenn wir unser Blended Paarcoachingkonzept vorstellen.

(f) Für eine langfristige Festigung neuer Verhaltensweisen muss der Transfer gestaltet werden. Paar- oder Teamsettings bieten sich an. So können sich Lebenspartner*innen und/oder Kolleg*innen nicht nur während des Coachings gegenseitig unterstützen, sondern auch langfristig Erinnerungshilfen füreinander sein und gegenseitige soziale Kontrolle im Alltag ausüben (siehe Abschn. „▶ Blended Gesundheitscoaching für Paare"). Alternativ können virtuelle soziale Netzwerke in das Online Coaching eingebunden werden, um den Transfer zu sichern (Santarossa et al. 2018).

(g) Die Arbeitsbeziehung, besonders die von den Klient*innen wahrgenommene Übereinstimmung über die Ziele und das Vorgehen im Coaching ist für den Coachingerfolg zentral (de Haan et al. 2016). Voraussetzungen für eine gute, von den Klient*innen wahrgenommene Arbeitsbeziehung sind eine gute Prozesssteuerung und eine empathische Kommunikation des*der Coach*in. Santarossa et al. (2018) betonen, dass eine automatisierte Unterstützung nicht ausreicht. Menschliche Unterstützung ist auch in Online Maßnahmen zur Verhaltensänderung von großer Bedeutung. Wie die Arbeitsbeziehung im Online Coaching aussieht, beforschen wir anhand des noch vorzustellenden Blended Paarcoachings.

Die Wirkmechanismen einer Intervention bestimmen jedoch nicht allein, ob eine Intervention erfolgreich ist. In der betrieblichen Gesundheitsförderung spielt neben

---

5 Z. B. die App von CAI® zum Ressourcenrad.
6 Siehe ▶ https://woopmylife.org/, Zugegriffen: 30. März 2021.
7 Z. B. BeAssistant der BeCoach.app.

der Logik der Intervention die Logik der Implementierung eine große Rolle. Als Prozessfaktoren können (a) Kontext, (b) Design und Implementierungsprozesse und (c) die mentalen Modelle der Beteiligten unterschieden werden (Nielsen und Randall 2013).

(a) Der Kontext von Online Coaching umfasst zunächst die gesellschaftlichen Rahmenbedingungen, wie aktuell die Pandemie und deren Auswirkungen auf die Digitalisierung und Technologieakzeptanz. Der Kontext von Online Coaching ist zudem durch den Datenschutz bei der Nutzung von Online-Plattformen und Videokonferenztools bestimmt (Berninger-Schäfer 2018). Ein arbeitsspezifischer Kontext ist die Gesundheitskultur in der Organisation der Klient*innen. Zum Kontext gehören weiterhin zeitgleiche Veränderungen in der Arbeitsorganisation und auch zeitgleiche Lebensereignisse und Projekte bei den Klient*innen, wenn sie z. B. während des Coachings eine neue Tätigkeit starten oder private Veränderungen anstehen.

(b) Zu Design und Implementierungsprozessen gehören u. a. die Treiber der Intervention, wie z. B. die Geschäftsführung, und die Kommunikation im Betrieb über das Coaching sowie der Umfang und die Formen der medialen Vermittlung, wie z. B. Apps, Chat-Rooms, Online-Whiteboards, Avatare. Das Setting, ob Einzel-, Paar- oder Teamcoaching, gehört ebenfalls zum Design und beeinflusst die Wirkfaktoren (siehe oben).

(c) Die mentalen Modelle der Beteiligten spielen eine große Rolle für den Erfolg des Coachings. Coach*in ist keine geschützte Berufsbezeichnung. Daher haben Coach*innen unterschiedlichste berufliche Hintergründe und Ausbildungen. Coachingverbände, wie die bereits genannte ICF, nehmen ausschließlich Coach*innen mit einer Ausbildung und Berufserfahrung auf, die sich ethischen Standards verpflichten. Der ICF vergibt eine Zertifizierung für Coach*innen und eine Akkreditierung für Ausbildungen. Ein*e Online Coach*in sollte fundierte psychologische Kenntnisse mitbringen, u. a. zu Arbeit und Gesundheit sowie Stress- und Ressourcenmanagement in der Arbeitswelt. Er*Sie sollte sprachgewandt sein und über eine gute Schriftsprache und ein starkes schriftliches Ausdrucksvermögen verfügen, z. B. für die Nutzung eines Online Whiteboards. Von Klient*innen wird generell für Coaching eine hohe Reflexionsfähigkeit und -bereitschaft gefordert. Eine starke Handlungsorientierung und Entscheidungs- sowie Handlungsspielräume werden für die Umsetzung der Ziele benötigt. Für den Erfolg von Online Coaching ist es von großer Bedeutung, ob die Klient*innen Vorerfahrungen mit Online Formaten und mit Coaching oder anderen Interventionen der Gesundheitsförderung mitbringen. Für Klient*innen <u>und</u> Coach*innen ist die Technikaffinität für die Wirksamkeit von Online Coaching von Bedeutung (Busch et al. 2020).

In der aktuellen Pandemie ist Homeoffice für viele qualifizierte Erwerbstätige Alltag geworden. Bei vielen sind zusätzliche Anforderungen durch u. a. die Betreuung und Beschulung der Kinder entstanden. Lebensbereiche von Erwerbsarbeit, Kinderbetreuung und -beschulung, Hausarbeit, Paarbeziehung, Pflege von Angehörigen, Erholung sind plötzlich räumlich und zeitlich nicht mehr voneinander getrennt und häufig unvereinbar. Erwerbstätige erleben die große Herausforderung, Lebensbereiche zu trennen und Erholungsinseln zu schaffen für eine zufriedene WLB, aber auch um Erschöpfung zu vermeiden. Ähnliche Herausforderungen haben Inhaberpaare von Kleinbetrieben seit jeher, weshalb wir im Folgenden zunächst auf Studienergebnisse zu deren Strategien für eine aktive Gestaltung von Erholung und WLB eingehen. Anschließend stellen wir ein Blended Coachingkonzept für erwerbstätige Paare und Ergebnisse einer ersten wissenschaftlichen Erprobung mit Inhaberpaaren von Kleinbetrieben vor. Diese Studien sind alle im Rahmen des transdisziplinären BMBF-Verbundprojekts e-RegioWerk durchgeführt worden.[8]

Die Gestaltung von Erholung und WLB

WLB beschreibt die Zufriedenheit damit, dass Anforderungen, die sich aus verschiedenen Lebensbereichen ergeben, gut erfüllt werden. Somit stellt nicht nur die Erwerbstätigkeit, sondern auch das Privatleben mit zahlreichen Arbeiten (aktuell in der Pandemie Homeschooling und -betreuung) (Vereinbarkeits-)Anforderungen an uns. Des Weiteren sollten für eine zufriedenstellende WLB belastende Aktivitäten und erholsame Aktivitäten zur Wiederherstellung von Ressourcen ausgeglichen sein (Syrek et al. 2011). Das beinhaltet Pausen bzw. Ruhephasen während und außerhalb der Arbeit sowie Freizeit- und Entspannungsaktivitäten. Die bisherige Forschung zeigt auf, dass eine starke Trennung der Lebensbereiche förderlich für die Zufriedenheit mit der WLB ist und das Eintreten in Phasen der Erholung (z. B. Abschalten von der Arbeit) erleichtert. Sind die Paare durch ihre Arbeit verbunden, können sich die Partner*innen gegenseitig besser in ihrer Erholung unterstützen (Park und Haun 2017).

Paare, die gemeinsam ihr eigenes Unternehmen führen (Copreneurs, Barnett und Barnett 1988) sind in einer Geschäfts- und Liebesbeziehung zugleich. Dadurch weisen sie extrem verschwommene, quasi nichtexistierende Grenzen zwischen Privat- und Berufsleben auf. Inhaberpaare von Kleinbetrieben erleben zudem hohe Belastungen bei gleichzeitig wenigen organisationalen Ressourcen, wie z. B. Unterstützung durch Kolleg*innen oder Führungskräfte, rechtliche Regelungen zum Urlaub oder Zeiterfassung. Es fehlen Möglichkeiten zum Delegieren rechtlicher oder personalpolitischer Aufgaben, deren Bewältigung häufig weit über ihre eigentliche Kernkompetenz hinausgehen. Die Allgegenwärtigkeit ihres Kleinbetriebs kann das Eintreten in Phasen der Erholung und des Abschaltens erschweren. Studien weisen auf ein erhöhtes Burnoutrisiko für Inhaber*innen von Kleinbetrieben hin (Fernet et al. 2016). Ein erfolgreiches Management der Schnittstelle ihrer Lebensbereiche ist nicht nur für ihr eigenes Wohlbefinden und die Beziehungsqualität von Bedeutung, sondern hat sich auch als relevant für den Erfolg ihres Betriebs gezeigt (z. B. Michael-Tsabari et al. 2020).

In einer Interviewstudie mit erfolgreichen, älteren Inhaberpaaren von Kleinbetrieben wurden Strategien zur Gestaltung (Crafting) von WLB untersucht (Dreyer und Busch 2021). WLB Crafting beschreibt proaktive, individuelle und zielgerichtete Handlungen, um

1. die physischen Bedingungen, also zeitliche oder örtliche Faktoren (physisches Crafting),
2. die wertgetriebenen Haltungen oder Gedanken zur WLB (kognitives Crafting) oder
3. die sozialen Beziehungen, vor allem die Partnerschaft (relationales Crafting)

---

8 Siehe ▶ www.e-regiowerk.de, Zugegriffen: 30. März 2021.

so zu gestalten, dass Ziele aus verschiedenen Lebensbereichen besser vereinbar sind (Sturges 2012).

Die Paare berichteten WLB Crafting zu nutzen, um ihre Makro-Lebensbereiche (Arbeits- und Nicht-Arbeitsbereiche) zu segmentieren und um kleine abgegrenzte Bereiche („Erholungsinseln") innerhalb ihrer Makrobereiche zu gestalten. Die befragten Paare berichteten, dass eine generelle Trennung von Lebensbereichen kaum möglich sei. Arbeits-, Familien- und Freizeitziele können jedoch durch die Schaffung von kleinen, gut beschützten Bereichen innerhalb eines Makrobereichs erreicht werden, die wir (Erholungs-)Inseln oder Mikrodomänen nennen.

Das physische Crafting zielt darauf ab, diese Inseln durch die Planung fester Zeiten und Strukturen zu etablieren. So gestalten Inhaber*innen sich, während sie bereits im Betrieb sind und arbeiten, extra abgegrenzte Zeiten und Räume zum fokussierten Arbeiten. Ebenfalls wurde von Strategien berichtet, die zur Wahrung der Freizeit oder Erholung dienen. Innerhalb der Nicht-Erwerbsdomäne schaffen sich Personen Erholungsmöglichkeiten durch Verabredungen, feste Strukturen und Anschaffungen (z. B. Hund oder Wohnwagen), die sie nutzen, um tatsächlich und auch regelmäßig einer Freizeitaktivität nachzugehen oder um sich zu entspannen. Strategien, die die sozialen Beziehungen involvieren (Relationales WLB Crafting) werden überwiegend eingesetzt, um eine Mikrodomäne zu schützen, indem der*die Partner*in gebeten wird den Rücken freizuhalten, Anrufe zu blocken oder Aufgaben zu übernehmen. Dyadisches WLB-Crafting ist gekennzeichnet durch geteilte Ziele, gemeinsame Entscheidungsfindung und die gegenseitige Unterstützung von Handlungen. Die Gestaltung von erleichternden Faktoren, z. B. eine Kultur im Betrieb zu schaffen, die zum Konzept der WLB des Paares passt, unterstützt die Zielverfolgung. Im Vergleich zu individuellen Crafting Strategien enthalten dyadische Strategien zusätzlich ein beziehungsförderndes Element. Denn die Paare erarbeiten gemeinsam Lösungen und verbringen möglicherweise auch vermehrt Zeit miteinander, wenn sie geteilten Freizeitaktivitäten nachgehen, wie z. B. Tanzkurse, und sich ermutigen, die Aktivitäten aufrechtzuerhalten.

Paare können durch Reflexion und kognitives Crafting die Haltung entwickeln, dass das Streben nach beruflichem Erfolg auch die Selbstfürsorge beinhaltet. Paare, ob gemeinsam im Betrieb tätig oder nicht, sollten die Gestaltung der WLB ähnlich strategisch und proaktiv angehen, wie sie es bei der Bewältigung beruflichen Aufgaben tun. Ein Paarcoaching kann ihnen einen strukturierten Rahmen für die Reflexion von Herausforderungen und die Entwicklung von Strategien bieten.

Blended Gesundheitscoaching für Paare

Das Blended Gesundheitscoaching für erwerbstätige Paare zielt darauf ab, WLB und Erholung im Alltag zur Steigerung des Wohlbefindens und zur Burnoutprävention zu fördern (Busch und Dreyer 2020). Für ein Paarsetting sprechen die zu behandelnden Themen WLB bzw. Erholung. Bei der Gestaltung der Erholung von der Arbeit und der WLB haben die Lebenspartner*innen einen wesentlichen Einfluss, insbesondere wenn die Lebensbereiche kaum zu trennen und Belastungen hoch sind, wie es aktuell häufig erwerbstätige Paare in der Pandemie im Homeoffice erleben oder generell bei Inhaberpaaren von Kleinbetrieben der Fall ist. Ein wichtiger gemeinsamer Lebens- und Erholungsbereich ist zudem die Beziehung zum*zur Partner*in selbst (Hobfoll und Hobfoll 1994). Ein Paarcoaching bietet eine gemeinsame, positive Erfahrung und gemeinsame Zeit zur Selbstreflexion, zur ungeteilten gegenseitigen Aufmerksamkeit, Wertschätzung und gegenseitigen Unterstützung. Paarforscher*innen zeigen auf, dass Paare bedacht sind, gemeinsame Aufgaben und Projekte zu übernehmen, um die gegenseitige Instrumentalität für eine funktionierende Partnerschaft zu gewährleisten (Orehek und Forest 2016). Ein gemeinsames Coaching kann ein solches Projekt darstellen. Für ein Paarsetting spricht auch, dass die Lebenspartner*innen generell eine große Rolle einnehmen, wenn es um Verhaltensänderung geht (Nowack 2017). Mit einem Paarcoaching erreichen wir weiterhin auch Einzelne, die sich alleine nicht in ein Gesundheitscoaching begeben würden, es aber für ihre*n Partner*in tun. In unserem Paarcoaching arbeiten die beiden Klient*innen an der Gestaltung ihrer selbstkongruenten Erholung und WLB im Beisein, in Abstimmung und mit Unterstützung der Partner*innen. Die übliche dyadische Arbeitsbeziehung zwischen Coach*in und Klient*in wird erweitert auf eine triadische Arbeitsbeziehung, wobei der*die Coach*in vor allem die Prozessführung gewährleistet und die gegenseitige soziale Unterstützung der Klient*innen im Coachingprozess einfordert bzw. zulässt. Die empathische und wertschätzende Kommunikation der Coach*in spielt auch im Paarcoaching eine große Rolle für die Arbeitsbeziehung. Die Arbeitsbeziehung zwischen Coach*in und beiden Klient*innen wird im Paarcoaching ergänzt um die gegenseitige soziale Unterstützung der Klient*innen. Der Transfer in den Alltag der im Coaching erarbeiteten Haltung, Ziele und Verhaltensänderungen wird zudem durch ein Paarsetting gefördert. Die Klient*innen sind sich gegenseitige, ständige unbewusste und bewusste Erinnerungshilfen und bieten sich idealerweise soziale Unterstützung, Wertschätzung und Feedback bei dem Transfer der Haltung, Ziele und Verhaltensänderungen in den Alltag.

Unser Coachingkonzept beruht auf dem ZRM und dem ergebnisorientierten Coaching (Greif 2008). Beide arbeiten mit dem erweiterten Rubikonprozessmodell der Verhaltensänderung. Dabei werden verschiedene Phasen unterschieden. In einer ersten Phase geht es um die Klärung aktueller Bedürfnisse und den Übergang zu einem bewussten Motiv. Für die Motivklärung spielt die ergebnisorientierte Selbstreflexion eine große Rolle. Nach der Motivklärung folgt der Gang über den „Rubikon" mithilfe eines affektstarken, selbstkongruenten Ziels. Im ZRM wird ein Haltungs- oder Motto-Ziel entwickelt, das situationsübergreifend formuliert ist und sich auf eine Haltung, eine innere Einstellung zum aktuellen Bedürfnis bezieht, anstatt auf ein konkretes Verhalten. Zudem wird mit der Hypothese der somatischen Marker (Damásio 1994) gearbeitet, d. h. dass körperlich generierte emotionsbasierte Signale die Wahl leiten. Ein solcher Marker kann das „gute Bauchgefühl" sein. In einer weiteren Phase werden die für die Zielerreichung notwendigen Ressourcen aktiviert, um in der vierten Phase die bewusste Handlungsplanung mit einer Kombination aus mentalem Kontrastieren und Wenn-Dann-Plänen zu erarbeiten. Im ZRM werden in der fünften Phase zur Transfersicherung Stresssituationen antizipiert und deren Bewältigung vorbereitet.

Aus der Interventionsforschung zur Gesundheitsförderung ist bekannt, dass Blended Angebote bei komplexeren Themen, die nicht routinemäßig im Arbeitsalltag gezeigt werden, reinen Online Angeboten überlegen sind. Letztere zeigten sich als wirksam bei sehr themenfokussierten Coachings und wenn das Coaching über einen kurzen Zeitraum läuft (Howarth et al. 2018). Unser Blended Coachingkonzept

Online-Coaching

besteht aus fünf Präsenz- und Telesitzungen im Abstand von jeweils ca. 3 Wochen, einem Tagebuch und drei Onlinekursen (◘ Abb. 19.1).

Die Onlinekurse bereiten die Sitzungen vor. In den Onlinekursen wird Wissen vermittelt und es finden Übungen zur Selbstreflexion statt (siehe ◘ Tab. 19.1). Verschiedene Methoden zur Steigerung der Motivation und Nutzer*innenfreundlichkeit werden verwendet. Jeder der drei Onlinekurse enthält ein Video, in dem das Kern-

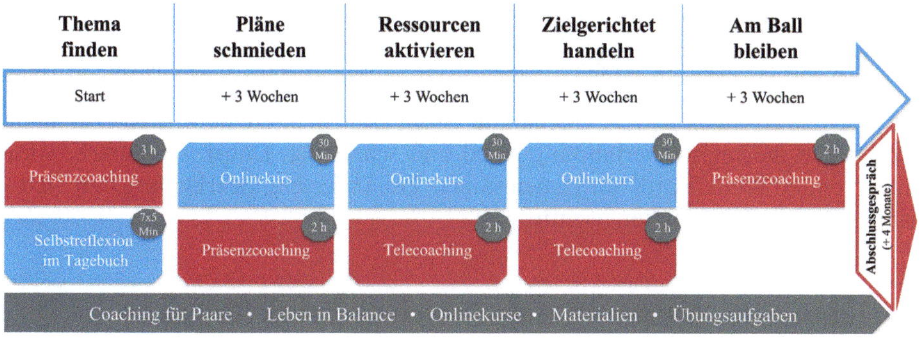

◘ **Abb. 19.1** Ablauf des Blended Paarcoachings (Busch und Dreyer 2020, S. 37)

◘ **Tab. 19.1** Inhalte des Onlinekurses zu Modul 2 (Busch und Dreyer 2020, S. 45) Die Onlinekurse sind kostenfrei nach einer Registrierung über folgenden Link erreichbar: ▶ http://www.e-regiowerk.de/online-kurse/

Lek.	Trainingseinheit	Ziele	Themen
1	Was bisher geschah …	Aktivierung der letzten Coaching Sitzung	Freitextfelder zur digitalen Sicherung der Assoziationen zum Bild und zum Thema
2	Wahrscheinlich geht es Ihnen manchmal auch so …	Probleme bei der Zielsetzung kennenlernen	Anhand des Beispielpaares wird verdeutlicht, warum es wichtig ist, sich gute, selbstkongruente Ziele zu setzen. Gleichzeitig werden Beispiele gegeben, mit welchen Zielen sich die Klient*innen auseinandersetzen könnten.
3	Gut zu wissen …	Wie sollten (Haltungs-)Ziele formuliert sein	Whiteboard-Video zur Erläuterung der drei Kernkriterien von Haltungszielen nach dem ZRM (Annäherungsziel, Kontrolle, positiver somatischer Marker)
4	Etwas zum Ausprobieren …	„Lass es u. Mach es Gedanken" identifizieren	Anhand des Beispielpaares werden die verschiedenen „Lass es u. Mach es – Gedanken" exemplarisch vorgestellt. Anschließend sollen erste Überlegungen zu den eigenen Gedanken gemacht werden (Vorbereitungsaufgabe)
5	Jetzt übernehmen Sie das Steuer …	Abschluss und Motivation zur nächsten Sitzung	Hausaufgabe (Selbstreflexion) Download der Vorbereitungsaufgabe

konzept der jeweiligen Sitzung bzw. des Moduls einfach und mit vielen Beispielen erklärt wird. Des Weiteren führt ein Persona-Paar durch das Coaching. Personas werden üblicherweise in der Softwareentwicklung eingesetzt. Sie stellen prototypische Nutzer*innen oder Gruppen dar, deren Bedürfnisse und Lebenssituation bei der Entwicklung von Produkten berücksichtigt werden. Die Einbindung dieser Personas in das Produkt, hier die Onlinekurse, soll die Klient*innen ansprechen, neugierig machen und an das Coaching binden. Personas unterstützen die Selbstreflexionsaufgaben als Beispielgeber*innen (Ducki et al. 2019). Der Aufbau der Onlinekurse ist immer wie folgt: Rückblick auf die letzten Coachingsitzungen, Wissensvermittlung, Verdeutlichung anhand der Personas, Übungen mit Unterstützung der Personas.

Die Telesitzungen mittels Videokonferenzen ermöglichen eine gute Kommunikation, wenn die Internetverbindung stabil und schnell ist. Dabei ist die Arbeit mit einem online Whiteboard[9] zur gemeinsamen Visualisierung, Bearbeitung und Sicherung von Coachinginhalten wichtig.

Evaluation des Blended Gesundheitscoachings für Paare

Das Blended Gesundheitscoaching für Paare wurde in einer ersten Erprobung mit 16 Inhaberpaaren von Kleinbetrieben des Handwerks evaluiert. Das Telecoaching wurde über das Videokonferenztool Spreed.me angeboten, das mit einem Datenserver in Deutschland arbeitet. Die Evaluation erfolgte im Mixed Method- und Wartekontrollgruppendesign zu Wirkfaktoren, Implementierungsprozessen und generellen sowie themenspezifischen Coachingergebnissen.

Um Inhaber*innen von Kleinbetrieben des Handwerks für Gesundheitsförderung zu gewinnen, nutzten wir ihre regionalen, überbetrieblichen Netzwerke. Kleinbetriebe organisieren sich regelmäßig in regionalen Netzwerken, um gemeinsam Aufträge an Land zu ziehen und sich gegenseitig zu unterstützen und ihre Interessen nach außen zu vertreten. Im Handwerk organisieren sich viele Betriebe in Innungen, die regional zu einer Kreishandwerkerschaft verbunden sind. Über diese Kreishandwerkerschaften boten qualifizierte Coach*innen der IKK classic Inhaber*innen das Paarcoaching und ein anschließendes Teamcoaching zur Gesundheitsförderung an.

Teilnahmemotivation war u. a. die Qualität der Paarbeziehung, Erfahrung mit Coaching, das Bedürfnis nach Erholung, die eigene Erschöpfung und bei der Hälfte der Klient*innen das anschließende Teamcoaching. Letzteres wurde damit begründet, dass die Gesundheitsförderung der Beschäftigten Priorität vor der eigenen Gesundheitsförderung hat. Die Technikaffinität der Klient*innen spielte eine hoch signifikante Rolle für die generellen Coachingeffekte. Die gegenseitige soziale Unterstützung der Klient*innen während des Coachingprozesses stellte den wesentlichen Wirkmechanismus dar, der sowohl die Zufriedenheit mit dem Coaching 3 Wochen nach dem Coaching als auch den Grad der Zielerreichung 4 Monate später hoch signifikant vorhersagte. Die ergebnisorientierte Selbstreflexion und die Arbeitsbeziehung zwischen Coach*in und Klient*in sagten lediglich die Zufriedenheit mit dem Coaching signifikant vorher, somatische Marker hoch signifikant den Ziel-

---

9 Z. B. ▶ https://miro.com/, Zugegriffen: 30.März 2021.

erreichungsgrad 4 Monate später. Das Coaching zeigte mittlere Effekte bezüglich des Abschaltens von der Arbeit und 4 Monate später auch bezüglich emotionaler Erschöpfung als Kerndimension von Burnout im Vergleich zur Wartekontrollgruppe. Die Erholungseffekte 3 Wochen nach der letzten Coachingsitzung erwiesen sich als hoch signifikant ($p = .004$) trotz der kleinen Stichprobe. Die spezifischen Effekte 4 Monate später zeigten sich auf dem 10 % Niveau signifikant ($p = .06$ bzw. $p = .07$) (Busch et al. 2020).

Die GKV hat das Coaching als Maßnahme der betrieblichen Gesundheitsförderung für Inhaber*innen von Kleinbetrieben anerkannt. Die IKK classic bringt das Coaching ab 2021 routinemäßig und flächendeckend in den Transfer.

Zusammenfassung und Fazit

Online Coaching-Angebote nehmen rasant zu in einer individualisierten und digitalisierten Lebenswelt. Das betrifft auch Gesundheitscoaching. Online Gesundheitscoaching definieren wir als medial vermitteltes Coaching für Erwerbstätige, das auf die gesundheitsförderliche Gestaltung der Arbeitstätigkeit und -organisation, das gesundheitsförderliche Verhalten am Arbeitsplatz, WLB und Erholung von der Arbeit zielt. Wirkfaktoren von Coaching sind u. a. die systematische, ergebnisorientierte Selbstreflexion und die Arbeitsbeziehung. Geht es um ein eng umgrenztes, routinemäßig gezeigtes Gesundheitsverhalten am Arbeitsplatz kann ein vollständig medial vermitteltes Online Coaching sehr erfolgreich sein. Bei komplexeren Themen, wie Erholung und WLB bietet sich ein teilweise medial vermitteltes Online Coaching, sog. Blended Coaching an. Pandemiebedingt sind aktuell viele Beschäftigte im Homeoffice und erleben besondere Herausforderungen an ihre WLB und die Gestaltung von Erholung. Ähnliche Herausforderungen kennen Inhaberpaare von Kleinbetrieben seit jeher. Studien mit Inhaberpaaren von Kleinbetrieben zeigen deren erfolgreichen Strategien, um sich Erholungsinseln und eine zufriedene WLB zu schaffen. Ein Blended Gesundheitscoaching für Paare auf der Basis des ZRM und des ergebnisorientierten Coachings zielt auf die Förderung von Erholung und dient der Burnoutprävention. Es kombiniert Onlinekurse mit Tele- und Präsenzsitzungen. Die wissenschaftliche Erprobung mit Inhaberpaaren von Kleinbetrieben zeigte die Effektivität des Formats auf. Die soziale Unterstützung durch den*die Partner*in ist der wesentliche Wirkmechanismus des Coachings. Die Technikaffinität der Beteiligten ist ein bedeutsamer Prozessfaktor. Homeoffice und die damit einhergehenden Anforderungen an die Erholungsgestaltung und WLB werden auch nach der Bewältigung dieser Pandemie nicht an Bedeutung verlieren und stellen neben anderen Veränderungen der Arbeitswelt eine Herausforderung für die betriebliche Gesundheitsförderung dar. Online Gesundheitscoaching für Paare kann auf diese Herausforderung eine Antwort sein.

Literatur

Barnett F, Barnett S (1988) Working together: Entrepreneurial couples. Berkeley: Ten Speed Press.

Behrendt D, Lehr D (2019) Wirksamkeitsstudie eines kombinierten Online- und App-gestützten Resilienztrainings für gestresste Berufstätige. https://www.drks.de/drks_web/navigate.do?navigationId=trial.HTML TRIAL_ID=DRKS00017473. Zugegriffen: 30. März 2021

Berninger-Schäfer E (2018) Online Coaching. Heidelberg: Springer.

Busch C, Dreyer R (2020) Gesundheitscoaching für Paare. Heidelberg: Springer.

Busch C, Dreyer R, Janneck M (2020) Blended Recovery and Burnout Coaching for Small Business Copreneurs. Consulting Psychology Journal: Practice and Research 73(1):65–87. doi:https://doi.org/10.1037/cpb0000198

Damásio AR (1994) Descartes' Irrtum: Fühlen Denken und das menschliche Gehirn. München: List.

De Haan E, Grant AM, Burger Y, Eriksson PO (2016) A large-scale study of executive and workplace coaching: The relative contributions of relationship, personality match, and self-efficacy. Consulting Psychology Journal 68(3):189–207. doi: https://doi.org/10.1037/cpb0000058

Dreyer R, Busch C (2021) At the heart of family businesses: How copreneurs craft work-life balance. Journal of Family Business Management. Akzeptiert: 01. März 2021

Ducki A, Behrendt D, Boß L, Brandt M, Janneck M, Jent S, Kunze D, (...), Wappler P (2019) Digi-Exist: Eine digitale Plattform zur Gesundheitsförderung für junge Unternehmen. In Badura B, Ducki A, Schröder H, Klose J, Meyer M (Hrsg.) Fehlzeiten-Report 2019 (S. 333–347). Berlin/Heidelberg: Springer.

Geißler H (2018) E-coaching – ein Überblick. In Greif S, Möller H, Scholl W (Hrsg.) Handbuch Schlüsselkonzepte im Coaching (S. 115–124). Berlin/Heidelberg: Springer.

Grant AM (2014) Autonomy support relationship satisfaction and goal focus in the coach-coachee relationship: Which best predicts coaching success? Coaching 7(1):18–38. doi:https://doi.org/10.1080/17521882.2013.850106

Fernet C, Torrès O, Austin S, St-Pierre J (2016) The psychological costs of owning and managing an SME: Linking job stressors occupational loneliness entrepreneurial orientation and burnout. Burnout Research 3(2):45–53. doi:https://doi.org/10.1016/j.burn.2016.03.002

Greif S (2008) Coaching und ergebnisorientierte Selbstreflexion. Göttingen: Hogrefe.

Hobfoll SE, Hobfoll IH (1994) Work won't love you back. New York: Freeman and Company.

Howarth A, Quesada J, Silva J, Judycki S, Mills PR (2018) The impact of digital health interventions on health-related outcomes in the workplace: A systematic review. Digital Health 4:1-18. doi: https://doi.org/10.1177/2055207618770861

International Coaching Federation (ICF) (2021) Definition von Coaching. https://www.coachfederation.de/. Zugegriffen: 10. März 2021

Latham GP, Locke EA (1991) Self-regulation through goal setting. Organizational Behavior and Human Decision Processes 50:212–247. doi:https://doi.org/10.1016/0749-5978(91)90021-K

Michael-Tsabari N, Houshmand M, Strike VM, Efrat Treister D (2020) Uncovering implicit assumptions: Reviewing the work–family interface in family business and offering opportunities for future research. Family Business Review 33(1):64–89. doi:https://doi.org/10.1177/0894486519899789

Nielsen K, Randall R (2013) Opening the black box: Presenting a model for evaluating organizational-level interventions. European Journal of Work and Organizational Psychology 22(5):601–617. doi:https://doi.org/10.1080/1359432X.2012.690556

Nowack K (2017) Facilitating successful behavior change: Beyond goal setting to goal flourishing. Consulting Psychology Journal 69(3):153–171. doi:https://doi.org/10.1037/cpb0000088

Oettingen G, Reininger KM (2016) The power of prospection: mental contrasting and behavior change. Social and Personality Psychology Compass 10(11):591–604. doi:https://doi.org/10.1111/spc3.12271

Orehek E, Forest A L (2016) When People Serve as Means to Goals: Implications of a Motivational Account of Close Relationships. Current Directions in Psychological Science 25(2):79–84. doi:https://doi.org/10.1177/0963721415623536

Park YA, Haun VC (2017) Dual-earner couples' weekend recovery support state of recovery and work engagement: Work-linked relationship as a moderator. Journal of Occupational Health Psychology 22(4):455–466. doi:https://doi.org/10.1037/ocp0000045

Santarossa S, Kane D, Senn CY, Woodruff SJ (2018) Exploring the role of in-person components for online health behavior change interventions: can a digital person-to-person component suffice? Journal of Medical Internet Research 20(4):e144. doi:0.2196/jmir.8480

Schreyögg A (2013) Familie trotzt Doppelkarriere. Vom Dual Career zum Dual Care Couple. Heidelberg: Springer.

Storch M, Krause F (2017) Selbstmanagement – ressourcenorientiert: Grundlagen und Trainingsmanual für die Arbeit mit dem Züricher Ressourcen Modell (ZRM). Göttingen: Hogrefe.

Sturges J (2012) Crafting a balance between work and home. Human Relations 65(12):1539–1559. doi:https://doi.org/10.1177/0018726712457435

Syrek C, Bauer-Emmel C, Antoni C, Klusemann J (2011) Entwicklung und Validierung der Trierer Kurzskala zur Messung von Work-Life Balance (TKS-WLB). Diagnostica 57(3):134–145. doi:https://doi.org/10.1026/0012-1924/a000044

Dr. Dipl.-Psych. Christine Busch

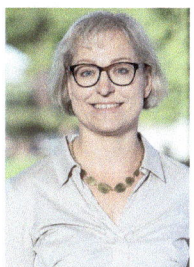

Nach Abschluss des Psychologiestudiums an der TU Berlin an den Universitäten Potsdam, Innsbruck und Hamburg in Forschung und Lehre zum Thema Betriebliche Gesundheitsförderung tätig. Promotion zu Stressmanagementinterventionen für Teams. Arbeitsschwerpunkte: Entwicklung effektiver, digital unterstützter BGF-Interventionen für schwer erreichbare und vulnerable Zielgruppen (Beschäftigte in un- und angelernten Tätigkeiten, Inhaber*innen und Beschäftigte von Kleinst- und Kleinbetrieben) unter Berücksichtigung des sozialen Arbeitssettings, wie Team- und Paarcoaching. Akquise und Leitung diverser transdisziplinärer BMBF-Verbundprojekte, u. a. e-RegioWerk.

Romana Dreyer

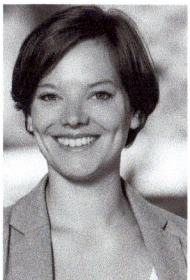

Nach Abschluss des Studiums der Psychologie an der Universität Göttingen und Universität Potsdam seit 2016 als wissenschaftliche Mitarbeiterin an der Universität Hamburg tätig. Mitarbeit im transdisziplinären BMBF-Verbundprojekt e-RegioWerk - Zukunftsfähige, gesundheitsförderliche Kompetenzentwicklung im Handwerk durch regionale Vernetzung. Arbeitsschwerpunkte: Work-Life Balance und Erholung, Arbeit und Gesundheit, Gesundheit von Handwerksunternehmerpaaren, (digitales) Coaching und Weiterbildung, Betriebliche Gesundheitsförderung.

Verhältnisprävention digital umsetzen: Integrative Plattformen als Weg für eine umfassende Gesundheitsförderung

Grit Tanner, Antje Ducki und Theresia Steinke

Inhaltsverzeichnis

Betriebliche Gesundheitsförderung – Ein Zusammenspiel von Verhaltens- und Verhältnisprävention – 282

Besonderheiten digitaler Plattformen zur betrieblichen Gesundheitsförderung und Prävention – 283
Integration in bestehende betriebliche BGM-Prozesse – Eine Notwendigkeit – 284
Potenziale digital integrativer Plattformen – 285

Empfehlungen zur Gestaltung digital integrativer Plattformen – 286

Recherche zu digital integrativen Plattformen – 288

Fazit – 294

Literatur – 294

© Der/die Autor(en), exklusiv lizenziert durch Springer Fachmedien Wiesbaden GmbH, ein Teil von Springer Nature 2022
E. Bamberg et al. (Hrsg.), *Digitale Arbeit gestalten*, https://doi.org/10.1007/978-3-658-34647-8_20

Betriebliche Gesundheitsförderung – Ein Zusammenspiel von Verhaltens- und Verhältnisprävention

Mit Blick auf die rechtlichen Grundlagen wird deutlich, dass Betriebliche Gesundheitsförderung (BGF) eine freiwillige Leistung der Arbeitgebenden ist (Deutsches Netzwerk für Betriebliche Gesundheitsförderung 2021). Somit bleibt es Unternehmen überlassen, ob und wie BGF im betrieblichen Alltag umgesetzt wird. Arbeitswissenschaftliche Grundlagentexte (Bamberg et al. 2011; Ulich und Wülser 2018) sowie diverse Leitfäden (European Network for Workplace Health Promotion 2007; GKV-Spitzenverband 2020) geben klare Empfehlungen dafür, wie BGF sinnvoll umzusetzen ist und welche Bestandteile berücksichtigt werden sollten. Eine solche zentrale Empfehlung ist die Kombination aus Verhaltensprävention, d. h. Maßnahmen, welche darauf abzielen, das Gesundheitsverhalten, den Umgang mit Stress, die Bewältigung von Beanspruchungsfolgen, berufliche Handlungskompetenz und soziale Kompetenzen zu verbessern, auf der einen Seite und Verhältnisprävention, d. h. die Optimierung von Arbeitsbedingungen, der Arbeitsaufgabe und Arbeitsabläufen sowie sozialer Bedingungen am Arbeitsplatz, auf der anderen Seite. Obwohl die Bedeutung von kombinierten verhaltens- und verhältnispräventiven Maßnahmen und insbesondere die Bedeutung von Verhältnisprävention gerade in den letzten Jahren stärker hervorgehoben wird (Ulich und Wülser 2018), wird in Unternehmen vorwiegend an der Person angesetzt und es werden dementsprechend verhaltenspräventive Maßnahmen umgesetzt (vgl. GKV-Spitzenverband 2018; Richardson und Rothstein 2008; Semmer 2006). Zusammenhänge zwischen Einflüssen des Arbeitsplatzes und gesundheitlichen Folgen werden damit häufig ignoriert (Semmer 2006).

Eine wesentliche Ursache hierfür scheint darin zu liegen, dass verhaltensbezogene Maßnahmen vermeintlich einfacher umzusetzen sind und aufgrund steuerlicher Vorteile (Bundesministerium für Gesundheit 2020) kostengünstiger erscheinen. Darüber hinaus lässt sich die Wirksamkeit von verhaltens- bzw. personenbezogenen Maßnahmen wissenschaftlich einfacher überprüfen (vgl. Tanner und Bamberg 2018). Verhältnisbezogene Maßnahmen bzw. Interventionen, die auf Veränderungen der Arbeitsgestaltung abzielen, finden immer eingebettet in einem betrieblichen Kontext statt. Daher haben Aspekte des Alltagsgeschäftes oder der Unternehmensstruktur (z. B. aktuelle Veränderungsprozesse) erheblichen Einfluss auf die Wirksamkeit von verhältnisbezogenen Maßnahmen. Trotz des Wissens darum werden solche Prozess- und Kontextinformationen nur selten berücksichtigt (z. B. Montano et al. 2014; Nielsen 2013), teilweise weil sie nur schwer erfassbar sind (Ducki und Kötter 2022). Für die in der Literatur empfohlene Kombination von personen- und bedingungsbezogenen Maßnahmen sind die Befunde zur Wirksamkeit uneindeutig, in einigen Studien lässt sich ein Mehrwert nachweisen (z. B. LaMontagne et al. 2007; Walter et al. 2012), in anderen nicht (z. B. Fritz und Richter 2011).

Unabhängig von dieser Befundlage spricht einiges für die Kombination von verhaltensbezogenen und verhältnisbezogenen Maßnahmen, um die Gesundheit von Beschäftigten nachhaltig zu fördern. Bereits die Tatsache, dass Arbeitsbedingungen einen wesentlichen Anteil am Stressempfinden von Personen ausmachen (Humphrey et al. 2007), erhöht die Bedeutung von bedingungsbezogenen Maßnahmen. Die Kombination mit personenbezogenen Maßnahmen, welche zur Nutzung bedingungsbezogener Verbesserungen befähigen, kann eine zentrale Grundlage für erfolgreiche BGF schaffen (Hacker 2017). Darüber hinaus nehmen verhältnisbezogene Maßnahmen in jedem Fall eine unterstützende Funktion ein, da sie den Beschäftigten vermitteln, dass das Thema Gesundheit für die Leitungsebene eine zentrale Bedeutung hat. Die darauf aufbauende Wahrnehmung, dass auch das Unternehmen bereit ist, Verantwortung für gesunde Arbeitsbedingungen zu übernehmen, sollte sich positiv auf die Bereitschaft der Beschäftigten gegenüber BGF auswirken (Tanner und Bamberg 2018). Diese positiven Aspekte, welche eine Kombination von Verhaltens- und Verhältnisprävention mit sich bringt, gelten in gleichem Maße für Vor-Ort-Maßnahmen wie für eine digitale Umsetzung von BGF. Daher erscheint es sinnvoll, bei der Umsetzung von digitaler Verhältnisprävention digitale verhaltenspräventive Angebote zu ergänzen.

Besonderheiten digitaler Plattformen zur betrieblichen Gesundheitsförderung und Prävention

Digitale Plattformen können verschiedene Funktionen erfüllen: Sie können der Bereitstellung von Informationen dienen und das Auffinden und die Bewertung dieser erleichtern; gleichzeitig können sie die Möglichkeit zum sozialen Austausch oder zur Abwicklung von Transaktionen bieten; schließlich können über sie Inhalte (z. B. Filme) zur Verfügung gestellt werden (Schweitzer et al. 2016). Ein zentraler Vorteil von digitalen Plattformen ist dabei, dass sie orts- und zeitunabhängig genutzt werden können. Spezifisch für digitale Gesundheitsplattformen ist, dass sie Informationen zu verschiedenen Gesundheitsthemen liefern, verschiedene Online-Angebote wie Online-Seminare, Online-Kurse und Selbsttests im Bereich Gesundheit zur Verfügung stellen und Diskussionen zu verschiedenen Gesundheitsthemen anregen können (Kaiser und Matusiewicz 2018). Zusätzlich können eine Abbildung und Reflexion der eigenen Arbeits- oder Gesundheitssituation ermöglicht werden, um eine zielorientierte Gesundheitsförderung mit individuellen Angeboten zu gewährleisten. Digitale Gesundheitsplattformen können im Rahmen der betrieblichen Prävention unternehmensintern oder auch extern durch Drittanbieter wie z. B. Krankenkassen erstellt werden (z. B. Pflege-Mediathek der AOK).

Plattformen dieser Art bringen einige Vorteile mit sich: Die Angebote sind flexibel nutzbar, d. h., sie können unabhängig von Zeit und Ort in Anspruch genommen werden und sind somit recht einfach in den Alltag integrierbar; Themen und Lerngeschwindigkeit können von den Nutzer*innen frei gewählt werden (Lehr et al. 2016). Durch diesen flexiblen und individualisierbaren Einsatz können auch schwer erreichbare Zielgruppen adressiert werden. Diese Vorteile kommen bei verhaltenspräventiven Angeboten fast uneingeschränkt zum Tragen. Verhältnispräventive Angebote beziehen sich jedoch auf die Verbesserung von Arbeitsorganisation und Arbeitsbedingungen (vgl. ENWHP 2007), haben also einen arbeitsgestalterischen Fokus. Daher ergibt sich für arbeitsgestalterische Maßnahmen, mit Ausnahme von selbständigen und freiberuflichen Tätigkeiten, dass ihre Umsetzung in aller Regel mit einer Leitungsebene, aber auch mit direkten Führungskräften und Kolleg*innen oder zum Teil auch mit Entwickler*innen technischer Systeme, abzustimmen ist. Zum Teil können Veränderungen auch erst durch die Leitungsebene initiiert werden. Durch diesen Umstand werden die individuelle und flexible Nutzung in gewissem Maße eingeschränkt. Zwar können der Wissenserwerb zu verhältnispräventiven Themen und auch das Brainstorming von Umsetzungsideen individuell und damit flexibel stattfinden, aber der letzte und entscheidende Schritt, nämlich die Umsetzung der Verbesserungen am Arbeitsplatz, kann in den meisten Fällen nicht alleine geschehen (siehe auch Beitrag von Ducki in diesem Band).

Es gibt natürlich auch kleinere Verbesserungen, welche Beschäftigte für sich selbst einrichten können. Aber auch diese haben direkte oder indirekte Auswirkungen auf andere im Unternehmen (z. B. bedeutet die Einführung von sogenannten stillen oder störungsfreien Stunden zum konzentrierten Arbeiten für Kolleg*innen und Führungskräfte, dass die Person nicht für sie verfügbar ist und auch sie ihre Arbeitsprozesse ggf. anpassen müssen). Solche Veränderungen von Arbeitsbedingungen, die die Erhöhung struktureller und sozialer Ressourcen oder den Abbau von Hindernissen im Arbeitsalltag bewirken und von Beschäftigten auf einem individuellen Level angestoßen werden, werden unter dem Begriff Job Crafting zusammengefasst (Demerouti 2014). Tims et al. (2015) konnten in einer Studie nachweisen, dass Job Crafting durch eine Person, neben dem initial angedachten positiven Einfluss, durchaus einen negativen Einfluss auf die empfundene Arbeitsbelastung und das Befinden der Kolleg*innen hat. Da es bei verhältnispräventiven Maßnahmen nicht das Ziel sein kann, dass die Verbesserungen für eine Person gesundheitliche Nachteile für andere Personen mit sich bringen, muss bei verhältnispräventiven Maßnahmen, im Gegensatz zu verhaltensbezogenen Interventionen, über das einzelne Individuum hinausgedacht werden. Der beschriebene Sachverhalt wird nicht nur aus arbeitsgestalterischer, sondern auch aus einer systemischen Perspektive betont, u. a. um Blockaden und Hindernisse gegen betriebliche Veränderungen zu vermeiden (Kotter 2011). Neuere Organisationkonzepte, die sich v. a. um agile Organisationsstrukturen bemühen, betonen ebenfalls die Bedeutung der Partizipation (Laloux 2015). Vor diesem Hintergrund kann die Einbeziehung von Kolleg*innen und Führungskräften für die Umsetzung von bedingungsbezogenen Verbesserungen nicht ausbleiben und muss daher auch bei digitalen Angeboten mitgedacht und ermöglicht werden. Darüber hinaus gibt es Branchen, z. B. die Automobilindustrie, bei welchen weitere Personengruppen in die Gestaltung der Arbeitsbedingungen integriert sind, z. B. Entwickler*innen von technischen Systemen an denen die Beschäftigten arbeiten. Auch diese Personengruppen sind in die Verhältnisprävention einzubeziehen. Dieser Umstand ist bei digitalen Angeboten besonders zu berücksichtigen. Ggf. sind weitere Formate zu entwickeln, die einen Austausch aller relevanten Akteur*innen zumindest ermöglichen.

Integration in bestehende betriebliche BGM-Prozesse – Eine Notwendigkeit

Um einen nachhaltigen Erfolg von digitalen verhältnispräventiven Angeboten sicherzustellen, sollten diese mit den im Unternehmen bereits bestehenden Angeboten und Strukturen im Rahmen von BGF und betrieblichem Gesundheitsmanagement (BGM) verzahnt werden (vgl. Janneck et al. 2018). Eine Zusammenführung digitaler und herkömmlicher Präsenzansätze erhöht die Wahrscheinlichkeit, dass arbeitsgestalterische Maßnahmen am Ende auch tatsächlich umgesetzt werden. Darüber hinaus können klassische Elemente des BGM, wie z. B. ein Steuerkreis oder ein/e

BGM-Verantwortliche/r, nicht ersetzt werden, wenn das Ziel eine Verbesserung von Arbeitsbedingungen und Arbeitsorganisation ist. Für solche Veränderungen bleibt es zwingend notwendig, Diskurse im Unternehmen zu führen und Prozesse anzuregen, zum Teil abteilungs- oder standortübergreifend, was die Möglichkeiten externer digitaler verhältnispräventiver Angebote schnell übersteigen kann. Unternehmensinterne bzw. -spezifische Lösungen, welche z. B. mit bereits genutzter Software interagieren, könnten zwar die technische Weitergabe von Ergebnissen und Entscheidungen gewährleisten, sind aber mit hohen Kosten verbunden und lösen das Problem nicht, dass jemand die Verantwortung tragen muss, die Prozesse in Gang zu setzen. Daher sollte das vorrangige Ziel von digitalen bedingungsbezogenen Angeboten sein, klassische Elemente von BGF und BGM und dabei insbesondere die Verantwortlichen für betriebliche Gesundheit zu unterstützen und Synergieeffekte aus den verschiedenen Angeboten herzustellen.

Potenziale digital integrativer Plattformen

Im klassischen BGM wird die Verknüpfung von verhaltens- und verhältnispräventiven Angeboten empfohlen, um letztlich beiden Angebotsteilen eine höhere Wirksamkeit zu ermöglichen. Inhaltliche Abstimmungen vorausgesetzt, profitieren verhaltenspräventive Angebote von begleitenden verhältnispräventiven Maßnahmen, dadurch, dass Beschäftigte neu erworbene Verhaltensweisen in einem angepassten betrieblichen Setting auch zur Anwendung bringen können. Verhältnispräventive Maßnahmen wiederum profitieren von verhaltenspräventiven Maßnahmen, weil die Änderung von Arbeitsbedingungen wie z. B. die Neuverteilung von Handlungs- und Entscheidungsspielräumen auch neue Kompetenzen und Fähigkeiten erfordern, die in verhaltenspräventiven Maßnahmen erworben werden können.

Ein Vorteil ergibt sich bei digitalen Plattformen zur Unterstützung von BGF daraus, dass bedingungs- oder teambezogene Maßnahmen und individuelle Maßnahmen zeitgleich angeboten werden können. Die zeitliche Synchronisation kann Nutzer*innen nicht nur das Erkennen von Zusammenhängen individueller Befindlichkeiten und betrieblicher Bedingungen ermöglichen, sondern auch das Entwickeln von Lösungsvorschlägen auf persönlicher aber auch betrieblicher Ebene. Wird ein verhaltenspräventives Einzeltraining, wie z. B. ein Stresstraining, mit einem bedingungsbezogenen Training zur Arbeitsgestaltung verbunden durchgeführt, können das eigene Stresserleben und die realen Arbeitsbedingungen unmittelbarer in ihrer gegenseitigen Abhängigkeit wahrgenommen werden. Während die Person in dem einen Training Fähigkeiten und Kompetenzen erwerben kann, wie sie z. B. mit *unvermeidbaren* Belastungen besser umgehen kann, kann sie im anderen Training konkrete Hinweise und Hilfestellungen erhalten, wie *vermeidbare* Belastungen an ihrem Arbeitsplatz abgebaut und Ressourcen gestärkt werden können. Dadurch kann die Erfahrung gemacht werden, dass individuelle Probleme nicht durch eigene „Unzulänglichkeit" verursacht sind, sondern ihren Ursprung auch in unzureichenden Arbeitsbedingungen haben können, und dass Veränderungen auf persönlicher und struktureller Ebene einen Lösungsansatz darstellen. Damit wird das Empowerment, also die Wahrnehmung und die faktischen Möglichkeiten von Einfluss und Kontrolle, im Arbeitskontext gestärkt.

Ein weiterer Vorteil besteht darin, dass ein *digital* integratives Präventionsangebot die Zugangswege zu Präventionsangeboten generell ausdifferenziert und erweitert: Beschäftigte können über die Durchführung eines Verhaltenstrainings für weitere Angebote im Bereich der Verhältnisprävention ermuntert werden und umgekehrt. Damit können z. B. gerade in Unternehmen, die neue Formen von Partizipation zulassen oder agile Arbeitsformen zum Einsatz bringen, nicht nur individuelle Arbeitsbedingungen gestaltet werden, sondern auch umfangreichere BGM-Prozesse durch einzelne Beschäftigte angestoßen werden.

Jeder der genannten Vorteile benötigt aber formale, inhaltliche und didaktisch-methodische Abstimmungen. Werden einfach nur unterschiedliche Angebote auf einer Plattform nebeneinandergestellt, werden Anwender*innen nicht in der Lage sein zu erkennen, welches Angebot gerade für sie nützlich ist und welche Angebote thematisch gut harmonieren.

Vorteile digital integrativer Plattformen
- Abstimmung von individuellen Fähigkeiten und Kompetenzen sowie neuen Arbeits- und Organisationsformen
- Empowerment durch verbesserten Einfluss und Kontrolle der eigenen gesundheitlichen Situation
- Ausdifferenzierte Zugangswege zu BGM-Prozessen
- Gute Passung von BGM-Angeboten zu agilen Arbeits- und Organisationsformen

Empfehlungen zur Gestaltung digital integrativer Plattformen

Wie eingangs dargelegt, ist eine *Kombination aus verhaltens- und verhältnispräventiven Maßnahmen* eine zentrale Grundlage für erfolgreiche BGF. Digitale Plattformen, welche auf Gesundheitsförderung abzielen und eine Unterstützung sowohl für Individuen als auch für Unternehmen bereitstellen wollen, sollten daher beide Perspektiven berücksichtigen. Bei einer BGF, welche digital unterstützt wird, sollten die bereits identifizierten Stolpersteine bei organisationalen Interventionen nicht vernachlässigt werden. Hierzu gehört zunächst, dass BGF als ein Prozess verstanden wird, welcher einen fortlaufenden Abgleich mit Bedarfen und der Anpassung von Maßnahmen beinhaltet, z. B. als *PDCA(Plan-Do-Check-Act)-Zyklus* (Floyde et al. 2013) (detailliertere Erläuterung siehe ◘ Tab. 20.1). Trotz der Tatsache, dass die Beschäftigten auf einer digitalen Plattform die verfügbaren Angebote entsprechend ihrer Bedarfe wahrnehmen können, ist es sinnvoll, sie beim Erkennen der Bedarfe zu unterstützen. Dies kann z. B. durch individuelle Checks geschehen. In Bezug auf arbeitsplatzbezogene Themen bieten sich fundierte Analyseinstrumente wie z. B. eine Gefährdungsbeurteilung psychischer Belastungen an. Durch solche Abfragen erhalten die Beschäftigten Hinweise und Empfehlungen, welche verhaltens- und verhältnisbezogenen Interventionen ihnen in ihrer Situation eine Unterstützung bieten können und es wird Pauschal-Empfehlungen, z. B. durch den Arbeitgebenden, vorgebeugt. Für die Nutzung der digitalen Angebote muss Arbeitszeit zur Verfügung gestellt werden. Zum einen könnte die Möglichkeit eingeräumt werden, dass die Beschäftigten die digitalen Angebote am Arbeitsplatz nutzen oder es könnte eine Gutschrift einer Arbeitszeit-Pauschale erfolgen, damit die Beschäftigten die Angebote

☐ **Tab. 20.1** Digitale Umsetzung des PDCA-Zyklus

Schritte des PDCA-Zyklus		Digitale Umsetzung
Plan	Planen von Maßnahmen, Zieldefinition	Bedarfsermittlung auf der Plattform
Do	Durchführen der Maßnahmen	Nutzung der digitalen Angebote (z. B. Trainings, Kurse)
Check	Überprüfung der Zielerreichung	Möglichkeit zur erneuten Bedarfsermittlung auf der Plattform
Act	Verbessern durch weitere Maßnahmen	Nutzung weiterer digitaler Angebote bzw. erneute Nutzung

außerhalb des Arbeitsplatzes nutzen können. Ersteres setzt eine entsprechende technische Ausstattung und Rückzugsmöglichkeiten am Arbeitsplatz voraus. Demgegenüber ermöglicht Letzteres eine höhere Flexibilität in der Nutzung.

Für die Umsetzung verhältnispräventiver Maßnahmen ist neben der Entwicklung von Verbesserungsideen, welche sehr gut über digitale Trainings z. B. durch Wissensvermittlung oder Reflexionsübungen angeregt werden kann, ein Austausch mit Kolleg*innen, Führungskräften, Entscheider*innen sowie den Entwickler*innen von technischen Arbeitsplätzen notwendig. Eine Möglichkeit diesen Austausch zu realisieren, kann darin bestehen, dass die individuellen Ideen der Beschäftigten, welche sie für Verbesserungen am Arbeitsplatz in digitalen Trainings erarbeitet haben, in einem Workshop im Team bzw. mit den beteiligten Akteur*innen besprochen werden. So können konkrete Maßnahmen auf Gruppen- bzw. Unternehmensebene erarbeitet werden, welche durch gemeinsame Diskussionen und Entscheidungen entstehen. Über die Umsetzung ist in einem Steuerkreis o. ä., welcher einen hierarchieübergreifenden Diskurs ermöglicht, zu entscheiden. Spätestens an dieser Stelle ist der Punkt erreicht, an dem die digitalen Angebote durch Vor-Ort-Maßnahmen zu ergänzen sind, um die individuelle Bearbeitungsebene zu verlassen und alle relevanten Personen aus dem Unternehmen für die Verbesserungen am Arbeitsplatz einzubeziehen. Lassen sich Vor-Ort-Maßnahmen z. B. bei virtueller Teamarbeit nicht realisieren, können diese natürlich auch digital in Form von moderierten Webkonferenzen oder Online-Workshops stattfinden.

Ein weiteres zentrales Erfolgskriterium für BGF ist die *Beteiligung der Beschäftigten* während des gesamten Prozesses (vgl. ENWHP 2007). Insbesondere während der Planung und Umsetzung von bedingungsbezogenen Interventionen ist der Einbezug von Mitarbeitenden und Führungskräften entscheidend für den Erfolg der Maßnahmen (z. B. Nielsen und Randall 2009; Montano et al. 2014). Digitale Plattformen können hierbei eine unterstützende Funktion erfüllen. Indem die verhältnispräventiven Angebote direkt auf die Entwicklung eigener Verbesserungsideen abzielen und zur Planung von Workshops anregen, ist bereits eine Form von Beteiligung durch die Nutzung der digitalen Angebote erfolgt. Für die Beteiligung von Führungskräften erscheint es sinnvoll, separate Trainings bzw. Trainingsinhalte bereitzustellen, um deren spezifischen Bedarfe abzudecken. Darüber hinaus sind Führungskräfte gezielt in die Realisierung der verhältnispräventiven Maßnahmen einzubeziehen, z. B.

indem sie Schulungen erhalten, wie die notwendigen Vor-Ort-Maßnahmen umgesetzt werden können, um so moderierende Funktionen in den Workshops bzw. Steuerkreisen einnehmen zu können. Nicht zuletzt sollten natürlich auch Führungskräfte in den digitalen Angeboten die Möglichkeit haben, eigene Verbesserungsideen zu sammeln und in die weitere Bearbeitung einzubringen.

Zur Vervollständigung des PDCA-Zyklus kann auf den digitalen Plattformen ebenfalls die Möglichkeit zur Verfügung gestellt werden, erneut Checks oder Gefährdungsbeurteilungen durchzuführen und in einer vergleichenden Darstellung der alten und neuen Ergebnisse ersichtlich zu machen, was sich verändert hat (*Evaluation*). Die digitalen Angebote sollten fortlaufend verfügbar bleiben, sodass die Beschäftigten während des Prozesses und auch nach der erneuten Bedarfsbeurteilung die Übungen und Inputs nutzen können.

Um die Optimierungspotenziale in praktischen Nutzen zu überführen, müssen alle Angebote auf der Plattform formal, strukturell, inhaltlich und didaktisch-methodisch aufeinander abgestimmt sein und einheitliche Elemente aufweisen. Diese können im Layout, in der Struktur der Trainings, in den gewählten didaktischen Methoden und in Querweisen untereinander bestehen. Sogenannte Personas können durch alle Trainings führen, Bearbeitungshinweise geben und Kombinationsvorschläge für Trainings machen.

> **Kernelemente zur Gestaltung digital integrativer Plattformen:**
> - Kombination aus Verhaltens- und Verhältnisprävention
> - Optionen für eine individuelle und teambezogene Bedarfsermittlung
> - Kombination aus digitalen und Vor-Ort-Maßnahmen
> - Einbezug zentraler Schlüsselpersonen zur Umsetzung arbeitsgestalterischer Maßnahmen
> - Nutzung der Angebote kann während der Arbeitszeit erfolgen bzw. es wird dafür Arbeitszeit angerechnet
> - Formale, strukturelle, inhaltliche und didaktisch-methodische Einheitlichkeit

Recherche zu digital integrativen Plattformen

Eine Recherche zu digitalen Plattformen im Bereich BGF hat gezeigt, dass aktuell neben einer Vielzahl an rein verhaltenspräventiven Angeboten durchaus verschiedene Plattformen verfügbar sind, welche eine Kombination aus verhaltens- und verhältnispräventiven Maßnahmen, zum Teil digitale aber auch analoge Angebote, bereitstellen (siehe Tab. ◘ 20.2). Hinsichtlich verhältnispräventiver Angebote ist ein starker Fokus auf Führung und Ergonomie erkennbar, nur einzelne Plattformen beziehen auch andere arbeitsgestalterische Themen mit ein (z. B. Arbeitsorganisation). Von den neun identifizierten Plattformen bieten acht eine Bedarfsermittlung an, z. B. über eine (partielle) Gefährdungsbeurteilung oder Tätigkeitsanalyse. Eine Kombination mit Vor-Ort-Maßnahmen ist bei sechs Plattformen ersichtlich, allerdings wird teilweise nicht genau beschrieben, um welche Art von Maßnahmen es sich handelt. Offen ist ebenfalls die Frage, inwieweit die in den Trainings/Kursen behandelten verhältnispräventiven Themen eine individuelle oder eine Team-Perspektive haben. Für eine umfassende Bewertung der Plattformen, z. B. der Inhalte und der strukturellen

Tab. 20.2 Übersicht zu aktuell verfügbaren digital integrativen Plattformen (letzte Abrufe: 04.03.2021)

Plattform	Kinetic-plus ▶ https://www.kinetic-plus.de/bgm-digital.html	Comecon-Health ▶ https://comecon-health.com/digitales-bgf	EngAGE ▶ http://engage-projekt.de/
Zielgruppe	Großunternehmen, KMUs > Beschäftigte, Führungskräfte, Teams, Betriebsärzt*innen und Mitglieder des Betriebsrates	Großunternehmen, KMUs, Start-Ups > Beschäftigte, Führungskräfte und Teams	Schwerpunkt auf Freiberufler*innen und Selbstständigen, aber auch von Festangestellten nutzbar
Digitale Analysen/ Self-Assessments	- Gesundheits-, Fitness- und Ernährungsanalysen - Arbeitsplatz- und Tätigkeitsanalysen	- Gefährdungsbeurteilungen (z. B. psychische Belastungen, Bildschirmarbeitsplatz, Schwangerschaft)	- Selbst-Checks zu Trainingsbedarfen im Bereich Erholung und Arbeit
Verhaltensbezogene Online-Trainings	- Stressmanagement - Burnout Prävention - Resilienz - Autogenes Training - Fitness- und Beweglichkeitstrainings - Rückentrainings - Ernährungs- und Abnehmtrainings - Gesundheitstipps	*Achtsamkeit* - Anti-Stress - Rauchfrei & Fit - Schlafberatung *Bewegung* - Yoga - Ganz-Körper-Fitness - Bewegte Pause - Herz-Kreislauf-Training (u. a.) *Ernährung* - Im Außendienst - Bei Schichtarbeit - Prävention - Genusstraining	*Meine freie Zeit* - Freiräume schaffen - Entspannen und Genießen - Positives Denken

(Fortsetzung)

☐ **Tab. 20.2:** (Fortsetzung)

Plattform	Kinetic-plus ▶ https://www.kinetic-plus.de/bgm-digital.html	Comecon-Health ▶ https://comecon-health.com/digitales-bgf	EngAGE ▶ http://engage-projekt.de/
Verhältnis-bezogene Online-Trainings	- Ergonomie - Gewaltfreie Kommunikation - Gesundes Führen - Work-Life-Balance - Rollenerwartungen an Funktionsträger - Team-Coaching und Mediation - Digitale betriebliche Präventionssprechstunde	Nein	*Meine Arbeit* - Ergonomie - Arbeit organisieren - Selbstmotivation *Mein berufliches Umfeld* - Networking - Erreichbarkeit - Soziale Ressourcen im Unternehmen
Verknüpfung mit Präsenzangeboten	Ja, als Beratungsangebot	Nein	Nein
Online-Möglichkeiten zum Austauschen/Netzwerken	Ja, Online-Coachings	Ja, Chatfunktion mit BGM-Berater*innen	Nein

Plattform	IFBG ▶ https://www.ifbg.eu/digitale-bgf	BGM[3] ▶ https://bgm3.de/bgm-digital	Windhund ▶ https://www.windhund.com/de/fuer-unternehmen/module
Zielgruppe	Großunternehmen, Behörden, Start-Ups, KMUs > Beschäftigte und Führungskräfte	Großunternehmen, Start-Ups, KMUs > Beschäftigte und Führungskräfte	Unternehmen, BGM-Berater*innen > Beschäftigte und Führungskräfte
Digitale Analysen/Self Assessments	- Psychische Gefährdungsbeurteilung - Mitarbeitendenbefragungen	Nein (zumindest nicht unter digitalem Angebot aufgeführt)	- Umfragetool (Einbau von eigenen Inhalten und Vorlagen nutzbar) - Analysetool (Auswertungen zur App-Nutzung)

Tab. 20.2: (Fortsetzung)

Plattform	IFBG ▶ https://www.ifbg.eu/digitale-bgf	BGM[3] ▶ https://bgm3.de/bgm-digital	Windhund ▶ https://www.windhund.com/de/fuer-unternehmen/module
Verhaltens-bezogene Online-Trainings	- Schlaf und Erholung - Stress und Digitale Balance - Ernährung und Trinken - Bewegung und Ergonomie	- Videoplattform für Kurse und Vorträge (u. a. Yoga, Backfit, Achtsamkeit) - Aktive Pausen (arbeitsspezifische Übungen am Arbeitsplatz) - Digitaler Gesundheitstag - Online-Workshops und Vorträge (Schlafhygiene, Achtsamkeit, etc.)	*Bewegung* - Bodyweight-Training - Gesunder Rücken - Laufen für Anfänger/Fortgeschrittene - Pilates - Sitzstreik - Afterwork-Yoga - Übungen zur aktiven Pause *Ernährung* - Essen bei Schichtarbeit - Essen und Stress - Job-Food und After-Work-Küche - Abnehmen und Zucker - Der gesunde Darm *Mentale Gesundheit* - Entspannt im Arbeitsalltag - Konflikte und schwierige Gespräche - Potentiale entfalten - Raus aus dem Zeitstress - Schluss mit digitalem Stress *Ergänzend* - Rauchfrei - Besser Schlafen (bei Schichtarbeit)
Verhältnis-bezogene Online-Trainings	- Führung und Gesundheitskommunikation	Nein	- Teamwork - Wertschätzende Kommunikation - Wertschätzende Führung *Ergänzend* - Ergonomie am Arbeitsplatz
Verknüpfung mit Präsenz-angeboten	Ja, z. B. Einzelberatung direkt am Arbeitsplatz, Kochkurse, Gesundheitszirkel	Ja, Online-Verhaltenstrainings sollen mit analogen Analysen und verhältnisbezogenen Angeboten kombiniert werden	Nein

(Fortsetzung)

■ **Tab. 20.2:** (Fortsetzung)

Plattform	IFBG ▶ https://www.ifbg.eu/ digitale-bgf	BGM[3] ▶ https://bgm3.de/ bgm-digital	Windhund ▶ https://www.windhund.com/de/fuer-unternehmen/module
Online Möglichkeiten zum Austauschen/ Netzwerken	Ja, Online-Coachings	Ja, Online-Coachings	Ja, z. B. Newsfeed, Feedbackfunktionen

Plattform	DigiExist ▶ http://digi-exist.de	Implement ▶ https://implement.oncampus.de	Care4Care ▶ https://www.care4care-trainings.de
Zielgruppe	StartUps > Existenzgründer*innen, Beschäftigte und Führungskräfte	KMUs > Beschäftigte und Führungskräfte	Krankenhäuser, Pflegeeinrichtungen und -dienste > Pflegekräfte
Digitale Analysen/ Self-Assessments	- Psychische Gefährdungsbeurteilung - Selbst-Checks zu Trainingsbedarfen im Bereich Gesundheit und Arbeit	- Psychische Gefährdungsbeurteilung - Selbst-Checks zu Trainingsbedarfen im Bereich Gesundheit und Arbeit	- Psychische Gefährdungsbeurteilung - Selbst-Checks zu Trainingsbedarfen im Bereich Gesundheit und Arbeit
Verhaltensbezogene Online-Trainings	*Bereich Gesundheit* - Schlaf - Stress - Erschöpfung - Alkohol - Dankbarkeit	*Bereich Gesundheit* - Schlaf und Regeneration - Stress - Selbstmitgefühl - Alkohol - Dankbarkeit	*Bereich Gesundheit* - Erholungskompetenz - Reduktion von chronischem Stress - Self-Compassion - Förderung von Resilienz - Prävention Beschwerden Schichtarbeit - Wertschätzung positiver Erlebnisse *Zusätzlich* - Digitale Hilfen nutzen

Tab. 20.2: (Fortsetzung)

Plattform	DigiExist ▶ http://digi-exist.de	Implement ▶ https://implement.oncampus.de	Care4Care ▶ https://www.care4care-trainings.de
Verhältnis-bezogene Online-Trainings	*Bereich Arbeit* - Gesunde Arbeit - Führung - Arbeitsschutz - Unternehmenskultur - Work-Life-Balance - Arbeitsorganisation *Zusätzlich* - Anleitung zur Durchführung psychischer Gefährdungsbeurteilungen	*Bereich Arbeit* - Gesunde Arbeit - Gesunde Führung - Arbeitsumgebung - Unternehmenskultur - Work-Life-Balance - Arbeitsorganisation *Zusätzlich* - Anleitung zur Durchführung psychischer Gefährdungsbeurteilungen	*Bereich Arbeit* - Grundlagen gesunder Arbeitsgestaltung - Grundlagen gesunder Führung - Organisationskultur - Arbeit und Privatleben im Einklang - Arbeitsgestaltung - Herausforderungen mit Pflegebedürftigen und Angehörigen - Arbeitsumgebung
Verknüpfung mit Präsenzangeboten	Ja, Workshops im Bereich Arbeit	Ja, Workshops im Bereich Arbeit	Ja, Workshops im Bereich Arbeit (insbesondere gesundheitsförderliche Führung)
Online-Möglichkeiten zum Austauschen/Netzwerken	Ja, eCoaching im Bereich Gesundheit	Ja, eCoaching im Bereich Gesundheit	Ja, eCoaching im Bereich Gesundheit

sowie didaktisch-methodischen Abstimmung oder der Wirksamkeit, wäre eine Inanspruchnahme der Angebote sowie eine Auswertung zu Veränderungen im Befinden der Nutzer*innen notwendig, daher kann eine Aussage zur Zusammenstellung des Angebots nur auf Grundlage der einsehbaren Angebote auf der Homepage getroffen werden. Anhand der verfügbaren Informationen hinsichtlich der in ◘ Tab. 20.2 aufgelisteten Kriterien (Zielgruppe, Digitale Analysen/Self-Assessments, Verhaltensbezogene Online-Trainings, Verhältnisbezogene Online-Trainings, Verknüpfung mit Präsenzangeboten, Online-Möglichkeiten zum Austauschen/Netzwerken) lässt sich der Schluss ziehen, dass bei den meisten Plattformen wesentliche Kernelemente zur Gestaltung (z. B. Kombination mit Vor-Ort-Maßnahmen, Angebot einer Bedarfsermittlung) berücksichtigt wurden und damit eine sinnvolle Grundlage für eine erfolgreiche BGF geschaffen ist.

Fazit

Verhältnisprävention bringt, anders als Verhaltensprävention, ganz spezifische Anforderungen mit sich, die es bei einer digitalen wie nicht-digitalen Umsetzung zu berücksichtigen gilt. Hierzu gehört insbesondere, dass Veränderungen der Arbeitsorganisation und betrieblicher Abläufe und Strukturen nicht alleine von einem Individuum ausgehen können, diese aber oft Voraussetzung für die Verbesserungen von Arbeitsbedingungen sind. Daher ist es sinnvoll und sogar notwendig, digitale verhältnispräventive Angebote mit Vor-Ort-Maßnahmen zu koppeln, um die Planung und Umsetzung bedingungsbezogener Veränderungen partizipativ gestalten zu können und vorhandene Strukturen des BGF sinnvoll einzubinden. Auf diesem Wege kann auf allen betrieblichen Ebenen eine Akzeptanz für die verhältnisbezogenen Maßnahmen erzeugt werden, welche auf einem digitalen Weg gar nicht oder nur unter einem hohen Maße an Mehraufwand zustande käme. Auch bei digitalen BGF-Angeboten sollte Führungskräften aufgrund ihrer Leitungs- und Vorbildperson eine besondere Rolle in der Umsetzung von bedingungsbezogenen Maßnahmen zugewiesen werden, und zeitgleich sollten für sie spezifische Angebote bereitgestellt werden, um Beanspruchungen aufgrund ihrer spezifischen Aufgaben vorzubeugen. Aktuell verfügbare digital integrative Plattformen berücksichtigen bereits eine Kombination mit Vor-Ort-Maßnahmen. Letztendlich hängt jedoch der Erfolg von digitalen BGF-Angeboten, insbesondere im verhältnispräventiven Bereich, davon ab, inwieweit in den einzelnen Unternehmen eine Offenheit für digitale Tools und Angebote im Allgemeinen, aber auch technische Voraussetzungen vorhanden sind. Digitale verhältnispräventive Angebote müssen sinnvoll in bestehende betriebliche Prozesse und Abläufe eingebaut bzw. daran angelehnt werden können, um von den Beschäftigten angenommen zu werden und um einen nachhaltigen Beitrag für eine gesunde Organisation zu generieren.

Literatur

Bamberg E, Ducki A, Metz A (2011) Gesundheitsförderung und Gesundheitsmanagement in der Arbeitswelt: Ein Handbuch. Göttingen: Hogrefe.

Bundesministerium für Gesundheit (2020) Betriebliche Gesundheitsförderung: Steuerliche Vorteile. https://www.bundesgesundheitsministerium.de/themen/praevention/betrieb liche-gesundheitsfoerderung/steuerliche-vorteile.html. Zugegriffen: 28. Februar 2021

Deutsches Netzwerk für Betriebliche Gesundheitsförderung (o. J.) Ausgewählte Rechtsgrundlagen. https://www.dnbgf.de/betriebliche-gesundheitsfoerderung/rechtsgrundlagen-bgf. Zugegriffen: 28. Februar 2021

Demerouti E (2014) Design your own job through job crafting. European Psychologist 19(4):237–247. doi:https://doi.org/10.1027/1016-9040/a000188

Ducki A, Kötter W (2022) Aufgabengestaltung. In Michel A, Hoppe A (Hrsg.) Handbuch Gesundheitsförderung bei der Arbeit – Interventionen für Individuen, Teams und Organisationen. Wiesbaden: Springer Verlag.

European Network for Workplace Health Promotion (2007) Die Luxemburger Deklaration zur betrieblichen Gesundheitsförderung in der Europäischen Union. https://www.dnbgf. de/fileadmin/downloads/materialien/dateien/Luxemburger_Deklaration_09_11.pdf. Zugegriffen: 24. Februar 2021

Floyde A, Lawson G, Shalloe S, Eastgate R, D'Cruz M (2013) The design and implementation of knowledge management systems and e-learning for improved occupational health and safety in small to medium sized enterprises. Safety Science 60:69–76.

Fritz S, Richter P (2011) Effektivität und Nutzen betrieblicher Gesundheitsförderung. Prävention und Gesundheitsförderung 6:124–130.

GKV-Spitzenverband (2018) Präventionsbericht 2018. https://www.gkv-spitzenverband.de/media/dokumente/krankenversicherung_1/praevention__selbsthilfe__beratung/praevention/praeventionsbericht/2018_GKV_MDS_Praeventionsbericht.pdf. Zugegriffen: 2. März 2021

GKV-Spitzenverband (2020) Leitfaden Prävention – Handlungsfelder und Kriterien nach § 20 Abs. 2 SGB V und Leitfaden Prävention in stationären Pflegeeinrichtungen nach § 5 SGB XI. https://www.gkv-spitzenverband.de/media/dokumente/krankenversicherung_1/praevention__selbsthilfe__beratung/praevention/praevention_leitfaden/Leitfaden_Pravention_2020_barrierefrei.pdf. Zugegriffen: 3. Dezember 2020

Hacker W (2017) Belastung – Tätigkeit – Beanspruchung. Ein ungeklärtes Wirkungsgefüge? Journal Psychologie des Alltagshandelns 10:33–40.

Humphrey S, Nahrgang J, Morgeson F (2007) Integrating Motivational, Social, and Contextual Work Design Features: A Meta-Analytic Summary and Theoretical Extension of the Work Design Literature. The Journal of Applied Psychology 92:1332–1356. doi:https://doi.org/10.1037/0021-9010.92.5.1332

Janneck M, Jent S, Hoppe A, Dettmers J (2018) Der EngAGE-Coach: Eine Online-Intervention zur Förderung von Arbeitsgestaltungs- und Gesundheitskompetenz. In Janneck M, Hoppe A (Hrsg.) Gestaltungskompetenzen für gesundes Arbeiten – Kompetenzmanagement in Organisationen (S. 55–69). doi:https://doi.org/10.1007/978-3-662-54950-6_5

Kaiser L, Matusiewicz D (2018) Effekte der Digitalisierung auf das Betriebliche Gesundheitsmanagement (BGM). In Matusiewicz D, Kaiser L (Hrsg.) Digitales betriebliches Gesundheitsmanagement. Theorie und Praxis (S. 1–34). Wiesbaden: Springer Gabler.

Kotter JP (2011) Leading Change: Wie Sie Ihr Unternehmen in acht Schritten erfolgreich verändern. München: Verlag Franz Vahlen.

Laloux F (2015) Reinventing Organizations. Ein Leitfaden zur Gestaltung sinnstiftender Formen der Zusammenarbeit. München: Verlag Franz Vahlen.

LaMontagne AD, Keegel T, Louie AM, Ostry A, Landsbergis P (2007) A systematic review of the job-stress intervention evaluation literature, 1990–2005. International Journal of Occupational and Environmental Health 13:268–280.

Lehr D, Geraedts A, Asplund RP, Khadjesari Z, Heber E, de Bloom J, Ebert DD, (…) Funk B (2016) Healthy at Work. In Wiencke M, Cacace M, Fischer S (Hrsg.) Healthy at Work – Interdisciplinary perspectives (S. 257–281). Cham: Springer International Publishing.

Montano D, Hoven H, Siegrist J (2014) Effects of organisational-level interventions at work on employees' health: A systematic review. BMC Public Health 14:135.

Nielsen K (2013) Review Article: How can we make organizational interventions work? Employees and line managers as actively crafting interventions. Human Relations 66:1029–1050.

Nielsen K, Randall R (2009) Managers' active support when implementing teams: The impact of employee well-being. Applied Psychology: Health & Well-Being 1:379–390.

Richardson KM, Rothstein HR (2008) Effects of occupational stress management intervention programs: A meta-analysis. Journal of Occupational Health Psychology 13:69–93.

Schweitzer H, Fetzer T, Peitz M (2016) Digitale Plattformen: Bausteine für einen künftigen Ordnungsrahmen. ZEW Discussion Papers No. 16–042. Mannheim: Zentrum für Europäische Wirtschaftsforschung (ZEW). http://nbn-resolving.de/urn:nbn:de:bsz:180-madoc-411602. Zugegriffen: 14. März 2021

Semmer NK (2006) Job stress interventions and the organization of work. Scandinavian Journal of Work, Environment & Health 32:515–527.

Tanner G, Bamberg E (2018) Betriebliche Gesundheitsförderung. In Kohlmann CW, Salewski C, Wirtz MA (Hrsg.) Psychologie in der Gesundheitsförderung (S. 523–534). Bern: Hogrefe Verlag.

Tims M, Bakker AB, Derks D (2015) Examining job crafting from an interpersonal perspective: Is employee job crafting related to the well-being of colleagues? Applied Psychology: An International Review 64:727–753. doi:https://doi.org/10.1111/apps.12043

Ulich E, Wülser M (2018) Gesundheitsmanagement in Unternehmen: Arbeitspsychologische Perspektiven (7. Aufl.). Wiesbaden: Springer Gabler.

Walter U, Krugmann C, Plaumann M (2012) Burn-out wirksam prävenieren? Bundesgesundheitsblatt – Gesundheitsforschung – Gesundheitsschutz 55:172–182. doi:https://doi.org/10.1007/s00103-011-1412-0

Dr. Grit Tanner

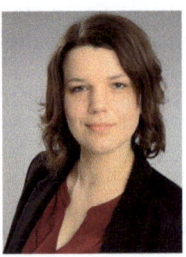

ist wissenschaftliche Mitarbeiterin in der Arbeits- und Organisationspsychologie an der Berliner Hochschule für Technik. Sie promovierte 2016 in Psychologie an der Universität Hamburg. Ihre aktuellen Forschungsinteressen umfassen die Themen stressbezogene Arbeitsanalysen, Beziehungen zwischen Arbeit, Erholung und Gesundheit, betriebliche Gesundheitsförderung in Wertschöpfungsketten und digitale Tools zur betrieblichen Gesundheitsförderung.

Prof. Dr. Antje Ducki

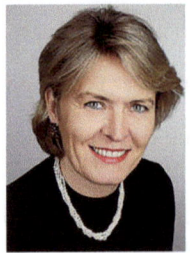

ist seit 2002 Professorin für Arbeits- und Organisationspsychologie an der Berliner Hochschule für Technik von 2010 bis 2021 Leiterin des Gender- und Technik-Zentrums. Ihre Arbeitsschwerpunkte: Arbeit und Gesundheit, Gender und Gesundheit, Mobilität und Gesundheit, Stressmanagement, Betriebliche Gesundheitsförderung, digitales betriebliches Gesundheitsmanagement.

Theresia Steinke

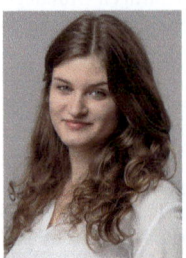

ist studentische Mitarbeiterin im Care4Care Projekt an der Berliner Hochschule für Technik. Sie studiert im Master Psychologie an der Humboldt-Universität Berlin und ist ausgebildete Mediatorin. Ihre aktuellen Forschungsinteressen umfassen Konflikt- und Kommunikationstrainings, die Bedeutung von Gesundheit, Wohlbefinden und Stress im Kontext der Arbeitswelt sowie Möglichkeiten der betrieblichen Gesundheitsförderung.

Gemeinsame Verantwortung realisieren – Betriebliches Gesundheitsmanagement in Netzwerken und in der Wertschöpfungskette

Eva Bamberg und Grit Tanner

Inhaltsverzeichnis

Einleitung – 298

Die Unterstützung von BGM durch Netzwerke – 298

BGM in der Wertschöpfungskette – 301

Die Rolle von Verbraucher*innen – 303

Der Blick über die Grenzen – Förderung von BGM in der Wertschöpfungskette – 304

Zusammenfassung und Fazit – 305

Literatur – 307

© Der/die Autor(en), exklusiv lizenziert durch Springer Fachmedien Wiesbaden GmbH, ein Teil von Springer Nature 2022
E. Bamberg et al. (Hrsg.), *Digitale Arbeit gestalten*, https://doi.org/10.1007/978-3-658-34647-8_21

Einleitung

Eine Stärke von Betrieblichem Gesundheitsmanagement (BGM) liegt in der Konzentration auf den betrieblichen Kontext; dadurch können spezifische Arbeitsbedingungen berücksichtigt werden, größere Gruppen können im Betrieb erreicht werden, BGM kann mit anderen Managementsystemen abgestimmt werden. Eine Einbeziehung unterschiedlicher Akteursgruppen im Betrieb ist möglich, Transparenz und Beteiligung werden gefördert. Die Begrenzung auf spezifische Organisationen der Arbeitswelt ist jedoch in vielen Fällen ein Hindernis bei der Verbreitung von BGM – diejenigen, die nicht Mitglied der Organisation sind, werden ausgeschlossen.

Digitalisierung fördert zahlreiche Änderungen in Organisationen (vgl. ▶ Kap. 1). Abteilungen und Arbeitsplätze werden ausgelagert – regional, national und auch international. Es entstehen veränderte oder neue Organisationsformen, wie z. B. virtuelle Organisationen und Organisationen der Plattformökonomie (siehe Beitrag von Schneider-Dörr in diesem Band). Die Strukturen und Prozesse von Unternehmen sind weniger stabil, die internationale Zusammenarbeit nimmt zu. Damit verbunden ist die Gefahr, dass gesundheitsbezogene Maßnahmen für die Erwerbstätigen weniger verfügbar sind (Bamberg et al. 2019). Durch eine verstärkte Kooperation nach außen kann dieser Gefahr begegnet werden, Betriebe können wechselseitig Modelle für andere sein oder zur Gesundheitsförderung in der Region beitragen.

Wer sich über Prävention im Arbeitsleben informieren möchte, findet zahlreiche Best-Practice-Modelle, Ratgeber und (populär-)wissenschaftliche Publikationen. Kurze Checklisten und lange Fragebögen sind ebenso verfügbar wie Materialen über den Abbau von Stress und den Aufbau einer resilienten Belegschaft. Bei Prävention im Arbeitsleben liegt somit das Problem nicht im Mangel an Material und Erfahrungen. Die Herausforderung ist vielmehr, mit all dem verfügbaren Wissen zurecht zu kommen, einschätzen zu können, was wie unter welchen Bedingungen funktioniert und was nicht funktioniert, Zweifler einzubeziehen, einen Anfang zu finden und durchzuhalten. Kommunikation und Kooperation mit anderen können helfen, diese Herausforderung zu meistern. Maßnahmen zur Verbesserung der Qualität der Arbeit und zur Erhöhung der Arbeitssicherheit sollten deshalb nicht an den Grenzen von Organisationen enden. Netzwerke sind hilfreich, um Kooperations- und Kommunikationsprozesse zu unterstützen (Bamberg 2017). Durch Digitalisierung können Netzwerke unterstützt werden.

Die Unterstützung von BGM durch Netzwerke

Kapazitäten, die für BGM genutzt werden können und entsprechendes Knowhow sind in manchen Betrieben gegeben, in anderen nicht. Vor allem Großbetriebe haben ein gut entwickeltes System von BGM, in Klein- und Mittelbetrieben sind BGM und Betriebliche Gesundheitsförderung (BGF) weniger gut verankert. Der Austausch zwischen Betrieben kann dazu beitragen, diese Unterschiede zu kompensieren und Prävention in der Arbeitswelt zu fördern. Gesundheitsbezogene Netzwerke bieten den Mitgliedern die Möglichkeit, Erfahrungen in BGM auszutauschen, sich gegenseitig zu unterstützen und hinsichtlich BGM neue Impulse zu setzen (Bamberg et al. 2019; Tanner et al. 2019; vgl. das folgende Beispiel).

> ▶ **Der Arbeitskreis Gesundheitsförderung in der Arbeitswelt - Ein Beispiel**
> Der Arbeitskreis Gesundheitsförderung in der Arbeitswelt ist ein selbständig arbeitendes Gremium der von der Sozialbehörde unterstützten Hamburgischen Arbeitsgemeinschaft für Gesundheitsförderung. Der Arbeitskreis bietet seit Jahren den Beteiligten die Möglichkeit, Einblick in die Vielfalt der Aktivitäten betrieblicher Gesundheitsförderung zu erhalten. In den regelmäßig stattfindenden Sitzungen werden betriebliche Beispiele, Projekte und spezifische Methoden der BGF vorgestellt und diskutiert. Interessierte und Akteure aus unterschiedlichen Organisationen nehmen teil. Um die betriebliche Gesundheitsförderung in Hamburg zu unterstützen, hat der Arbeitskreis vor vielen Jahren den Hamburger Gesundheitspreis für Betriebe, Wirtschaft und Verwaltung initiiert. Eine Jury mit Expert*innen aus unterschiedlichen Bereichen (Berufsgenossenschaften, Kammern, Wissenschaft, Betrieben etc.) bewertet die Gesundheitsförderung in den Betrieben, die sich beworben haben. Auf dieser Grundlage wird der Preis regelmäßig getrennt für Klein- und Großbetriebe verliehen. ◀

Gesundheitsbezogene Netzwerke stellen die gemeinsame Verantwortung für Gesundheit in den Vordergrund. Sie können verschieden weitgehende Ziele haben, entsprechend unterscheiden sich auch ihre Inhalte (Bamberg et al. 2019):
- In vielen Netzwerken geht es (wie im genannten Beispiel des Arbeitskreises Gesundheitsförderung) vor allem darum, Informationen und Erfahrungen auszutauschen und zu reflektieren.
- Manche Netzwerke dienen der gemeinsamen Nutzung von Präventionsmaßnahmen im Verbund. Mobbing- und Fairnessberatung z. B. wird in einigen Fällen von Organisationen im Austausch praktiziert. Das heißt, Erwerbstätige einer Organisation bieten nach einer entsprechenden Fortbildung Mobbingberatung an – nicht für die eigene, sondern für andere Organisationen.
- Gesundheitsbezogene Netzwerke können das Ziel haben, gemeinsam Projekte oder ein Präventionsangebot zu entwickeln und zu nutzen. Sie entscheiden in Abstimmung untereinander, welche Präventionsmaßnahmen im Vordergrund stehen sollen und wie diese angeboten werden. So könnten Handwerksbetriebe der Baubranche gemeinsam Programme zu gesundheitsgerechtem Verhalten bei der Arbeit entwickeln und anbieten. Das hat den Vorteil hoher Effizienz – das Angebot muss nicht mehrfach erarbeitet werden. Es setzt voraus, dass Interessen und Bedarfe kompatibel sind und dass finanzielle Interessen, z. B. in Konkurrenzsituationen, der Zusammenarbeit nicht im Wege stehen.
- Auch in der Wertschöpfungskette ist durch ein passgerechtes Angebot die Einbeziehung von Betrieben möglich. Im Bereich Arbeitssicherheit wird dies zum Teil bereits mit Erfolg praktiziert. Maßnahmen zur Förderung von sicherheitsgerechtem Verhalten werden z. B. für Beschäftigte von Betrieben und für deren Zulieferer angeboten.

Die personelle Zusammensetzung in den Netzwerken ist abhängig von deren Selbstverständnis und Zielen. Eine Möglichkeit ist, den Kreis der Beteiligten offen zu halten. In dem oben genannten Hamburger Beispiel nimmt teil, wer sich für das jeweilige Thema interessiert – eine gute Möglichkeit für den Erfahrungsaustausch und für das Kennenlernen praktischer Beispiele. Im Hamburger Beispiel hat sich durchgesetzt, dass sich vor allem Vertreter aus der Region beteiligen. Ein regional gebildetes Netzwerk hat den Vorteil, dass die Gruppe mit weniger Aufwand zusammenfindet, dass

Ressourcen der Region verfügbar sind und dass eine gemeinsame Nutzung von Ressourcen gut möglich ist (Bamberg 2017). So wurde z. B. im Projekt e-RegioWerk in regionalen Netzwerken für Handwerksbetriebe ein koordiniertes Angebot entwickelt. Dabei sind unterschiedliche Akteure beteiligt: Handwerkskammern, Kreishandwerkerschaften und Innungen, Krankenkassen, Berufsgenossenschaften und Weiterbildungsanbieter (Busch 2019). Neben den genannten Möglichkeiten ist eine Beteiligung weiterer Akteure möglich: Beschäftigte, Geschäftsleitungen und deren Kooperationspartner, NGOs, Interessenvertretung, aber auch Verbraucher/-innen und Interessierte. Netzwerke können nach Branchen, nach Spezifika der beteiligten Organisationen und nach Problembereichen zusammengesetzt werden. Die letztgenannte Variante bietet sich vor allem dann an, wenn gemeinsam ein Präventionsangebot erarbeitet werden soll. Für die Kooperation in Netzwerken sind unterschiedliche Varianten denkbar. Die Kooperation kann verbindlich sein oder auch nicht; die Netzwerke können entweder auf der Grundlage von Absprachen über die Kooperation in wechselnder Zusammensetzung zu wechselnden Themen zusammenarbeiten oder gemeinsame Projekte verfolgen.

Trotz dieser Unterschiede lassen sich Empfehlungen formulieren, die bei der Arbeit in gesundheitsbezogenen Netzwerken beachtet werden sollten. Sie entsprechen den üblichen Standards und Regeln, die sich im Kontext von Teams und generell von Zusammenarbeit in Gruppen eingebürgert haben (vgl. auch Bamberg et al. 2019). Eine grundlegende Voraussetzung für gesundheitsbezogene Netzwerke ist, dass sich die Beteiligten von der Zusammenarbeit einen Nutzen versprechen; dies erhöht das erforderliche Engagement, das Interesse an der Sache und die Verbindlichkeiten. Dabei sind Prinzipien der aktiven und gleichberechtigten Beteiligung aller Akteure umzusetzen.

Für die Zusammenarbeit stehen an vorderster Stelle gemeinsame Ziele und ein gemeinsames Verständnis der Arbeit im Netzwerk. Die Beteiligten klären, wie weitreichend die Kooperation sein soll, ob es ihnen z. B. lediglich um Informationsaustausch, um gemeinsame Maßnahmen oder um ein gemeinsames Präventionsprogramm geht. Die Beiträge der Akteure und die Art der Zusammenarbeit sollten geklärt werden. Auf dem Hintergrund dieser Klärungen können Spielregeln festgelegt werden; ggf. kann dies in Form von Kooperationsvereinbarungen erfolgen. Diese betreffen das Ziel, die Planung der nächsten Schritte und die Art der Kooperation, z. B. die Durchführung der Sitzungen. Es hat sich gezeigt, dass ein inhaltlich und methodisch kompetenter Moderator die Arbeit erheblich unterstützen kann.

Es sollte darauf geachtet werden, dass die Netzwerke noch gut überschaubar sind. Heterogenität der Gruppe kann Ideenvielfalt fördern und inspirierend für die Teilnehmenden sein. Es besteht aber die Gefahr, dass aufgrund der unterschiedlichen Anforderungen an die Beteiligten in heterogenen Netzwerken keine für alle nutzbaren Angebote entwickelt werden können. Oft sehen Vertreter*innen von Organisationen einen vergleichbaren Hintergrund, der etwa durch Internationalisierungsgrad, Anzahl und kulturelle Zusammensetzung der Beschäftigten oder Lieferketten gegeben ist, als zentrale Grundlage für eine Zusammenarbeit und sind auch nur dann bereit, Zeit in eine kooperative Zusammenarbeit zu investieren.

Empfehlungen für gesundheitsbezogene Netzwerke
- Aktive und gleichberechtigte Beteiligung aller Akteure
- Gemeinsame Ziele
- Gemeinsames Verständnis der Kommunikation und Kooperation
- Spielregeln für die Zusammenarbeit
- Angemessene Größe
- Ausgewogene Balance zwischen Homogenität und Heterogenität

Trotz der zentralen Bedeutung von spezifischen Grundprinzipien, etwa der zielgerichteten aktiven Beteiligung und der Gleichberechtigung, ist die konkrete Ausgestaltung von gesundheitsbezogenen Netzwerken in hohem Maß von den Erwartungen und Zielen der Teilnehmenden abhängig (Bamberg et al. 2019).

BGM in der Wertschöpfungskette

BGM in der Wertschöpfungskette (WSK) erscheint zunächst kaum realistisch, zumal wenn bedacht wird, dass eine WSK beim Abbau/Anbau eines Rohstoffes beginnt und über Weiterverarbeitung und Produktion – ggf. bei Zulieferern – über den Handel und die Nutzung bis zur Wiederverwendung oder Entsorgung genutzter Produkte reicht (Baur 2018). Digitalisierung innerhalb der WSK macht diesen Anspruch nicht weniger herausfordernd.

Doch auch wenn noch zahlreiche Voraussetzungen geschaffen werden müssen, um BGM in der gesamten Wertschöpfungskette zu verankern, so kann doch das Grundprinzip, nämlich eine gemeinsame Verantwortung für die Gesundheit, wie die im Beispiel zusammengefasste Vision zeigt, zumindest in Ansätzen heute schon verfolgt werden.

▶ **Eine Vision**

Die Beschäftigten einer Stadtverwaltung sind irritiert wegen des Verhaltens des externen Reinigungsdienstes in ihrem Haus. Die Reinigungskräfte wirken gehetzt und überlastet, sie können ihre Arbeit kaum in der vorgesehenen Zeit beenden. Gelegentlich helfen ihnen Familienmitglieder. Die monatlichen Kontrollen durch eine Führungskraft sind unangenehm für alle Beteiligten: Die Angehörigen der Stadtverwaltung werden wegen ihrer hohen Erwartungen, die Reinigungskräfte wegen nicht ausreichender Putzleistung gerügt und die Führungskraft selbst scheint nicht so richtig zu wissen, was zu tun ist.

Doch nun läuft der Vertrag mit dem Reinigungsdienst aus, die Stadtverwaltung sucht eine neue Lösung. Eine Gruppe von Mitarbeitenden entwickelt Kriterien für die Auswahl und die Ausschreibung. Bisher wurde der Reinigungsdienst beauftragt, der ein besonders preisgünstiges Angebot vorlegen konnte. Diesmal soll es anders sein. Die Stadt hat sich nicht nur das ehrgeizige Ziel gesetzt, die Voraussetzungen zu schaffen um in 10 Jahren klimaneutral zu sein, sondern auch, sich in den nächsten zwei Jahren als gesundheitsfördernder Betrieb zertifizieren zu lassen.

Das ist die Chance für die Erprobung einer neuen Strategie. Für die Auswahl des Reinigungsdienstes formuliert die Arbeitsgruppe auf der Grundlage von Kriterien u. a.

folgende Fragen und prüft diese: Führt das Unternehmen regelmäßig Gefährdungsbeurteilungen (auch psychischer Belastungen) durch? Werden in diesem Kontext auch Arbeitsbedingungen verändert? Gibt es Weiterbildungsmöglichkeiten für die Beschäftigten, haben diese berufliche Perspektiven, ggf. gemeinsam in Kooperation mit anderen Organisationen? Werden bei der Auswahl der Reinigungsmittel Gesundheits- und Umweltschutz berücksichtigt? Doch bei den Kriterien allein soll es nicht bleiben. Der Handlungsplan der Stadtverwaltung betrifft auch die spätere Zusammenarbeit mit dem Reinigungsdienst, z. B. dass sich die Beschäftigten zukünftig an BGM-Maßnahmen und an Weiterbildungsangeboten der Stadtverwaltung beteiligen können, dass auf Augenhöhe ein regelmäßiger Austausch erfolgt über die Leistungen des Reinigungsdienstes, über Probleme oder über Machbarkeit … ◄

BGM in der Wertschöpfungskette ist zwar ein aktuelles, aber kein neues Konzept. So hat Fairtrade in den letzten Jahren im Handel an Bedeutung gewonnen. Fairtrade hat, neben anderen Schwerpunkten, den Arbeitsschutz von Beschäftigten in Zulieferbetrieben im Blick.

Vor wenigen Monaten wurde in Deutschland der Entwurf eines Lieferkettengesetzes verabschiedet. Das (von erheblichem Widerstand begleitete) Gesetz soll Unternehmen zur Sorgfalt in der gesamten Wertschöpfungskette verpflichten. Dies betrifft neben dem Umweltschutz auch den Schutz von Menschenrechten und damit Sicherheit und Gesundheit am Arbeitsplatz. Der Grundgedanke von BGM in der Wertschöpfungskette ist ähnlich. Indem Verantwortung für die Gesundheit aller Beteiligten wahrgenommen und umgesetzt wird, wird BGM zum integrativen Bestandteil der Corporate Social Responsibility von Unternehmen (Tanner et al. 2019).

Eine Möglichkeit, BGM in der Wertschöpfungskette zu verankern, besteht darin, BGM-bezogene Netzwerke zwischen Kooperationspartnern, Zulieferern und Stakeholdern zu bilden (Chapman 2011; Zink 2014). So gibt es z. B. Zusammenschlüsse, die Regeln für sichere Arbeitsbedingungen in der Beschaffungskette aufgestellt haben (z. B. Electronic Industry Citizenship Coalition) (Hütz-Adams 2012). In der Bekleidungsindustrie werden Kooperationen genutzt, um Sozialstandards für Arbeitsbedingungen zu implementieren (Knolle 2006). Auch in anderen Branchen finden sich entsprechende Ansätze.

Nach einer Interviewstudie von Tanner et al. (2019) konzentrieren sich die einschlägigen gesundheitsbezogenen Aktivitäten vor allem auf Fragen des Arbeits- und Gesundheitsschutzes, weniger auf BGM generell. Wesentlicher Grund für die gesundheitsbezogene Zusammenarbeit ist die Reputation der Organisation. Eine weitergehende Zusammenarbeit wird vor allem bei langfristigen Kooperationspartnern angestrebt. Vergleichsweise häufige Maßnahmen umfassen die Kontrolle der Zulieferer durch Audits oder durch Codes of Conduct.

Ähnlich wie bei anderen Netzwerken kann auch BGM in der WSK unterschiedlich weitreichende Ziele haben: für das Thema Gesundheit am Arbeitsplatz zu sensibilisieren, Informationen zur Verfügung zu stellen, Beteiligung an gesundheitsbezogenen Maßnahmen zu unterstützen. Entsprechend variieren die Inhalte von BGM in der WSK (Tanner et al. 2019).

- Eine wichtige und vergleichsweise einfache Variante besteht darin, in der Wertschöpfungskette Informationen zu BGF zur Verfügung zu stellen und auszutauschen; d. h. die Betriebe informieren sich über Initiativen in der Region, der Branche und über eigene Vorhaben.

- Eine weitere Möglichkeit besteht darin, anderen Organisationen der WSK die Teilnahme an Maßnahmen und Projekten zu ermöglichen
- Es kann darum gehen, eine gemeinsame Strategie, gemeinsame Projekte oder gemeinsame Maßnahmen zu konzipieren und durchzuführen.
- Gesundheitsbezogene Kriterien können als Erwartungen oder sogar Vorgaben für kooperierende Organisationen formuliert werden; die Kriterien können Standards bei der Auswahl von Betrieben sein.
- Besonders weitreichend ist die Berücksichtigung der Arbeitsbelastungen des Partners bei der Gestaltung interner Arbeitsprozesse durch Betriebe.

Wie die Liste zeigt, können Intensität der Zusammenarbeit und Form der Beteiligung bei BGM in der Wertschöpfungskette sehr unterschiedlich sein (Tanner et al. 2019) – von unverbindlicher Zusammenarbeit zu gemeinsamen Vorhaben; von Vorgaben bis zu Gleichberechtigung. Die Kommunikation in der Wertschöpfungskette kann durch Digitalisierung erheblich erleichtert werden; Interaktionen werden unterstützt, Transparenz kann, z. B. durch Social Media, gefördert werden. Besonders wichtig ist dies für Verbraucherinnen und Verbraucher.

Die Rolle von Verbraucher*innen

Eines der letzten Glieder in der Wertschöpfungskette, bevor es an die Entsorgung oder Wiederverwendung von Produkten geht, bilden die Verbraucher*innen. Diese werden bei BGM selten mitgedacht. Verbraucher*innen und Kund*innen spielen aber für die Gesundheit der Arbeitenden eine mehrfache Rolle:

(1) Insbesondere Beschäftigte im Dienstleistungsbereich mit direktem Kundenkontakt können Arien über unverschämte, renitente Kund*innen oder über unangemessenes Kundenverhalten singen. Doch auch Anregungen, soziale Unterstützung und positive Erlebnisse mit Kund*innen sind verbreitet. Kund*innen können somit Quellen von Belastungen und von Ressourcen sein. Viele Betriebe versuchen durch Anregungen, Anweisungen, Vorgaben und Werbekampagnen positives Kundenverhalten zu fördern und negatives Verhalten zu reduzieren oder zu neutralisieren. In Potenzialanalysen nimmt die Nutzung von Kundenkontakten zur Förderung von Innovation ebenfalls einen großen Stellenwert ein (Offensive Mittelstand – Gut für Deutschland 2016).
(2) Arbeitsbedingungen in einer Organisation haben neben den Auswirkungen auf die Gesundheit der Beschäftigten auch Wirkungen auf die direkten Stakeholder, d. h. auf Zulieferer oder auf Kund*innen. So können belastende oder konfliktreiche Arbeitsbedingungen zu Beeinträchtigungen des Wohlbefindens bei Kund*innen beitragen (Dormann und Zapf 2004).
(3) Das Kauf- und Nutzungsverhalten von Verbraucher*innen ist ausschlaggebend dafür, ob sich die Realisierung von guter Arbeit und von Sozialstandards in der Wertschöpfungskette lohnt oder nicht. Kundinnen und Kunden beeinflussen durch ihr Kauf- und Nutzungsverhalten die Entwicklung von Unternehmen (Bamberg et al. 2016).

Es gibt somit gute Gründe, dass bei BGM in der Wertschöpfungskette Verbraucher*innen Aufmerksamkeit geschenkt wird. Die Transparenz von gesundheitsbezogenen Maßnahmen trägt zu deren Akzeptanz bei – bei den Beschäftigten, bei den Zulieferern und bei den Verbraucher*innen. Zu den Maßnahmen, die BGM-bezogene Transparenz erhöhen, gehören Informationen, Verhaltensvorgaben und die Gestaltung der Arbeitsplätze. Informationen über Gesundheitsmanagement können vermehrtes Wissen über Gesundheit und über Arbeitsabläufe bewirken; sie können dazu beitragen, dass Verbraucher*innen sich im Konsumverhalten zunehmend an Sozialstandards orientieren (Bamberg et al. 2016).

Der Blick über die Grenzen – Förderung von BGM in der Wertschöpfungskette

Es wird noch ein weiter Weg sein, bis BGM weitgehend oder gar komplett in der WSK verankert ist. Aber bereits heute ist es möglich, die Grenzen der Organisation zu überschreiten und bei BGM kooperierende Organisationen, z. B. Zulieferer, einzubeziehen. Dies kann durch verschiedene Maßnahmen unterstützt werden, die der oben skizzierten erweiterten Perspektive von BGM Rechnung tragen, und die Themen wie Transparenz, Öffentlichkeitsarbeit und Kooperation mit anderen Organisationen aufgreifen. Auf dieser Grundlage gewinnt BGM eine noch stärkere Bedeutung für die Corporate Social Responsibility eines Unternehmens. Die Verzahnung dieser beiden Bereiche hat den Vorteil, dass langfristig mit einem geringeren Ressourcenaufwand vorgegebene Ziele bzw. Auflagen erreicht werden können. Zunächst müssen allerdings für die stärkere Verknüpfung der beiden Bereiche auch Ressourcen bereitgestellt werden (Kuhn et al. 2020).

Digitalisierung spielt in diesem Kontext eine mehrfache Rolle. Zum einen wird es, wie auch die Beiträge in diesem Band zeigen, bei BGM immer wieder um die Gestaltung der Digitalisierungsprozesse gehen. Zum anderen können und müssen BGM-bezogene Netzwerke digital unterstützt werden, etwa durch Plattformen oder durch Kommunikationstools. Das Ausmaß des Einsatzes digitaler Methoden der Interaktion, ob diese gegenüber den Offline-Methoden unterstützend oder ersetzend eingesetzt werden sollten, ist offen. Zu klären ist u. a., inwieweit durch digitale Methoden der Relevanz des informellen Austausches (z. B. in Pausen, vor Sitzungen), Rechnung getragen werden kann. Besonders hervorzuheben ist, dass digitale Methoden den Austausch auf internationaler Ebene oder zu Krisenzeiten ermöglichen. Sie sind eine sehr gute Grundlage für asynchrone Austausche, welche z. B. bei erheblichen Zeitverschiebungen sinnvoll sein können.

Offline- und Online-Methoden können Organisationen helfen, gemeinsame Kriterien guter Arbeit festzulegen, die für die Kooperation zwischen Organisationen genutzt werden können. Digitale Plattformen (siehe Beitrag von Tanner und Ducki in diesem Band) sind in jedem Fall sehr hilfreich, um solche Kriterien für alle beteiligten Partner verfügbar zu machen, und somit die Verbindlichkeit zu erhöhen oder einen gemeinsamen Austausch dazu zu fördern. Ein Beispiel ist das GESIOP-Tool für Gesunde Arbeit (GESIOP: **G**esundheitsmanagement aus **i**nter**o**rganisationaler **P**erspektive).

▶ **Das GESIOP-Tool für gesunde Arbeit**

Das GESIOP-Tool hat zwei Funktionen: (1) Es unterstützt die Beschreibung und Bewertung gesundheitsrelevanter Bedingungen und kann somit als Instrument für die im Kontext von BGM übliche Analyse verwendet werden. (2) Kooperationen zwischen Organisationen können gefördert werden. Die mit dem Instrument vorliegende Beschreibung gesundheitsrelevanter Bedingungen einer Organisation kann verwendet werden, um in dieser Organisation oder gemeinsam mit anderen Handlungskonsequenzen in Hinblick auf BGM und BGF zu entwickeln. Wenn die Entscheidung für eine Kooperation mit Zulieferbetrieben auch von deren gesundheitsbezogenen Aktivitäten abhängig gemacht werden soll, kann ebenfalls auf das Tool zurückgegriffen werden. Ideal ist, das GESIOP-Tool zu nutzen, um gemeinsam mit anderen Organisationen Handlungsbedarfe zu klären und Ziele für die Zusammenarbeit, z. B. beim Aufbau von langfristigen Kooperationen, festzulegen (Tanner und Bamberg 2020).

Neben zentralen Inhaltsbereichen, die bei gesundheitsrelevanten Analysen von Bedeutung sind, wie z. B. Arbeitszeit, Arbeitsaufgabe, Umgebungsbedingungen und Führung, werden in dem Tool ethische Themen aufgegriffen, wie etwa die Verantwortung für die Gesundheit der Arbeitenden. Über die betriebliche Perspektive hinaus werden Zulieferbetriebe, Kooperationspartner*innen und Verbraucher*innen berücksichtigt.

Das Tool umfasst ein Manual und je einen Bewertungsbogen in Lang- und Kurzfassung. Die 8 Module der Bewertungsbögen liegen in Lang- und Kurzfassung vor (Bamberg et al. 2020).

Modul 0: Organisationsbeschreibung
Modul I: Bedingungen und Strukturen
Modul II: Ansatzpunkte und Inhalte – Bedingungsbezogen
Modul III: Ansatzpunkte und Inhalte – Personenbezogen
Modul IV: Berücksichtigung spezifischer Beschäftigtengruppen
Modul V: Beschäftigungsverhältnisse
Modul VI: Gestaltung gesundheitsbezogener Maßnahmen, Information und Datenschutz
Modul VII: Einbeziehung Verbraucher*innen, Netzwerke und Wertschöpfungskette
Modul VIII: Begründung für gesundheitsbezogene Maßnahmen
Beispielitems:
Werden Maßnahmen der Gesundheitsförderung gegenüber Verbraucher*innen oder Öffentlichkeit kommuniziert?
Erfolgt mit betrieblichen Kooperationspartnern ein wechselseitiger Informations- und Erfahrungsaustausch über Gesundheitsförderung? ◄

Zusammenfassung und Fazit

Geeignete Instrumente und Methoden sind eine hilfreiche, aber keine hinreichende Voraussetzung, um BGM in der Wertschöpfungskette zu verankern. Wesentlich ist eine veränderte Perspektive: Verantwortung, die sich nicht nur auf die eigene Person, den eigenen Arbeitsplatz, den eigenen Betrieb bezieht, sondern auch auf die Personen, die an anderen Stellen der Wertschöpfungskette beteiligt sind. Damit Verantwortung realisiert werden kann, bedarf es über die entsprechende Haltung der Akteure hinaus einer veränderten und erweiterten Unternehmenskultur sowie erweiterter Steuerungssysteme, eines veränderten Systems der Personal- und Kompetenzentwicklung, welches das Zusammenspiel zwischen Verhaltenskodizes, ethischen Standards und Betriebsklima berücksichtigt (Eigenstetter und Trimpop 2009). BGM in der Wertschöpfungskette sollte ein gemeinsamer Prozess mit gleichberechtigten Partnern sein. Durch digitale Methoden kann dieser Prozess unterstützt werden.

Auf den ersten Blick scheinen Netzwerk und Wertschöpfungskette plausible Möglichkeiten der Unterstützung von BGM zu sein. Es gibt aber auch einige Probleme. Das Phänomen der *Coopetition*, d. h. die Verbindung von Kooperation und Konkurrenz, ist besonders bei der Zusammensetzung der Netzwerke zu beachten. Betriebe derselben Branche und Region stehen in Konkurrenz zueinander, die die Kooperation behindert. Hilfreich kann in solchen Fällen sein, Netzwerke mit Teilnehmenden aus unterschiedlichen Branchen oder aus unterschiedlichen Regionen zu bilden.

Vor allem in Wertschöpfungsketten sind die Beteiligten alles andere als gleichberechtigt. Großbetriebe haben häufig eine ausgeprägte *Machtposition*, die es ihnen ermöglicht, Zulieferern Bedingungen zu diktieren. Anstelle einer gemeinsamen Entwicklung von gesundheitsbezogenen Standards treten Vorgaben zum Arbeits- und Gesundheitsschutz, die von nationalen und internationalen Partnern eingehalten werden müssen, unabhängig von deren Rahmenbedingungen. Auch international besteht die Gefahr, dass BGM-Vorgaben diktiert werden, ohne die Entwicklungsbedingungen der Organisationen zu berücksichtigen. Eine gemeinsame Entwicklung von Standards und von Prozessen und diese zu realisieren, ist anzustreben.

Besonders im Prozess der Nutzung von digitalen Methoden durch Netzwerke und Wertschöpfungskette sind solche kooperativen und gleichberechtigten Entwicklungsschritte erforderlich. Zusammenfassend ist BGM in Netzwerken und in der Wertschöpfungskette an eine Reihe von Voraussetzungen gebunden.

BGM in Netzwerken und in der Wertschöpfungskette fördern
Gleichberechtigung der Beteiligten
Gemeinsame Ziele
Gemeinsame mentale Modelle von Gesundheit und Gesundheitsförderung
Vertrauenskultur und aktive, aufeinander bezogene Zusammenarbeit
Anpassung von (organisationalen und überorganisationalen) Strukturen und Prozessen
Engagement und Commitment
Schlüsselpersonen für Steuerung und Koordination

Wenn es gelingt, mit Geschäftspartnern auch bei der Gesundheitsförderung zusammenzuarbeiten, so wird dies die Kooperation generell verbessern. Wenn Verbraucher*Innen und die Öffentlichkeit in den Präventionsprozess einbezogen werden, dann führt dies dazu, dass das Thema Prävention im Arbeitsleben insgesamt in der Gesellschaft besser verankert wird. Bedarfsgerechte und beteiligungsorientierte Digitalisierung kann dazu einen wichtigen Beitrag leisten.

Literatur

Bamberg E (2017) Präventionsallianzen. In Sonntag K, Posdzich ML (Hrsg.) Projektatlas Arbeit 4.0 präventiv gestalten (S. 45–47). Universität Heidelberg: Arbeits- und Organisationspsychologie. https://gesundearbeit-mega.de/sites/gesundearbeit-mega.de/files/u8/projektatlas_arbeit_4.0_praeventiv_gestalten_abo_uni_heidelberg.pdf. Zugegriffen: 26. November 2020

Bamberg E, Dettmers J, Tanner G (2016) Diffundierende Grenzen von Organisationskulturen – die Rolle von Kundinnen und Kunden. In Badura B, Ducki A, Schröder H, Klose J, Meyer M (Hrsg.) Fehlzeiten-Report 2016. Unternehmenskultur und Gesundheit – Herausforderungen und Chancen (S. 193–200). Berlin: Springer.

Bamberg E, Engel T, Mallok Y, Tanner G (2019) Gesundheitsmanagement (er)weiter(t) denken durch Präventionsallianzen. Praeview – Zeitschrift für innovative Arbeitsgestaltung und Prävention, Sonderausgabe 1.

Bamberg E, Tanner G, Baur C, Stein M, Schümann M, Buyx A, Kuhn E, (…), Teusch C (2020) GESIOP-Tool für Gesunde Arbeit. In Tanner G, Bamberg E (Hrsg.) Betriebliches Gesundheitsmanagement (er)weiter(t) denken. Handlungsempfehlungen aus dem Projekt GESIOP (S. 29–73). Göttingen: Vanderhoeck & Ruprecht. https://doi.org/10.13109/9783666453274

Baur C (2018) Nachhaltigkeit in der Wertschöpfungskette. Das Problem des eingeschränkten moralischen Bewusstseins. In Schmitt C, Bamberg E (Hrsg.) Psychologie und Nachhaltigkeit (S. 149–163). Wiesbaden: Springer.

Busch C (Hrsg.) (2019) *Gesundheitsförderung im Handwerk und regionale Präventionsallianzen – Modelle guter Praxis*. Hamburg: Universität Hamburg.

Dormann C, Zapf D (2004) Customer-related social stressors and burnout. *Journal of Occupational Health Psychology* 9(1):61–82. https://doi.org/10.1037/1076-8998.9.1.61

Chapman LS (2011) Stakeholder Analysis in Worksite Health Promotion Programming. American Journal of Health Promotion 25:1–12.

Eigenstetter M, Trimpop R (2009) Ethisches Klima in Unternehmen. Ansätze und Messinstrumente. Wirtschaftspsychologie 11:63–70.

Hütz-Adams F (2012) Von der Mine bis zum Konsumenten. Die Wertschöpfungskette von Mobiltelefonen. Siegburg: Südwind e.V.

Knolle M (2006) Implementierung von Sozialstandards in die Wertschöpfungskette von Bekleidungsunternehmen durch die Bildung von Kooperationen. Lüneburg: Centre for Sustainability Management e.V.

Kuhn E, Müller S, Teusch C, Tanner G, Schümann M, Baur C, Bamberg E, (…), Buyx A (2020) Interfaces of Occupational Health Management and Corporate Social Responsibility. A multi-Centre Qualitative Study from Germany. München: Technische Universität München, unveröffentlichtes Manuskript. https://doi.org/10.21203/rs.3.rs-60013/v1.

Offensive Mittelstand – Gut für Deutschland (2016) Innovation sichert Erfolg – Die Potenzialanalyse für mittelständische Unternehmen. https://www.inqa-innovation.de/daten/mittelstand/pdf/inqa-check-innovationf.pdf. Zugegriffen: 12. Januar 2021

Tanner G, Bamberg E (Hrsg.) (2020) Betriebliches Gesundheitsmanagement (er)weiter(t) denken. Handlungsempfehlungen aus dem Projekt GESIOP (S. 29–73). Göttingen: Vanderhoeck & Ruprecht. https://doi.org/10.13109/9783666453274

Tanner G, Bamberg E, Baur C, Schümann M (2019) Workplace Health Promotion Inspired by Corporate Social Responsibility – Interactions Within Supply Chains and Networks. *management revue* 30(2-3):213–231. https://doi.org/10.5771/0935-9915-2019-2-3-213

Zink KJ (2014) Designing sustainable work systems: The need for a systems approach. Applied Ergonomics 45:126–132.

Prof. Dr. Eva Bamberg

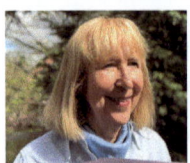

war bis zu ihrer Pensionierung 2017 Leiterin des Arbeitsbereichs Arbeits- und Organisationspsychologie an der Universität Hamburg. Sie ist wissenschaftlich und praktisch zu den Themen Arbeit und Gesundheit, Gesundheitsförderung sowie Veränderungsprozesse in Organisationen tätig.

Grit Tanner

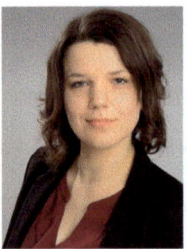

ist wissenschaftliche Mitarbeiterin in der Arbeits- und Organisationspsychologie an der Beuth Hochschule für Technik Berlin. Sie promovierte 2016 in Psychologie an der Universität Hamburg. Ihre aktuellen Forschungsinteressen umfassen die Themen stressbezogene Arbeitsanalysen, Beziehungen zwischen Arbeit, Erholung und Gesundheit, betriebliche Gesundheitsförderung in Wertschöpfungsketten und digitale Tools zur betrieblichen Gesundheitsförderung.

Menschengerechte Gestaltung digitaler Arbeit

Inhaltsverzeichnis

Betriebliche Kernaufgaben bei der Digitalisierung – Was ich tun und auf gar keinen Fall lassen sollte – 311

Instrumente und Methoden – 325

Aufgaben und Kompetenzen bei der Gestaltung digitaler Arbeit – 351

Betriebliche Kernaufgaben bei der Digitalisierung – Was ich tun und auf gar keinen Fall lassen sollte

Andrea Beddies

Inhaltsverzeichnis

Beginnen wir mit zwei Geschichten … – 312

Digitalisierung: Unternehmensprozesse, Arbeitsgestaltung und Gesundheitsschutz – 314

Das Beteiligungskonzept: Alle Stakeholder an Bord holen – 316

Das Klima für Digitalisierung schaffen – 318

Digitalisierung, Mentoring und Training – 320

Man wird nie fertig damit … laufende Begleitung und Verbesserung – 320

Ausblick – 321

© Der/die Autor(en), exklusiv lizenziert durch Springer Fachmedien Wiesbaden GmbH, ein Teil von Springer Nature 2022
E. Bamberg et al. (Hrsg.), *Digitale Arbeit gestalten*, https://doi.org/10.1007/978-3-658-34647-8_22

Beginnen wir mit zwei Geschichten …

> ▶ **Beispiel**
>
> Ein mittelständisches Unternehmen aus der Nahrungsmittelindustrie plant die Einführung eines neuen einheitlichen Finanz- und Controlling-Systems für alle Tochtergesellschaften. Die Gruppe ist in den letzten Jahren erfolgreich gewachsen und hat einige kleinere Unternehmen dazu gekauft. Die einzelnen Gesellschaften sind nicht integriert und haben ihre eigene Profitabilitätsverantwortung.
>
> Der IT- und die Finanzchef*in des größten Unternehmens der Gruppe evaluieren den Markt, machen eine IT- und Providerauswahl und entscheiden sich schließlich für eine aus ihrer Sicht am besten passende Systemlösung. Budget und Zeitplan sind klar, und gemeinsam mit einer externen Beratungsgesellschaft starten sie das Projekt, interne Ressourcen sind nicht ausreichend vorhanden.
>
> Die konzeptionelle Auslegung der IT-Lösung beginnt, anfangs kommt man gut voran. Bei der ersten Präsentation im Kreis der Geschäftsführer*innen und Finanzchef*innen der Tochtergesellschaften ergibt sich allerdings erheblicher Diskussionsbedarf, was die Auslegung des Systems betrifft. Große Sorge ist, dass die Prozesse zu sehr auf das Headquarter ausgerichtet sind und die Bedarfe einiger Töchter nicht hinreichend berücksichtigt werden. Man befürchtet zu komplexe Abläufe, hohen Mehraufwand, damit steigende Personalkosten und geringere Flexibilität. Und dafür wird kein*e Geschäftsführer*in bezahlt, ganz im Gegenteil!
>
> So wird vereinbart, die Prozesse und Templates noch einmal zu evaluieren. Eine gemeinsame Projektgruppe mit Vertreter*innen aller Tochtergesellschaften wird gebildet. Der Zeit- und Budgetplan des Projektes muss revidiert werden. Mittlerweile ist davon auszugehen, dass man ein Jahr verliert, bevor das System eingeführt werden kann.
>
> Inzwischen tritt auch der Betriebsrat auf den Plan und erwartet, stärker in das Projekt involviert zu werden. Regelmäßige Präsentationen im Wirtschaftsausschuss werden aufgesetzt, eine Betriebsvereinbarung wird vorbereitet.
>
> Dann verlässt die Finanzchefin der größten Gesellschaft das Unternehmen, die Nachfolgerin startet, schaut sich das Projekt an und sieht erheblichen Handlungsbedarf. Vor ihrem Erfahrungshintergrund ist das Konzept nicht passend für ein so schnell wachsendes Unternehmen und muss erweitert werden. Die Umsetzung gerät erneut ins Stocken … ◀

Jetzt werden Sie sich die Frage stellen: Was hat das mit Digitalisierung zu tun? Ganz einfach: Sie findet nicht statt!

Schauen wir uns eine zweite Geschichte an:

> ▶ **Beispiel**
>
> Ein kleines Unternehmen aus der Elektroindustrie ist sehr erfolgreich, wächst exponentiell und stellt über die Jahre entsprechend viele Mitarbeiter*innen ein. Irgendwann ist die bisherige Lösung in der Entgeltabrechnung nicht mehr sinnvoll. Man sucht nach einem neuen System. Der Markt ist groß, und die Geschäftsführung entscheidet sich für die aus damaliger Sicht beste Lösung: Es soll der „Mercedes" unter den Entgeltabrechnungs-Systemen sein, man lässt sich ja nicht lumpen. Ferner wählt der damalige Personalleiter die komplett externe Lösung: Sämtliche Systemeingaben werden vom externen Dienstleister übernommen, so dass der Personalbereich im Grunde mit dem Thema Entgeltabrechnung nichts mehr zu tun hat! So weit so gut.

Mit wachsender Größe steigen die Anforderungen an das Reporting, auch Kennzahlen aus dem Personalbereich sind gefragt, häufig auch ad hoc, möglichst schnell. Ferner werden die Vergütungen differenzierter, neue Benefits werden eingeführt. Die Belegschaft wird diverser, internationaler, unterschiedliche Steuer- und Sozialversicherungsfragen treten auf, für die man schnelle Antworten möchte.

Die Antwortzeiten der Personalabteilung werden länger und länger, weil das interne Know-how fehlt. Bei jedem Thema muss der externe Dienstleister angesprochen werden, und die Rückmeldung kommt nicht immer so schnell wie gewünscht. Der externe Kollege hat ja auch noch andere Kunden*innen zu bedienen. Die Fehlerquote in der Entgeltabrechnung steigt, weil die Schnittstelle zum externen Provider und die Abstimmungsprozesse nicht immer gut funktionieren: Wenn intern zu wenig Systemkenntnisse vorhanden sind, fällt es schwer, für den Externen die entsprechenden Anforderungen klar zu definieren. So entstehen Missverständnisse.

Nach nur 3 Jahren entscheidet man sich für ein anderes System und einen anderen Prozess in der Entgeltabrechnung. Intern wird Know-how aufgebaut, Arbeitsschritte werden ins Unternehmen zurückgeholt, die Aufgabenteilung und die Schnittstelle nach extern neu definiert. Die System-Einführung beginnt von vorn. ◄

Schön, werden Sie nun sagen. Was hat das nun mit Digitalisierung zu tun? Da hat doch nur jemand nicht ordentlich nachgedacht! Stimmt, das Digitalisierungskonzept war für dieses Unternehmen nicht sinnvoll ausgelegt und hat das Leben aller Stakeholder nicht leichter gemacht. Zwei Systemwechsel in nur 3 Jahren sind aufwändig, teuer und in der Regel natürlich auch frustrierend. Da macht Digitalisierung irgendwann keinen Spaß mehr!

Was können wir aus den beiden Beispielen mitnehmen? Darum soll es im Folgenden gehen.

> **Übersicht – worum geht es in diesem Kapitel?**
> Dieses Kapitel soll Sie durch den „Prozess der betrieblichen Digitalisierung" führen: Wie kommt man zu einer guten und „nachhaltigen" Lösung, von der alle Beteiligten etwas haben und die sie gerne nutzen? Dazu gehören
> - ein gutes Ziel, ein auf den Menschen und die Prozesse fokussierter Digitalisierungs-Ansatz,
> - ein Beteiligungskonzept: alle Stakeholder an Bord holen,
> - ein Klima für Digitalisierung im Unternehmen, eine Offenheit dafür,
> - ein Schulungskonzept für die unterschiedlichen Zielgruppen,
> - die laufende Begleitung und Verbesserung – Digitalisierung hört nie auf.
>
> In jedem Abschnitt werden weitere Beispiele zur Illustration beschrieben. Dieses Mal sind positive Beispiele dabei! Und dann wird zum Schluss noch einmal auf die beiden Fälle vom Anfang Bezug genommen.

Digitalisierung: Unternehmensprozesse, Arbeitsgestaltung und Gesundheitsschutz

Bei der Einführung neuer Technologien und der weiteren Digitalisierung geht es aus Sicht des Managements immer um Prozesse und damit um Aufgaben: Wie kann ein Prozess bzw. die Abfolge von Arbeitsaufgaben einfacher, reibungsloser und effizienter gestaltet werden? Wie werden Informationen fehlerfreier, schneller, automatisierter übertragen, und wie lässt sich flexibler auf sie zugreifen? Wie gewinnt man Synergien? Das ist die Unternehmensperspektive. Und genau diese „Gewinne" möchte der oder die Mitarbeiter*in in diesen Prozessen für sich selbst auch haben. Im Grunde sind es zwei Seiten einer Medaille. Ist dies nicht der Fall, gibt es keine Win-Win-Situation, dann verliert man Akzeptanz. Das Arbeitsleben soll ja nicht umständlicher, sondern einfacher werden. Und die Aufgaben sollen nicht monotoner, sondern interessanter und dem Menschen angemessener sein. Entsprechende Diskussionen ergeben sich vor allem immer dann, wenn Standard-Systeme eingeführt werden sollen oder teilweise eben auch müssen, die nicht zu 100 % zu den Abläufen eines Unternehmens oder einer Abteilung passen. Dann gilt es, Kompromisse zu schließen und Überzeugungsarbeit zu leisten (siehe auch das Beispiel am Anfang).

Jeder und jede weiß, wie wichtig eine solide Bedarfserhebung, Ziel- und Auftragsklärung für die Digitalisierung sind. Dazu gehört auch, sich über die Kompromisse, die geschlossen werden, im Klaren zu sein und von Anfang an realistisch zu bleiben.

Schauen wir uns die beiden Seiten der Medaille, die Prozess- und die Arbeitsgestaltung, einmal genauer an. Was soll erreicht werden?

Tipp	
der „technische" Prozess	**die „menschliche" Arbeit**
Qualität steigern	Der oder die Mitarbeiter*in erreicht das angezielte Qualitätslevel sicherer und einfacher, es geht leichter von der Hand, das neue Tool ist ein echtes Hilfsmittel
Fehler vermeiden, Fehlerquote und Risiko minimieren	Die Fehlerwahrscheinlichkeit wird minimiert, es gibt eine höhere technische Sicherheit im Arbeitsprozess, was die Zielerreichung betrifft, manuelles Handling entfällt
Prozess-Schritte sparen, **Zeit** sparen, schneller und **termintreuer werden**	Die Arbeit läuft runder, stringenter, flüssiger, Schnittstellen und Reibungsverluste fallen weg
Effizienter werden, Synergien erzielen, **Ressourcen** sparen	Es gibt weniger Stress und Ärger, es kostet weniger Nerven und Reibungsverluste, die Arbeit ist weniger mühsam
Gewinn: Kosten sparen	Gewinn: sinnstiftende, interessante und lernförderliche Arbeitsaufgaben, auf die die Mitarbeiter*innen stolz sein können

Schaut man sich diese Gegenüberstellung an, dann sind Digitalisierung und gute und gesunde Arbeit überhaupt kein Widerspruch, sondern Digitalisierung kann den Gesundheitsschutz unterstützen und die Arbeitsbelastungen verringern.

Oft nicht hinreichend betrachtet wird bei Digitalisierung, was eigentlich glücklich macht in der Arbeit: den eigenen Kopf, die eigenen Talente und Kompetenzen einsetzen dürfen, gestalten und Entscheidungen mit fällen dürfen, sich als Person einzubringen und dafür anerkannt zu werden. So ist vor allem auch zu prüfen: Wird die Arbeit durch die Digitalisierung ärmer oder reicher an positiven Herausforderungen für die Mitarbeiter*innen? Es geht um das alte Stichwort „Job Enrichment". Auch das muss Teil des Digitalisierungskonzeptes sein: Werden die intellektuellen Ressourcen der Mitarbeiter*innen nach wie vor genutzt oder werden sie vergeudet? Wie kann durch „menschengerechte Digitalisierung" dafür gesorgt werden, die Stärken des Menschen in der Arbeit „zum Klingen" zu bringen? Führt die Automatisierung zu besseren Aufgaben?

Ein nächstes Beispiel:

> ▶ **Beispiel**
>
> Ein Unternehmen der Konsumgüterindustrie plant für seine Logistik die Einführung einer Plattform für die Steuerung und Disposition der Warenauslieferung an die Einzelhandelsketten. Die Logistik soll auf neue Füße gestellt, die Spediteur*innen künftig über die Plattform gesteuert werden: Von der Kontraktausschreibung und -vergabe über die konkrete Disposition der einzelnen Aufträge bis hin zur Abrechnung der Transporte. Man rechnet mit Einspareffekten von bis zu 30 % durch vereinfachte Prozesse und eine bessere Auslastung der LKWs. Ronni aus der Disposition ist ganz begeistert von der neuen Plattform, alles wird einfacher. Heinz, seinem Kollegen graut schon davor. Er hat immer gerne mit seinen Lieblingsspediteur*innen telefoniert, einen Klönschnack gehalten und dann die Aufträge vergeben. Nun macht alles das Tool. Ist denn dann seine Verhandlungskompetenz überhaupt noch gefragt? Klar fällt viel Nerverei und Stress weg, wenn mal wieder alles schnell gehen soll und man die Leute nicht ans Telefon bekommt. Künftig sendet die Plattform eine Nachricht und der oder die Spediteur*in, der bzw. die nicht rechtzeitig reagiert, bekommt eben den Auftrag nicht. So sind die Regeln. Ronni hingegen meint, dass sie dann ihren Kopf und ihr Wissen viel mehr in konzeptionelle und strategische Aufgaben stecken können: Was muss ein*e Spediteur*in von morgen können und mitbringen, wie gestalten wir künftig die Arbeitsbeziehungen? Wie machen wir Logistik wirklich effizient und sparen „nebenbei" auch noch eine gehörige Portion Abgase auf den Straßen?! ◀

> **Tipp**
>
> **Das menschengerechte Digitalisierungs-Konzept:**
> - Bedarfserhebung aus der Sicht des Unternehmensprozesses und aus der Sicht der „menschlichen Arbeit": Was ergibt wofür Sinn? Gibt es eine Win-Win-Situation hinsichtlich
>   - Prozess-Qualität, Fehler, Zeit, Ressourcen, Kosten einerseits und
>   - Belastungsvermeidung und Minimierung sowie Einsatz der menschlichen Fähigkeiten und des Könnens andererseits?

- Alle Stakeholder sind von Anfang an dabei und beteiligt. Je nach Vorgehen im Einführungsprojekt und im Projektmanagement-Prozess hat jede Person ihren Platz am Tisch. Bei der Einführung wird laufend informiert.
- Es gibt eine Betriebs- bzw. Dienstvereinbarung, die kein Datenfriedhof mit vielen Anhängen ist, die niemand liest, sondern die menschengerechte Digitalisierung zum Thema macht.
- Die strategische Relevanz des Projektes für den Bereich oder das Unternehmen wird klar und verständlich kommuniziert: Alle erkennen den Sinn und stehen deshalb dahinter! Es wird echtes Commitment erzeugt.

Das Beteiligungskonzept: Alle Stakeholder an Bord holen

Wer möchte nicht auch gerne gefragt werden, wenn es um die eigenen Arbeitsbedingungen geht und darum, wie der Job erledigt werden soll. Und wer möchte vor allem nicht auch gefragt werden, wenn ein Budget von x-Tausend Euro investiert werden soll, das sich ja irgendwann wieder amortisieren muss. Vor allem möchte man von dem Digitalisierungsvorhaben überzeugt sein und es nicht nur halbherzig unterstützen, und möglicherweise auf dem Zaun sitzen bleiben und einmal den Befürworter*innen und einmal den Skeptiker*innen auf der jeweiligen Zaunseite Beifall klatschen …

Angenommen, das Führungsteam des Bereichs, in dem weiter digitalisiert werden soll, ist Treiber des Projektes. In der Regel hat es keine alleinige Budgetverantwortung und muss die Geschäftsführung fragen bzw. das Projekt in den jährlichen Investitionsplan einbringen. Da braucht es schlüssige Argumente.

Läuft es anders herum und die Geschäftsführung ist Initiatorin der weiteren Modernisierung, gilt es zunächst, das mittlere Management zu überzeugen und dafür zu sorgen, dass die Führungskräfte das Projekt zu ihrer eigenen Sache machen.

Und was ist mit den betroffenen Mitarbeiter*innen, die mit der neuen digitalen Anwendung und Technik arbeiten werden? Vor allem die sollen „Ja" sagen können, denn: Das Tool sorgt idealerweise dafür, dass Abläufe stringenter sind. Reibungsverluste werden abgebaut, die Qualität steigt, die Fehlerquote sinkt, indem zum Beispiel fehlerträchtige manuelle Abläufe beseitigt werden, und es gibt mehr Zeit für konzeptionelle Arbeiten. Mitarbeiter*innen sind zufriedener mit ihren Ergebnissen!

Parallel gilt es, die Unterstützung des Betriebs- bzw. Personalrates zu gewinnen. Je eher das Gremium einbezogen ist, desto besser. Nichts ist schlimmer, als ein mühsames Nachliefern von Informationen, ein zähes Verhandeln um Details, weil die Interessenvertretung den Eindruck gewonnen hat, dass etwas verheimlicht werden soll. Misstrauens-Orientierung kostet Zeit, Geld und Nerven und bringt das Projekt ins Stocken.

Je nach Unternehmensgröße braucht es dann die eigene IT-Abteilung als Service-Provider und selbstverständlich Human Resources in der Prozessbegleitung, bei der Organisation späterer Schulungen, bei den Verhandlungen mit dem Betriebs- bzw. Personalrat etc.

Hat man sich dann für eine*n externe*n Dienstleister*in entschieden, der oder die die Technik, das Automatisierungskonzept oder die Software liefert und ggf. auf die Unternehmensbelange zuspitzt, muss zu diesem*r eine gute Arbeitsebene hergestellt werden, um effizient und möglichst reibungslos zusammenzuarbeiten.

Es geht aber natürlich nicht „nur" darum, alle gut an Bord zu holen und für Akzeptanz zu sorgen: Beteiligung stellt sicher, dass die Anforderungen an ein System solide geklärt werden: Die Qualität des Pflichtenheftes steigt. So können alle sicherer sein, dass die Investition tatsächlich einen längerfristigen Beitrag zur Verbesserung der Arbeitsbedingungen und Prozesse leistet und sich rechnet.

Ein weiteres Beispiel:

> ▶ **Beispiel**
>
> Der Personalbereich eines Unternehmens aus der Konsumgüter-Industrie will ein Online-Recruiting-Tool einführen, mit dem der gesamte Prozess von der Stellenbewilligung über die Stellenausschreibung, den Bewerbungseingang, die Versendung von Bewerbungen an die Führungskräfte und Interviewroganisation bis hin zum Arbeitsvertrag abgedeckt werden kann: ein echter vollständiger Workflow! Eine Lösung wird auch gefunden. Die Kolleg*innen im HR-Bereich sind zufrieden damit. Der Betriebsrat trägt die Lösung ebenfalls mit, er selbst wird auch mit dem Tool arbeiten: Seine Beteiligung bei Einstellungen wird durch den Workflow abgedeckt. So freuen sich alle über die Lösung. Dann kann es ja losgehen!
>
> Was passiert bei der Einführung? Eine ganze Reihe von Führungskräften stellt sich quer: Was das denn solle, sie bekommen schon genug E-Mails und Nachrichten, jetzt auch noch das, was ist das für eine Service-Orientierung des HR-Bereichs? In der Konsequenz sind die Antwortzeiten vieler Führungskräfte lang, sie melden sich schlichtweg zu spät auf Bewerbungen und geben kein Feedback, so dass interessante Kandidat*innen verloren gehen. Warum? Ein Grund ist, dass die Führungskräfte nicht hinreichend in den Einführungsprozess einbezogen waren. Sie wurden bei der Definition der Systemauslegung nicht nach ihrer Meinung gefragt.
>
> Wenn nicht alle mitmachen, funktioniert es eben nicht! Was hat der Personalbereich daraufhin gemacht? Eine breit angelegte „Roadshow" für die Führungskräfte organisiert, um sie davon zu überzeugen, dass der Recruiting-Prozess mit dem neuen Tool einfacher und zügiger funktioniert und sie vor allem schneller zu ihren neuen Mitarbeiter*innen kommen. Ein kleines Interview mit dem CEO des Unternehmens im Mitarbeiter*innen-Magazin zu moderner Personalarbeit hat dann auch noch geholfen … ◀

> **Tipp**
>
> **Wen braucht es also bei der weiteren Digitalisierung an Bord?**
> - die Geschäftsführung als Entscheiderin
> - die Führungskräfte des einführenden Bereichs als Treiber*innen
> - die Mitarbeiter*innen des Bereichs als Treiber*innen und Unterstützer*innen
> - den Betriebs-/Personalrat als Begleiter und Befürworter
> - den IT-Bereich in der internen Projektleitung und als Dienstleister
> - den Personalbereich in der Begleitung, bei der Information und Schulungsorganisation

- eine*n externe*n Dienstleister*in und eine gute Kommunikation zu ihm bzw. ihr
- und die internen Kund*innen des Systems, soweit es für andere als den einführenden Bereich selbst relevant ist (siehe das Beispiel oben)

Idealerweise gibt es im Unternehmen eine Beteiligungs-Struktur für Digitalisierungsprojekte, die regelt, wie informiert und zusammengearbeitet wird. Das kann zum Beispiel eine Rahmen-Betriebs- oder Dienstvereinbarung mit der Interessenvertretung sein, oder es wird ein Digitalisierungs-Team eingerichtet, das sich laufend mit diesen Fragen beschäftigt und in dem alle relevanten Bereiche beteiligt sind. Je besser die Einbeziehung, umso geringer der Widerstand gegen die Veränderung!

Das Klima für Digitalisierung schaffen

Nicht jedes Unternehmen ist gleich gut auf die Digitalisierung vorbereitet oder sieht in der weiteren Digitalisierung eine Priorität für die künftige Wettbewerbsfähigkeit. Häufig denkt das Management zunächst in Produkten oder Marken: Womit unterscheidet sich das Unternehmen vom Wettbewerb, was macht das eigene Produkt besonders, mit welcher Story lassen sich die Kund*innen am besten gewinnen? Digitalisierung ist ein Mittel zum Zweck und steht deshalb häufig an zweiter Stelle der Unternehmens-Strategie. Das spiegelt sich dann entsprechend bei den Führungskräften und den Mitarbeiter*innen wider. Worauf ist man stolz? Doch auf das, was man den Kund*innen liefert!

Bei Digitalisierung geht es immer um das WIE, also um den Weg zum Ziel. Daher gilt: Digitalisierung muss diesen Weg zum Ziel besser und leichter machen, sonst findet sich keine Akzeptanz!

Starten wir also mit einer Art „Temperatur-Messung" zur Digitalisierung, und das am besten bereichsweise. In der Regel gibt es auch innerhalb eines Unternehmens große Unterschiede. Fragen Sie die Mitarbeiter*innen und die Führungskräfte:

Tipp

- Ist Digitalisierung ein „heißes Thema" im Bereich, „brennen" die Mitarbeiter*innen dafür, oder ist das Interesse gering?
- Ist der Bereich Treiber von Digitalisierung und sieht darin einen großen Hebel für die Verbesserung der Abläufe, oder denken die Führungskräfte und Mitarbeiter*innen eher, damit eigentlich nichts zu tun zu haben, nicht wirklich betroffen zu sein?
- Ist der Bereich erfahren in der Digitalisierung und weiß, wie man sie angeht, oder ist Digitalisierung eher noch ein Fremdwort?
- Wie groß ist die Offenheit? Wie groß ist das Wissen über die Möglichkeiten?
- Wie sicher und souverän fühlen sich Führungskräfte und Mitarbeiter*innen bei der Digitalisierung, oder ist diese angstbesetzt?
- Wäre der Bereich stolz auf die neuen Tools oder kommen Anerkennung und Wertschätzung ganz woanders her?

Diese oder ähnliche Fragen sind hilfreich, um zu sehen, wo eine Abteilung steht und wieviel Marketing, Überzeugungsarbeit und Sinnstiftung (es soll ja etwas bringen!) zu betreiben ist. Ein weiteres Beispiel:

> ▶ **Beispiel**
>
> Ein Unternehmen der Chemischen Industrie will ein Dokumenten-Management-System einführen. Arbeitssicherheit und Produktion sind die Treiberinnen und wollen vor allem die Sicherheits- und die Produktdatenblätter effizienter managen. Die Frage ist, ob nicht sinnvollerweise ein System für das gesamte Unternehmen implementiert werden sollte. Der Vertrieb findet, dass das für die Vertragsverwaltung zu bürokratisch ist. Sie haben ein gutes Verzeichnis auf ihrem Laufwerk und sind soweit glücklich damit. Wozu weiter digitalisieren? Macht das nicht alles starr und unflexibel? Der Personalbereich will lieber eine eigene digitale Personalakte einführen, verknüpft mit den bestehenden HR-Systemen, wenn überhaupt. Aktuell gibt es andere Prioritäten. Der Betriebsrat befürchtet Leistungs- und Verhaltenskontrolle, Datenschutzprobleme und spricht auf der Betriebsversammlung über den „gläsernen Menschen", eigentlich ein etwas in die Jahre gekommener Begriff.
>
> Wie lassen sich diese verschiedenen Zielgruppen unter einen Hut bringen? In diesem Unternehmen nicht so einfach! Produktion, Arbeitssicherheit und Instandhaltung haben sich zusammengetan und erfolgreich ein System eingeführt. Darauf waren sie auch stolz! Der Personalbereich ist einen eigenen Weg gegangen und wurde hierbei von der externen Datenschützerin und vom Betriebsrat unterstützt. Die elektronische Personalakte wurde in der HR-Systemwelt eingeführt. Zwei Jahre später sind dann der Vertrieb und die Rechtsabteilung auf den Zug aufgesprungen und haben die gleiche Lösung wie die Produktion eingeführt. Nebenbei ließ sich auch noch ein netter Rabatt für das Unternehmen erzielen. ◀

Natürlich ist ein Dokumenten-Management-System nicht „wettbewerbsentscheidend", wenn es um den Unternehmenserfolg geht. Effiziente interne Prozesse und damit Kosteneinsparungen, die man dann (zum Teil) wieder an die Kund*innen weitergeben kann, aber schon!

> **Tipp**
>
> **Worauf sollte geachtet werden, um ein digitalisierungsfreundliches Klima im Unternehmen zu schaffen?**
> - Digitalisierung zu einem Bestandteil der Unternehmens-Strategie machen und aufzeigen, dass Digitalisierung ein Hebel für den Erfolg ist
> - Die Offenheit und Akzeptanz der Führungskräfte und der Mitarbeiter*innen analysieren: Wie ist die Sicht darauf, wie sieht es mit der Geübtheit mit neuen Tools aus, wie kann man die Einzelnen gut abholen?
> - Bei viel Skepsis im Unternehmen: Ursachen analysieren, Misserfolge verstehen, Sorgen ernst nehmen, Überforderung erkennen und dieser mit Lernkonzepten beggnen, bisherige Kommunikationsstrategie reflektieren
> - Den Sinn eines Digitalisierungsprojektes aufzeigen, nämlich dass die Arbeitsbedingungen und die Prozesse verbessert werden sollen, die positiven Seiten der Digitalisierung deutlich machen, gute Beispiele nennen, darüber reden!
> - Beteiligen, beteiligen, beteiligen und von Anfang an Unterstützung und Schulung anbieten! Dadurch Angst nehmen und Blockaden aufheben

- Neue Tools und digitale Prozesse „spielerisch" einführen, Zeit zum „Ausprobieren" geben
- Gewährleisten, dass die Mitarbeiter*innen stolz darauf sein können, moderne Technik zu nutzen: „Guck mal, was ich hier habe ...!"

Digitalisierung, Mentoring und Training

Im Idealfall ist das neue digitale Tool so selbsterklärlich, spielerisch erlernbar und bedienbar, dass sich jegliche Schulung erübrigt. Diesen Idealfall gibt es selbstverständlich nicht immer, bzw. er ist nicht realistisch, wenn es um die Abbildung von komplexeren Unternehmens-Prozessen geht. So sind Schulung, Beratung und Mentoring erforderlich.

Je beteiligungsorientierter das Digitalisierungsprojekt aufgesetzt ist, desto klarer ist, welchen Lernbedarf es gibt und welche Begleitung erforderlich ist: Das Projekt kennt dann eben die künftigen Nutzer*innen gut und weiß, was sie brauchen! Klarer wird dann auch, welche Lern-Methoden sich am besten eignen. Im Idealfall erwächst das Lernmaterial aus dem Projekt heraus wie ein Bei-Produkt, weil die konkrete künftige Anwendung und das Neue daran immer parallel mitgedacht werden.

> **Tipp**
>
> **Worauf kommt es beim Training an?**
> - Lernkultur schaffen, Denk- und Lernblockaden aufheben: „Ich kann das nicht", „Mir liegt das nicht", „Ich bin keine technische Leuchte", „Ich bin zu alt dafür" usw.
> - Angst und Sorgen nehmen: Jede*r in diesem Unternehmen wird mit der eigenen Art und Weise zu lernen akzeptiert.
> - Unterschiedliche Lernstile und unterschiedliches Lerntempo beim Trainingskonzept berücksichtigen, Medien-Mix und Blended Learning anbieten: Präsenzschulung, Online-Module, Fragen & Antworten, Best-Practice-Beispiele aus dem Unternehmen usw.
> - Mentor*innen/Key User*innen in jeder Abteilung etablieren, so dass Fragen beantwortet werden können
> - Von der Einführung des Systems und der Resonanz bei den Trainings lernen: Was kann noch verbessert werden, um die Akzeptanz und Nutzungsfreundlichkeit des Systems zu erhöhen?

Man wird nie fertig damit ... laufende Begleitung und Verbesserung

Digitalisierung nimmt nie ein Ende, genauso wie der Fortschritt nicht! Aus dieser Tatsache lässt sich eine Stärke machen, anstatt sie als Last zu empfinden: „Hört das denn mit den Neuerungen nie auf. Kaum haben wir uns an eine Version gewöhnt, wird schon die nächste eingeführt!"

Ein weiteres Beispiel:

> **▶ Beispiel**
>
> Ein Unternehmen der Elektroindustrie hat einen neuen Workflow für die Reisekostenabrechnung eingeführt. Von nun an wird viel Papier und Zettelwirtschaft gespart. Die Mitarbeiter*innen scannen die Reisebelege ein oder machen ganz einfach ein Foto mit dem Handy. Die Freigabe der Reisekostenabrechnung erfolgt online durch die Vorgesetzten. Das Rechnungswesen erledigt die finale Prüfung im Tool und tätigt die Überweisungen über eine Schnittstelle zum Finanzsystem. Ali, der Projektleiter, schreibt nach dem Projekt eine Erfolgsstory mit Hinweisen zu Stolperstellen und postet sie im Intranet. Er bittet um Feedback. Sofort bekommt er viele Rückmeldungen und Verbesserungsvorschläge. Damit geht er zu seiner Chefin und diese bewilligt ein Folgeprojekt zum Upgrade des Systems. Das wird auch so kommuniziert: Wir lernen von unserer Belegschaft … ◄

> **Tipp**
>
> **Damit Digitalisierung zum kontinuierlichen Verbesserungsprozess wird:**
> - Einführung auswerten: Was war gut – was war nicht so gut – was lernen wir daraus?
> - Mitarbeiter*innen bei der Weiterentwicklung beteiligen, fragen, was sich verbessern lässt und dann auch kommunizieren, dass die Vorschläge umgesetzt werden. Sich dafür bedanken!
> - Erfolgsgeschichten schreiben, Best-Practice aufzeigen und auch Fehler zugeben
> - Durch das Projekt weitere Offenheit für Veränderung und Veränderungskompetenz aufbauen
> - Tool-Weiterentwicklung, Schulung und Lernen zum permanenten Prozess machen
> - Change als Teil der Unternehmenskultur und der Unternehmens-Werte etablieren: Wir wachsen mit unseren Veränderungen! Und wir fangen immer bei uns selbst, bei uns persönlich an!

Ausblick

Was lässt sich daraus lernen? Das Thema ist so alt wie die Menschheit: Wer die Werkzeuge, die er oder sie benutzt, selbst mit auswählen und gestalten darf, nutzt sie lieber. Wenn ein Mensch von einer Sache überzeugt ist, dann steht er oder sie auch dahinter und unterstützt das Thema. Und die Chance, Dinge möglichst genau so zu gestalten, dass sie zu den eigenen Aufgaben passen, ist einfach motivierend! Das führt zurück zum Beispiel am Anfang: Es waren eben nicht alle Geschäftsführungen der einzelnen Gesellschaften einbezogen, als das Konzept für das Finanzsystem geboren worden ist, die Belange und Sorgen der einzelnen Stakeholder wurden eben nicht berücksichtigt. Und der Betriebsrat war auch nicht dabei. So wurden Unwillen und Widerstand erzeugt. Beim zweiten Beispiel, dem Entgeltsystem, ist die Systemlösung einfach zu weit gegangen, der Know-how-Verlust war zu groß: Wenn ein Arbeitsprozess neu digitalisiert und zugleich komplett nach außen vergeben wird, ohne intern Know-how zu sichern, dann stellt diese Lösung dem Bereich ein Bein und macht ihn nicht schneller, sondern am Ende langsamer.

Ein abschließendes Beispiel:

> ▶ **Beispiel**
>
> Ein Unternehmen aus dem IT-Bereich möchte eine Feedback-App einführen, mit der Mitarbeiter*innen sich einfach über kurze Nachrichten eine Rückmeldung zu Arbeitsergebnissen und zur Zusammenarbeit geben können, wertschätzend und konstruktiv. Damit soll die Unternehmenskultur weiterentwickelt werden, mehr Offenheit ist gewünscht. Vor der Einführung wird eine breite Befragung dazu durchgeführt: Die einen finden es albern, die nächsten sind begeistert, die dritten scheuen eher Konflikte und sind zögerlich. So pilotiert man die Feedback-App in einem Bereich, der die größte Offenheit gezeigt hat, berichtet über Erfolge, überzeugt die anderen Abteilungen und rollt das Tool Stück für Stück aus. Nach gar nicht langer Zeit sind alle Bereiche an Bord. Sicher nutzen nicht alle das Tool in gleich intensiver Weise. Trotzdem zeigt sich ein Gesamteffekt: Das Unternehmen wird kommunikativer, wertschätzender, die Sprache im Betrieb verändert sich ... ◄

> **Tipp**
>
> Zum Ausblick:
> - Je klarer das Ziel, je transparenter die einzelnen Interessen der betrieblichen Parteien und Stakeholder und damit deren Partial-Ziele sind und je besser das Konzept darauf bezogen ist, desto reibungsloser funktioniert die Einführung:
>   - Kurzfristige Profitabilität vs. langfristige Kostenreduzierung
>   - Interessen Top vs. mittleres Management
>   - Abteilungs-Logiken wie z. B. Vertrieb versus Produktion (Produkte) oder Finanzen versus Produktion (Investitionen)
>   - Incentives der Führungskräfte, die langfristige Verbesserungen möglicherweise nicht belohnen
> - Je besser die Beteiligung bei der Einführung, umso höher die Akzeptanz. Besser mehr Zeit am Anfang investieren als hinterher mit Widerständen zu kämpfen.
> - Je anwendungsfreundlicher, menschengerechter und „spielerischer" das Tool, umso höher die Akzeptanz und Nutzungshäufigkeit und umso geringer der Stress damit. Dann macht es Spaß, digital zu arbeiten, und es ist gesund!
> - Je besser die Qualifizierung der Mitarbeiter*innen, umso effizienter die Anwendung.
> - Je mehr Sinn das Tool für die Arbeit der Mitarbeiter*innen ergibt, umso überzeugter werden sie es anwenden.

„Ende gut, alles gut?", werden Sie jetzt fragen. Das klingt ja alles einfach! Natürlich steht dahinter ein längerfristiger, immer wieder neuer Prozess der Veränderung und der Beteiligung, der Kommunikation und des Beweisens, dass Partizipation ernst gemeint ist und gelebt wird. Diese Haltung ist das Essentielle! Sie lohnt sich und bringt die Früchte!

Dr. Andrea Beddies

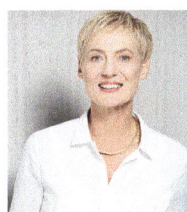

war nach dem Studium der Psychologie an der Technischen Universität Berlin und der Promotion an der Universität Flensburg in verschiedenen internationalen Führungspositionen im Human Resources – Bereich mittelständischer Unternehmen und großer Konzerne tätig und hat mehrere Jahre in Asien gearbeitet. Die Arbeitspsychologin ist Expertin im Bereich Personal- und Organisationsentwicklung, Change Management, Digitalisierung und Neue Formen der Arbeit und lebt in Niedersachsen. Sie ist Gründerin der Unternehmensberatung „andrea beddies enabling change" (andrea-beddies.com).

Instrumente und Methoden

Simone Kauffeld und Eva-Maria Schulte

Inhaltsverzeichnis

Digitale Gesundheitsangebote: Analyse und Intervention – 326

Verfahren zur Gefährdungsbeurteilung psychischer Belastung – 326

Intervention: Verhältnis- und verhaltensbezogen – 340

Kombination von Analyse, Feedback und Intervention – 342

Bespiel: Integration verhältnis- und verhaltenspräventiver Ansätze mittels eines digitalen Gesundheitstools – 344

Literatur – 346

© Der/die Autor(en), exklusiv lizenziert durch Springer Fachmedien Wiesbaden GmbH, ein Teil von Springer Nature 2022
E. Bamberg et al. (Hrsg.), *Digitale Arbeit gestalten*, https://doi.org/10.1007/978-3-658-34647-8_23

Digitale Gesundheitsangebote: Analyse und Intervention

Psychische Belastungen sind inzwischen einer der zwei Top-Gründe für Arbeitsausfälle (Marschall et al. 2020; Meyer et al. 2020). Dabei sind die Ausfallzeiten mehr als doppelt so lang wie die Fehlzeiten bei körperlichen Erkrankungen (BKK Dachverband e. V. 2017). Darüber hinaus zeigen sie die stärksten Zuwächse für Frühberentungen durch verminderte Erwerbsfähigkeit (Meyer et al. 2019). Um dies zu verhindern, sollte das Ziel angestrebt werden, die Belastungsfaktoren von Arbeitnehmenden möglichst gering zu halten. Doch wie ist dies umsetzbar? Um geeignete Interventionen bzw. Präventionen einzuführen, bedarf es vorerst einer fundierten Analyse der Belastungsfaktoren. Warum ist diese Analyse so elementar? Sie ermöglicht anhand der identifizierten Belastungsfaktoren im Unternehmen konkrete (präventive) Maßnahmen ab- und einzuleiten. Außerdem sind Arbeitgeber gemäß des § 5 des Arbeitsschutzgesetzes (ArbSchG)[1] verpflichtet, Belastungen – explizit auch psychische Belastungen – zu erheben sowie zu beurteilen und die Arbeit so zu gestalten, dass Belastungen möglichst präventiv vermieden werden. Dabei stehen ihnen zum einen zahlreiche Verfahren zur Gefährdungsbeurteilung psychischer Belastungen – oft auch digital – zur Verfügung, zum anderen existiert eine zunehmende Anzahl von digitalen Interventionsangeboten zur Prävention. Fragen, wie man sich für eine Analysemethode entscheidet und was danach passiert, werden im Folgenden beantwortet.

Verfahren zur Gefährdungsbeurteilung psychischer Belastung

Widmen wir uns erst einmal der Frage, wie man sich für die passende Analyse entscheidet. Es gibt eine Vielzahl von Verfahren zur *Gefährdungsbeurteilung psychischer Belastungen*. Die Wahl des Instruments sollte den Zielen des Unternehmens bezüglich Gesundheit entsprechen und auf die Zielgruppe abgestimmt sein. Daher gilt es vorher zu klären, welche Personen bzw. Tätigkeiten oder Bereiche im Unternehmen an der Analyse teilnehmen und welchen Fokus diese Zielgruppe benötigt. Damit einher geht die Beantwortung der Frage, welche Variablen genau erhoben werden sollen (bspw. arbeitsorganisatorische Aspekte wie Zeitdruck, Aspekte der Arbeitsaufgabe wie Ganzheitlichkeit der Arbeit oder sozialer Aspekte wie Mobbing). Mit dieser Entscheidung geht auch meist die Entscheidung des „Angriffspunktes" einher. Sollen die Analysen Grundlage für präventive Maßnahmen auf die Personen (Verhaltensprävention) oder auf die Arbeitsumgebung (Verhältnisprävention) darstellen? Je nachdem bieten sich unterschiedliche Instrumente an (vgl. ◘ Tab. 23.1). Auf den Einsatz von Verhältnis- bzw. Verhaltenspräventionsmaßnahmen wird im Abschnitt zu Interventionen näher eingegangen. Sobald diese Aspekte spezifiziert sind, lässt sich die Auswahl der Instrumente hinsichtlich der genauen Durchführung selektieren. Hier besteht die Möglichkeit zwischen qualitativen und quantitativen Maßnahmen zu unterscheiden. Außerdem ist zu klären, ob Experten an der Durchführung beteiligt sein können oder nicht und ob eine digitale Befragung in Frage kommt. Auf Grundlage dieser Entscheidungen kann folglich eine Entscheidung für das Analysever-

---

[1] Arbeitsschutzgesetz (ArbSchG) idF vom 07.08.1996 (BGBl. I S. 1246), zuletzt geändert durch Artikel 293 des Gesetzes vom 19. Juni 2020 (BGBl. I S 1328).

Instrumente und Methoden

Tab. 23.1 Mögliche Verfahren zum Einsatz in Gefährdungsbeurteilungen psychischer Belastung (aufbauend auf Kauffeld et al. 2019)

	Verfahren	Ziel(e)	Methode	Merkmale
Quantitative Verfahren der Verhältnisprävention	Orientierende Verfahren			
	Leitfaden „Arbeitsschutzmanagement" (ASCA) (Hessisches Sozialministerium 2000)	Gefährdungsbeurteilung	Beobachtungsinterview	- erfasst klassische Gefährdungen, psychische Belastungen (z. B. Arbeitsaufgabe, -umgebung, -organisation) - für körperliche Tätigkeiten, geistige Tätigkeiten und bei Bildschirmarbeit in Industrie, Büro und Verwaltung geeignet - dient der Erfassung, nicht zur Bewertung von Belastungen
		Belastungs- und Gefährdungsbeurteilung	schriftliche Befragung	- erfasst physische Belastung, Umgebungsbedingungen, psychische Belastung und Arbeitssicherheit - für alle Tätigkeitsklassen in Industrie, öffentlichem Dienst und gewerblicher Wirtschaft (KMU) geeignet - dient der Erfassung, nicht zur Bewertung von Belastungen

(Fortsetzung)

Tab. 23.1 (Fortsetzung)

Verfahren	Ziel(e)	Methode	Merkmale
BGWmiab (BGW 2002)	Belastungs- und/oder Beanspruchungsanalyse	schriftliche Befragung	- erfasst Arbeitsinhalte, Arbeitsorganisation, soziales Klima, Ressourcen und Gesundheitsfaktoren - für interaktive und körperliche Tätigkeitsklassen im Gesundheitswesen - dient der Erfassung und Bewertung von Belastungen
Checkliste Stress (ChSt) (SUVA 2019)	Erfassung von Stress	Beobachtung	- erfasst Stress-Anzeichen, Ursachen und Maßnahmen - universell einsetzbar - dient nur der Erfassung, nicht der Bewertung von Belastungen
	Erfassung der erlebten Arbeitsintensität und des Tätigkeitsspielraumes	schriftliche Befragung	- erfasst Arbeitsintensität, Tätigkeitsspielraum und körperliche Anstrengung - universell einsetzbar - dient der Bewertung von Belastungen
Kurzverfahren Psychische Belastung (KPB) (Hofmann et al. 2002)	Belastungsermittlung	Beobachtung mündliche Befragung	- erfasst Stress, psychische Ermüdung, Monotonie und psychische Sättigung - universell einsetzbar - dient nur der Erfassung, nicht der Bewertung von Belastungen

Instrumente und Methoden

Leitfaden für die Gefährdungsbeurteilung (LGb) (Gruber et al. 2008)	Gefährdungsermittlung Belastungsermittlung Risikoabschätzung	Beobachtung Beobachtungsinterview schriftliche Befragung	- erfasst klassische Gefährdungen, physische und psychische Belastung - für körperliche Tätigkeitsklassen in Industrie, gewerblicher Wirtschaft und öffentlichem Dienst geeignet - dient nur zur Erfassung, nicht zur Bewertung der Belastungen
Merkblatt – Psychische Belastung (Mb-PB) (Allgemeine Unfallversicherungsanstalt [AUVA] 2013)	Gefährdungsbeurteilung	Beobachtung schriftliche Befragung	- erfasst klassische Gefährdungen, psychische und organisatorisch bedingte Belastungen - universell einsetzbar - dient zur Erfassung und zur Bewertung von Belastungen
Prüfliste – Psychische Belastung (PI-pB) (Zentralstelle für Arbeitsschutz beim BMI 2003)	Gefährdungsbeurteilung Belastungsermittlung	schriftliche Befragung	- erfasst Tätigkeitsmerkmale - universell einsetzbar - dient nur der Erfassung, nicht der Bewertung von Belastungen
	Gefährdungsbeurteilung	Beobachtung Dokumentenanalyse	- erfasst die Arbeitsorganisation, Arbeitsinhalte und soziales Umfeld - für körperliche und geistige Tätigkeitsklassen in allen Branchen einsetzbar - dient der Erfassung und Bewertung von Belastungen

(Fortsetzung)

Tab. 23.1 (Fortsetzung)

Verfahren	Ziel(e)	Methode	Merkmale
Skala Irritation (SkI)(Mohr et al. 2007)	mittelfristige Beanspruchungsfolgen	schriftliche Befragung	- erfasst verschiedene Erschöpfungszustände - universell einsetzbar - dient der Bewertung von Belastungen
Belastungs-Rating für alternssensitive psychische Faktoren (BAPF) (Lohmann-Haislah und Blume 2006)	altersrelevante Belastungsanalyse	schriftliche Befragung Gruppendiskussion	- erfasst u. a. Vielseitigkeit, Aufmerksamkeit und soziale Unterstützung - universell einsetzbar - dient der Erfassung und Bewertung von Belastungen
Psychologische Bewertung von Arbeitsbedingungen – Screening für Arbeitsplatzinhaber – II (BASA-II)(Richter 2011)	Belastungsermittlung	schriftliche Befragung mündliche Befragung Beobachtung	- erfasst Ergonomie, Technik, Organisation - universell einsetzbar - dient der Erfassung und Bewertung von Belastungen
System zur computergestützten Gestaltung und Bewertung von Arbeitszeitsystemen (BASS 4)(Nachreiner et al. 2005)	Belastungsermittlung	Beobachtung	- erfasst Arbeitsgestaltung, Belastungssituation und ökonomische Aspekte - universell einsetzbar - dient der Erfassung und Bewertung von Belastungen

Instrumente und Methoden

	Messung von Belastungen und Beanspruchungen	Beobachtungsinterview	- erfasst Belastungen und Beanspruchungen - universell einsetzbar - dient nur der Erfassung, nicht der Bewertung von Belastungen
Diagnose gesundheitsförderlicher Arbeit (DigA)(Ducki 2000)	Gesundheitsanalyse (Schwachstellen und Potenziale)	schriftliche Befragung	- erfasst z. B. Arbeitsplatzunsicherheit, Betriebsklima, Arbeitsinhalt, Beeinträchtigungen, Selbstwirksamkeit - für alle Tätigkeiten in der Industrie oder Stromerzeugungsbranche - dient zur Bewertung von Belastungen
Emotionale und kommunikative Anforderung und Beanspruchung bei der Arbeit (EMOKOM)(Schweer et al. 2003)	Anforderungs- und Beanspruchungsanalyse	schriftliche Befragung	- erfasst emotionale und kommunikative Anforderungen - für interaktive und geistige Tätigkeiten in der Dienstleistungsbranche einsetzbar - dient nur der Erfassung, nicht der Bewertung von Belastungen
Fragebogen zur Einschätzung des Pflegesystems (FEP)(Windel et al. unbekannt)	pflegesystembezogene Arbeitsanalyse	schriftliche Befragung	- erfasst Anforderungsvielfalt, Ganzheitlichkeit, Entscheidung, Verantwortung, Lern- und Entwicklungsmöglichkeiten und soziale Interaktion - für interaktive und körperliche Tätigkeiten im Gesundheitswesen einsetzbar - dient nur der Erfassung, nicht der Bewertung von Belastungen

(Fortsetzung)

Tab. 23.1 (Fortsetzung)

Verfahren	Ziel(e)	Methode	Merkmale
Frankfurt Emotion Work Scales 4.0 (FEWS 4.0)(Zapf et al. 2001)	Emotionsarbeit	schriftliche Befragung	- erfasst Anforderungen, Ressourcen und Belastungen durch Emotionsarbeit - für interaktive und geistige Tätigkeiten in der Dienstleistungsbranche einsetzbar - dient der Bewertung von Belastungen
Instrument zur Analyse psychischer Belastungen am Arbeitsplatz (GPB)(Universität Heidelberg und Daimler AG 2008)	Gefährdungsbeurteilung	Beobachtung	- erfasst u. a. Arbeitskomplexität, Handlungsspielraum und Arbeitsunterbrechungen - für körperliche und geistige Tätigkeiten in Produktion und Verwaltung einsetzbar - dient der Erfassung und Bewertung von Belastungen
	Erkennen von Stressoren, Aufbau von Ressourcen	schriftliche Befragung mündliche Befragung	- erfasst z. B. Handlungsspielraum, vielseitiges Arbeiten, soziale Rückendeckung, Information und Mitsprache, Entwicklungsmöglichkeiten - universell einsetzbar - dient zur Erfassung von Belastungen

Instrumente und Methoden

Das Dokumentations- und Profilvergleichs-verfahren für Personalentwicklung und Rehabilitation (MELBA)(Föhres et al. 2003)	fähigkeitsgerechter Einsatz von Rehabilitanden	Beobachtung	- erfasst Anforderungen und Fähigkeiten - universell einsetzbar - dient nur der Erfassung, nicht der Bewertung von Belastungen
Potenzialanalyse stationäre Altenhilfe (PASTA)(Zimber 2001)	Personal- und Gesundheitsmanagement	schriftliche Befragung	- erfasst Bewohner-/Patientenprofil, Organisations-, Belastungs-, Ressourcen-, Kompetenz- und Gesundheitsprofil - für interaktive und körperliche Tätigkeiten im Gesundheitswesen einsetzbar - dient nur der Erfassung, nicht der Bewertung von Belastungen
Screening Gesundes Arbeiten (SGA)(Debitz et al. 2007)	Risikobeurteilung	Beobachtungsinterview	- erfasst psychische Belastung, physische Belastung, Arbeitsverhältnis und Arbeitsumgebung - universell einsetzbar - dient der Erfassung und Bewertung von Belastungen
	Gefährdungs- und Belastungsermittlung	Beobachtung Beobachtungsinterview	- erfasst Arbeitstätigkeit, Arbeitsumgebung, Arbeitsorganisation und spezifische Belastungen - universell einsetzbar - dient nur der Erfassung, nicht der Bewertung von Belastungen

(Fortsetzung)

Tab. 23.1 (Fortsetzung)

Verfahren		Ziel(e)	Methode	Merkmale
Expertenverfahren*		Belastungs- und Beanspruchungsanalyse	Beobachtungsinterview schriftliche Befragung	- erfasst Entscheidungsspielraum, Komplexität, Qualifikation, Risikosituationen, unspezifische Belastung, soziale Beziehungen - universell einsetzbar in Industrie, Büro und Verwaltung, in der Dienstleistungsbranche und im Gesundheits- und Bildungswesen - dient der Erfassung und Bewertung von Belastungen
	Analytische Bewertung von Arbeitstätigkeiten nach Katz und Baitsch (ABAKABA)(Katz und Baitsch 2006)	Arbeitsbewertung Lohnfindung	schriftliche Befragung mündliche Befragung	- erfasst den intellektuellen, psychosozialen und physischen Bereich und Führungsverantwortung - für geistige und körperliche Tätigkeitsklassen aller Branchen einsetzbar - dient der Bewertung von Belastungen
	Tätigkeits- und Arbeitsanalyseverfahren (TAA)(Büssing und Glaser 2002)	Arbeits- und Organisationsanalyse	Beobachtung mündliche Befragung schriftliche Befragung	- erfasst u. a. Anforderungen, Tätigkeitsspielraum, Stressoren, Organisationsdiagnose und Qualifikation - für körperliche, geistige und interaktive Tätigkeiten im Gesundheitswesen - dient der Erfassung und Bewertung von Belastungen

Instrumente und Methoden

Quantitative Verfahren der Verhaltensprävention*	Expertenverfahren*	AAAA (Dormann und Zapf 2004)	Belastungsanalyse	schriftliche Befragung	- erfasst soziale Belastungen in der Interaktion mit Kunden - für interaktive Tätigkeiten in der Dienstleistungsbranche einsetzbar - dient nur der Erfassung, nicht der Bewertung von Belastungen
		Arbeitsbezogenes Verhaltens- und Erlebensmuster (AVEM) (Schaarschmidt und Fischer 1996/2003)	Erfassung von Verhaltens- und Erlebensmustern in Arbeit und Beruf	schriftliche Befragung	- erfasst Arbeitsengagement, Widerstandsfähigkeit und Bewältigungsverhalten, Erfolgserleben und Zufriedenheit - für geistige und interaktive Tätigkeiten in Büro und Verwaltung, in der Dienstleistungsbranche und im Bildungswesen - dient der Bewertung von Belastungen
		Modulares Inventar zur Organisationsdiagnose – Fragebogen zum Arbeits- und Gesundheitsschutz (MIO^FAGS)(Elke und Zimolong 2003a)	Bewertung der betrieblichen Sicherheits- und Gesundheitsarbeit	schriftliche Befragung	- erfasst Sicherheits- und Gesundheitsverhalten, Personalführung und Sicherheits- und Gesundheitskultur - für interaktive, geistige und körperliche Tätigkeiten in gewerblicher Wirtschaft (KMU) einsetzbar - dient der Bewertung von Belastungen

(Fortsetzung)

Tab. 23.1 (Fortsetzung)

Verfahren	Ziel(e)	Methode	Merkmale
Modulares Inventar zur Organisationsdiagnose STRESS (MIO^STRESS)(Elke und Zimolong 2003b)	Erfassung von Stressoren und Ressourcen von Mitarbeiter/innen und Führungskräften	schriftliche Befragung	- erfasst psychische Belastungen, individuelle und betriebliche Ressourcen - für interaktive, geistige und körperliche Tätigkeiten in gewerblicher Wirtschaft (KMU), Verwaltung und in der Dienstleistungsbranche einsetzbar - dient der Bewertung von Belastungen
Trierer Inventar zum chronischen Stress (TICS)(Schulz et al. 2004)	Erfassung verschiedener Formen von chronischem Stress	schriftliche Befragung	- erfasst z. B. Arbeits- und soziale Überlastung, Unzufriedenheit und Überforderung bei der Arbeit, Mangel an sozialer Anerkennung - universell einsetzbar - dient nur der Erfassung, nicht der Bewertung von Belastungen

Instrumente und Methoden

Tab. 23.1 (Fortsetzung)

	Verfahren	Ziel(e)	Methode	Merkmale
Qualitative Verfahren*	Detailanalyse der Qualität der Arbeit (DETEKTOR) (Nedler 2015)	Gefährdungsbeurteilung	Dokumentenauswertung Beobachtung mündliche Befragung	- erfasst Anforderungen und Ressourcen, Arbeitsbedingungen, Zusammenarbeit und Führung, Unternehmenspolitik und -kultur - universell einsetzbar - dient der Bewertung von Belastungen

* Diese Verfahren sollten ausschließlich von Experten angewendet werden!
Die dunkelgrau markierten Verfahren sind auch in digitaler Form erhältlich.
Die hellgrau markierten Verfahren beziehen sich auf IT-Inhalte.
Belastungs-Dokumentations-System (BDS)(Gebhardt et al. 2003).
Fragebogen zum Erleben von Intensität und Tätigkeitsspielraum in der Arbeit (FIT)(Richter et al. 2000).
PreSys – Gefährdungsbeurteilung (PreSys-GB) (https://www.presys.de/presys-tools/presys_gefaehrdungsbeurteilung.html (Zugriff auf 1/24/22)).
Copenhagen Psycho-social Questionnaire, deutsche Standardversion (COPSOQ)(Nübling et al. 2005).
IMPULS-Test (IMPULS) (Molnar et al. 2008).
Screening-Instrument zur Bewertung und Gestaltung von Menschengerechten Arbeitsplätzen (SIGMA)(Windel et al. 2002).
Screening psychischer Arbeitsbelastungen (SPA) (Rothe und Metz 2003).

fahren getroffen werden. Über eine Auswahl verschiedener Verfahren, die für eine Gefährdungsbeurteilung psychischer Belastung eingesetzt werden können, wird in der ◘ Tab. 23.1 ein Überblick gegeben. Diese sind sowohl nach qualitativen und quantitativen Verfahren als auch nach *Verhältnis- bzw. Verhaltenspräventionen* strukturiert. Zusätzlich wird angegeben, welche Ziele mit dem Einsatz des jeweiligen Instruments verfolgt werden können, welche Methoden inkludiert sind und welche Zielgruppen angesprochen sind. Zudem ist markiert, welche Verfahren digital verfügbar sind und welche nur von Experten eingesetzt werden sollten.

Trotz der gesetzlichen Verpflichtung und der Vielzahl der verfügbaren Instrumente führt ein Großteil der Betriebe in Deutschland keine Gefährdungsbeurteilung psychischer Belastung durch: Laut einer Studie der Bundesanstalt für Arbeitsschutz und Arbeitsmedizin (BAuA) verfügen lediglich 22 % aller befragten Betriebe über eine gesetzlich vorgeschriebene Gefährdungsbeurteilung, in welcher auch psychische Belastungen berücksichtigt werden (Rothe et al. 2017). In vielen kleinen und mittelständischen Unternehmen (KMU) sind fehlende personelle Ressourcen oder fehlendes Fachwissen der Grund dafür, dass keine systematischen Analysen psychischer Belastungen durchgeführt werden (Rothe et al. 2017). Viele der wissenschaftlich fundierten Instrumente sind ohne explizites Fachwissen nicht einsetzbar. Die meisten Betriebe greifen daher aus Gründen der Praktikabilität auf orientierende oder Screening-Verfahren zurück, die für sie gut handhabbar, hinsichtlich der psychometrischen Güte aber oft fragwürdig sind, sodass unklar ist, was damit eigentlich gemessen wird. Die Aussagekraft der Instrumente ist somit beschränkt und eine tiefergehende Analyse sowie klare, differenzierte Handlungsempfehlungen nicht möglich.

Instrumente, die in und für die Forschung entwickelt wurden, sind für die Praxis meist wenig praktikabel einsetzbar (Bamberg und Mohr 2016), da Befragungen inklusive Auswertung und Interpretation oft sehr aufwendig sind. Die Datenerhebung nimmt oft viel Zeit in Anspruch und stört den Arbeitsprozess. Fehlt die nötige Expertise zur Beurteilung der Belastung und Umsetzung der Maßnahmen basierend auf den theoretisch gut fundierten Instrumenten, werden Ergebnisse gar nicht oder zeitlich stark verzögert genutzt. Die Bereitschaft an Befragungen teilzunehmen sinkt, sodass die Rücklaufquoten oft deutlich unter 50 % liegen, und somit unter der Grenze, welche für Mitarbeiterbefragungen als gerade noch akzeptabel und für die Organisation interpretierbar eingestuft werden (Bungard et al. 2007). In der Praxis werden Gefährdungsbeurteilungen insbesondere in Großunternehmen oft mit klassischen Mitarbeiterbefragungen kombiniert. Dadurch werden Mitarbeiterbefragungen häufig sehr lang, was die Rücklaufquoten und somit die Interpretierbarkeit zusätzlich negativ beeinflussen kann. Zudem ist zu beobachten, dass die Analysen selten genutzt werden, um zeitnah adäquate Maßnahmen abzuleiten. Vielmehr werden die Ergebnisse in diversen Gremien diskutiert, bis sie als veraltet angesehen werden. Bis Entscheidungen über Vorgehensweisen getroffen und Veränderungsprozesse initiiert wurden, haben sich Arbeitsbedingungen und -situationen möglicherweise schon wieder verändert. Beschäftigte bringen die Maßnahmen nicht mehr in einen Zusammenhang mit der Befragung, sodass unmittelbare Erfolge nicht sichtbar sind, was die Akzeptanz des Gesundheitsmanagements reduziert.

Insbesondere bei einem Thema wie psychische Belastungen sind Grundprinzipien wie z. B. Vertraulichkeit, Transparenz und Beteiligung bei der Analyse jederzeit zu gewährleisten. Dazu gehört auch einen systematischen Prozess aufzusetzen, wie mit den Ergebnissen umgegangen werden soll. Zentrale Fragen sind hierbei: Wer sieht welche Ergebnisse? Auf welche Ebene werden Ergebnisse aggregiert? Wie wird die Anonymität des Einzelnen sichergestellt? Wie und wann werden Maßnahmen abgeleitet? Wie wird die Umsetzung der Maßnahmen begleitet und evaluiert? In der Regel werden für diesen Prozess interne oder externe Ressourcen bereitgestellt werden müssen, damit Analyse und Interventionen ineinandergreifen. Eine fehlende Kombination von Analyse- und Interventionskonzepten ist kritisch zu betrachten: Die IST-Analyse der Ausgangssituation ist kein Selbstzweck, sondern sollte für die Auswahl geeigneter Interventionen genutzt werden und anhand vorab definierter Indikatoren evaluiert werden (Badura 2017). Die Wirksamkeitskontrolle von Maßnahmen ist zudem ein wichtiger Aspekt der Gefährdungsbeurteilung psychischer Belastungen (GDA 2017).

Unabhängig von der Analyse existieren in vielen Unternehmen Maßnahmen des betrieblichen Gesundheitsmanagements, die allerdings oft nur von wenigen Mitarbeitenden genutzt werden, da sie ihnen nicht bekannt sind oder für sich selbst nicht als relevant eingeschätzt werden (Käfer und Niederberger 2020). Um diesem Trend entgegenzuwirken, ist es wichtig, dass man an die, wie oben beschrieben, gut geplante und durchgeführte Analyse, maßgeschneiderte Interventionen anschließt. Gibt es bereits passende Angebote des betrieblichen Gesundheitsmanagements können diese bekannt gemacht und genutzt werden. Fehlt es an bedarfsorientierten Angeboten, sollten diese entsprechend angepasst werden. In folgendem Überblick sind die Herausforderungen für die Praxis zusammenfassend dargestellt.

Überblick: Herausforderungen für die Praxis (vgl. Kauffeld et al. 2022)

- Orientierende Verfahren, die in der Praxis häufig eingesetzt werden, sind hinsichtlich der psychometrischen Güte und damit der Aussagekraft oft **nicht überprüft**; Instrumente aus der Forschung sind oft **wenig praktikabel** in der Arbeitswelt und nur mit externer Expertise einsetzbar und interpretierbar.
- Die benötigte **Expertise zur Beurteilung der Belastung und Umsetzung der Maßnahmen** fehlt in den meisten Unternehmen, sodass Ergebnisse nicht oder zeitlich stark verzögert genutzt werden; langwierige Analyse-, Rückmelde- und Veränderungsprozesse erschweren die Akzeptanz bei den Beschäftigten für das Vorgehen.
- **Klare Handlungsempfehlungen**, die umgesetzt werden können, ermöglichen die Analysen in der Regel nicht.
- **Analyseinstrumente und Interventionskonzepte** existieren bisher nur **separat** voneinander.
- **Verhaltens- und verhältnisbezogene Intervention** werden **selten gemeinsam** betrachtet.

Intervention: Verhältnis- und verhaltensbezogen

Aus den Analysen sollten bestenfalls konkrete Handlungsempfehlungen ableitbar sein, die dann unter Einbeziehung der Beteiligten zu konkreten Maßnahmen führen. Die Interventionsformen können nach dem Zeitpunkt des Eingreifens (Primär-, Sekundär- und Tertiärprävention) unterschieden werden. Maßnahmen, die vor dem erstmaligen Auftreten einer Erkrankung oder eines unerwünschten Zustands durchgeführt werden, werden der Primärprävention zugerechnet. Die Primärprävention richtet sich vor allem an gesunde Menschen. Im medizinischen Kontext ist eine Impfung eine solche Maßnahme. Im arbeits- und organisationspsychologischen Kontext können dies der ergonomische Bürostuhl, regelmäßige Teamreflexionen oder ein Training zum Thema „Gesund Führen" sein (vgl. auch zsf. Kauffeld et al. 2019). Bei der Sekundärprävention geht es um die Eindämmung oder Früherkennung von Erkrankungen bzw. negativen Folgeerscheinungen. Von Sekundärprävention spricht man z. B., wenn ein Mitarbeiter mit Rückenbeschwerden an einer Rückenschulung teilnimmt, um weitere oder größere Schädigungen abzuwenden. Wenn sich ein unerwünschter Zustand (z. B. eine chronische Beeinträchtigung) bereits manifestiert hat, ist es das Ziel einer tertiären Maßnahme, die Konsequenzen des Zustands zu mildern und Folgeschäden oder Rückfälle zu verhindern. Sowohl für die Primär-, Sekundär- und Tertiärprävention können jeweils verhältnis- als auch verhaltenspräventive Ansätze unterschieden werden.

Mit Maßnahmen der Verhältnisprävention wird die langfristige bzw. dauerhafte Veränderung gesundheitsbeeinträchtigender Verhältnisse oder Bedingungen fokussiert. Dabei geht es z. B. um die Gestaltung von Arbeitsabläufen (z. B. Pausengestaltung) und -aufgaben (z. B. Ganzheitlichkeit) oder die Verbesserung von Arbeitsbedingungen (z. B. Ergonomie, Lärmreduktion). Eine verhältnispräventive Maßnahme, die von einer einzelnen Arbeitskraft angestoßen werden kann, ist das „job crafting", bei der die Mitarbeitenden ihre Arbeitsaufgaben selbst mit- oder umgestalten.

Um eine Veränderung individueller gesundheitsgefährdender Verhaltensmuster (z. B. Rauchen) oder Einstellungen geht es bei der Verhaltensprävention. Die betreffende Person soll z. B. durch Trainings- oder Coachingmaßnahmen befähigt werden, künftig erfolgreicher mit belastenden Situationen umgehen zu können. Trainings zum Zeitmanagement, Stressmanagement, Entspannungsverfahren, Rückenschule oder Ernährungsberatung gehören zu den verhaltenspräventiven Maßnahmen (vgl. zsf. Kauffeld et al. 2019; ausführlich siehe auch Beitrag von Lehr u. Boß in diesem Band).

In den letzten Jahren sind verhaltenspräventive Interventionskonzepte entstanden, die auch digital angeboten werden. Dabei konnte in verschiedenen Studien gezeigt werden, dass internetbasierte Programme psychisches Wohlbefinden und Arbeitseffizienz steigern (Carolan et al. 2017) und die psychische Gesundheit verbessern können (Guillaumie et al. 2017; Lomas et al. 2018). ◘ Tab. 23.2 gibt eine Übersicht über eine Auswahl digitaler Gesundheitsangebote. Diese werden in Zukunft voraussichtlich vermehrt in Anwendung gebracht, da das digitale Versorgungsgesetz[2] eine ärztliche Verordnung von Präventionsmaßnahmen für Personen sowie finanzielle Unterstützung durch Gesundheitskassen ermöglicht.

---

2   Gesetz für eine bessere Versorgung durch Digitalisierung und Innovation (Digitale-Versorgung-Gesetz – DVG). G. v. 09.12.2019 BGBl. I S. 2562 (Nr. 49).

Tab. 23.2 Übersicht digitaler Gesundheitsangebote (in Anlehnung an Kauffeld et al. 2019; Matusiewicz und Kaiser 2018; Nürnberg und Widmaier 2019; Kauffeld et al. 2022)

Angebot	Eigenschaften	Limitationen	Beispiele
Gesundheits-App	• Vitaldatenerfassung, -speicherung und -auswertung • Individuelle Unterstützung von gesundheitsförderlichem Verhalten durch nutzerorientierte Informationen und Tipps • Vorwiegend Bewegungs-, Entspannungs- und Ernährungsintervention	• Vorwiegend Reflexion und Maßnahmenplanung • Keine Verhältnisprävention • Keine ausführliche psychische Anforderungskomponente • Keine berufsspezifische Intervention • Voraussetzung: Smartphone	Digitaler Gesundheits-Coach (Die Techniker), EngAGE-Coach, go4h-frame-work, moove, decadoo, FiTS, HeadGear, BioBase
Wearable	• Minicomputer zur Visualisierung von Vitaldaten • Fortschrittsmessung • Allein oder in Verbindung mit mobilen Endgeräten nutzbar • Vorwiegend Bewegungs- und Ernährungsintervention	• Digitaler Fitness-Coach & Mini-Fitnessstudio am Arm oder auf dem Smartphone • Keine Verhältnisprävention • Keine psychische Anforderungskomponente • Keine Psychoedukation • Keine berufsspezifische Intervention	Verschiedene Smart-Watches und Fitnesstracker, wie z. B. Fitbit Charge 2, Moov Now, Google Fit
Gesundheitsplattform	• Informationen und Angebote in Form eines Intranets, Wikis oder einer Software • Flexibler orts- und zeitunabhängiger Informationserwerb • aktiver Austausch über Gesundheitsthemen durch Diskussionsforen oder aber Game-Based Learning aus der Ich-Perspektive (Blended Learning)	• Vor allem Informationsplattformen • Keine ausführliche psychische Anforderungskomponente • Zeitaufwendig, da verschiedene Angebote ausgesucht und werden müssen	Webauftritte der Gesundheitskassen, Welbot, Schritt4fit

(Fortsetzung)

◘ Tab. 23.2 (Fortsetzung)

Angebot	Eigenschaften	Limitationen	Beispiele
Online-Coaching-Plattform	• Zur externen Mitarbeitendenberatung und zur Beratung bei beruflichen sowie privaten Problemen • online oder offline verwendbar • Kommunikation im Online-Coaching anonym oder persönlich über Videotelefonie, Chats oder E-Mail (Employee Assistance Program [EAP]) • Externe Fachberater stehen in Echtzeit oder zeitversetzt zur Verfügung	Coaching ist Hilfe zur Selbsthilfe, daher: • Keine ausführliche psychische Anforderungskomponente • Teils keine Psychoedukation • Keine direkte und berufsspezifische Intervention	EmmA, Talingo EAP, Justme, brainjoin, CAI World, wecoach
BGM-Komplett-system	• Fitness-/Gesundheitskurse (z. B. im Fitnessstudio) buchbar (kostenpflichtig) • Artikel und Informationen über Fitness, Sport, Gesundheit • Auswertung von BGM-Maßnahmen für Unternehmen und Mitarbeitende	• Vor allem Informationsplattform • Primär Verhaltensprävention • Häufig keine direkte Rückmeldung • Keine ausführliche psychische Anforderungskomponente	Machtfit, fitbase, vitaliberty, Humanoo, Moove, Virgin Pulse
Online und Hybride Trainings	• Online und hybride Trainings für orts- und zeitflexibel arbeitende Personen • Verschiedene Trainingsangebote zum Selbstlernen • Austauschmöglichkeit mit anderen	• Keine Verhältnisprävention • Keine ausführliche psychische Anforderungskomponente • Keine berufsspezifische Intervention • Voraussetzung: Laptop	FlexAbility-Flexibel und gesund arbeiten (BAuA)

Kombination von Analyse, Feedback und Intervention

Die zahlreichen Analyseinstrumente und Interventionskonzepte existieren – digital oder nicht – bislang weitgehend separat voneinander (Rothe et al. 2017). Gesundheitsförderung ist jedoch dann besonders wirksam, wenn Analyse und Intervention kombiniert werden und Rückmeldungen zeitnah erfolgen (vgl. z. B. Krause und Dorsemagen 2016). Da keine Umsetzung auf Basis der Analysen erfolgt oder Präventionsmaßnahmen ohne vorherige Analyse ungezielt eingesetzt werden, können unmittelbare Erfolge oft nicht erreicht werden. Für eine effektive Gesundheitsprävention sind die individuellen Handlungsempfehlungen für Beschäftigte (Verhaltensprävention) mit einer gesundheitsförderliche Arbeitsgestaltung in den Betrieben (Verhältnisprävention) zu koppeln (Rothe et al. 2017). So benötigen Beschäftigte breit aufgesetzte, schnelle Belastungsanalysen für ein Screening mit ggf. weiteren Analysemöglichkeiten, die direkt mit konkreten Präventionsmaßnahmen gekoppelt sind, die entweder direkt online zur Verfügung stehen oder zu Angeboten von entsprechenden Anbietern verweisen.

Darüber hinaus gilt es verhaltens- und verhältnispräventive Maßnahmen – am besten abgestimmt aufeinander – wirksam werden zu lassen. Die Ergebnisse aus einem aktuellen Review des IGA-Reports, in dem die Wirksamkeit von Präventionsangeboten aus Studien der Jahre 2012 bis 2018 zusammengetragen wurde (Barthelmes et al. 2019), zeigen, dass der Einsatz verhältnis- und verhaltenspräventiver Maßnahmen in Kombination die bedeutendsten Effekte zeigt. Gründe für die häufig einseitige Einführung verhaltenspräventiver Maßnahmen ist die vergleichsweise preisgünstigere Durchführung. Außerdem haben diese auch weniger Einfluss auf Abläufe und Routinen und stören so weniger, was zu einer erhöhten Akzeptanz in der Organisation führt (z. B. Rothe et al. 2017; Sauter et al. 1999). Werden verhältnispräventive Strukturen etabliert, bleiben diese häufig über lange Zeit unangepasst an die individuellen Bedürfnisse der Betroffenen, so dass auch diese nur begrenzt ihre Wirksamkeit entfalten können. Um das Potential der Kombination von **Analyse, Feedback und Intervention** zu nutzen, können die im nachfolgenden Überblick genannten Anforderungen angeführt werden. Ein Ansatz, der diesen Anforderungen gerecht wird, ist als Beispiel beschrieben.

Überblick: Anforderungen an ein digitales Tool, das Analyse, Feedback und Intervention kombiniert (vgl. Kauffeld et al. 2022)

- **Theoretische Fundierung** durch die Orientierung an einem Modell, wie z. B. dem Job Demands-Resources Modell (Bakker et al. 2014; Schaufeli und Taris 2014), das einen Referenzrahmen zur systematischen Erfassung von Anforderungen und Ressourcen bietet sowie Annahmen zu gesundheitsförderlichen und -gefährdenden Auswirkungen von Belastungen und Ressourcen trifft und handlungsleitend wirken kann
- **Psychometrisch überprüftes, ökonomisches, umfassendes und veränderungssensitives Analyseinstrument** zur Erfassung von Belastungsprofilen
- **Einfache Analyse** und Möglichkeiten der **Interpretation von Ergebnissen, die passgenau** (inter- und intraindividuell sowie team-, bereichs- und funktionsspezifisch) genutzt werden können unter Wahrung des Datenschutzes
- **Direkter Nutzen** für die Befragten, u. a. durch direkte Rückmeldung von verhaltensbezogenen Handlungsempfehlungen und Interventionsvorschlägen an die Beschäftigten („just-in-time-Feedback")
- **Psychoedukative Komponente**, bei der die Anwender verstehen können, wie bestimmte Anforderungen oder Ressourcen wirken können
- **Aufzeigen von verhältnisbezogenen Möglichkeiten und Vorgehensweisen** für die Betriebe auf Ebene des Teams sowie von Funktionen, basierend auf den Analyseergebnissen mehrerer Beschäftigter
- **Kriterienorientierte Systematisierung und Anpassung** bestehender verhaltens- und verhältnisbezogener Interventionskonzepte zur Bereitstellung im Feedback (ggf. unter Berücksichtigung kritischer Belastungskombinationen), um vorhandene Angebote nutzen zu können

- **Integration von Befunden aus der (Lern-)Transferforschung**, um nachhaltige Wirkungen zu erzielen
- **Unterstützung bei der Umsetzung** der Vorschläge in den Arbeitskontext
- **Zeit- und ortsunabhängiger Einsatz** durch Nutzung der Digitalisierung als Online-Komponenten
- **Konzepte zur Einführung in die Arbeit** mit Implementierung von Online-Analyse-Feedback-Instrumenten für Verantwortliche in den Betrieben (z. B. Stützung von Expertenrunden, Definition von Zugriffsrechten auf verschiedenen Aggregationsebenen)
- **Branchenspezifische Anpassungsmöglichkeiten** bzw. Auswahlmöglichkeiten hinsichtlich der Analyseskalen und Interventionsvorschläge
- **Datenschutz** (z. B. Freiwilligkeit der Teilnahme, vollständige verständliche Information über den Umgang mit aufgenommenen Daten für alle Teilnehmenden[gruppen], Verwendung verschlüsselter Webseiten zur Datengenerierung, ausschließliche Nutzung anonymer Angaben in der Analyse, Festlegung von Löschfristen für personen- oder organisationsbezogene Angaben, Wahrung der Anonymität Einzelner auf allen Aggregationsebenen durch Festlegen einer Mindestteilnehmendenanzahl für entsprechende aggregierte Auswertung, Wahrung von Teilnehmendenrechten nach Artikeln 6, 15–21 der DSGVO)
- **Optimierung der Passgenauigkeit** der Empfehlungen, z. B. durch die Rückmeldung der Beteiligten und den Einsatz von Künstlicher Intelligenz

Bespiel: Integration verhältnis- und verhaltenspräventiver Ansätze mittels eines digitalen Gesundheitstools

Ziel der Analyse im Gesundheitstool, das auf dem Projekt Präventa (▶ http://praeventa.aundo-braunschweig.de/ aufbaut, ist es, Anforderungen und Ressourcen umfassend zu erheben und ergebnisbasiert Maßnahmenempfehlungen auf individueller sowie Team-, Bereichs- oder organisationaler Ebene zu geben. Dies geschieht im ersten Schritt mittels einer Analyse mit dem Fragebogen zu Ressourcen und Anforderungen, der – psychometrisch überprüft – Annahmen des Job Demand-Resources Modells bestätigt, dass Anforderungen zu emotionaler Erschöpfung führen und Ressourcen emotionale Erschöpfung reduzieren und gleichzeitig das Arbeitsengagement steigern (Schulte et al. 2021). Mitarbeitende füllen den Fragebogen online aus und bekommen direkt nach dem Absenden der Antworten „just in time" eine Rückmeldung zu ihrem eigenen Anforderungs- und Ressourcenprofil. Aufbauend auf dem Profil werden direkt personenorientiert Hinweise gegeben, welche Maßnahmen hilfreich sein könnten (Verhaltensprävention). Die Ergebnisse können bei ausreichender Teilnahme zudem über alle Teammitglieder aggregiert werden und als Team-, Abteilungs-, Bereichs- oder Funktionsauswertung für Führungskräfte oder das Betriebliche Gesundheitsmanagement (BGM) bereitgestellt werden (Verhältnisprävention). Aufbauend auf der Analyse werden auch hier verhältnisbezogen Maßnahmen vorgeschlagen. D.h., es wird einerseits direkt personenbezogen und v. a. verhaltenspräventiv angesetzt. Zudem kann die Führungskraft bzw. der Arbeitgeber in die Pflicht genommen werden, um an den Verhältnissen gemeinsam mit den Mitarbeitenden etwas zu ändern. Dabei ist es wichtig, dass die Mitarbeitenden sowie

Führungskräfte selbst entscheiden können, welche Themen sie angehen möchten: Die Ergebnisrückmeldung beinhaltet Vorschläge für Ansatzpunkt, allerdings können die Teilnehmenden aufgrund der eigenen Beanspruchung oder aktuellen Rahmenbedingungen auch andere Schwerpunkte setzen. Um bestehende Angebote des betrieblichen Gesundheitsmanagement zu integrieren, kann das Tool zudem unternehmens-, branchen- oder regionsspezifisch angepasst und somit auf Unterstützungsangebote der Organisation hingewiesen werden. So werden die Angebote einerseits bekannt, andererseits wird den Mitarbeitenden die direkte Verknüpfung zwischen ihren aktuellen Herausforderungen und den Angeboten aufgezeigt.

Die Interventionsvorschläge kombinieren jeweils Psychoedukation mit konkreten – empirisch überprüften – Hinweisen und Maßnahmen. Dafür wird zunächst definiert, was unter der Ressource oder Anforderung zu verstehen ist. Es wird aufgezeigt, warum es wichtig ist auf diese Ressource/Anforderung zu achten. Daraufhin werden evidenzbasiert konkrete Maßnahmenvorschläge, welche ergriffen werden können, erläutert, um die entsprechende Ressource zu stärken bzw. die entsprechende Anforderung zu senken. Um den vielfältigen Ursachen für Anforderungen und fehlenden Ressourcen gerecht zu werden, bietet das Tool unterschiedliche Ansatzpunkte. Die Teilnehmenden werden mittels Reflexionsfragen angeleitet die für sich passende Maßnahme auszuwählen. Durch Material wie Handouts, Arbeitsblätter, Videoanleitungen und Anwendungsbeispiele wird die Umsetzung erleichtert.

Das Online-Instrument kann zeit- und ortsunabhängig eingesetzt werden und kombiniert dabei Präventionsmaßnahmen für die Mitarbeitenden persönlich (Verhaltensprävention) und für den Arbeitgeber (Verhältnisprävention). Das Tool mit der Kombination aus Analyse, Feedback und Intervention verspricht, den oben (vgl. Überblick S. 344) genannten Anforderungen zu genügen.

Die folgende Übersicht zeigt die Breite an schon jetzt verfügbaren Analyse- und Interventionstools.

> **Fazit**
> Das digitale betriebliche Gesundheitsmanagement gewinnt zunehmend an Bedeutung, da der Wandel der Arbeitswelt Unternehmen und Mitarbeitende vor große Herausforderungen stellt. Die aktuellen Veränderungen führen zu steigendem Stresserleben und psychischen Belastungen bei Beschäftigten, die mit neuen Arbeitssituationen konfrontiert werden. Großes Potential kann in Ansätzen gesehen werden, die (a) Analyse und Maßnahmenvorschläge nachvollziehbar verknüpfen, (b) das Feedback und die Handlungsempfehlungen „just in time" zur Verfügung stellen, (c) individuelle Präventionsübungen für Beschäftigte (Verhaltensprävention) mit Empfehlungen zur gesundheitsförderlichen Arbeitsgestaltung für Unternehmen (nachhaltige Verhältnisprävention) verbinden, (d) Beschäftigte aufbauend auf der Analyse mit organisationsspezifischen und regionalen Beratungsangeboten zusammenbringen und damit zum Aufbau einer effektiven Gesundheitsfürsorge bei der Prävention psychischer Belastungen beitragen. (e) Branchenspezifische (z. B. Pflege) und thematische Adaptionen und Erweiterungen, z. B. zur mobilen Arbeit sollten möglich sein. (f) Die Güte der Empfehlungen kann durch den Einsatz künstlicher Intelligenz kontinuierlich verbessert werden, wenn z. B. eine Rückmeldung erfolgt, welcher Beschäftigtengruppe welche Maßnahmen geholfen haben (vgl. Kauffeld et al. 2022).

Literatur

Allgemeine Unfallversicherungsanstalt (AUVA) (2013) Evaluierung psychischer Belastungen. Wien: AUVA.

Badura, B. (Hrsg.) (2017) Arbeit und Gesundheit im 21. Jahrhundert: Mitarbeiterbindung durch Kulturentwicklung. Berlin: Springer.

Bakker AB, Demerouti E, Sanz-Vergel AI (2014) Burnout and work engagement: The JD–R approach. Annual Review of Organizational Psychology and Organizational Behavior 1(1): 389–411. https://doi.org/10.1146/annurev-orgpsych-031413-091235

Bamberg E, Mohr G (2016) Psychologisches Wissen für die Praxis: Gefährdungsbeurteilungen im Arbeits- und Gesundheitsschutz. Psychologische Rundschau, 67(2):130–134.

Barthelmes I, Bödeker W, Sörensen J, Kleinlercher KM, Odoy J (2019) iga.Report 40. Wirksamkeit und Nutzen arbeitsweltbezogener Gesundheitsförderung und Prävention. Zusammenstellung der wissenschaftlichen Evidenz 2012 bis 2018. Dresden: iga.

BGW Berufsgenossenschaft für Gesundheitsdienst und Wohlfahrtspflege (2002) Psychische Belastung und Beanspruchung. BGW Personalbefragung für die Altenpflege, Krankenpflege und Behindertenhilfe. Hamburg: BGW.

Bungard W, Müller K, Niethammer C (2007) Mitarbeiterbefragung – was dann …? MAB und Folgeprozesse erfolgreich gestalten. Heidelberg: Springer.

Büssing A, Glaser J (2002) Tätigkeits- und Arbeitsanalyseverfahren für das Krankenhaus – Selbstbeobachtungsversion (TAA-KH-S). Göttingen: Hogrefe.

Carolan S, Harris PR, Cavanagh K (2017) Improving Employee Well-Being and Effectiveness: Systematic Review and Meta-Analysis of Web-Based Psychological Interventions Delivered in the Workplace. Journal of Medical Internet Research 19(7):e271. https://doi.org/10.2196/jmir.7583

Daimler AG (2008) Gefährdungsbeurteilung psychische Belastung (GPB). Heidelberg: Universität Heidelberg.

Debitz U, Buruck G, Mühlpfordt S, Schmidt H (2007) Screening Gesundes Arbeiten (SGA). Methodensammlung (überarb. Version). Dresden: Technische Universität, Institut für Arbeits-, Organisations- und Sozialpsychologie.

Dormann C, Zapf D (2004) Customer-related social stressors and burnout. Journal of Occupational Health Psychology 9:61–82. https://doi.org/10.1037/1076-8998.9.1.61

Ducki A (2000) Diagnose gesundheitsförderlicher Arbeit. Eine Gesamtstrategie zur betrieblichen Gesundheitsanalyse. Zürich: vdf.

Elke G, Zimolong B (2003a) Modulares Inventar zur Organisationsdiagnose – Fragebogen zum Arbeits- und Gesundheitsschutz (MIOFAGS). Bochum: Ruhr-Universität.

Elke G, Zimolong B (2003b) Modulares Inventar zur Organisationsdiagnose STRESS (MIOSTRESS). Bochum: Ruhr-Universität.

Föhres F, Kleffmann A, Weinmann S (2003) Merkmalprofile zur Eingliederung Leistungsgewandelter und Behinderter in Arbeit (MELBA, 5. Aufl.). Lich: Miro GmbH.

Gebhardt H, Müller BH, Peters H (2003) Instrumente des Arbeits- und Gesundheitsschutzes: Das Belastungs-Dokumentations-System (BDS) und die Beurteilung arbeitsbedingter Belastungen (BAB). REFA Nachrichten 56(2). Darmstadt: REFA.

GDA (2017) Arbeitsschutz in der Praxis: Empfehlungen zur Umsetzung der Gefährdungsbeurteilung psychischer Belastung. https://www.gda-psyche.de/SharedDocs/Downloads/DE/empfehlungen-zur-umsetzung-der-gefaehrdungsbeurteilung-psychischer-belastung.pdf?__blob=publicationFile. Zugegriffen: 08. März 2021

Guillaumie L, Boiral O, Champagne J (2017) A mixed-methods systematic review of the effects of mindfulness on nurses. Journal of Advanced Nursing 73(5):1017–1034. https://doi.org/10.1111/jan.13176

Gruber H, Kittelmann M, Mierdel B (2008) Leitfaden für die Gefährdungsbeurteilung (9. vollst. überarb. Auflage). Bochum: Verlag Technik & Information.

Hessisches Sozialministerium (2000) Arbeitsschutz und Sicherheitstechnischer Check in Anlagen (ASCA). Wiesbaden: HSM.

Hofmann A, Keller KJ, Neuhaus R (2002) Die Sache mit der psychischen Belastung: Eine praxisnahe Handlungshilfe für Unternehmen. Leistung und Lohn. Zeitschrift für Arbeitswirtschaft 367.

Käfer AK, Niederberger M (2020) Die Zukunft des digitalen Betrieblichen Gesundheitsmanagements. Prävention und Gesundheitsförderung 15:151–158.

Katz C, Baitsch C (2006) Arbeit bewerten – Personal beurteilen. Lohnsysteme mit Abakaba. Grundlagen, Anwendung, Praxisbeispiele. Zürich: vdf.

Kauffeld S, Müller A, Schulte E-M (2022) Betriebliches Gesundheitsmanagement: Verknüpfung von verhaltens- und verhältnisbezogenen Interventionen in Organisationen. In Michel A, Hoppe A (Hrsg.), Handbuch Gesundheitsförderung bei der Arbeit. Wiesbaden: Springer. https://doi.org/10.1007/978-3-658-28654-5

Kauffeld S, Ochmann A, Hoppe D (2019) Arbeit und Gesundheit. In Kauffeld S (Hrsg.) Arbeits-, Organisations-und Personalpsychologie für Bachelor (S. 305–358). Berlin/Heidelberg: Springer. https://doi.org/10.1007/978-3-662-56013-6_10

Knieps F, Pfaff H (Hrsg.) (2017) Digitale Arbeit – Digitale Gesundheit. Zahlen, Daten, Fakten. BKK Gesundheitsreport 2017. Berlin: Medizinisch Wissenschaftliche Verlagsgesellschaft und BKK Dachverband e. V.

Krause A, Dorsemagen C (2016) Neue Herausforderungen für die Betriebliche Gesundheitsförderung durch indirekte Steuerung und interessierte Selbstgefährdung. Lehrbuch Betriebliche Gesundheitsförderung 4:153–164.

Lomas T, Medina JC, Ivtzan I, Rupprecht S, Eiroa-Orosa FJ (2018) A systematic review of the impact of mindfulness on the well-being of healthcare professionals. Journal of Clinical Psychology 74(3):319–355. doi:https://doi.org/10.1002/jclp.22515

Lohmann-Haislah A, Blume A (2006) BAP-F – Belastungs-Rating für alternssensitive psychische Faktoren. Bochum: Human Ressources & Changemanagement Bochum.

Marschall J, Hildebrandt S, Kleinlercher KM, Nolting HD (2020) Gesundheitsreport 2020: Stress in der modernen Arbeitswelt. Sonderanalyse: Digitalisierung und Homeoffice in der Corona-Krise. Berlin: IGES.

Matusiewicz D, Kaiser L (2018) Digitales Betriebliches Gesundheitsmanagement. Wiesbaden: Springer Gabler.

Meyer M, Wiegand S, Schenkel A (2020) Krankheitsbedingte Fehlzeiten in der deutschen Wirtschaft im Jahr 2019. In Badura B, Ducki A, Schröder H, Klose J, Meyer M (Hrsg.), Fehlzeiten-Report 2020 (S. 365–444). Berlin, Heidelberg: Springer Berlin Heidelberg.

Meyer SC, Tisch A, Hünefeld L (2019) Arbeitsintensivierung und Handlungsspielraum in digitalisierten Arbeitswelten – Herausforderung für das Wohlbefinden von Beschäftigten? Industrielle Beziehungen: Zeitschrift für Arbeit, Organisation und Management 26(2):207–231. https://doi.org/10.3224/indbez.v26i2.06

Mohr G, Rigotti T, Müller A (2007) Irritations-Skala zur Erfassung arbeitsbezogener Beanspruchungsfolgen. Göttingen: Hogrefe.

Molnar M, Geißler-Gruber B, Haiden C (2008) IMPULS Test – Analyse von Stressfaktoren und Ressourcen im Betrieb (14. Aufl.). Heidelberg: Asanger.

Nachreiner F, Schomann C, Stapel W, Nickel P, Eden J, Grzech-Sukalo H, Hänecke K, Albrecht N (2005) Softwaregestützte Arbeitszeitgestaltung und -bewertung mit BASS 4. Bremerhaven: Wirtschaftsverlag NW.

Nedler M (2015) Der betriebliche Umgang mit den psychischen Belastungen. Anregungen für betriebliche Praktiker/innen. Books On Demand.

Nübling M, Stößel U, Hasselhorn HM, Michaelis M, Hofmann F (2005) Methoden zur Erfassung psychischer Belastungen – Erprobung eines Messinstrumentes (COPSOQ) (Schriftenreihe der Bundesanstalt für Arbeitsschutz und Arbeitsmedizin, Fb 1058). Bremerhaven: Wirtschaftsverlag NW Verlag für neue Wissenschaft.

Nürnberg V, Widmaier S (2019) Wollmilchsau digital. Personalmagazin 05:76–80.

Richter P, Hemmann E, Merboth H, Fritz S, Hänsgen C, Rudolf M (2000) Das Erleben von Arbeitsintensität und Tätigkeitsspielraum – Entwicklung und Validierung eines Fragebogens zur orientierenden Analyse (FIT). Zeitschrift für Arbeits- und Organisationspsychologie 44(3):129–139.

Richter, G. (2011) Toolbox Version 1.2: Instrumente zur Erfassung psychischer Belastungen; Forschung Projekt F 1965 (2., unveränd. Aufl.). Dortmund: Bundesanstalt für Arbeitsschutz und Arbeitsmedizin.

Rothe HJ, Metz AM (2003) Psychische Fehlbelastungen – bedingungs- oder personbezogen erfassen? In Giesa HG, Timpe KP, Winterfeld U (Hrsg.) Psychologie der Arbeitssicherheit und Gesundheit (S. 387–391). Heidelberg: Asanger.

Rothe I, Adolph L, Beermann B, Schütte M, Windel A, Grewer A, Formazin M (2017) Psychische Gesundheit in der Arbeitswelt: Wissenschaftliche Standortbestimmung: Forschung Projekt F 2353 (1. Auflage). Dortmund: BAuA. https://www.baua.de/DE/Angebote/Publikationen/Berichte/PsychischeGesundheit.pdf?__blob=publicationFile&v=10. Zugegriffen: 20. November 2019

Sauter S, Hurrel J, Roberts Fox H, Tetrick L, Barling J (1999) Occupational Health Psychology: An Emerging Discipline. Industrial Health 37:199–211.

Schaarschmidt U, Fischer A (1996/2003) AVEM – Arbeitsbezogenes Verhaltens- und Erlebensmuster. Handanweisung. Frankfurt/M.: Swets & Zeitlinger.

Schaufeli WB, Taris TW (2014) A critical review of the job demands-resources model: Implications for improving work and health. In Bauer GF, Hämming O (Hrsg.) Bridging occupational, organizational and public health (S. 43–68). Dordrecht: Springer. https://doi.org/10.1007/978-94-007-5640-3_4

Schulte EM, Wittner B, Kauffeld S (2021) Ressourcen und Anforderungen in der Arbeitswelt umfassend messen: Entwicklung und Validierung eines Fragebogens (ReA). Gruppe. Interaktion, Organisation. Zeitschrift für angewandte Organisationspsychologie (GIO).

Schulz P, Schlotz W, Becker P (2004) TICS Trierer Inventar zum chronischen Stress. Manual. Göttingen: Hogrefe.

Schweer R, Genz A, Schwefeß H (2003) Emotion und Kommunikation als Herausforderung im Call-Center – ein Tool zur Erfassung emotionaler und kommunikativer Anforderungen. Hamburg: Verwaltungs-Berufsgenossenschaft.

Schweizerische Unfallversicherungsanstalt (Suva) (2019) Stress. Checkliste. Luzern: Suva.

Windel A, Salewski-Renner M, Hilgers S, Zimolong B (2002) Screening-Instrument zur Bewertung und Gestaltung von menschengerechten Arbeitstätigkeiten – SIGMA. Handbuch. Bochum: Ruhr-Universität.

Zapf D, Seifert C, Schmutte B, Mertini H, Holz M (2001) Emotion work and job stressors and their effects on burnout. Psychology and Health 16:527–545.

Zimber A (2001) Personalressourcen erkennen und nutzen: Ergebnisse der „Potenzialanalyse stationäre Altenpflege (PASTA)©". Altenheim 2:22–25.

Prof. Dr. Simone Kauffeld

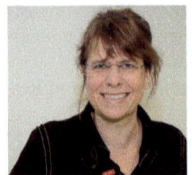

Nach dem Studium für Psychologie an der Universität Koblenz-Landau und der Philipps-Universität Marburg sowie der Tätigkeit als Organisationsentwicklerin folgte die Promotion und Habilitation an der Universität Kassel. Nach einem Forschungsaufenthalt an der City University of New York und einer Professur an der Fachhochschule Nordwestschweiz ist sie seit 2007 Inhaberin des Lehrstuhls für Arbeit-, Organisations- und Sozialpsychologie an der Technischen Universität Braunschweig. In ihrer Forschungstätigkeit setzt sie sich mit den Themen Kompetenz(entwicklung) und Evaluation, (virtuelle) Teams und (geteilte) Führung, frühe Karrieren und Coaching sowie der Gestaltung von Transformationsprozessen und gesundheitsförderlicher Arbeit auseinander. Als Vizepräsidentin an der TU Braunschweig hat sie u. a. die Bereiche Innovative Lehre und Medienbildung aufgebaut und diverse Preise (u. a. DAAD, Stifterverband) erhalten. Um ihre Konzepte der Praxis zugänglich zu machen, hat sie die 4A-SIDE GmbH gegründet, die psychologische Expertise mit IT-Kompetenz verbindet und die Entwicklung psychologisch fundierter digitaler Tools (z. B. zum Thema Gesundheit, mobilen Arbeit, Kompetenzmanagement) vorantreibt.

Dr. Eva-Maria Schulte

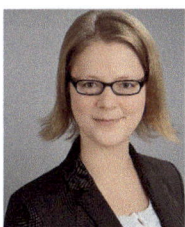

Nach Studium der Psychologie an der Ruhr-Universität Bochum sowie Tätigkeit an der Otto-von-Guericke Universität Magdeburg, folge die Promotion und anschließende Tätigkeit als Postdoc am Lehrstuhl für Arbeits-, Organisations- und Sozialpsychologie an der Technischen Universität Braunschweig. Ihre Forschungsschwerpunkte umfassen Gesunde Arbeit (u. a. Resilienz, Anforderungen & Ressourcen, Verhaltensprävention), Gesunde Führung (u. a. Förderung gesunder Führung, LMX, Teamresilienz, Verhältnisprävention, Gestaltung von Meetings), Coaching (u. a. Tools im Coaching, Selbstwirksamkeit, Karriereentwicklung) sowie Training & Transfer (u. a. Evaluation, entwicklungsorientierte Begleitung). Seit 2016 ist sie zudem als Senior Consultant bei der 4A-SIDE GmbH tätig (Schwerpunkte Training und Coaching).

23

Aufgaben und Kompetenzen bei der Gestaltung digitaler Arbeit

Antje Ducki, Eva Bamberg, und Monique Janneck

Inhaltsverzeichnis

Einleitung – 352

Individuelle Kernaufgaben – 352
Persönliche Kompetenzen – 354
Soziale Kompetenzen – 355
Technikorientierte Kompetenzen – 356
Förderung von Gestaltungskompetenzen – 357

Betriebliche Kernaufgaben – 358
Ansatzpunkte – 358
Akteurskonstellationen – 366
Prozess der Arbeitsgestaltung – 369

Gesellschaftliche Kernaufgaben – 372
Festlegung von Schwerpunkten und Handlungsfeldern – 373
Entwicklung von Wissen, Methoden und Produkten – 375
Rechtliche Regelungen – 376
Aushandlungsprozesse; Beteiligte einbeziehen und Kooperationen fördern – 377

Fazit: Gestaltungskultur sichern – 378

Literatur – 378

© Der/die Autor(en), exklusiv lizenziert durch Springer Fachmedien Wiesbaden GmbH, ein Teil von Springer Nature 2022
E. Bamberg et al. (Hrsg.), *Digitale Arbeit gestalten*, https://doi.org/10.1007/978-3-658-34647-8_24

Einleitung

Covid-19 hat an vielen Beispielen die Lücken und Schwachstellen der Digitalisierung in unserem Land gezeigt. Schüler*innen ohne Endgeräte, Hochschulen, die Online-Lehre wegen unzureichendem Netz nicht durchführen können, Betriebe, bei denen die technischen Voraussetzungen für Homeoffice fehlen. Aber nicht nur technische Probleme, auch Fragen der Arbeitsorganisation bedürfen einer Klärung: Wer richtet den Laptop für das Homeoffice ein? Wer hilft bei Pannen? Wie motiviert man sich für Arbeit in Einsamkeit? Wie schafft man es, rechtzeitig Pausen einzulegen und aufzuhören? Schließlich: Wer sorgt für Einhaltung ergonomischer Regelungen am Home-Arbeitsplatz?

Doch auch unabhängig von Covid-19 gibt es im Zuge der Digitalisierung viele wichtige Fragen, die sich neu, oder zumindest mit neuer Brisanz stellen: Wie können Unternehmen und Beschäftigte Maß und Mitte finden bei der flexiblen Neuverteilung von Arbeitsort und Arbeitszeit? Eine weitere wichtige Aufgabe bei der gesundheitsgerechten Gestaltung von Digitalisierung betrifft die IT-Sicherheit. Wie schützt man sich vor Social Engineering? Wie kann man Fake News erkennen? Wie kann das Netz für demokratische Initiativen genutzt und vor menschenverachtenden Nachrichten geschützt werden?

Der Bericht des Bundesinstitut für Sicherheit in der Informationstechnik (BSI) zur Lage der IT-Sicherheit in Deutschland 2020 benennt zahlreiche Gefährdungen (BSI 2020). Dazu gehören Schadprogramme, Diebstahl und Missbrauch von Identitäten, sowie Schwachstellen in Hard- und Software. Bedroht wird die digitale Kommunikation von Individuen, Wirtschaft und Infrastrukturen sowie von Staat und Regierungen. Gefährdungen sind auch durch unachtsames Kommunikationsverhalten im Internet (z. B. E-Mails mit mehrdeutigem Inhalt) und durch persönliche Angriffe (z. B. Cyberbullying) gegeben.

Die beschriebenen Herausforderungen erfordern Kompetenzen und Handeln auf individueller, betrieblicher und auf gesellschaftlicher Ebene. Diese werden im Folgenden beschrieben.

Individuelle Kernaufgaben

Dass digitale Arbeitsformen häufig mit einer erhöhten Flexibilisierung und Individualisierung einhergehen, wird bereits seit einiger Zeit beschrieben und diskutiert (vgl. Janneck und Hoppe 2018). Bislang waren hier v. a. bestimmte Tätigkeits- und Berufsfelder im Fokus, wie z. B. die sogenannte Wissensarbeit, d. h. komplexe Problemlösetätigkeiten, die häufig im kreativen Austausch mit anderen bearbeitet werden (vgl. Hube 2005), aber auch das Arbeiten in virtuellen Teams, Telearbeit, mobile Arbeitsformen oder Arbeit bei Kund*innen vor Ort. Diese Arbeitsformen bringen oft ein hohes Maß an Autonomie mit sich und erfordern Verantwortung und eine aktive Strukturierung und Gestaltung der eigenen Arbeitsaufgaben und -abläufe (Dettmers und Clauß 2018) – häufig auch als *Job Crafting* (Tims und Bakker 2010) bezeichnet.

Solche selbstgestalteten Arbeitsformen bringen positive wie negative Konsequenzen mit sich (Bredehöft et al. 2015).

Auf der einen Seite ist ein hoher Handlungs- und Verantwortungsspielraum ein Merkmal entwicklungsförderlicher Tätigkeiten (Parslow et al. 2004). Beschäftigte, die viel Freiraum bei der zeitlichen wie inhaltlichen Planung ihrer Arbeit haben, können z. B. auf ihren individuellen Biorhythmus, ihre Leistungsfähigkeit und Arbeitsgeschwindigkeit besser eingehen, aber auch eigene fachliche Schwerpunkte setzen und ihre Arbeit inhaltlich entscheidend mitgestalten. Dies erhöht die Motivation und verbessert Arbeitsergebnisse.

Auf der anderen Seite sind bei den Beschäftigten entsprechende Gestaltungskompetenzen erforderlich, um die beschriebenen Planungsaufgaben zu erfüllen (Bredehöft et al. 2015; Dettmers und Clauß 2018).

Im Zuge der Corona-Pandemie war plötzlich – teilweise von einem Tag auf den anderen – und oft unvorbereitet ein großer Teil der Bevölkerung mit der Notwendigkeit konfrontiert, ihren (Arbeits-)Alltag im Sinne dieser Anforderungen umzugestalten.

▶ **Beispiel Job Crafting im Home Office**

Mit Beginn des ersten Lockdowns im März 2020 wurden mit dem Ziel der Kontaktvermeidung viele Beschäftigte, deren Tätigkeit nicht zwingend Anwesenheit vor Ort erforderte, ins Home Office geschickt. Laut einer Erhebung der Hans-Böckler-Stiftung (2020) arbeiteten Ende April 27 % der Beschäftigten überwiegend oder ausschließlich zuhause, im Vergleich zu 4 % vor der Pandemie.

Die Ausgestaltung der Home-Office-Lösungen war dabei sehr unterschiedlich: Während manche Beschäftigte von ihren Unternehmen IT-Ausstattung oder sogar Büromobiliar nach Hause geliefert bekamen und bei der technischen Einrichtung unterstützt wurden, mussten sich andere weitgehend alleine ihre Arbeitsplätze einrichten.

Mit dem temporären Abflauen der Infektionszahlen im Sommer und Frühherbst kehrten viele Beschäftigte zunächst an den Arbeitsplatz zurück. Im zweiten Lockdown im Herbst und Winter 2020/2021 reagierten die Arbeitgeber insgesamt zögerlicher, was Home-Office-Lösungen anbelangt: Im November lag der Anteil der überwiegend oder ausschließlich zuhause Arbeitenden trotz deutlich höherer Inzidenzwerte und eindringlicher Appelle seitens der Politik bei nur 14 % (Hans-Böckler-Stiftung 2020). Dies spiegelt u. U. auch Schwierigkeiten bei der Umsetzung von Home-Office-Regelungen wider.

Doch nicht nur Arbeitnehmer*innen, auch Schulkinder und deren Eltern sowie Studierende sehen sich plötzlich der Anforderung gegenüber, angesichts über Monate geschlossener (Hoch-)Schulen ihren (Lern-)Alltag selbstorganisiert zu gestalten. Während in der öffentlichen Debatte häufig die (mangelnde) Ausstattung mit Endgeräten oder nicht funktionierende Lernplattformen im Vordergrund stehen, sind das Gestalten eines strukturierten Tagesablaufs, das Aufrechterhalten der Motivation und der eigenständige Umgang mit den Lerninhalten oftmals die größere Herausforderung. ◀

In den folgenden Absätzen werden die Gestaltungsaufgaben, mit denen Personen bei digitalen Arbeitsformen konfrontiert sind, und die erforderlichen Kompetenzen zu ihrer Bewältigung näher beschrieben. Wir gliedern diese dabei in persönliche, soziale und Methodenkompetenzen, die unabhängig von konkreten fachlichen Anforderungen einer Tätigkeit übergreifend wichtiger werden.

Persönliche Kompetenzen

Beschäftigte müssen in flexiblen, digital gestützten Arbeitsformen neben ihren eigentlichen Arbeitstätigkeiten u. U. zusätzliche Aufgaben übernehmen, die andernfalls dem Arbeitgeber zufallen würden (Kötter 2002). Dazu zählen z. B.
- die (technische wie ergonomische) Einrichtung des mobilen oder Heimarbeitsplatzes,
- die Gewährleistung von Informationssicherheit und Datenschutz,
- die Pausengestaltung,
- die zeitliche Zuteilung und Planung von Arbeitsaufgaben,
- die Organisation von Kommunikationswegen und -mitteln.

Neben ihren fachlichen Kompetenzen müssen die Beschäftigten daher über *Arbeitsgestaltungskompetenzen* verfügen, um diese Anforderungen zu bewältigen. Diese werden von Dettmers und Clauß (2018, S. 17) wie folgt definiert:

> *„Arbeitsgestaltungskompetenz kann somit definiert werden als das Wissen um günstige Gestaltung der Arbeitsbedingungen, die eine effektive Bewältigung der eigenen Arbeitsaufgaben ermöglicht, gleichzeitig die Motivation fördert und Belastungen reduziert. Die Kompetenz basiert auf Erfahrungen und schließt Fertigkeiten und Strategien ein, wie die eigene Arbeit im Kontext der spezifischen Rahmenbedingungen gestaltet werden kann. Schließlich beinhaltet die Arbeitsgestaltungskompetenz das Wissen um die Gestaltungsspielräume, die den Beschäftigten in ihrer Arbeitssituation gegeben sind."*

Dettmers und Clauß (2018) vergleichen Arbeitsgestaltungskompetenzen mit Selbstmanagement und Selbstorganisation, d. h. der Fähigkeit, Arbeitsalltag und -aufgaben sinnvoll zu strukturieren und zeitlich zu planen, den Überblick zu behalten, Ziele zu setzen usw. (Graf 2012) Auch diese Kompetenzen sind für die beschriebenen Arbeitsformen besonders bedeutsam, damit Beschäftigte die Handlungsspielräume nutzen können, ohne überfordert zu werden. Weiterhin ist eine hohe Selbstwirksamkeitserwartung, d. h. Vertrauen in die eigenen Fähigkeiten, auch schwierige Situationen adäquat bewältigen zu können, wichtig (Müller und Wiese 2010).

Insbesondere die Fähigkeit zur Selbstorganisation wird beeinflusst durch bestimmte Persönlichkeitsmerkmale wie Planungs- und Kontrollneigung. Personen mit hoher Kontrollneigung werden die höheren Anforderungen zur Selbstorganisation besser umsetzen können als Personen mit geringer Kontrollneigung. Dabei sind Menschen mit geringer Kontrollneigung eher auf klare externe Rahmungen und Strukturierungshilfen angewiesen, was sie im Homeoffice vor größere Herausforderungen stellt und u. U. das Erleben der eigenen Selbstwirksamkeit schwächen kann (vgl. Herrmann und Frey Cordes 2020).

Flexible und digital gestützte Arbeitsformen lassen häufig die Grenze zwischen Arbeit, Familienaufgaben und Freizeit verschwimmen. Über digitale Kommunikationsmittel sind Beschäftigte niedrigschwellig erreichbar, und speziell bei der Arbeit zuhause fällt der Wechsel zwischen verschiedenen Lebensbereichen leicht. Dies kann auf der einen Seite die Vereinbarkeit von Beruf und Familie durchaus erleichtern. Auf der anderen Seite droht eine „Entgrenzung" mit ausufernden Arbeitszeiten; Wohlbefinden und Erholung können beeinträchtigt sein, wenn freie Zeiten nicht mehr klar definiert sind.

Beschäftigte in digitalen, flexibilisierten Arbeitsformen müssen daher über die Fähigkeit verfügen, die Grenze zwischen Arbeit und Freizeit adäquat zu regulieren (Sturges 2012), z. B. indem sie mit der Arbeitgeber*in (oder auch mit der Partner*in bzw. der Familie!) klare Regelungen für die Erreichbarkeit außerhalb regulärer Arbeitszeiten vereinbaren.

> ▶ **Beispiel Erreichbarkeitsregelungen**
>
> In Frankreich gilt seit 2017 ein Recht auf „digitales Abschalten", welches sicherstellen soll, dass Arbeitnehmer*innen nicht unter Druck gesetzt werden, auch nach Dienstschluss erreichbar zu sein.[1] Auch in Deutschland steuern einige große Unternehmen gegen: So entwickelte etwa der Daimler-Konzern einen Abwesenheitsassistenten, der im Urlaub eingehende Mails automatisch löscht und die Absender auffordert, sich an eine Vertretung zu wenden oder nach der Rückkehr erneut zu melden, denn die „Mitarbeiterinnen und Mitarbeiter sollen sich im Urlaub erholen und keine geschäftlichen E-Mails lesen".[2] ◀

Hoppe et al. (2018) definieren *Erholungskompetenzen*, die wichtig sind, um langfristig gesund zu bleiben. Dies umfasst u. a. die Fähigkeit, abzuschalten und arbeitsbezogenes Grübeln zu vermeiden und sich zu entspannen.

Soziale Kompetenzen

Arbeit in flexiblen, digital gestützten Settings ist (nicht nur in Zeiten von Kontaktvermeidung) häufig mit einem Fehlen direkter sozialer Kontakte verbunden. Auch wenn in virtuellen Meetings fachlich effizient kommuniziert wird, fehlen häufig Möglichkeiten zum informellen kollegialen Austausch: Der „Flurfunk", über den häufig wichtige Informationen weitergegeben werden, fällt ebenso weg wie die gemeinsame Kaffee- oder Mittagspause, in der sich Kolleg*innen besser kennenlernen und ein Gemeinschaftsgefühl aufbauen können.

Aus der Forschung zu virtuellen Teams ist bekannt, dass der mangelnde persönliche Kontakt auch den fachlichen Austausch behindert, z. B. weil Teammitglieder den Arbeitsrhythmus bzw. die Arbeitsweise ihrer Kolleg*innen weniger gut kennen und somit bspw. schlechter einschätzen können, ob Informationen zur Kenntnis genommen wurden oder der gewünschte Arbeitsstand bereits erreicht ist. Informationen, die andernfalls beiläufig zur Kenntnis genommen werden – etwa ob Kolleg*innen anwesend und ansprechbar sind – müssen in digitalen Arbeitsformen häufig explizit erfragt oder vermittelt werden, der Koordinationsaufwand steigt (Kremer und Janneck 2013). Dementsprechend sind soziale und kooperative Kompetenzen in digitalen Settings von immenser Bedeutung.

---

1 ▶ https://www.welt.de/wirtschaft/article160846376/Franzosen-haben-jetzt-das-Recht-auf-Abschalten.html, Zugegriffen: 18. Februar 2021.

2 ▶ https://media.daimler.com/marsMediaSite/de/instance/ko/Daimler-Mitarbeiter-koennen-im-Urlaub-eingehende-E-Mails-loeschen-lassen.xhtml?oid=9919305, Zugegriffen: 30.3.2022.

Interessanterweise wird auch durch die Gestaltung digitaler Kooperationsplattformen versucht, diese sozial-kommunikative Ebene besser zu unterstützen. Dies geschieht z. B. durch die Verbesserung der Gruppenwahrnehmung oder *Awareness* (Prinz 2001), durch das Bereitstellen von informelleren Kommunikationskanälen (wie etwa private Chats) oder Meta-Informationen (z. B. wann ein Teammitglied zuletzt online war oder wie viele Personen einen Beitrag aufgerufen haben). Zunehmend kommen hierbei sogenannte *Gamification-Elemente*, die auf spielerische Weise Informationen vermitteln und zur Nutzung anregen, zum Einsatz.

> ▶ **Beispiel Gamification im Projektmanagement**
>
> „Red Critter"[3] ist eine Projektmanagement-Plattform, die klassische Funktionen solcher Plattformen (z. B. Verwaltung von Aufgaben und Deadlines, Management von Anforderungen, Teamzusammenstellung und -management) in einem durchgängig spielerischen Ansatz umsetzt. Beschäftigte bzw. Teammitglieder sammeln für Aufgabenerledigungen und Aktivitäten Punkte, die sie in Prämien umtauschen können (materielle Belohnungen, aber auch freie Tage u. ä.), sie können wechselseitige Bewertungen vornehmen, Ranglisten können erstellt werden usw. Jüngst wurden vom Hersteller Erweiterungen auch für digitale Klassenzimmer oder sogar das Management der eigenen Familie und der Aufgaben und Pflichten im Haushalt vorgestellt. ◀

Einschlägige Maßnahmen zum Aufbau von sozial adäquatem Verhalten im Netz umfassen z. B. die Entwicklung von Ethikrichtlinien, Clearingstellen und Schulungen für Beschäftigte auf unterschiedlichen Hierarchieebenen. Durch das betriebliche Setting können die Interventionen an Schwachstellen ansetzen, ein großer Personenkreis kann erreicht werden.

Technikorientierte Kompetenzen

Naturgemäß sind für das Arbeiten in digitalen Settings auch technikbezogene Kompetenzen von großer Bedeutung. Die beteiligten Personen – ob Schüler*innen und Studierende oder Beschäftigte – müssen über geeignete *Handhabungskompetenzen* im Umgang mit der jeweils zum Einsatz kommenden Technologie verfügen. Dabei sind jüngere Generationen – die oft beschworenen *Digital Natives* – nicht zwangsweise im Vorteil (Ng 2012). Dies zeigt sich auch in der aktuellen Situation: So sind beispielsweise viele Jugendliche und Studienanfänger*innen zwar geübt im Umgang mit dem Smartphone, weisen aber kaum Erfahrungen mit klassischen Computerprogrammen und Desktop-PCs auf, die jedoch für das wissenschaftliche Arbeiten und später arbeitsbezogene Anwendungen nach wie vor unerlässlich sind.

Weiterhin sind im Sinne eines umfassenden Medienkompetenz-Verständnisses neben der reinen Handhabung von Geräten und Anwendungen auch die reflektierte Nutzung und Gestaltung wichtige Kernkompetenzen. Dies kommt auch im Begriff der *Digital Literacy* (vgl. Ng 2012) zum Ausdruck, der sehr stark auch auf Auswahl, Handhabung und Interpretation von Daten und Information abzielt, was angesichts immer größer werdender Datenmengen, die Individuen zur relativ freien Verfügung

---

3 ▶ http://www.redcritterconnecter.com, Zugegriffen: 30.3.2022.

stehen, eine zunehmende Herausforderung darstellt, auch auf betrieblicher und gesellschaftlicher Ebene.

> ▶ **Beispiel**
>
> Die Vermittlung entsprechender Kompetenzen wird zunehmend auch eine Aufgabe für Hochschulen. So hat beispielsweise die im Aufbau befindliche Plattform Future Skills[4] zum Ziel, digitale Kurse und Lehr-Lernmaterialien zu Zukunftstechnologien und -kompetenzen übergreifend für alle Hochschulen Schleswig-Holsteins zur Verfügung zu stellen. ◀

Der Umgang mit Technik ist jedoch nicht nur eine Frage von Handhabung und Wissen. Auch hier spielen neben grundsätzlichen oder politischen Einstellungen (wie etwa Ablehnung aus Gründen des Datenschutzes) auch Persönlichkeitsmerkmale eine Rolle. Wie Untersuchungen beispielsweise zur Technologieaffinität (Attig et al. 2017), zum technik- bzw. computerbezogenen Selbstkonzept (Janneck et al. 2020) oder zu computerbezogenen Attributionsstilen (Niels 2019) zeigen, sind Präferenzen und Einstellungen zur Techniknutzung auch in der Persönlichkeit verankert. Diese Merkmale erweisen sich als relativ stabil und änderungsresistent und haben erheblichen Einfluss auf die Nutzung und Bewertung von technischen Systemen. Welche Rolle sie für längerfristige Digitalisierungsprozesse spielen, ist noch wenig erforscht.

In vielen Handlungsfeldern der Digitalisierung sind persönliche, soziale und technikorientierte Kompetenzen gleichermaßen von Bedeutung.

> ▶ **Beispiel Kriminalität im Internet**
>
> Wir haben weiter oben auf das Thema IT-Sicherheit und auf Gefährdungen verwiesen. Nach dem Bericht des BSI war bereits jede*r Vierte Opfer von Kriminalität im Internet. Im Vordergrund stand dabei Betrug beim Online-Shopping und Fremd-Zugriff auf einen Online-Account (BSI 2020, S. 39). Neben klassischen Phishing-E-Mails werden bei den Adressat*innen Ängste durch Erpressungsversuche oder durch Appelle an die Hilfsbereitschaft geschürt.
>
> Eine Gefährdung mit unmittelbarem Bezug zu Gesundheit kann des Weiteren durch unachtsames oder durch aggressives Verhalten bei digitaler Kommunikation, z. B. in sozialen Medien, gegeben sein. Eine breite Spanne von Verhaltensweisen, die Incivility und Cybermobbing (Zych et al. 2019) umfasst, ist mit sozialen Stressoren und mit negativen Wirkungen auf die Gesundheit verbunden. Das BSI verweist in seinem Bericht darauf, dass hinsichtlich individueller Sicherheit und Schutzmaßnahmen vor Missbrauch erhebliche Entwicklungspotentiale bestehen oder vereinfacht ausgedrückt: Das Sicherheitsverhalten der Nutzer*innen lässt zu wünschen übrig. ◀

Förderung von Gestaltungskompetenzen

Es ist zu erwarten, dass die Zahl der Beschäftigten in den hier skizzierten digitalen Arbeitsformen weiter wächst. Somit ist die Förderung der hier dargestellten Gestaltungskompetenzen von hoher Bedeutung, zumal davon auszugehen ist, dass Be-

---

[4] ▶ https://futureskills-sh.de/de/, Zugegriffen: 30.3.2022.

schäftigte ein höchst unterschiedliches Kompetenzniveau hinsichtlich der hier dargestellten Aspekte aufweisen. Untersuchungen zeigen, dass entsprechende Interventionen wirksam sind (vgl. Janneck und Hoppe 2018).

Klassische Formen betrieblicher Gesundheitsförderung und Kompetenzentwicklung geraten hier jedoch an ihre Grenzen. So wurden z. B. zum Schutz der IT-Sicherheit Interventionen entwickelt, die sicherheitsgerechtes Verhalten in den Vordergrund stellen. Zur Reduktion von Gefährdungen durch unachtsames oder aggressives Verhalten gibt es eine Reihe von Maßnahmen (Zych et al. 2019). Sie richten sich an Verbraucher*innen, an Opfer, Täter*innen und andere Beteiligte. Dazu gehören auch Interventionen zum Schutz vor Aggressionen im Netz, die darauf basieren, transparente, sachliche und unterstützende Kommunikation aufzubauen. Zur Förderung individueller Kompetenzentwicklung und Gesundheit kommen vielfach Online-Interventionen zum Einsatz, die ortsunabhängig und eigenverantwortlich genutzt werden können (siehe auch die Beiträge in Teil IV in diesem Band).

Jedoch sind auch die Arbeitgeber gefordert, neue Formen der betrieblichen Gesundheitsförderung zu entwickeln, wie im nachfolgenden Abschnitt erläutert wird.

Betriebliche Kernaufgaben

Im Mittelpunkt betrieblicher Kernaufgaben steht die gesundheitsgerechte Gestaltung der Arbeit. Arbeitsgestaltung wird definiert als die systematische Veränderung technischer, organisatorischer und (oder) sozialer Arbeitsbedingungen (Bamberg et al. 2012), dabei können inhaltliche und prozedurale Aufgaben unterschieden werden. Inhaltliche Aufgaben betreffen die Frage, was gestaltet werden soll, prozedurale Aufgaben betreffen Fragen, wie Arbeitsbedingungen geändert werden sollten. Der vorangegangene Abschnitt hat deutlich gemacht, dass unter den Bedingungen der Digitalisierung der Aufbau individueller Gestaltungskompetenz zunimmt. Sofern es sich um abhängige Beschäftigungsverhältnisse handelt, liegt die Verantwortung für den Aufbau und die fortlaufende Aktualisierung der Gestaltungskompetenz aber nicht nur bei den Beschäftigten, sondern auch beim Unternehmen und wird damit zur betrieblichen Kernaufgabe.

Die folgenden Abschnitte geben einen beispielhaften Überblick, welche klassischen Ansatzpunkte der Arbeitsgestaltung zu berücksichtigen sind, welche Besonderheiten bei digitaler Arbeit bestehen und welche Gestaltungsstrategien erfolgversprechend sein können. Am Schluss wird auf den Gestaltungsprozess und auf das Thema Zuständigkeiten eingegangen.

Ansatzpunkte

Gut gestaltete Arbeit stellt sicher, dass sie die „Arbeitstätigen nicht schädigt, ihr psychosoziales Wohlbefinden nicht – oder allenfalls vorübergehend – beeinträchtigt, ihren Bedürfnissen und Qualifikationen entspricht, individuelle und/oder kollektive

Einflussnahme auf Arbeitsbedingungen und Arbeitssysteme ermöglicht und zur Entwicklung der Persönlichkeit im Sinne der Entfaltung ihrer Potentiale und Förderung ihrer Kompetenzen beizutragen vermag" (Ulich 2011, S. 149). Ansatzpunkte für die Gestaltung gesunder Arbeit sind die Arbeitsmittel (Programme, Hard- und Software, Werkzeuge), die Arbeitsaufgabe selbst (Handlungsspielraum, aufgabenbezogene Unterbrechungen), die Arbeitsorganisation (Arbeitsteilung, Informations-, Kommunikation- und Kooperationsmöglichkeiten, Arbeitszeit, Entgelt) und die Arbeitsumgebung (Raumgestaltung, Licht, Lärm, Temperatur).

Arbeitsmittel

Arbeitsmittel sind Werkzeuge, Geräte, Maschinen und Anlagen, die bei der Arbeit verwendet werden, einschließlich sogenannter überwachungsbedürftiger Anlagen. Sie kommen in einem definierten Arbeitssystem zum Einsatz, um einen Arbeitsgegenstand zu bearbeiten. Arbeitgebende dürfen gemäß § 5 Abs. 1 und 3 der Betriebssicherheitsverordnung (BetrSichV) nur Arbeitsmittel zur Verfügung stellen und verwenden lassen, die unter Berücksichtigung der vorgesehenen Einsatzbedingungen bei der Verwendung sicher sind und den geltenden Rechtsvorschriften über Sicherheit und Gesundheitsschutz entsprechen (Barth 2015, S. 6).

- **Was ist das Besondere bei digitaler Arbeit?**

Tools wie digitale Akten-, Dokumentations- oder Abrechnungssysteme, Tablets, Apps, Smartphones, bis hin zu Drohnen oder Robotern kommen in den unterschiedlichsten betrieblichen Handlungsfeldern als Arbeitsmittel zum Einsatz, wie Teil 2 in diesem Band anschaulich zeigt. Auch für digitale Arbeitsmittel gilt, sie müssen einfach und störungsfrei anwendbar sein, dürfen nicht die Sicherheit oder Gesundheit der Beschäftigten gefährden oder beeinträchtigen und müssen hinsichtlich der Mensch-Maschine-Interaktion Aspekte der Gebrauchstauglichkeit ('Usability', vgl. DIN EN ISO 9241-11) berücksichtigen, z. B. durch eine Gestaltung gemäß der Interaktionsprinzipien der DIN EN ISO 9241-110.

Da aber nicht nur Arbeitsmittel, sondern ganze Geschäfts- und Dienstleistungsprozesse digitalisiert werden, wird eine funktionierende betriebliche IT-Infrastruktur die zentrale Basis alltäglicher Arbeitsprozesse. Insbesondere die Systemqualität (Verfügbarkeit, Zuverlässigkeit oder Reaktionsgeschwindigkeit), die Servicequalität der Administration und Rechenzentren und die Qualität der zur Verfügung gestellten Informationen spielen eine zentrale Rolle für effizientes und effektives sowie belastungsfreies Arbeiten (Rau und Hoppe 2020). Aber auch die Einheitlichkeit der Infrastruktur und der zum Einsatz kommenden Programme hat gesundheitliche Bedeutung. Je mehr unterschiedliche, zum Teil nicht kompatible Programme z. B. über Abteilungs- oder Teamgrenzen hinweg zum Einsatz kommen, desto mehr Zusatzaufwand ist in der Abstimmung von Arbeitsprozessen erforderlich. Zusatzaufwand sollte unter Belastungsgesichtspunkten, wo immer möglich, vermieden werden. Daher liefert eine einheitliche IT-Infrastruktur mit kompatiblen Anwendungsprogrammen die technische Grundlage für eine gesunde Zusammenarbeit.

> **Beispiel**
>
> Das folgende Beispiel zeigt die Bemühungen eines Unternehmens zu einer einheitlichen IT-Infrastruktur zu gelangen.
>
> Das Unternehmen Xenon Automatisierungstechnik GmbH hat nach 10-jähriger Entwicklungs- und Erprobungszeit eine cloudbasierte abgestimmte IT-Landschaft strukturiert, die allen Beschäftigten einen digitalen Arbeitsplatz in der Cloud ermöglicht, über den die gesamte aufgabenbezogene Kommunikation stattfindet. Das Basisarbeitsmittel ist Microsoft 365 mit Tools wie MS Teams, um zu kommunizieren, Microsoft Planner, um Termine zu planen, One Note und Wikis um zu dokumentieren und Informationen zu teilen. Sharepoint dient der zentralen Programmsteuerung und wird durch ein hausintern entwickeltes Aufgabenmanagement-System ergänzt. Auf Office-Anwendungen wie Word und Excel wird heute weitgehend verzichtet, E-Mails werden nur noch nachgeordnet dort versendet, wo nicht über Teams, Wikis und One Note Informationen ausgetauscht werden können. Nutzungsregeln werden in einem verbindlichen Kulturkodex festgehalten und sichern die Funktionsfähigkeit ab.[5] ◄

Eine gut funktionierende IT-Struktur, die Grundlage digitaler Arbeit, ist kein „Selbstläufer", sondern ein langwieriger technischer und kultureller Entwicklungsprozess, dessen Vorteile sich nur entfalten können, wenn auch alle Beschäftigten sie konsequent und regelbasiert nutzen. Damit ist eine breite und fortlaufend aktualisierte Qualifizierung für die Nutzung der Infrastruktur erforderlich. Gleichzeitig benötigen Software-Entwickler*innen Grundlagenwissen und Kompetenzen zum Thema gut gestaltete Arbeit und Arbeitsmittel, die sich nicht nur auf Fragen der Ergonomie und Gebrauchstauglichkeit beziehen (siehe auch folgende Abschnitte).

Eine weitere betriebliche Kernaufgabe ist die Förderung digitaler Sicherheit. Bei digitaler Sicherheit reicht eine Beachtung der Safety-Funktionen, die die Betriebs- und Sicherheitsfunktion einer Maschine betreffen, nicht länger aus. Sie sind u. a. zu ergänzen um Security-Funktionen, die digitale Manipulationen vermeiden sollen (Kasper und Voss 2018).

Arbeitsaufgaben

Die Bedeutung von Aufgabenmerkmalen für die Gesundheit ist empirisch gut bestätigt (vgl. Ducki und Kötter 2022). Die wichtigsten *positiven Aufgabenmerkmale* sind vollständige Aufgaben, Kontrolle und Möglichkeiten der Einflussnahme auf der Ebene der Rahmenbedingungen, aber auch in der konkreten Aufgabenausführung. Sie entfalten ihre gesundheitsförderlichen Wirkungen darüber, dass sie einen flexiblen Umgang mit sich ändernden Umgebungsbedingungen sicherstellen und darüber gewährleisten, dass Ziele trotz Hindernissen erreicht werden können. Aufgaben setzen sich aus Zielen, Planungsprozessen, Umsetzungsschritten und Feedbackprozessen zusammen und haben unterschiedliche Komplexitätsgrade hinsichtlich erforderlicher Planungs- und Entscheidungsnotwendigkeiten (Hacker 2018). Verein-

---

5 ▶ https://www.collaboteam.de/home/meldung/neue-anforderungen-an-die-arbeitsgestaltung/#gallery-5, Zugegriffen: 31.03.2022.

facht gelten hohe Planungs- und Entscheidungserfordernisse als persönlichkeitsförderlich, weil sie komplexe Anforderungen an die Kompetenzen, Fähigkeiten und Fertigkeiten der arbeitenden Person stellen.

Zu den wichtigsten aufgabenbezogenen Belastungen zählen eine hohe Arbeitsintensität bzw. Zeit- und Leistungsdruck, Multitasking, Störungen und Unterbrechungen und monotone Arbeit. Psychische Belastungen ergeben sich bei unzureichender Arbeitsgestaltung durch notwendigen Zusatzaufwand, der eingesetzt werden muss, um z. B. Hindernisse und Störungen zu beseitigen oder durch Überforderungen der Leistungsreserven z. B. bei zu hoher Arbeitsdichte oder bei monotoner Arbeit (Daueraufmerksamkeit). Aufgabenbezogene Belastungen haben ihre Ursache in einer unzureichenden Arbeitsorganisation und sind damit alle prinzipiell veränderbar.

> **Elemente gut gestalteter Aufgaben**
> „Gut gestaltete Arbeitsaufgaben
> - berücksichtigen die Erfahrungen und Fähigkeiten der Beschäftigten,
> - sichern vollständige und sinnvolle Aufgaben,
> - verdeutlichen den Beitrag zum Gesamtergebnis,
> - ermöglichen den Einsatz vielfältiger Fertigkeiten und Fähigkeiten,
> - bieten Autonomie,
> - ermöglichen Lernen,
> - stellen ausreichend Rückmeldung zur Verfügung,
> - vermeiden Über- und Unterforderung,
> - ermöglichen sozialen Kontakt,
> - vermeiden hohe Repetitivität und
> - vermeiden aufgabenimmanente Belastungen".
> (Metz 2011, S. 189 f., siehe auch EN ISO 10075-2)

Die Aufgabe zum Ausgangspunkt der Gestaltung zu machen ist hoch effizient, da in der Realisierung der Arbeitsaufgabe soziale und technisch-organisatorische Komponenten zusammenwirken müssen. Aufgabengestaltung bedeutet dadurch immer auch die Mitgestaltung des technischen, sozialen und organisatorischen Teilsystems. Zur gesunden Aufgabengestaltung liegt umfangreiches Wissen vor, dass in diversen Lehrbüchern, Texten und Leitfäden nachzulesen ist (z. B. Bamberg et al. 2011; Ducki und Kötter 2022).

▪ Was ist das Besondere bei digitaler Arbeit?

Auch digitale Arbeit hat eine Aufgabenstruktur, die sich aus Zielen, Planungsprozessen, Umsetzungsschritten und Feedbackprozessen zusammensetzt, unterschiedliche Komplexitätsgrade aufweist, Feedbackprozesse ermöglicht und zu mehr oder weniger sozialem Kontakt anregt. Besonderheiten ergeben sich jedoch auf mehreren Ebenen:

Auf der *übergeordneten Ebene* geht es um die Aufgabenteilung zwischen Mensch und Maschine. Robelski (2016) hat in einem Scoping-Review Studienbelege dafür gefunden, dass die Verteilung der Handlungs- und Entscheidungsspielräume zwischen Mensch und Maschine gesundheitswirksam werden kann. So wird eine Einschränkung der Entscheidungsautonomie als stressend empfunden, die Möglichkeit in Prozesse eingreifen zu können hingegen als entlastend und bereichernd erlebt, weil hier Fähigkeiten abgefordert werden. Problematisch ist es daher, wenn v. a. komplexe und anspruchsvolle Aufgabenbestandteile an Maschinen übergeben werden und für Menschen die Resttätigkeiten verbleiben, die von Maschinen aus Kosten und Entwicklungsgründen (noch) nicht übernommen werden sollen (digitale Taylorisierung) (siehe auch Beitrag von Kötter in Teil II in diesem Band).

Die richtige Zuordnung der Aufgabenbestandteile zu Mensch und Maschine zu finden, ist arbeitspsychologisch ein anspruchsvoller Prozess, der sich nicht aus den technologischen Gegebenheiten oder scheinbaren Zwängen ergeben darf (‚technikzentrierte Arbeitsgestaltung'), sondern das Resultat einer arbeitswissenschaftlich fundierten Entscheidung sein sollte, die an den Humankriterien ausgerichtet ist (‚humanzentrierte Arbeitsgestaltung'). Hacker (2018, S. 56) empfiehlt bei digitaler Arbeit zur Vermeidung partialisierter und hoch segmentierter Arbeitsprozesse das „duale Gestalten" im Sinne des parallelen Entwerfens von gut gestalteten Arbeitstätigkeiten und der dazugehörigen Hard- und Software. Hier kommt den Softwareentwickler*innen eine besondere Bedeutung zu, weil sie Programme schreiben, die festlegen, welche Teilschritte im Arbeitsvollzug später von wem erledigt werden.

Auf der *Ebene der individuellen Arbeitsgestaltung* wird das Verhältnis von digitalen zu analogen Aufgabenbestandteilen zum Gestaltungsgegenstand. Im Zuge der Festlegung, welche Aufgabenbestandteile beim Menschen verbleiben sollten, sollte auch das zeitliche Verhältnis von digitalen und analogen Tätigkeitselementen im Laufe eines Arbeitstages mitbetrachtet werden. So sollte darauf geachtet werden, dass sich digitale und analoge Tätigkeitselemente im Tagesverlauf abwechseln und für die Erledigung der Kernaufgabe möglichst viele analoge Elemente erhalten bleiben, während Rand- oder Nebenaufgaben digital unterstützt werden können.

> ▶ **Beispiel Pflege**
>
> So heben Melzer et al. in diesem Band hervor, dass digitale Pflegetechnologien das Potenzial haben zu einer Verbesserung der Arbeitssituation beizutragen. Wichtig ist aber, dass der eigentliche pflegerische Auftrag, d. h. die Zuwendung zum und Behandlung von erkrankten Menschen als Kernaufgabe vollständig in der Hand der Pflegkräfte verbleibt und technologische Unterstützung vor allem für Dokumentations-, Abrechnungs-, Informationsbereitstellung oder Überwachung von Prozessen zum Einsatz kommt. Gut gestaltete Arbeit bedeutet hier, digitale Tools zur Entlastung von arbeitsaufwändigen Randaufgaben einzusetzen, um die zeitlichen Anteile der analogen pflegerischen Kerntätigkeit zu erweitern. Das funktioniert aber nur, wenn nicht mit der Digitalisierung eine Ausdehnung z. B. der Dokumentationspflichten legitimiert und gefordert wird. ◀

Während es bei interaktionsintensiven Tätigkeiten wie der Pflege, der Erziehung oder im Handel schnell nachvollziehbar und erkennbar ist, welche analogen und inhaltlich anspruchsvollen Aufgabenelemente beim Menschen verbleiben sollten, sind in anderen Tätigkeitsfeldern zunächst ein genaues Hinsehen und eine Analyse der Aufgabenstrukturen erforderlich. Mit Analyseverfahren wie der Kontrastiven Aufgabenanalyse (KABA) können z. B. Arbeitsaufgaben hinsichtlich verschiedener Humankriterien beurteilt werden. Besonders berücksichtigt werden dabei die Auswirkungen eingesetzter oder geplanter Hardware, Software und Kommunikationsmittel

(Dunckel und Pleiss 2007). Für mobile Arbeitsaufgaben liegen ebenfalls konkrete Empfehlungen vor, wie aufgabenbezogene Belastungen reduziert und ressourcenstärkende Aufgabenelemente erweitert werden können (z. B. Rieder et al. 2019).

Aufgabengestaltung hat immer Konsequenzen für die generelle Arbeitsorganisation bzw. die Arbeitsorganisation determiniert die Möglichkeiten gesunder Aufgabengestaltung.

Arbeitsorganisation

Die Arbeitsorganisation umfasst alle raumzeitlichen organisatorischen Ist-Zustände, alle organisierten Anstrengungen und koordinierten Tätigkeiten von Personen, um das Zusammenwirken von Mensch-Maschine-Umwelt-Systemen effektiv und effizient zu optimieren. Die Gestaltung kann sich beziehen auf den Umfang und die raum-zeitliche Abfolge von Aufgaben, die Bereitstellung von Informations-, Kommunikation- und Kooperationsmöglichkeiten, Arbeitszeitregelungen, das Entgeltsystem aber auch auf soziale Fragen wie Teamzusammenhalt, Konflikte oder Bindung (vgl. Bamberg et al. 2012).

- **Was ist das Besondere bei digitaler Arbeit?**

Digitale Arbeit ist raumzeitlich entgrenzte Arbeit und erfolgt virtuell. Für gesundes Arbeiten braucht es Gestaltungsempfehlungen, wie die Übergänge von einem Arbeitsbereich in den anderen, von Arbeit und Freizeit oder von Einzelarbeit und Teamarbeit reguliert werden können. In der betrieblichen Verantwortung liegen z. B. die Koordination teamübergreifender Prozesse, die Gestaltung virtueller Zusammenarbeit, die Gestaltung der Arbeitszeit und die Erwartungen hinsichtlich Erreichbarkeit. Zu vielen dieser Fragen finden sich Gestaltungsempfehlungen in den einzelnen Teilen dieses Bandes. Die Beiträge in Teil II und III liefern bspw. Gestaltungsempfehlungen für agile Arbeit, für mobile Arbeit und für neue Arbeitsformen in der ‚Gig Economy', heben aber auch hervor, dass zu vielen Fragen noch geforscht werden muss, bis belastbare Antworten vorliegen.

Für eine gesundheitsgerechte *Arbeitszeitgestaltung* ist die Einhaltung der rechtlich festgelegten Arbeitszeitregelungen von großer Bedeutung. Gerade eine flexible Arbeitszeitgestaltung erfordert verlässliche Vereinbarungen, die nicht nur vor gesundheitsschädlicher Arbeitsbelastung oder selbstgefährdendem Gesundheitsverhalten schützen, sondern auch individuelle Arbeitszeitpräferenzen mit betrieblichen Belangen abstimmen und kompatibel machen. Einen umfassenden Überblick über die Gestaltungselemente der Arbeitszeit liefert Hellert (2021). Unter entgrenzten Bedingungen wird immer mehr mit dem Instrument der Vertrauensarbeitszeit gearbeitet, bei der Beschäftigte selbst Beginn und Ende ihrer Arbeitszeit festlegen und Pausen frei wählen. Eine gesundheitsgerechte Vertrauensarbeitszeit benötigt neben der Einhaltung rechtlicher Grundlagen vor allem ein hohes Maß an Zeitkompetenz, die sich u. a. in Strategien zur Zeitverteilung und Beachtung der persönlichen Tagesrhythmik zeigt. Sie wird mitbestimmt durch betriebliche Rahmenbedingungen wie vorgegebene Arbeits- und Betriebszeiten, aber auch durch die betriebliche Vertrauenskultur. Sie kann nur in einem Klima der Wertschätzung funktionieren. Misstrauen, dass Mitarbeitende zu Hause weniger oder nicht arbeiten, passt nicht zur Vertrauensarbeitszeit. Unternehmen müssen somit in den Aufbau einer Vertrauenskultur investieren, wenn sie zeit- und ortsunabhängig arbeiten wollen.

Die *Gestaltung der sozialen Beziehungen* ist bei digitaler Arbeit anspruchsvoll und stellt Führungskräfte vor zahlreiche neue Herausforderungen (siehe Beitrag von Wesche et al. in diesem Band). Insbesondere der fehlende persönliche Kontakt muss durch virtuelle Ersatzmaßnahmen kompensiert werden, schriftliche Kommunikation und Videokonferenzen müssen fachgerecht eingesetzt werden und nicht nur auf fachliche, sondern auch auf soziale Bedürfnisse der Mitarbeitenden abgestimmt werden. Viele Abstimmungen, die in Präsenz nebenbei geschehen, müssen bei digitaler Arbeit zusätzlich organisiert werden. Trotz eines auch empirisch bestätigten gesteigerten Bedarfs an Kommunikation lässt sich in virtuellen Teams eine verringerte Kommunikation im Vergleich zu face-to-face Teams feststellen, was sich u. a. auf einen deutlich höheren Aufwand des text-basierten im Vergleich zum verbalen Informationsaustausch zurückführen lässt (Kauffeld et al. 2016).

In virtuellen Teams kann es zudem verstärkt zu Konflikten kommen, die ihren Ursprung in geringerer Gruppenkohäsion, sprachlichen Missverständnissen z. B. aufgrund von Sprachbarrieren und mangelndem Informationsaustausch, oder auch in ungehemmteren Kommunikationsverhalten haben können (ebd.). Auch ist es für Führungskräfte nicht leicht, die gesundheitliche Situation der Mitarbeitenden richtig einzuschätzen, wenn man sich nur noch selten face-to-face sieht.

▶ **Beispiel Gründe, warum virtuelle Teams oft scheitern**

„Warum virtuelle Teams oft scheitern

Wenig persönliche Kontakte

Vertrauen ist die Grundlage funktionierender Teams und braucht persönliche Kontakte, nicht nur digitale.

Fehlende gemeinsame Regeln

Jedes funktionierende Team besitzt ein Set von gemeinsamen Regeln, nach denen sich zwischenmenschliche Interaktion und Kooperation abspielen. Diese bilden sich in der Regel im Laufe der Zusammenarbeit heraus. Doch virtuelle Teams haben diese Zeit nicht.

Schwelende Konflikte

In virtuellen Teams werden Konflikte aufgrund der räumlichen Distanz meist erst erkannt, wenn es schon zu spät ist und Teammitglieder das Arbeiten einstellen oder das Team verlassen.

Fehlende oder falsche Führung

Virtuelle Teams führen sich nicht von selbst. Sie benötigen einen strukturierten, aber wenig kontrolllastigen Führungsstil.

Kulturelle Unterschiede

Kulturelle Unterschiede in virtuellen Teams werden oft nicht thematisiert. Dies können Unterschiede sein zwischen nationalen Kulturen, Unternehmenskulturen oder funktionalen Kulturen, also zwischen Abteilungen".[6] ◀

---

[6] ▶ https://www.business-wissen.de/artikel/mitarbeiterfuehrung-so-gelingt-die-fuehrung-virtueller-teams/, Zugegriffen: 31.03.2022.

Um vermeidbare Konfliktursachen so gering wie möglich zu halten, benötigen Führungskräfte und Beschäftigte das notwendige Wissen darüber, wie Konflikte in virtuellen Teams vermieden werden können, welche digitalen Medien sich für welchen Kommunikationsinhalte eignen, klare Rollenzuteilungen und Verantwortlichkeiten, klare Kommunikationsregeln und die Einhaltung von vereinbarten Kommunikationsnormen (Netiquette). In jedem Fall müssen Führungskräfte in besonderer Weise digitale Tools zur Regulation von Aufgaben und Teams beherrschen und sie müssen deutlich häufiger schriftlich kommunizieren, u. a. um auch nonverbale Kommunikation partiell zu ersetzen. Weitere praktische Hinweise zu virtueller Führung finden sich bei Wesche et.al in diesem Band.

> ▶ **Beispiel Online Analyse Teamklima**
>
> „Als ein Tool zur effektiven online-Erhebung der Stimmung im Team eignet sich beispielsweise das Teambarometer® (4A-Side GmbH 2015). Das Teambarometer® basiert auf der Erfassung zweier grundlegender Dimensionen: die Aktivierung einer Person (d. h. ihre Handlungsbereitschaft) sowie die Valenz ihrer Emotion (d. h. positiv oder negativ). Die Teammitglieder beantworten in individuell festgesetzten Abständen eine Frage zur Stimmung, die aggregiert als Verlaufswerte der Teamstimmung angezeigt werden können. Dies ermöglicht der Führungskraft oder dem Team, im Bedarfsfall Teamentwicklungsmaßnahmen einzuleiten" (Kauffeld et al. 2016, S. 49). ◀

Arbeitsumgebung

Nach DIN 33400 ist die Arbeitsumgebung „das räumliche Umfeld, von dem vor allem physikalische und chemische, aber auch biologische Einflüsse auf den Menschen einwirken". Die Arbeitsumgebung wie z. B. ein Büroraum ist schon deswegen ein wichtiger Ansatzpunkt für die gesundheitsgerechte Gestaltung der Arbeit, weil sich Beschäftigte einen Großteil ihrer Arbeitszeit hier aufhalten. Forschungsergebnisse belegen zudem die Einflüsse der Büroraumumgebung auf die Gesundheit der Nutzenden (Konkol et al. 2017).

- **Was ist das Besondere bei digitaler Arbeit?**

Bei digitaler Arbeit können sich Arbeitsumgebungen im virtuellen Raum entmaterialisieren, womit der virtuelle Raum selbst zum Gestaltungsgegenstand wird (siehe auch Abschnitt Arbeitsmittel). Als feste und kontinuierliche Arbeitsorte werden aber auch Coworking Spaces, Satellitenbüros und das Homeoffice immer wichtiger. Sofern ein reguläres Beschäftigungsverhältnis besteht, ist der Arbeitgeber laut der Arbeitsstättenverordnung (ArbStättV) für die richtige Infrastruktur wie Computer oder Bürostuhl auch im Homeoffice, Coworking Space oder im Satellitenbüro zuständig.

Es muss ein fest eingerichteter Bildschirmarbeitsplatz in den privaten Räumen des/der Arbeitnehmer*in vorhanden sein. Genauso wie am Arbeitsplatz in der Firma ist das Arbeitsschutzgesetz (ArbSchG) zu befolgen. An jedem beliebigen Ort, so auch im Homeoffice sollten die Erkenntnisse zur ergonomischen Arbeitsplatzgestaltung eingehalten werden. Die folgende Liste zeigt einige Grundregeln für einen ergonomisch gut gestalteten Büroarbeitsplatz:

> ▶ Beispiel Anforderungen an ergonomische Büroarbeitsplätze

Grundregeln für gut gestaltete Büroarbeitsplätze
- mindestens 10 m² Fläche pro Arbeitsplatz
- ausreichende Beleuchtung/Tageslicht
- optimale Temperatur am Arbeitsplatz: 20–22° Celsius
- optimale Luftfeuchtigkeit am Arbeitsplatz liegt zwischen 40–60 %
- Mindestens 22" großen Bildschirm nutzen
- Schreibtischhöhe an Nutzer anpassen – idealerweise einen Steh-Sitz-Tisch nutzen
- ergonomischen Bürostuhl nutzen und auf Nutzer einstellen
- Lärmpegel niedrig halten
- Pflanzen im Büro aufstellen – sie verbessern Luftqualität und die Arbeitsatmosphäre[7] ◀

Unternehmen verfolgen mit ihren Büroflächen vielfältige Ziele wie die Förderung von Kommunikation und Austausch, von informeller Kommunikation, das Anregen von Lernprozessen, Ermöglichen von Wissenstransfer und Wissenssicherung aber auch die Förderung von Wohlbefinden und Identifikation mit dem Unternehmen. Gleichzeitig wird Raum verknappt, da immer mehr Mitarbeitende im Homeoffice arbeiten und nicht mehr einen vollen Arbeitsplatz benötigen. Damit die unterschiedlichsten Aktivitäten nebeneinander stattfinden können, bedarf es intelligenter Konzepte, die sowohl abgeschirmtes Arbeiten in Ruhebereichen als auch den lebendigen Austausch in offen gestalteten Besprechungsräumen oder Freizeitbereichen ermöglichen. Konkol et al. (2017) zeigen an vielen praktischen Beispielen, wie Büroräume gesundheitsförderlich gestaltet werden können und den vielfältigen Anforderungen neuer Arbeitsprinzipien entsprechen können.

Akteurskonstellationen

An verschiedenen Stellen wurde hervorgehoben, dass z. B. Softwareentwickler*innen für die Gestaltung gesunder Arbeit eine wichtige Funktion einnehmen, da die programmierte Software oftmals die Grundlage für die spätere Arbeitsteilung zwischen Mensch und Maschine ist. Darüber hinaus bestehen vielfältige gesetzlich geregelte Zuständigkeiten und Verantwortlichkeiten für die Gestaltung gesunder Arbeit, die – je nach Gesetzesvorgaben – unterschiedlichste Akteur*innen und Institutionen betreffen.

■ **Was ist das Besondere bei digitaler Arbeit?**
Bei digitaler Arbeit erweitern sich formelle und informelle Zuständigkeiten für die Gestaltung gesunder Arbeit in Abhängigkeit von der Beschäftigungsform und dem Ort der Leistungserbringung (Backfisch et al. in Druck). Während bei abhängiger Beschäftigung im Homeoffice Zuständigkeiten für die Gestaltung der Arbeit zwi-

---

7 ▶ https://www.bueromoebel-experte.de/ratgeber/ergonomie-ratgeber/ergonomie-am-arbeitsplatz/, Zugegriffen: 30.3.2022.

schen Arbeitnehmern und Arbeitgebern verteilt werden, kommen im Coworking Space die Betreiber des Coworking Spaces hinzu, die für die Gestaltung der Arbeitsumgebung und teilweise auch die Bereitstellung geeigneter Arbeitsmittel verantwortlich ist. Verschiedene Studien zeigen, dass die ergonomische Beschaffenheit einiger Coworking Spaces nicht gesundheitsfördernd ist (z. B. Keller et al. 2017; Robelski et al. 2019). Auch wenn der Schwerpunkt bei der Gestaltung der Arbeitsumgebung liegt, können Coworking Space Betreiber z. B. durch vorgegebene Öffnungszeiten auch indirekten Einfluss auf Fragen der Arbeitsorganisation der Nutzenden nehmen.

Arbeiten abhängig Beschäftigte phasenweise bei Kunden, oder werden sie als Arbeitnehmer überlassen, kommt das Kundenunternehmen bzw. das entleihende Unternehmen als Gestaltungsakteur hinzu. Während bei Arbeit vor Ort der Arbeitgeber weiterhin für den Gesundheitsschutz der Beschäftigten in der Hauptverantwortung bleibt, besteht bei Leiharbeit eine triangulierte Beschäftigungsform mit wechselnden Zuständigkeiten (Rigotti und Galais 2011). Verantwortlich für den Arbeitsschutz sind hier sowohl die verleihenden als auch die entleihenden Unternehmen. Die Hauptverantwortung liegt bei dem entleihenden Unternehmen, das Weisungsrechte hat und verpflichtet ist, Leiharbeitnehmer in das Unternehmen zu integrieren. Verleihende Unternehmen müssen sicherstellen, dass bei der entleihenden Firma Arbeitsschutzvorschriften und Maßnahmen eingehalten werden. Es hat auch die Pflicht grundsätzlich für die Sicherheit und den Gesundheitsschutz der entliehenen Beschäftigten zu sorgen. So können z. B. eine Grundausstattung an Persönlicher Schutzausrüstung (PSA) zur Verfügung gestellt werden und eine Grundunterweisung erfolgen.[8]

Die Gestaltung digitaler Arbeit hat somit viele Akteur*innen, die sich in ihren Zuständigkeiten u. a. auch nach den Orten der Leistungserbringung und nach den jeweiligen Ansatzpunkten der Arbeitsgestaltung unterscheiden (siehe folgende ◘ Tab. 24.1).

Sofern es sich um abhängige Beschäftigungsverhältnisse handelt, sind auch weiterhin Arbeitgeber in der Hauptverantwortung für die Gewährleistung sicherer und gesunder Arbeitsbedingungen. Kundenbetriebe oder entleihende Unternehmen kommen bei Arbeit vor Ort oder bei Leiharbeit als Verantwortliche für die Gestaltung ausgewählter Aspekte der Arbeit hinzu. Egal aber, an welchem Ort und in welchem Arbeitsverhältnis gearbeitet wird, ist darüber hinaus die arbeitende Person ein zentraler Dreh- und Angelpunkt. Sie muss unter den jeweils gegebenen Rahmenbedingungen ihre Arbeitsaufgabe zielgerichtet und effektiv erledigen und dabei mindestens die rechtsverbindlichen Vorgaben zur Einhaltung des arbeits- und Gesundheitsschutzes einhalten. Ihr das notwendige Gestaltungswissen und die entsprechenden Kompetenzen zu vermitteln und ihr die Möglichkeiten zu geben, das Gestaltungswissen auch umzusetzen (z. B. durch eine entsprechende Ausstattung), sind somit zentrale Ansatzpunkte für gute Gestaltung digitaler Arbeit.

---

8 ▶ https://www.sifa-sibe.de/sicherheitsbeauftragter/zeitarbeit-und-arbeitsschutz/, Zugegriffen: 30.3.2022.

■ **Tab. 24.1** Gestaltungs-Akteur*innen nach Art und Ort der Arbeit und den Ansatzpunkten der Arbeitsgestaltung

Arbeitsort	Arbeit-nehmer	Arbeit-geber	Kunden-/ Entleihende Unternehmen	Coworking Space Betreiber
Arbeiten im Unternehmen	AM, AA, AO, AU	AM, AA, AO, AU		
Arbeiten zu Hause	AM, AA, AO, AU	AM, AA, AO, AU		
Arbeiten bei Kunde*innen vor Ort/Leiharbeit	AM, AA, AO, AU	AM, AA, AO, AU	AM, (AO), AU	
Arbeiten im Coworking Space	AM, AA, AO, AU	AM, AA, (AO), (AU)		(AO), AU
Arbeiten auf digitalen Plattformen	AM, AA, AO, AU	AM, AA, AO, AU		

Legende: AM = Arbeitsmittel; AA = Arbeitsaufgabe; AO = Arbeitsorganisation; AU = Arbeitsumgebung; in Klammern: partiell verantwortlich

Über die oben aufgeführten Akteurskonstellationen hinaus können für die Gestaltung der Arbeitsumgebung noch weitere Akteur*innen ergänzt werden, die zwar gesetzlich irrelevant, aber praktisch durchaus von Bedeutung sind. So spielen die Bedingungen in Hotels, in Autos, in Zügen und auf Flughäfen für mobil Arbeitende eine erhebliche Rolle. Hier wird zunehmend auch die Notwendigkeit erkannt, gute räumliche und zumindest technische Voraussetzungen für Arbeitende zu schaffen und praktische Hinweise für z. B. Reisende zur Verfügung zu stellen, wie der folgende Auszug aus einer Information der deutschen Bahn zeigt.

▶ Beispiel ‚Die Bahn als Arbeitsplatz'

„Die Bahn als rollendes Büro – geht das?

[…]

Welche Tools kann ich an Bord eines Zuges nutzen?

Für die technische Grundausstattung, also Notebook oder Smartphone, muss natürlich zunächst einmal jeder selbst sorgen. […] In der 2. Klasse teilen sich zwei Sitze eine Steckdose, in der 1. Klasse hat sogar jeder Sitz eine Steckdose. Außerdem hat jeder Sitz eine verstellbare Rückenlehne, einen Klapptisch, um das Notebook darauf zu stellen und es gibt WiFi in fast jedem ICE.

Wie ist die Arbeitsatmosphäre vor Ort?

Man ist nicht alleine und hat doch seine Ruhe. Wenn man nicht gerade in der Gruppe reist, ist schließlich niemand da, der etwas von einem will. Ein großer Vorteil gegenüber einem Großraumbüro.

Was muss ich beim Thema Sicherheit beachten?

Wie in jedem Büro, sind Standards wie Datenschutz und Sicherheit unbedingt einzuhalten. Es ist daher immer ratsam, die Tasche mit seinen persönlichen Unterlagen mit auf das WC oder ins Bordbistro zu nehmen. Ebenso verhält es sich mit den digitalen Daten auf dem Bildschirm. Wer vertrauliche Dokumente bearbeitet, sollte sich einen Platz ohne nachbarn oder einen Einzelplatz suchen. Mein Tipp: Ein Blickschutzfilter, den man auf den Monitor klemmt.

Sollte ich Telefongespräche im Zug führen?
Auch hier steht das Thema Datenschutz im Vordergrund. Vertrauliche Gespräche sollten außerhalb des Zuges verlegt werden. […] Läuft das Bord-WiFi zuverlässig, einfach Skype oder WhatsApp-Anrufe nutzen. Ansonsten: Froh sein, wenn das Telefon mal still ist. […]

Wie funktioniert das mit dem Internetzugang?
In der 1. Klasse und 2. Klasse gibt es WLAN kostenlos. Kleines Manko: Bei hoher Auslastung, ist die Internetverbindung nicht immer die Beste. Tipp: Ich versuche sämtliche Offline-Aufgaben auf Zugfahrten zu legen. […]

Funktionieren Meetings im Zug?
Kleinere Meetings im Zug abzuhalten ist bei einer Größe von zwei bis vier Teilnehmern gar kein Problem. Dazu reserviert man am besten einen Vierertisch. Sitzplatzreservierungen können direkt bei der Buchung des Tickets vorgenommen werden.
[…]

Der meistunterschätzte Mehrwert:
Während viele Schreibtischtäter in einem Großraumbüro sitzen und von der Außenwelt abgeschnitten sind, zieht in meinem Fall halb Deutschland an mir vorbei. Ich beobachte die Landschaft, die Sonne, die Berge und die Täler. Zwischendurch einfach mal nicht auf das Notebook schauen – das geht hier wunderbar […]".[9] ◄

Prozess der Arbeitsgestaltung

Eine gesundheitsgerechte Gestaltung von Arbeitsaufgaben und Arbeitsprozessen vollzieht sich in mehreren Schritten, folgt einem zeitlichen Ablauf und ist in der Regel immer ein partizipativer Prozess, an dem die Beschäftigten z. B. im Rahmen von Gesundheitszirkeln oder Workshops aktiv beteiligt werden. Der Prozess lässt sich auch als PDCA-Zyklus (Plan-Do-Check-Act) beschreiben, d.h. dass Interventionen analysebasiert entwickelt und auch auf Wirksamkeit und Nutzen hin überprüft werden (siehe auch Beitrag von Tanner et al. in diesem Band).

■ **Was ist das Besondere bei digitaler Arbeit?**
In digitalisierten Unternehmen vollziehen sich Veränderungen von Arbeitsstrukturen und -bedingungen zunehmend kurzzyklisch, was langwierige Ist-Analysen im Sinne der Bedarfsermittlung oder auch Evaluationen von Gestaltungsmaßnahmen schwierig macht. Verschiedene Autor*innen weisen deswegen darauf hin, dass auch die Planung und Umsetzung von Gestaltungsmaßnahmen in ein iteratives Vorgehensmodell der stetigen Weiterentwicklung überführt werden sollten, welches bewusst Übergangslösungen zulässt und Experimente, Reflexionsschleifen und Lernprozesse vorsieht (Hardwig und Weißmann 2021).

---

9 ▶ https://inside.bahn.de/bahn-rollendes-buero/, Zugegriffen: 30.3.2022.

Auf diesem Hintergrund gewinnen sogenannte *Mikrointerventionen* an Bedeutung, um neue Arbeitsformate zu erproben und ungünstige Alltagsroutinen aufzubrechen (z. B. Schültken 2017). Mikrointerventionen sind einfach umsetzbar, können von Einzelpersonen oder Teams initiiert und genutzt werden, sie bedürfen keiner aufwändigen Ausgangsanalyse oder kompliziert aufzubauender Rahmenbedingungen und passen gut zum agilen Mindset. Wenn sie nicht (mehr) funktionieren, werden neue Interventionen ausprobiert. Teilweise können sie einfach aus dem Netz heruntergeladen werden (z. B. ► www.workhacks.de, Zugegriffen: 30.3.2022). Mikrointerventionen sollten, wie andere Interventionen auch, theorie- und evidenzbasiert sein und müssen, damit sie angewendet werden können, bekannt und verfügbar gemacht werden (Michel et al. 2015). Hierzu bieten sich digitale Plattformen an, wie sie von Tanner et al. in diesem Band beschrieben sind.

Mikrointerventionen lassen sich besonders gut in agilen Arbeitsformen umsetzen, da hier Arbeitsprozesse u. a. durch Reviews und Retrospektiven fortlaufend optimiert werden können (siehe Beitrag von Bock und Steinert in diesem Band). Mikrointerventionen können kurzfristig ausprobiert und in Hinblick auf Wirksamkeit und Nützlichkeit in Dailies oder Reviews gemeinsam besprochen und ggf. angepasst werden.

Aber auch *agile Arbeitsformen* müssen bewusst gestaltet werden und benötigen zahlreiche Voraussetzungen, um gesundheitsförderliche Potentiale zu entfalten wie der Beitrag von Steinert und Bock in diesem Band zeigt. Agiles Arbeiten erfordert nicht nur organisatorisch flache Hierarchien, die Einhaltung eines strikten Regelwerks, die Anpassung von Führungs- und Personalinstrumenten, sondern auch die notwendigen Qualifikationen auf Seiten der Beschäftigten. In der folgenden Tabelle sind die Voraussetzungen zusammengefasst dargestellt, die gegeben sein müssen, damit agiles Arbeiten überhaupt Sinn macht.

	Eher ja	Eher nein	Weiß nicht
Produkt			
Wir entwickeln neue Produkte oder Dienstleistungen.			
Wir müssen uns mit neuen Märkten auseinandersetzen.			
Wir müssen neue Geschäftsprozesse entwickeln.			
Wir haben Projekte, bei denen es keinen festgelegten Endzustand gibt.			
Aufgabe			
Unsere Aufgaben sind ziemlich komplex.			
Das Endergebnis ist zu Beginn noch unbekannt.			
Unsere Aufgaben sind gut zu unterteilen.			
Wir erledigen interdisziplinäre Aufgaben.			
Unsere Kund*innen/Nutzer*innen nehmen qualitätsbestimmenden Einfluss im Prozess.			
Wir arbeiten mit Feedbackschleifen.			

Organisation
Teamstruktur
Unsere Teams umfassen etwa 7 Personen.
Wir verfügen über Entscheidungspersonen im Projektteam.
Mindestens 50% der Arbeitszeit findet im Team statt.
Agile Organisationsstrukturen
Wir integrieren die agilen Teams in unsere Gesamtstruktur.
Bei uns herrschen flache Hierarchien.
Wir haben keine starren Reporting-Strukturen.
Unsere agilen Arbeitsweisen werden unternehmensextern abgesichert.
Agiles Personalmanagement
Wir nutzen teamfördernde Führungs-/ Personalinstrumente (Zielvereinbarungen und Vergütungssysteme).
Alle relevanten Informationen werden uns zur Verfügung gestellt.
Agilitätsförderliche Räumlichkeiten
Unsere Räume sind team- und kommunikationsförderlich (keine Einzelbüros).
Kunde*innen
Unser Kunde ist bereit dazu mitzuarbeiten.
Unser Kunde hat die Bereitschaft Zeit zu investieren.
Die agilen Regeln werden von unserem Kunden eingehalten.
Unser Kunde ist im eigenen Unternehmen bereit dazu ggf. agil zu arbeiten.
Führung
Die Führung ist bereit agile Regeln einzuhalten.
Silodenken gibt es bei den Führungskräften nicht.
Die Führungskräfte verstehen sich als Enabler.
Auf Prioritätenänderungen wird verzichtet.
Es gibt kein Rein-Regieren der Führungskräfte.
Mitarbeitende
Unsere Mitarbeitenden sind bereit dazu agile Regeln einzuhalten.
Unsere Mitarbeitenden möchten mitentscheiden.
Sie haben die Bereitschaft Verantwortung zu übernehmen.
Unsere Mitarbeitenden verfügen über eine agile Methodenkompetenz.
Unsere Mitarbeitenden können sich selbst führen.
Sie haben eine Kollaborations- und Kommunikationskompetenz.

Die Übersicht macht auch deutlich, dass nur die Verknüpfung von personellen und strukturellen Bedingungen garantiert, dass agiles Arbeiten auch funktioniert. Diese Verknüpfung herzustellen und alle Einflussfaktoren im Blick zu behalten ist eine wesentliche Aufgabe guter Prozessgestaltung (siehe Beitrag von Beddies in diesem Band).

Grundsätzlich gilt, dass alle arbeitsgestalterischen Maßnahmen auch in Zukunft Teil von umfassenderen Prozessen der Organisationsentwicklung und in solche einzuordnen sind. Dies gilt insbesondere dann, wenn ganze Geschäftsmodelle und Prozesse digitalisiert werden. Beddies hat in diesem Band nicht nur typische Fehler der Prozessgestaltung aufgezeigt, sondern auch konkrete Hinweise gegeben, wie ein Changeprozess auch unter agilen und hoch flexiblen Bedingungen gelingen kann.

Abschließend kann festgehalten werden, dass es bei der Gestaltung digitaler Arbeit im betrieblichen Kontext in erster Linie darum geht, *menschliche* Arbeit gut zu gestalten. Dafür braucht es unter anderem
- gute technische Rahmenbedingungen,
- funktionsfähige, einfach handhabbare und konsistente IT-Infrastrukturen,
- gut aufeinander abgestimmte Arbeitsprozesse in Teams und über Teamgrenzen hinweg,
- ein zeitlich und inhaltlich angemessenes Verhältnis von analogen und digitalen Tätigkeitselementen,
- Zeitinvestitionen in den sozialen Zusammenhalt,
- betriebliche Fort- und Weiterbildung zum Thema gesunde Arbeitsgestaltung für Beschäftigte und Führungskräfte, aber auch für Softwareentwickler*innen,
- BGM-Plattformen, um allen Wissensbestände und Trainings für gesundes Arbeit zur Verfügung zu stellen,
- Einhaltung von Rechtsvorschriften in Bezug auf den Arbeits- und Gesundheitsschutz aber auch auf Fragen der Datensicherheit.

> **Wichtige Gestaltungsanforderungen für digitale Arbeit**
> Auf übergeordneter Ebene können folgende Gestaltungsleitlinien für die Gestaltung digitaler Arbeit formuliert werden:
> Verwende digitale Anwendungen so, dass:
> - Menschliche Arbeitsplätze nicht zerstört, sondern erhalten werden.
> - Belastungen für den Menschen abgebaut und Ressourcen gestärkt werden.
> - Beschäftigungsfähigkeit und Selbstregulationskompetenz der Einzelnen gestärkt wird.
> - Zwischenmenschliche Kommunikation und Kooperation, das Erleben von Solidarität und die Bindungsfähigkeit erhalten und gefördert werden.
> - Natürliche Ressourcen des Menschseins geschützt und gefördert werden.
> - Die Kontrolle jeder Person über die eigenen Daten und die sie umgebenden Bedingungen erhalten und gestärkt wird.

Damit dies gelingen kann, sind jedoch überbetriebliche und gesellschaftliche Einflussfaktoren mit zu berücksichtigen, die folgend dargestellt werden.

Gesellschaftliche Kernaufgaben

Die Gesellschaft ist Akteur von gesundheitsgerechter Gestaltung, sie kann aber auch diversen Angriffen ausgesetzt sein. Eine wie in dem Beispiel beschriebene mögliche Bedrohung dürfte nicht auf Norwegen beschränkt sein.

> ▶ **Beispiele digitaler gesellschaftlicher Bedrohungen**
> „Der Auslandsgeheimdienst PST erwartet, dass Geheimdienste ausländischer Staaten in diesem (Wahl)-Jahr die norwegische Infrastruktur kartieren werden. […] Außerdem könnten ausländische, vor allem staatliche Unternehmen versuchen, durch Akquisitionen norwegischer Unternehmen Zugang zu Informationen zu erhalten und Technologien zu er-

werben, die sie aufgrund der Exportkontrollbestimmungen und westlicher Sanktionen nicht kaufen können. Darüber hinaus würden einige Staaten norwegische Bildungs- und Forschungseinrichtungen durch illegalen Wissenstransfer ausbeuten" (Business Portal Norwegen 2021).[10] ◄

Neben dem Schutz vor Bedrohung sind auf gesellschaftlicher Ebene von zahlreichen Akteursgruppen eine Unmenge von Gestaltungsaufgaben zu erfüllen und zu koordinieren. Dies ist nicht zuletzt der Vielfalt der gesellschaftlichen Akteure geschuldet. Gesellschaft umfasst ein heterogenes Konglomerat an Formationen, das unter anderem die internationale und die nationale Gemeinschaft, Nachbarschaftsinitiativen, traditionelle Institutionen und spontan entstehende Verbünde beinhaltet. Die verschiedenen Gemeinschaften in unserer Gesellschaft, die auch in sich höchst heterogen sind, haben, wenn nicht gar gegensätzliche und unvereinbare, so doch unterschiedliche Ziele und folglich auch verschiedene Aufgaben. Damit wird offensichtlich, dass wir hier allenfalls einen kleinen Ausschnitt gesellschaftlicher Gestaltungsaufgaben diskutieren können.

Im Vordergrund stehen die folgenden Aufgaben:
- relevante Schwerpunkte und Handlungsfelder zu initiieren und zu entwickeln,
- geeignete Handlungsbedingungen für gesundheitsförderliche Digitalisierung, wie wissensbasierte Grundlagen und rechtliche Regelungen zu schaffen,
- der Vielzahl der beteiligten Akteure Rechnung zu tragen.

Festlegung von Schwerpunkten und Handlungsfeldern

Auf den ersten Blick sind die Themen, die im Rahmen von gesundheitsförderlicher Digitalisierung zu bearbeiten sind, offensichtlich – es geht um Technikentwicklung, Technikfolgenabschätzung und Technikgestaltung. Durch eine weitere Festlegung von Schwerpunkten und Handlungsfeldern wird es möglich, sich gezielt um Bedarfe zu kümmern, d. h. sich den Bereichen des Arbeitslebens zu widmen, die sich durch Digitalisierung verändern (sollen). Dazu gehört die Eingrenzung von Tätigkeitsbereichen (z. B. Digitalisierung in der Schule, im öffentlichen Nahverkehr) und von Themen (z. B. Sicherheit, Chancengleichheit).

Schwerpunkte und Handlungsfelder werden durch Initiativen und deren Verbreitung sowie durch finanzielle und ideelle Förderung von unterschiedlichen Gruppierungen in Politik, Wirtschaft und Zivilgesellschaft beeinflusst. Dazu einige Beispiele:

---

10 ▶ https://businessportal-norwegen.com/2021/02/11/analyse-der-sicherheitsdienste-russland-und-china-als-groesste-bedrohung-fuer-norwegen/, Zugegriffen: 12. Februar 2022.

> ▶ **Beispiele gesellschaftlicher Handlungsfelder**
>
> Schon mehrfach wurde in diesem Kapitel auf die *sicherheits- und gesundheitsgerechte Gestaltung von Digitalisi*erung verwiesen. Dabei geht es darum, IT-Angriffe auf Personen, Organisationen der Arbeitswelt und die Gesellschaft zu verhindern. Ein weiteres Ziel ist, soziale Aggression im Netz und in den sozialen Medien zu reduzieren.
>
> Zahlreiche Akteursgruppen in Wissenschaft und Praxis befassen sich mit den Folgen und der Gestaltung *flexibler Arbeitsformen*. Durch Digitalisierung werden flexible Formen von Arbeits- und Lebensbiografien, von Arbeitsorten oder von Arbeitsverhältnissen unterstützt (siehe Beitrag von Schneider-Dörr in diesem Band, siehe auch vorheriger Abschnitt). Die gezielte Auseinandersetzung mit dem Thema, etwa durch die Wissenschaft oder durch Verbände, und die Förderung einschlägiger Vorhaben, z. B. durch Ministerien oder Stiftungen, unterstützt eine gesundheitsförderliche Gestaltung.
>
> Der Chaos Computer Club (CCC) verfolgt seit vielen Jahren die Bildungsinitiative *Chaos macht Schule (CMS)*. Ziel dabei ist, bei Kindern und Jugendlichen Medienkompetenz und Technikverständnis zu fördern. Unter dem Titel *Lockdown ohne Lock-in* fordert CMS an Stelle von unüberlegten Schnellschuss-Entscheidungen, die mit einer Abhängigkeit von kommerziellen Anbietern verbunden sind, nachhaltige Lernplattformen, zielgruppengerechte Lösungen und digitale Souveränität.[11] Auch das Bundesministerium für Bildung und Forschung hat sich das Thema Digitalisierung und Nachhaltigkeit auf die Fahnen geschrieben. Im Rahmen des Aktionsplans Natürlich.Digital.Nachhaltig sollen nachhaltige digitale Innovationen geschaffen werden, digitale Technologien sollen nachhaltig werden.[12]
>
> Das Gutachten zum Dritten Gleichstellungsbericht der Bundesregierung *Digitalisierung geschlechtergerecht gestalten* hebt hervor, dass Geschlechtergerechtigkeit beim Zugang, bei der Nutzung und bei der Gestaltung des digitalen Transformationsprozesses zu gewährleisten ist (Sachverständigenkommission für den Dritten Gleichstellungsbericht der Bundesregierung 2021). Die Gesellschaft für Informatik befürwortet das Gutachten. „Die gleichberechtigte Teilhabe von Frauen an der Digitalisierung erfordert Maßnahmen in vielen Bereichen: Beginnend bei Geschlechterstereotypen bereits im frühen Kindesalter, über gendersensible Ausbildungs- und Studieninhalte bis zu Zugang und Verbleib von Informatikerinnen in der Digitalbranche und der Vereinbarkeit von Erwerbs- und Sorgearbeit".[13]
>
> Der Bundesverband der Verbraucherzentrale setzt sich dafür ein, dass digitale Inhalte für alle frei zugänglich sind, dass Netzneutralität Vorrang vor Gewinnstreben hat und dass der internationale Datenverkehr nicht die Bestimmungen des deutschen *Verbraucherschutzes* torpediert.[14] ◀

Die Beispiele zeigen, dass zahlreiche Verbände zu gesundheitsförderlicher Digitalisierung beitragen. Ihr Gelingen ist an eine Reihe von Voraussetzungen geknüpft.

---

11 ▶ https://www.ccc.de/de/updates/2021/lockdown-ohne-lock-in, Zugegriffen: 31.03.2022.
12 ▶ https://www.bmbf.de/de/digitalisierung-und-nachhaltigkeit-10466.html, Zugegriffen: 10.03.2022.
13 ▶ https://gi.de/fileadmin/GI/Allgemein/PDF/Stellungnahme_Dritter_Gleichstellungsbericht.pdf, Zugegriffen: 27.03.2022.
14 ▶ https://www.vzbv.de/themen/digitale-welt, Zugegriffen: 7.03.2022.

Entwicklung von Wissen, Methoden und Produkten

Digitalisierung erfordert neues Wissen. Durch die Wissenschaft und durch praktisches Handeln werden Erkenntnisse zu aktuellen Veränderungen und zu künftigen Arbeitsformen geschaffen, neue Technikprodukte und neue Methoden entstehen. Bildung und Arbeitstätigkeit können gewährleisten, dass Wissen, Technikprodukte und Methoden für die Bevölkerung zur Verfügung stehen. Dies erfolgt durch die Vermittlung und Aneignung von Kompetenzen in Schule, Hochschule, Aus- und Weiterbildung sowie bei der Arbeitstätigkeit. Digitalisierung ist damit Gegenstand von Lernprozessen. Neue Unterrichtseinheiten, neue Ausbildungsgänge und neue Studiengänge entstehen. Digitalisierung beeinflusst aber auch Methoden und Didaktik von Lernprozessen; dies zeigt sich etwa durch den zunehmenden Einsatz von Methoden virtuellen Lernens.

Wissen, Produkte und Methoden werden für unterschiedliche Zielgruppen entwickelt: Für die Verbraucher*innen, die Multiplikator*innen, wie z. B. Lehrpersonal, die Entwickler*innen und die Politik. Da diese Zielgruppen unterschiedliche Bedarfe haben, sind auch hier hinsichtlich der Schwerpunkte Entscheidungen zu treffen: Welche Zielgruppe soll besonders angesprochen werden? Welche Themenbereiche stehen im Vordergrund?

Wissen, neue Produkte und Methoden entstehen auf unterschiedlichen Wegen, etwa durch staatliche Förderung, und die finanzielle Unterstützung neuer Bildungsgänge, durch die Initiative Einzelner oder durch das Engagement von Gruppen und Organisationen. Einige Beispiele der Förderung durch das BMBF finden sich im Beitrag von Kötter in diesem Band zu digitaler Arbeit in der Produktion.

▶ **Beispiele wo neues Wissen entsteht**

Das Thema IT-Sicherheit ist allgegenwärtig. Von unterschiedlichen Gruppen in der Gesellschaft wird einschlägiges Wissen verbreitet, auf Schwachstellen von Systemen wird verwiesen, Schutzmaßnahmen werden entwickelt. So werden z. B. für bekannte Schadprogramme Detektionsmethoden entwickelt. Zur automatischen Detektion von Cyberbullying liegen Programme vor, die aber noch mit einer Reihe von Problemen behaftet sind (z. B. Rosa et al. 2019).

Mehrere arbeitswissenschaftliche und medizinische Fachgesellschaften haben gemeinsam eine Leitlinie zu Exoskeletten erarbeitet (Steinhilber und Deutsche Gesellschaft für Arbeitsmedizin und Umweltmedizin e.V. 2020). Darin wird unter anderem hervorgehoben, dass ein gesundheitlicher Nutzen von Exoskeletten derzeit nicht nachgewiesen ist und dass ihr Einsatz eine spezifische Gefährdungsbeurteilung voraussetzt.

Ein weiteres Beispiel betrifft die Produktentwicklung. Der Deutschlandfunk verbreitete in der ersten Corona-Welle folgende Nachricht: „Lebensretter aus dem 3D-Drucker: Italienische Ingenieure haben in kürzester Zeit Ventile für Beatmungsmaschinen mit einem 3D-Drucker nachgebaut – und damit wahrscheinlich Leben gerettet. Der eigentliche Hersteller konnte die Teile nicht mehr liefern. Jetzt sollen noch mehr Krankenhäuser von der Technik profitieren".[15] Doch es geht nicht nur um Produktentwicklung. Weiterbildungsinstitutionen bieten digitale Programme an, Betriebe ergänzen die Berufsaus-

---

15 ▶ https://www.deutschlandfunk.de/kreative-loesungen-in-zeiten-von-corona-lebensretter-aus.676.de.html?dram:article_id=472978&utm_source=pocket-newtab, Zugegriffen: 31.03.2022.

bildung durch digitale Inhalte und digitale Methoden, Testverlage legen gemeinsam mit Wissenschaftler*innen digitale Versionen der Testbatterien vor, Statistikprogramme werden in digitaler Kooperation entwickelt.

Schließlich soll als Beispiel auf ein Methodeninventar verwiesen werden, das in der Zwischenzeit vielfach von der Wissenschaft und von Studierenden genutzt wird: Die Programmiersprache R, die der Datenanalyse dient, wurde 1993 von Wissenschaftlern an der Universität von Auckland/Neuseeland entwickelt. Eine internationale, vorwiegend wissenschaftliche Community hat dann die freie Software weiterentwickelt, so dass nunmehr über 4000 Pakete für viele Fragen der Datenanalyse vorliegen. An Universitäten und in Betrieben wird R heute anstelle von kommerzieller Statistiksoftware verwendet. Zu den Vorteilen gehören u. a. Qualität, Funktionsumfang und Flexibilität; nicht nur Studierende dürfte erfreuen, dass bei R keine Lizenzkosten anfallen.[16] ◄

Die Erweiterung von Wissen und die Nutzung dieses Wissens, die Entwicklung von Methoden und die Schaffung neuer Produkte setzen Kooperations- und Aushandlungsprozesse in unserer Gesellschaft sowie die Entwicklung einschlägiger Regelungen voraus.

Rechtliche Regelungen

Gesundheitsförderliche Digitalisierung erfordert eine Vielzahl von Standards, Normen, Zertifikaten, Verordnungen und Gesetzen. Bei der Arbeitstätigkeit ist zu gewährleisten, dass die Technik-Produkte, d. h. die Hard- und Software, gesundheitsgerecht sind; eine gesundheitsbezogene Gestaltung der Arbeitsverhältnisse ist zu sichern; soziale Folgewirkungen, die Plattformen wie Airbnb z. B. für unsere Städte haben können, sind zu verhindern oder zu kompensieren. Ein breites Feld betrifft die Gestaltung des Netzes: die Zugänglichkeit, den Schutz ethisch vertretbarer Inhalte, die Verantwortlichkeiten, die Rechte der Verbraucher*innen und dabei auch das Eigentum an Daten.

> ► **Beispiel für die Entwicklung von Rechtsgrundlagen**
> In Zeiten der Lockdowns der Corona-Pandemie bekam das Thema Home-Office (früher Tele-Arbeit, Tele-Heim-Arbeit, Heimarbeit) neue Aktualität. Hintergrund war eine zunächst vor allem engagiert, aber wenig wissensbasiert geführte Diskussion, ob eine Ansteckungsgefahr am Arbeitsplatz, z. B. in Büro und Verwaltung, besteht. Wie häufig bei ähnlichen Fragen gingen die Standpunkte zu einer entsprechenden Regulierung weit auseinander. Während Kindertagesstätten, Schulen, Universitäten, Museen und viele Bereiche des Einzelhandels geschlossen wurden, wurde auf Vorgaben zu Home-Office zunächst verzichtet. Aufgrund der Verbreitung der Pandemie trat im Januar 2021 die SARS-CoV-2-Arbeitsschutzverordnung in Kraft. Sie sieht eine Kompromisslösung vor: Home-Office soll eingeführt werden, wenn dem keine betrieblichen Gründe entgegenstehen. ◄

---

16 ► https://www.eoda.de/wissen/blog/old/eine-kurze-geschichte-uber-r/, Zugegriffen: 31.03.2022.

Um weitreichende Veränderungen wie die Einführung von Home-Office in nennenswertem Umfang zu realisieren, sind Verordnungen hilfreich. Darüber hinaus gibt es eine Reihe weiterer Bedingungen, Verordnungen und gesetzlicher Regelungen: Die technischen Voraussetzungen (Kommunikationsnetz, Endgeräte etc.) müssen gegeben sein. Sicherheitstechnische Fragen bei der Übertragung und Speicherung von Daten sowie Datenschutz sind zu berücksichtigen. Hilfreich ist, wenn Führungskräfte und Beschäftigte Home-Office positiv bewerten oder zumindest akzeptieren; d. h. ein entsprechendes Klima fördert die Einführung von Home-Office.

Aushandlungsprozesse; Beteiligte einbeziehen und Kooperationen fördern

Die Technik, die uns heute für Digitalisierung zur Verfügung steht, die Rahmenbedingungen von Digitalisierung und unsere Haltung zu Technik werden durch eine Vielzahl gesellschaftlicher Gruppen beeinflusst. Dazu gehören unmittelbar von Veränderungen Betroffene, Arbeitnehmer- und Arbeitgeberverbände, Kammern, Institutionen des Gesundheits- und des Bildungswesens etc. Aufgrund der veränderten und erweiterten Kommunikationswege etwa durch soziale Medien ist der Kreis der Akteur*innen bei Digitalisierung kaum überschaubar.

Der Einfluss, den Politik und Wirtschaft auf Digitalisierungsprozesse haben, ist unumstritten. Doch auch Akteur*innen der Zivilgesellschaft spielen eine maßgebliche Rolle. Zahlreiche Initiativen, Plattformen und Berufsverbände sind an der Diskussion zu gesundheitsbezogener Gestaltung von Digitalisierung beteiligt. So hat die Piratenpartei mit ihrer pointierten Haltung die Politik inspiriert, der Chaos Computer Club hat durch Stellungnahmen Regelungen beeinflusst, Menschen wie Edward Snowden haben durch Enthüllungen das Wissen zu Datensicherheit erhöht und zu entsprechenden Gesetzesänderungen beigetragen. Die Standpunkte zu konkreten Themen liegen häufig weit auseinander. Dennoch ist eine Zusammenarbeit zwischen Politik, Wirtschaft und Zivilgesellschaft für gesundheitsförderliche Digitalisierung unerlässlich. Positive Erfahrungen der Kooperation liegen vor. Staatliche Institutionen verweisen auf die Relevanz von Kooperation. Es gibt aber auch eine Reihe von Problemen. So betont z. B. eine Initiative aus 15 Verbänden und Vereinen, die sich u. a. mit Digitalisierung befassen, die Notwendigkeit rechtzeitiger Einbeziehung. Die Dokumentation unzureichender Fristen für Stellungnahmen zu Gesetzesvorlagen, die dem Schreiben an die Bundesministerien beigefügt ist, zeigt, dass hinsichtlich der Kooperationsbereitschaft der Politik noch erheblicher Entwicklungsbedarf besteht.[17]

---

17 ▶ https://gi.de/meldung/offener-brief-ausreichende-fristen-fuer-verbaendebeteiligung, Zugegriffen: 27.04.2021.

Fazit: Gestaltungskultur sichern

Kriterien humaner Arbeitsgestaltung spielen bei der Gestaltung digitaler Arbeit eine doppelte Rolle: Es geht zum einen darum, gute Arbeit als Zielzustand zu realisieren, indem (Fehl-)Belastungen vermieden und Ressourcen gefördert werden. Da sich die Arbeitstätigkeit heute sehr viel schneller ändert als in der Vergangenheit, ist dies eine nahezu permanente Aufgabe. Zum anderen geht es darum, die Transformationsprozesse gesundheitsgerecht zu gestalten und dabei die Prinzipien humanorientierter Veränderung zu realisieren. Auch die Gestaltung der Transformation ist eine Aufgabe, deren Ende nicht abzusehen ist.

Die digitale Transformation findet, wie die Beiträge des vorliegenden Bandes zeigen, in ganz unterschiedlichen Handlungsfeldern mit zahlreichen Akteursgruppen statt. Ihre Einbeziehung ist unerlässlich, damit gesundheitsgerechte Digitalisierung gelingt. Die Interessen der Beteiligten sind unterschiedlich, wenn nicht widersprüchlich, viele Themen sind kontrovers. Dazu gehören die folgenden Fragen: Wem gehören die Daten, die im Digitalisierungsprozess entstehen? Was soll durch wen überwacht werden? Wie weitreichend sollte staatliche Regulierung sein? Der Diskurs zu diesen und anderen Fragen ist ebenso wie die digitale Transformation zu verstetigen. Die derzeitigen Entwicklungen benötigen ein Gemeinwesen, das kooperativ einen verantwortungsvollen Umgang mit Technik anstrebt. Auf dieser Grundlage kann eine humanorientierte Gestaltungskultur realisiert werden.

Literatur

A-Side GmbH (2015) Teambarometer [Computer Software].

Attig C, Wessel D, Franke T (2017) Assessing personality differences in human-technology interaction: An overview of key self-report scales to predict successful interaction. In Stephanidis C (Hrsg.) HCI International 2017 – posters' extended abstracts. Part I. CCIS 713 (S. 19–29). Cham: Springer International Publishing AG. https://doi.org/10.1007/978-3-319-58750-9_3

Backfisch A, Ducki A, Borde T (in Druck) Arbeitsorte der Zukunft – Gesundheitsfördernde Gestaltung von Coworking Spaces und Home-Office. In Badura B, Ducki A, Schröder H, Meyer M (Hrsg.) Fehlzeiten-Report 2021. Prävention jetzt. Berlin/Heidelberg/New York: Springer.

Bamberg E, Ducki A, Metz AM (Hrsg) (2011) Gesundheitsförderung und Gesundheitsmanagement in der Arbeitswelt. Ein Handbuch. Göttingen: Hogrefe.

Bamberg E, Mohr G, Busch V (2012) Arbeitspsychologie. Göttingen: Hogrefe.

Barth C (2015) Auswahl von Arbeitsmitteln – Stand der Technik zur Umsetzung der Betriebssicherheitsverordnung. 2. Aufl. Dortmund: Bundesanstalt für Arbeitsschutz und Arbeitsmedizin.

Bredehöft F, Dettmers J, Hoppe A, Janneck M (2015) Individual work design as a job demand: The double-edged sword of autonomy. Journal Psychologie des Alltagshandelns 8(2):12–24. ISSN 1998-9970

Bundesinstitut für Sicherheit in der Informationstechnik (BSI) (2020) Die Lage der IT Sicherheit in Deutschland 2020. https://www.bmi.bund.de/SharedDocs/downloads/DE/veroeffentlichungen/2020/bsi-lagebericht-cybersicherheit-2020.pdf. Zugegriffen: 22. Februar 2021

Dettmers J, Clauß E (2018) Arbeitsgestaltungskompetenzen für flexible und selbstgestaltete Arbeitsbedingungen. In Janneck M, Hoppe A (Hrsg.). Gestaltungskompetenzen für gesundes Arbeiten (S. 13–25). Berlin: Springer.

Ducki A, Kötter W (2022). Aufgabengestaltung. In Michel A, Hoppe A (Hrsg.) Handbuch Gesundheitsförderung bei der Arbeit – Interventionen für Individuen, Teams und Organisationen Berlin/Heidelberg/New York: Springer.

Dunckel H, Pleiss C (2007) Kontrastive Aufgabenanalyse: Grundlagen, Entwicklungen und Anwendungserfahrungen. Zürich: vdf Hochschulverlag.

Graf A (2012) Selbstmanagement-Kompetenz in Unternehmen nachhaltig sichern: Leistung, Wohlbefinden und Balance als Herausforderung. Berlin/Heidelberg: Springer.

Hacker W (2018) Menschengerechtes Arbeiten in der digitalisierten Welt. Eine wissenschaftliche Handreichung. Zürich: vdf Hochschulverlag

Hans-Böckler-Stiftung (2020 Homeoffice: Besser klar geregelt. Böckler Impuls 15/2020. https://www.boeckler.de/data/impuls_2020_15_S2.pdf. Zugegriffen: 16. Februar 2021

Hardwig T, Weißmann M (2021) Das Arbeiten mit Kollaborationsplattformen – Neue Anforderungen an die Arbeitsgestaltung und interessenpolitische Regulierung. In Mütze-Niewöhner S, Hacker W, Hardwig T, Kauffeld S, Latniak E, Nicklich M, Pietrzyk U (Hrsg.) Projekt- und Teamarbeit in der digitalisierten Arbeitswelt. Herausforderungen, Strategien und Empfehlungen (S. 203–224). Wiesbaden: Springer Vieweg. https://doi.org/10.1007/978-3-662-62231-5

Hellert U (2021) In FZR 2021. Arbeitszeit flexibel und gesundheitsgerecht gestalten. In Badura B, Ducki A, Schröder HJ, Meyer M (Hrsg.) Fehlzeiten-Report 2021. Prävention jetzt. Berlin/Heidelberg/New York: Springer.

Herrmann M, Frey Cordes R (2020) Homeoffice im Zeichen der Pandemie: Neue Perspektiven für Wissenschaft und Praxis? IUBH Discussion Papers – Human Resources 2/2020. Erfurt: IUBH Internationale Hochschule. http://hdl.handle.net/10419/217267. Zugegriffen: 15.4.2021

Hoppe A, Clauß E, Schachler V (2018) Wie wirksam sind Online-Interventionen? Evaluation des Moduls „Meine freie Zeit" des EngAGE-Coaches. In Janneck M, Hoppe A (Hrsg.) Gestaltungskompetenzen für gesundes Arbeiten (S. 117–126). Berlin: Springer.

Hube G (2005) Beitrag zur Beschreibung und Analyse von Wissensarbeit. Dissertation, Universität Stuttgart. https://doi.org/10.18419/opus-4050

Janneck M, Hoppe A (Hrsg.) (2018) Gestaltungskompetenzen für gesundes Arbeiten. Berlin: Springer.

Janneck M, Vincent-Höper S, Ehrhardt J (2020) Introducing the Computer-Related Self-Concept: A New Approach to Investigate Gender Differences in Computing Careers. In Idemudia E (Hrsg.) Handbook of Research on Social and Organizational Dynamics in the Digital Era (S. 65–83). Hershey (PA): IGI Global. https://doi.org/10.4018/978-1-5225-8933-4.ch004

Kasper B, Voss S (2018) Sicherheitsnachweisführung von digital vernetzten Maschinen und Anlagen der Industrie 4.0. In Arbeit interdisziplinär analysieren – bewerten – gestalten. Dokumentation des 65. Arbeitswissenschaftlichen Kongresses vom 27.02. bis 01.03.2019 (S. 1–6). Dortmund: GfA-Press.

Kauffeld S, Handke L, Straube J (2016) Verteilt und doch verbunden: Virtuelle Teamarbeit. Gruppe Interaktion Organisation 47:43–51. https://doi.org/10.1007/s11612-016-0308-8

Keller H, Robelski S, Harth V, Mache S (2017) Psychosoziale Aspekte bei Arbeit im Homeoffice und in Coworking Spaces: Vorteile, Nachteile und Auswirkungen auf die Gesundheit. ASU Arbeitsmedizin Sozialmedizin Umweltmedizin 52(11):840–845. https://www.asu-arbeitsmedizin.com/psychosoziale-aspekte-bei-der-arbeit-im-homeoffice-und-coworking-spaces/uebersichtpsychosoziale. Zugegriffen: 4. Mai 2020

Konkol J, Schanné F, Lange S, Weichbrodt J, Degenhardt B, Schulze H, (…) Wieser A (2017) Gesundheitsförderliche Büroräume und Workplace Change Management – ein Leitfaden. Handlungsempfehlungen für Unternehmen in der Schweiz, um bei der Planung, Implementierung und Bewirtschaftung von Büroräumen die psychische Gesundheit der Mitarbeitenden zu fördern. Bern: Gesundheitsförderung Schweiz.

Kötter W (2002) Projektarbeit – (k)ein Thema für die Arbeitspsychologie? In Moldaschl M (Hrsg.) Neue Arbeit – Neue Wissenschaft von der Arbeit? Festschrift zum 60. Geburtstag von Walter Volpert (S. 399–416). Heidelberg: Kröning.

Kremer M, Janneck M (2013) Kommunikation und Kooperation in Virtuellen Teams. Gruppendynamik und Organisationsberatung 44(4):361-371.

Metz AM (2011) Intervention. In Bamberg E, Ducki A, Metz AM (Hrsg.) Gesundheitsförderung und Gesundheitsmanagement in der Arbeitswelt (S. 185–219). Ein Handbuch. Göttingen: Hogrefe.

Michel A, O'Shea D, Hoppe A (2015) Designing and evaluating resource-oriented interventions to enhance well-being, health and performance at work. Journal of Occupational and Organizational Psychology 88(3):459–463.

Müller GF, Wiese BS (2010) Selbstmanagement und Selbstführung bei der Arbeit. In Kleinbeck U, Schmidt KH (Hrsg.) Arbeitspsychologie (S. 623–667). Enzyklopädie der Psychologie Band D/III. Göttingen: Hogrefe.

Ng W (2012) Can we teach digital natives digital literacy? Computers & Education 59(3):1065–1078. https://doi.org/10.1016/j.compedu.2012.04.016

Niels A (2019) Attributionen in der Mensch-Computer-Interaktion: Einfluss auf die Bewertung und Gestaltung interaktiver Produkte. Wiesbaden: Springer Vieweg.

Parslow RA, Jorm AF, Christensen H, Rodgers B, Strazdins L, D'Souza RM (2004) The associations between work stress and mental health: A comparison of organizationally employed and self-employed workers. Work & Stress 18(3):231–244.

Prinz W (2001) Awareness. In Schwabe G, Streitz N, Unland R (Hrsg.) CSCW-Kompendium: Lehr- und Handbuch zum computerunterstützten kooperativen Arbeiten (S. 335–350). Berlin: Springer.

Rau R, Hoppe J (2020) Neue Technologien und Digitalisierung in der Arbeitswelt. Erkenntnisse für die Prävention und Betriebliche Gesundheitsförderung. iga.Report 41. Dresden: iga.

Rieder K, Kraus S, Vogl G (2019) Mobile Arbeit: Arbeitsbedingungen und Erleben. In Badura B, Ducki A, Schröder H, Klose J, Meyer M (Hrsg.) Fehlzeitenreport 2019. Digitalisierung – gesundes Arbeiten ermöglichen (S. 205–216). Berlin: Springer.

Rigotti T, Galais N (2011) Leiharbeit – Who cares? Spezifischer Belastungsmix bei geringer betrieblicher Unterstützung. In Bamberg E, Ducki A, Metz A (Hrsg.) Gesundheitsförderung und Gesundheitsmanagement in der Arbeitswelt (S. 693–715). Ein Handbuch. Göttingen: Hogrefe.

Robelski S (2016) Psychische Gesundheit in der Arbeitswelt – Mensch-Maschine-Interaktion. Dortmund: Bundesanstalt für Arbeitsschutz und Arbeitsmedizin. https://doi.org/10.21934/baua:bericht20160713/4d

Robelski S, Keller H, Harth V, Mache S (2019) Coworking Spaces: The Better Home Office? A Psychosocial and Health-Related Perspective on an Emerging Work Environment. International journal of environmental research and public health 16(13):1–22.

Rosa H et al. (2019) Automatic cyberbullying detection: A systematic review. Computers in Human Behavior 93:333–345.

Sachverständigenkommission für den Dritten Gleichstellungsbericht der Bundesregierung (2021): Digitalisierung geschlechtergerecht gestalten. Gutachten für den Dritten Gleichstellungsbericht der Bundesregierung. Berlin: Geschäftsstelle Dritter Gleichstellungsbericht. Download: https://www.dritter-gleichstellungsbericht.de/de/topic/73.gutachten.html. Zugegriffen: 15.04.2021

Schültken L (2017) Workhacks. Sechs Angriffe auf eingefahrene Arbeitsabläufe. Freiburg/München/Stuttgart: Haufe.

Steinhilber B, Deutsche Gesellschaft für Arbeitsmedizin und Umweltmedizin e.V. (2020) Einsatz von Exoskeletten im beruflichen Kontext zur Primär-, Sekundär-, und Tertiärprävention von arbeitsassoziierten muskuloskelettalen Beschwerden. AWMF online 002/046. https://www.awmf.org/uploads/tx_szleitlinien/002-046l_S2k_Exoskelette_2020-07.pdf, Zugegriffen: 15.04.2021

Sturges J (2012) Crafting a balance between work and home. Human Relations 65(12):1539–1559.

Tims M, Bakker A (2010) Job crafting: Towards a new model of individual job redesign. South African Journal of Industrial Psychology 36(2):1–9.

Ulich E (2011) Arbeitspsychologie (7. Aufl.) Zürich: vdf Hochschulverlag

Zych A, Farrington D, Ttofi M (2019) Protective factors against bullying and cyberbullying: A systematic review of meta-analyses. Aggression and Violent Behavior (45):4–19. https://doi.org/10.1016/j.avb.2018.06.008

Prof. Dr. Antje Ducki

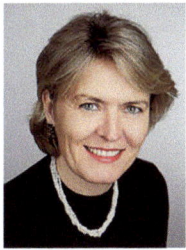

ist seit 2002 Professorin für Arbeits- und Organisationspsychologie an der Berliner Hochschule für Technik von 2010 bis 2021 Leiterin des Gender- und Technik-Zentrums. Ihre Arbeitsschwerpunkte: Arbeit und Gesundheit, Gender und Gesundheit, Mobilität und Gesundheit, Stressmanagement, Betriebliche Gesundheitsförderung, digitales betriebliches Gesundheitsmanagement.

Prof. Dr. Eva Bamberg

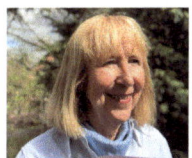

war bis zu ihrer Pensionierung 2017 Leiterin des Arbeitsbereichs Arbeits- und Organisationspsychologie an der Universität Hamburg. Sie ist wissenschaftlich und praktisch zu den Themen Arbeit und Gesundheit, Gesundheitsförderung sowie Veränderungsprozesse in Organisationen tätig.

Prof. Dr. Monique Janneck

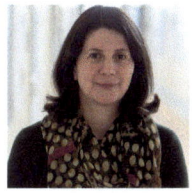

ist seit 2011 Professorin für Mensch-Computer-Interaktion am Fachbereich Elektrotechnik und Informatik der Technischen Hochschule Lübeck. Zuvor war sie Juniorprofessorin an der Universität Hamburg. Sie ist wissenschaftliche Direktorin des Instituts für Interaktive Systeme der TH Lübeck. Ihre Forschungsinteressen liegen seit vielen Jahren im Bereich computergestütztes Lernen und Arbeiten. Mit ihrem Team erforscht sie in zahlreichen Projekten Einflussfaktoren der Mensch-Technik-Interaktion, innovative digital gestützte Lehr-Lernformate sowie Gestaltungsprinzipien für interaktive Systeme und entwickelt webbasierte Applikationen und Interventionen.

Serviceteil

Stichwortverzeichnis – 385

© Der/die Herausgeber bzw. der/die Autor(en), exklusiv lizenziert durch Springer Fachmedien Wiesbaden GmbH, ein Teil von Springer Nature 2022
E. Bamberg et al. (Hrsg.), *Digitale Arbeit gestalten*, https://doi.org/10.1007/978-3-658-34647-8

Stichwortverzeichnis

A

Abgleich mit Bedarfen 286
Abstimmung, didaktisch-methodische 286
Agilität 50
Algorithmus 98, 103
Anforderung, interaktionsbezogene 152
Anwendung
– IKT-gestützte 205, 208
Anwendungstyp für Gesundheits-Apps 190
App 252, 254–258, 261, 262
Arbeit 34
– gesundheitsförderliche 5
– personenbezogene 149
Arbeiten, orts- und zeitflexibles 202
Arbeitgeberattraktivität 136
Arbeitnehmer 98–101, 104, 105
Arbeitsaufgabe 137
Arbeitsbeziehung 270, 274
Arbeitsform, virtuelle 72
Arbeitsgestaltung 142, 314
– gesundheitsförderliche 343
Arbeitsgestaltungsmodell 152, 153, 158, 163
Arbeitsplatzunsicherheit 12
Arbeitsschutz 40, 200
– Arbeitsschutzorganisation 201, 204
– e-OSH 201, 203, 209
Arbeitsschutzmaßnahme 215
Assistenzsystem 29, 139
Austausch mit Kolleg*innen, Führungskräften und Entscheider*innen 287

B

Belastung 209, 210
– psychische 215
Belastungsfaktor 326
Belegschaft, alternde 179
Beruf, grüner 175
Beteiligung 63, 67
– der Beschäftigten 287
Beteiligungskonzept 316
Blended Gesundheitscoaching 273
Blended Intervention 269
Breitbandausbau 180
Burnoutprävention 273

C

CIM (Computer Integrated Manufacturing) 120, 121
Cloud Computing 28
Coaching 268
Coopetition 306
Covid-19 4
Crowd Work 98, 103, 104
Customer-Relationship-Management 134

D

Datenschutz 208
dBGM (Digitales betriebliches Gesundheitsmanagement) 252, 262
Dienstleistungssektor 149
Digital unterstütztes betriebliches Gesundheitsmanagement (dBGM) 187
Digitalisierung 112, 200, 202
Digitalisierungs-Konzept 315
Digitalisierungsstrategie 136

E

e-Coach 230
E-Health 188
Endgerät, mobiles 28
Entfremdung zwischen Tier und Mensch 174
Entgrenzung 114
Ergonomie 113
Erholung 272
Evaluation 276
explainable artificial intelligence 37

F

Fit im Forst (FiF) 179
Forstwirtschaft 175
Führung 84
– auf Distanz 75
– durch Zielvereinbarung 77
– E-Leadership 84, 85, 91
    – automatisierte Führung 86, 89, 90
    – virtuelle Führung 85, 87, 88
– verteilte 77
Führungssubstitut 76
Führungsverständnis 74

G

Gefährdungsbeurteilung 201, 204, 206, 214, 326
Geschäftsmodell 135
GESIOP-Tool 304
Gestaltung
– *humanzentrierte* 194
– *soziotechnische* 112
Gesundheit 252–257, 260

Gesundheitscoaching 268
Gesundheitsförderung 16
Gesundheitsmanagement, betriebliches 339
Gig-Economy 86

H

Handlungsplanung 270
Handwerk 134, 137
Harvester 177
Holzerfassung, digitale 177
Humankriterium 5

I

Industrialisierung 6
Industrie 4.0 120, 121
Interaktion mit KI-Systemen 40
Internet der Dinge 28
Ironie der Automatisierung 63, 64
Ironies of Automation 62, 63

J

Job Enrichment 315

K

Kanban 53
Klima für Digitalisierung 318
Kombination von verhaltensbezogenen und verhältnisbezogenen Maßnahmen 282
Kommunikation
– computergestützte 113
Kooperation 300
Kundenprozess 136
Kund*innen 303
Künstliche Intelligenz (KI) 8, 34

L

Landwirtschaft 170
Lean Management 10
Lean Production 120
Lebensbereich 15
Lernförderlichkeit 43

M

Marktrecherche 205, 209
Maßnahme
– verhaltenspräventive 343
Melkroboter 172
Mensch-Maschine-Funktionsteilung 61–64
Mensch-Maschine-Interaktion 62–64
Mensch-Roboter-Interaktion 194
Mensch-Roboter-Zusammenarbeit 194
Messung 227

N

Nachwuchskraft 138
Netzwerk 298

O

Occupational e-Mental Health 226
Online Coaching 268
Online-Coaching-Plattform 252
Online-Fragebogen 214
Online-Gesundheitstraining 230
Onlinekurse 275
Online-Plattform 252, 253, 260, 262
Outsourcing 11

P

Paarcoaching 274
Personalentwicklung 10
Personas 276
Phasenmodell 73
Plattform 98–105, 134, 253, 260, 261
Plattformarbeit 106
Prävention 326
Prävention, digitale 189
Präventionsangebot, digital integratives 286
Precision Farming 172
Produktionssystem 120, 122, 128
Projektmanagement, agiles 50

Q

Qualifikationsanforderung 136
Qualitätskriterium 190

R

Rahmenbedingung 42
Ressourcenaktivierung 269
Roamler 98, 99
Rubikonprozessmodell 274

S

Scrum 51
Selbstorganisation 76, 142
Selbstreflexion 269, 274
Selbststeuerung 55
Smartwatch 252, 255–258, 262
Soziale Medien 29

Soziotechnische Systemgestaltung 60, 67
Stress, digitaler 138
Struktur, verhältnispräventive 343
Substitution 136
System, cyber-physisches 28

T

Tätigkeitsprofil 135
Team, virtuelles 72
Technikentwicklung 7, 9
Techniknutzung und Technikakzeptanz 180
Technologie 252, 257–260, 262
Technostress 149, 157, 192, 193
Teilnahmemotivation 276
Tierbeobachtung und -betreuung 174
Training 320
Transfer 270, 274
Transformation, digitale 84
Tretmühlentheorie 170

U

Umsetzung, digitale des PDCA-Zyklus 287
Umsetzungsbegleitung 270
Unternehmensprozess 314

Unterstützung
– soziale 274, 276
– von menschlichen Entscheidungen 34

V

Verantwortlichkeit 40
Verbesserungsprozess, kontinuierliche 321
Verbraucher*innen 303
VR (Virtual Reality) 257–261

W

Waldinventur, moderne 177
Wertschöpfungskette (WSK) 301
Wirkfaktor 269
Wirkmechanismus 276
Work-Life Balance (WLB) 272

Z

Zertifizierung 192
Zielsetzung 269
Züricher Ressourcen Modell (ZRM) 269
Zusammenarbeit, virtuelle 72
Zusammenführung digitaler und herkömmlicher Präsenzansätze 284

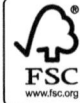

MIX
Papier aus verantwortungsvollen Quellen
Paper from responsible sources
FSC® C105338

If you have any concerns about our products,
you can contact us on
ProductSafety@springernature.com

In case Publisher is established outside the EU,
the EU authorized representative is:
**Springer Nature Customer Service Center GmbH
Europaplatz 3, 69115 Heidelberg, Germany**

Printed by Libri Plureos GmbH
in Hamburg, Germany